国家卫生健康委员会"十四五"规划教材

全国高等学校教材

供本科护理学类专业用

儿童护理学

第 **4** 版

U0285242

主 编 范 玲

副主编 张 瑛 崔文香 彭文涛 张 军

编 者（按姓氏笔画排序）

叶建亚（河北中医学院）

刘丽丽（首都医科大学附属北京儿童医院）

李智英（中山大学附属第一医院）

杨秀玲（青岛大学护理学院）

连冬梅（中国医学科学院北京协和医院）

吴心琦（哈尔滨医科大学护理学院）

吴丽芬（华中科技大学同济医学院附属协和医院）

吴利平（重庆医科大学附属儿童医院）

张 军（武汉大学护理学院）

张 瑛（长治医学院附属和济医院）

张大华（北京中医药大学第三附属医院）

张晓丽（滨州医学院护理学院）

陆群峰（上海市儿童医院）

范 玲（中国医科大学附属盛京医院）

贺琳晰（中国医科大学附属盛京医院）

崔文香（延边大学护理学院）

彭文涛（四川大学华西第二医院）

人民卫生出版社
·北 京·

图书在版编目（CIP）数据

儿童护理学 / 范玲主编 . —4 版 . —北京：人民
卫生出版社，2022.7
ISBN 978-7-117-33279-8

Ⅰ. ①儿…　Ⅱ. ①范…　Ⅲ. ①儿科学–护理学–医学
院校–教材　Ⅳ. ①R473.72

中国版本图书馆 CIP 数据核字（2022）第 107248 号

人卫智网	www.ipmph.com	医学教育、学术、考试、健康，购书智慧智能综合服务平台
人卫官网	www.pmph.com	人卫官方资讯发布平台

儿童护理学
Ertong Hulixue
第 4 版

主　　编：范　玲
出版发行：人民卫生出版社（中继线 010-59780011）
地　　址：北京市朝阳区潘家园南里 19 号
邮　　编：100021
E - mail：pmph @ pmph.com
购书热线：010-59787592　010-59787584　010-65264830
印　　刷：廊坊一二〇六印刷厂
经　　销：新华书店
开　　本：850×1168　1/16　印张：29　插页：1
字　　数：858 千字
版　　次：2005 年 9 月第 1 版　2022 年 7 月第 4 版
印　　次：2022 年 9 月第 1 次印刷
标准书号：ISBN 978-7-117-33279-8
定　　价：89.00 元
打击盗版举报电话：010-59787491　E-mail：WQ @ pmph.com
质量问题联系电话：010-59787234　E-mail：zhiliang @ pmph.com
数字融合服务电话：4001118166　E-mail：zengzhi @ pmph.com

第七轮修订说明

2020 年 9 月国务院办公厅印发《关于加快医学教育创新发展的指导意见》(国办发〔2020〕34 号),提出以新理念谋划医学发展、以新定位推进医学教育发展、以新内涵强化医学生培养、以新医科统领医学教育创新,并明确提出"加强护理专业人才培养,构建理论、实践教学与临床护理实际有效衔接的课程体系,加快建设高水平'双师型'护理教师队伍,提升学生的评判性思维和临床实践能力。"为更好地适应新时期医学教育改革发展要求,培养能够满足人民健康需求的高素质护理人才,在"十四五"期间做好护理学类专业教材的顶层设计和规划出版工作,人民卫生出版社成立了第五届全国高等学校护理学类专业教材评审委员会。人民卫生出版社在国家卫生健康委员会、教育部等的领导下,在教育部高等学校护理学类专业教学指导委员会的指导和参与下,在第六轮规划教材建设的基础上,经过深入调研和充分论证,全面启动第七轮规划教材的修订工作,并明确了在对原有教材品种优化的基础上,新增《护理临床综合思维训练》《护理信息学》《护理学专业创新创业与就业指导》等教材,在新医科背景下,更好地服务于护理教育事业和护理专业人才培养。

根据教育部《关于加快建设高水平本科教育 全面提高人才培养能力的意见》等文件要求以及人民卫生出版社对本轮教材的规划,第五届全国高等学校护理学类专业教材评审委员会确定本轮教材修订的指导思想为:立足立德树人,渗透课程思政理念;紧扣培养目标,建设护理"干细胞"教材;突出新时代护理教育理念,服务护理人才培养;深化融合理念,打造新时代融合教材。

本轮教材的编写原则如下:

1. 坚持"三基五性" 教材编写坚持"三基五性"的原则。"三基":基本知识、基本理论、基本技能;"五性":思想性、科学性、先进性、启发性、适用性。

2. 体现专业特色 护理学类专业特色体现在专业思想、专业知识、专业工作方法和技能上。教材编写体现对"人"的整体护理观,体现"以病人为中心"的优质护理指导思想,并在教材中加强对学生人文素质的培养,引领学生将预防疾病、解除病痛和维护群众健康作为自己的职业责任。

3. 把握传承与创新 修订教材在对原有教材的体系、编写体裁及优点进行继承的同时,结合上一轮教材调研的反馈意见,进一步修订和完善,并紧随学科发展,及时更新已有定论的新知识及实践发展成果,使教材更加贴近实际教学需求。同时,对于新增教材,能体现教育教学改革的先进理念,满足新时代护理人才培养在知识结构更新和综合能力提升等方面的需求。

4. 强调整体优化 教材的编写在保证单本教材的系统和全面的同时,更强调全套教材的体系性和整体性。各教材之间有序衔接、有机联系,注重多学科内容的融合,避免遗漏和不必要的重复。

5. 结合理论与实践 针对护理学科实践性强的特点,教材在强调理论知识的同时注重对实践应用的思考,通过引入案例与问题的编写形式,强化理论知识与护理实践的联系,利于培养学生应用知识、分析问题、解决问题的综合能力。

6. 推进融合创新 全套教材均为融合教材,通过扫描二维码形式,获取丰富的数字内容,增强教材的纸数融合性,增强线上与线下学习的联动性,增强教材育人育才的效果,打造具有新时代特色的本科护理学类专业融合教材。

全套教材共 59 种,均为国家卫生健康委员会"十四五"规划教材。

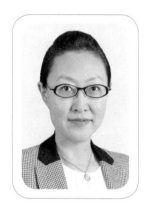

范玲，教授，博士生导师。现任中国医科大学护理学院副院长，中国医科大学附属盛京医院护理部主任。中华护理学会理事，中华护理学会儿科专业委员会副主任委员、新生儿护理学组组长，中华医学会儿科分会护理学组副组长，中华护理学会信息工作委员会委员。辽宁省护理学会副理事长、护理管理专委会主任委员。

研究方向为儿科护理、护理管理、护理教育及护理信息化。发表护理论文100余篇，其中SCI 10余篇。主编教材与论著26部。曾获得中华护理学会全国护理科技进步奖一、二、三等奖。全国优秀护理部主任，全国杰出护理工作者，辽宁省优秀科技工作者，沈阳市领军人才等荣誉。

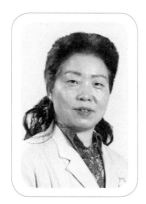

张瑛，汉族，中共党员，教授，硕士生导师，现任长治医学院护理学院院长，中国高等教育学会护理教育分会理事，吴阶平医学基金会护理专委会常务委员，山西省医学会儿科分会常委，从事高等教育工作30余年。

研究方向为护理教育、儿科护理。成功申报"国家级特色专业建设点""山西省品牌专业""山西省一流本科专业建设点"。主持国家级课题2项，省级教研、科研项目20余项，市级、校级课题10余项。荣获省教学成果奖一等奖1项，二等奖2项，三等奖1项。发表论文30余篇。

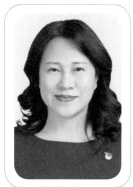

崔文香，教授，延边大学护理学院院长，硕士生导师。从事护理教学与科研29年。

研究方向为临床护理、公众健康管理、儿童青少年健康促进。先后主持国家社科基金项目、国家社科基金中华学术外译项目、各级科研项目等10多项。近年来，在国内外具有影响力的刊物上发表论文80余篇，参编人民卫生出版社《儿童护理学》《儿科护理学》等15部教材或专著。荣获吉林省自然科学学术成果奖、吉林省社会科学联合会优秀成果奖等奖项。

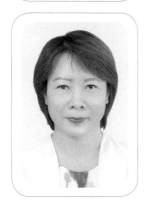

彭文涛，护理学博士，副主任护师，硕士生导师，四川大学华西第二医院护理部副主任，四川大学华西第二医院青白江区妇女儿童医院副院长。毕业于北京协和医学院，曾留学美国约翰斯·霍普金斯大学。

研究方向为儿科护理、护理教育、护理人力资源管理。近年来，主持并参与国家自然科学基金、教育部及省厅级课题19项，获国家发明及实用新型专利20项，撰写专著及教材20部，发表论文80余篇，获得国家级及省级科技奖2项。

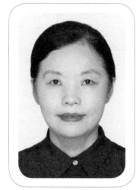

张军，美国宾夕法尼亚大学博士，武汉大学副教授，硕士生导师。

研究方向为早产儿护理与管理、护理教育、慢病护理。担任中国研究型医院学会护理教育分会专业委员、湖北省护理学会理事(2012—2016年)、国际护理荣誉协会会员。主持省级及以上研究项目7项。参与3部国家级护理规划教材的编写。主编《早产儿全程照护的理论与实践》。2010年至今发表论文60余篇，其中SCI/SSCI论文23篇。承担《中华护理杂志》、*Journal of Nursing Scholarship*等杂志的审稿工作。

前言

本教材在新一轮的修订过程中,继续坚持"三基、五性、三特定"的基本原则,把立德树人作为教学的根本任务,加强人文思政内容在教材中的渗透,强化护理专业学生的职业素养教育,紧扣护理学本科教育的培养目标,体现新时代本科教育新理念,突出新时期护理本科学生临床护理思维、护理人文、跨学科专业交融以及预防、健康教育、康复、心理等的多方位综合培养。坚持以学生为中心,以能力培养为导向,打造融"知识、能力、素质"于一体、体现护理专业特色、渗透人文情怀的护理教材。

在编写内容上更加注重知识的更新,把握传承与创新,密切关注儿科护理专业发展的最新动向,体现护理规划教材的与时俱进,融入"新医科""大健康""全生命周期"等理念。强调编写内容的整体优化,注重多学科内容的有机融合,避免遗漏和不必要的重复。同时突出儿童护理专业特色,坚持"以儿童及其家庭为中心"的护理理念,体现儿童护理的连续性、整体性、系统性,在强调理论知识的同时注重对实践应用的思考,重视知识的更新,与临床新技术、护理新进展的紧密联系。力求适应当前护理本科教育现状和护理岗位需求,培养优质、合格的高质量护理人才。

在编写体例上继续拓展特色模块,以更丰富的形式呈现教材内容。突出"以问题为引导,以护理程序为框架"的模式,重点疾病以案例导入与思考的形式引入临床真实的典型案例,提出思考问题,将护理程序有机贯穿其中,引导学生建立护理专业的临床思维方法,提高学生运用护理知识,观察、分析、解决临床实际问题的综合能力。

主教材中设置二维码,将纸质教材与数字内容紧密融合,为学生创造更加丰富多彩的学习空间。

本教材在编写过程中,得到了各参编院校领导、同仁以及学生们的大力帮助与支持,在此谨致真诚的感谢!

由于能力与水平有限,难免存在缺点和不当之处,恳请各院校师生及广大读者批评、指正!

范 玲

2022 年 5 月

目 录

URSING

第一章

绪　论

01章　数字内容

—— 章 前 导 言 ——

　　近年来,随着儿童疾病谱的不断改变,健康观念和医学模式也在不断革新,医学科学的发展呈现出整合化、加速化、社会化的大趋势。我国儿童护理学科建设经过多年的发展和沉淀,已在护理服务模式、专科知识体系及护理新技术、学科人才培养、专科护理文化、护理信息化等方面积累了较多基础。儿科护士已成为全社会儿童保健的主要力量。在国际儿童护理学科快速发展的大环境下,国家政策及总体方针的布置与落实,使儿童护理学科的建设与发展面临前所未有的机遇和挑战。儿科护理同仁应紧紧抓住社会需求,加速专业人才培养,使高素质的专业人才投身于护理实践并在专业领域发挥带头人作用,在"以家庭为中心"的护理理念下,不断提高儿童护理水平,促进学科持续发展。

第一节 儿童护理学概述

学习目标

- **知识目标：**
  1. 熟悉儿童的特点以及儿童护理的一般原则。
  2. 了解儿童护理学的任务和范畴。
- **能力目标：**
  以儿童及其家庭为中心，实施整体护理的能力。
- **素质目标：**
  培养护生关爱儿童健康的职业精神。

儿童护理学是研究儿童生长发育规律及其影响因素，运用现代护理理论和技术对儿童进行整体护理，以促进儿童健康发育的一门专科护理学科。包括儿童生长发育、儿童保健、疾病预防及患病儿童护理等多方面内容。

一、儿童护理学的任务和范畴

随着医学技术的迅速发展及护理模式的转变，儿童护理学的任务和范畴在不断地更新和拓展，各专科疾病的诊治进展加深了儿童临床护理服务的内涵。儿童护理学已从专科护理学科转变为包括社会学、心理学、教育学等多学科在内的综合学科。

(一) 儿童护理学的任务

儿童护理学的任务是通过研究儿童的生长发育规律、儿童保健以及儿童疾病防治的规律，根据各年龄阶段儿童的体格、智力发育和心理行为特点，为其提供"以家庭为中心"的全方位整体护理，以增强儿童体质，最大限度降低儿童发病率和死亡率，保障和促进儿童健康成长。

(二) 儿童护理学的范畴

一切涉及儿童时期健康与卫生的问题都属于儿童护理学研究的范畴，儿童护理学的服务对象是正处于不断生长发育过程中的儿童，从年龄范畴来说，是 0~18 岁年龄阶段所有的儿童，这个年龄段涵盖了人生几个快速生长及发育的阶段，经历了复杂的生理心理变化过程，这些变化正是儿童护理的重点。随着医学模式的转变，儿童护理学的范畴已由单纯对疾病的护理转变为"以儿童及其家庭为中心"的身心全方位整体护理；由单纯对患病儿童的护理扩展为对所有儿童提供有关生长发育、疾病防治、健康保障和促进身心健康的全面服务；由单纯的医疗保健机构承担任务逐渐发展为由护理人员带动整个社会共同参与并承担儿童预防保健及护理工作。因此，儿科护理人员应紧跟国际儿童护理发展趋势，树立整体护理理念，与其他相关学科通力合作，才能实现其目标。

二、儿童的特点

儿童不是成人的缩影，与成人的差异不仅仅是体格上的大小，儿童有别于成人的最大特点是具有成长性。儿童从出生到发育成熟，是一个连续的、具有明显阶段特征的生长过程，不仅包括全身各系统、器官及组织体积及重量的不断增加，更重要的是在成长过程中其功能的不断发育成熟。基于上述差异，了解儿童的特点，掌握儿童护理的一般原则，有助于儿童护理工作的开展和护理措施的正确实施。

(一) 生理、解剖及免疫特点

1. 生理特点 不同年龄的儿童有不同的生理、生化正常数值，如：心率、呼吸、血压等随年龄的

Note:

增长有所变化,血清和其他体液的生化间差值也随年龄的增长而发生改变。儿童年龄越小,生长发育的速度越快,因此,儿童所需营养物质和能量相对比成人多。此外,不同年龄阶段儿童的各系统、器官、组织的功能变化也有所不同,如:婴儿期代谢旺盛,但消化功能及肾功能较差,容易发生消化功能紊乱,较成人更容易发生水、电解质紊乱;年幼儿营养需求相对较高,但胃肠吸收功能相对不成熟,很容易发生腹泻;婴幼儿神经系统发育不成熟,高热易引起惊厥;儿童时期发生贫血时容易出现髓外造血的表现。因此,护士只有熟悉这些生理生化特点,对患儿作出准确的评估,才能给予正确的护理措施。

2. **解剖特点** 儿童外观随着体格的生长发育不断发生变化,身长、体重、头围、胸围、坐高和身体各部分比例逐渐发生变化。各器官的发育也具有一定的规律性,如:骨骼发育、牙齿萌出、各器官的大小及位置等均随着年龄的增长而变化。儿童各器官在解剖结构方面的特殊性,对护理工作也提出了特殊要求,护士应熟悉儿童的生长发育规律及生长发育过程中的特殊现象,如新生儿及婴儿头部比例相对较大,而颈椎发育相对迟滞同时颈部力量较弱,因此,抱起新生儿或婴儿时应注意保护其头部及颈部,以免发生损伤;又如儿童髋关节附近的韧带较松弛,容易发生脱臼及损伤,护理操作中动作应轻柔,避免过度牵拉等。

3. **免疫特点** 儿童的皮肤、黏膜薄嫩,免疫系统发育不成熟,防御能力差。新生儿可从母体获得IgG,但3~5个月后逐渐下降,而自行合成IgG的能力一般要到6~7岁时才能达到成人水平,而母亲IgM不能通过胎盘,故新生儿血清IgM浓度低,易患革兰氏阴性菌感染;婴幼儿期SIgA也分泌不足,易患呼吸道及胃肠道感染。因此,在护理过程中应做好各种消毒隔离措施,同时做好儿童计划免疫的宣教及管理也十分重要。

(二)心理 - 社会特点

儿童时期是心理行为能力发展的重要时期。儿童身心未成熟,心理发育如感知觉、情绪、记忆、思维、意志和个性等方面的发展均与成人不同,依赖性较强,缺乏适应能力,合作性差,需特别地保护和照顾;儿童好奇、好动、缺乏经验,容易发生各种意外,同时儿童心理发育过程也受家庭、环境的影响,家庭、社会的关注和正确引导对儿童的身心健康发展极为重要。在护理中应依据不同年龄阶段儿童的心理发展特征,采取合适的护理措施。

(三)临床特点

1. **病理特点** 儿童疾病的种类、病理变化往往与成人有着很大的区别。甚至同一致病因素的临床表现也不尽相同。不同年龄的儿童及成人之间的病理改变和疾病过程也有相当大的差别,如同为维生素D缺乏,婴幼儿表现为佝偻病,而成人表现为骨软化症;同样是肺炎链球菌感染所致的肺炎,婴幼儿常为支气管肺炎,而青少年及成人表现为大叶性肺炎。

2. **疾病特点** 不同年龄阶段的儿童,疾病的临床表现也不相同。如颅内压增高时,小婴儿多表现为前囟隆起、颅缝增宽、脑性尖叫等不典型症状;而年长儿则常出现头痛、喷射性呕吐、惊厥等典型症状。婴幼儿的先天性、遗传性和感染性疾病较成人多见,且患病后的临床表现与成人也有所不同,如婴幼儿急性感染性疾病起病急、来势凶,易发生水电解质紊乱及多器官功能衰竭等严重表现。因此,儿童患病时应密切观察、及时处理。

3. **预后特点** 儿童正处于生长发育时期,组织修复再生能力强,虽然起病急、来势猛、变化快,但如果诊治及时、有效,护理得当,疾病往往迅速好转,较成人来说后遗症较少。若患儿年幼、体弱、病情危重或治疗不及时,容易出现病情突变,死亡率较高。因此,年幼、体弱、病情危重患儿应严密监护,积极做好抢救准备。

4. **预防特点** 很多儿童疾病是可以预防的,开展计划免疫和加强传染病管理,已使麻疹、脊髓灰质炎、白喉、破伤风、伤寒、乙型脑炎等儿童传染病的发病率和病死率得到明显控制。同时,应宣传科学育儿,重视儿童保健,提倡科学合理喂养,定期健康检查,可使营养不良、腹泻、贫血、肺炎等常见病、多发病的发病率和死亡率明显下降。做好胎儿、围生期和新生儿筛查,及早发现先天性、遗传性疾病以及视觉、听觉和智能异常,加以矫治训练,防止发展为严重伤残。现已发现很多成年后出现的疾病常常源于儿童时期,可见,儿童时期的疾病预防及健康促进已成为儿童疾病护理工作的重点。

三、儿童护理的一般原则

1. **以儿童及其家庭为中心** 家庭对儿童的成长与健康起着十分重要的作用。以家庭为中心的护理模式将儿童及其家庭看做一个整体,儿科护士必须理解、鼓励、支持,并提升家庭的功能,与儿童及其家庭建立信任、尊重的合作关系,在促进儿童健康的同时,重视家庭对儿童心理和社会功能的影响。让父母参与到医疗护理决策和护理计划的制订中来。儿童时期具有很大的可塑性,生活中的任何经历包括生病、住院等,对儿童的心理发展都会造成影响,儿科护士应根据儿童不同年龄段的生理、心理、行为发育特征和需求,为儿童及其家庭提供有针对性的专业照顾及健康指导,从而建立医护人员和患儿、家庭长期合作、尊重与支持的关系。

2. **多学科协作** 儿童护理涉及多个学科,需要多学科间共同协作,除了需满足儿童的生理需要和维持已有的发育情况,还需要维护和促进儿童心理行为的发展和精神心理的健康,关心儿童机体各器官系统功能的协调平衡,重视环境的影响,使儿童的生理、心理活动状态与社会环境相适应,实现保护和促进儿童健康的目标。

3. **无创性照护** 对儿童来说,大多数诊疗护理操作都是会造成疼痛的,使儿童感到恐惧与不安。因此,儿科医护人员在诊疗护理过程中,应从场所选择、人员安排、干预措施设计等方面着手,尽量预防并减少各项操作造成的创伤与疼痛,并减少儿童与家庭成员的分离,帮助其家庭建立把握感和控制感。提供无创性照护,使儿童在心理和生理上均得到满足,既可提高患儿及其家庭对护理工作的满意度,又可提升儿童家庭治疗依从性,取得较好的社会效益和经济效益。

4. **遵守法律和伦理道德规范** 儿科护士应自觉遵守相关法律和伦理道德规范,尊重儿童的人格和尊严,保障儿童的权利。儿科医护人员在开展各项诊疗护理操作时,应充分了解其中可能产生的各种法律关系以及法律后果,自觉在工作中按要求执行各种规章制度,在保证儿童及其家庭合法权益的同时,切实做好以儿童及其家庭为中心的护理,使其能够获得满意且安全的医疗服务,促进儿童身心健康成长。

知 识 链 接

健康中国行动(2019—2030 年)

党的十九大作出了实施健康中国战略的重大决策部署,充分体现了对维护人民健康的坚定决心。《健康中国行动(2019—2030 年)》中提到:妇幼健康促进行动,妇幼健康是全民健康的基础,新时期妇幼健康面临新的挑战;出生缺陷不仅严重影响儿童的生命健康和生活质量,而且影响人口健康素质;儿童早期发展亟须加强,儿童健康状况在城乡之间、区域之间还存在差异,儿童健康服务供给能力有待提高;实施儿童健康促进行动,是保护儿童健康权益,促进儿童全面发展、维护儿童健康的重要举措,有助于从源头和基础上提高国民健康水平。

行动目标:到 2022 年和 2030 年,婴儿死亡率分别控制在 7.5‰ 及以下和 5‰ 及以下;5 岁以下儿童死亡率分别控制在 9.5‰ 及以下和 6‰ 及以下;新生儿遗传代谢性疾病筛查率达到 98% 及以上;新生儿听力筛查率达到 90% 及以上;先天性心脏病、唐氏综合征、耳聋、神经管缺陷、地中海贫血等严重出生缺陷得到有效控制;7 岁以下儿童健康管理率分别达到 85% 以上和 90% 以上;提倡适龄人群主动学习掌握出生缺陷防治和儿童早期发展知识;主动接受婚前医学检查和孕前优生健康检查;倡导 0~6 个月婴儿纯母乳喂养,为 6 个月以上婴儿适时合理添加辅食。

第二节　儿童年龄分期及各期特点

学 习 目 标

● 知识目标：
掌握儿童年龄分期及各期儿童的特点。
● 能力目标：
具备为不同年龄分期儿童提供整体护理的能力。
● 素质目标：
培养护生整体、动态的护理观念及为儿童健康服务的敬业精神。

儿童处于生长发育的动态变化过程中，随着身体形态与功能的逐渐完善，其解剖结构、生理功能及心理、社会行为亦同步发展。儿科护士应认识到各期儿童身心发育特点及特定的健康问题，采用整体的、动态的观点制定相应的护理干预方案，帮助儿童进行有效地应对，并尽可能满足其生长发育的需求。在实际工作中，将儿童阶段划分为六个时期。

（一）新生儿期（neonatal period）

从胎儿娩出脐带结扎起至生后28d为新生儿期。此期儿童刚刚脱离母体独立生活，体内外环境发生巨大变化，其生理调节和适应能力尚未成熟，抵抗力较差，易发生低体温、黄疸、溶血、感染等健康问题。此外，妊娠、分娩中的问题也会延续存在，如先天畸形、产伤、窒息等。新生儿时期疾病不仅发病率高，死亡率也高，因此，新生儿期应加强护理，注重保暖、喂养及消毒隔离等护理措施的落实。

（二）婴儿期（infant period）

从出生到满1周岁之前为婴儿期。此期儿童生长发育特别旺盛，对能量和营养需求较大，但消化、吸收功能发育尚不成熟，易发生消化不良、消化功能紊乱或营养不良。因此，婴儿期提倡母乳喂养以及合理的营养指导。6个月后，婴儿从母体获得的免疫球蛋白逐渐减少，而自身免疫功能又尚未成熟，所以特别容易发生感染，需按计划完成预防接种，完成基础免疫程序。同时，应注意良好卫生习惯的培养、婴儿的早期教育和智力开发。

（三）幼儿期（toddler period）

1周岁以后至满3周岁之前称为幼儿期。此期儿童体格生长速度较前稍减慢，但随着行走能力的增强，活动范围增大，接触周围事物机会增多，且对危险的识别能力和自我保护能力不足，应注意防止意外伤害。此期儿童智能发育较前突出，语言、思维和交往能力增强，自主性和独立性不断发展，常试图发现事物是如何进展的，应注意加强早期教育，培养良好的习惯和心理素质。同时，由于幼儿接触外界较广，而自身免疫力仍低，易患传染病，故预防传染病及感染也是幼儿保健的重点。此期儿童乳牙逐渐出齐，消化能力逐渐增强，应合理喂养，按时添加辅食，逐渐进行食物转换，以防出现营养缺乏和消化功能紊乱。

（四）学龄前期（preschool period）

3周岁以后至入小学前（6~7周岁）称为学龄前期。此期儿童体格发育速度较前进一步减慢，达到稳步增长，而智能发育较快，语言、思维以及社会适应能力增强，自主性和独立性进一步发展，并以旺盛的精力和强烈的好奇心为显著特征。此期儿童大多进入幼儿园接受学前教育，求知欲强，好奇、好问、喜欢模仿，具有较强的可塑性，应加强早期教育，培养良好的品德及生活和学习习惯。此期儿童防病能力有所增强，感染性疾病减少，但易患免疫性疾病（如急性肾炎、风湿热等），而且该期儿童活动进一步增加，接触范围更广，因此，应注意防止意外伤害。

（五）学龄期（school period）

从入小学（6~7周岁）起至青春期前称学龄期。此期儿童的体格发育仍稳步增长，除生殖系统外，其他系统、器官发育已接近成人水平。智能发育较前更成熟，求知能力增强，分析、理解、综合能力逐渐完善，可接受系统的科学文化教育，此期儿童感染性疾病的发病率较前减低，但应注意预防近视、龋齿。此期学习负担较重，往往会对儿童造成较大的心理负担，故应注意生活的规律性，劳逸结合，防止发生精神、情绪和行为等方面的问题。

（六）青春期（adolescence period）

从第二性征出现至生殖功能基本发育成熟、身高停止增长的时期称青春期，年龄范围一般为10~20周岁，是从儿童到成人的过渡时期。女孩一般从11~12周岁到17~18周岁，男孩从13~14周岁到18~20周岁，女孩青春期开始和结束较男孩都早2年左右，但个体差异较大。此期以成熟的认知能力、自我认同感的建立以及同伴之间的相互影响为显著特征。此期生长发育再次加速，出现第二个生长高峰，生殖系统发育加速并逐渐成熟。至青春期末，各系统发育已基本成熟，体格生长逐渐停止。此期儿童受外界环境影响较大，常引起心理、行为、精神等方面的不稳定。因此，除了保证充足营养，加强体格锻炼外，还应及时进行生理、心理卫生和性知识的教育，使之树立正确的人生观和培养良好的道德品质，建立健康的生活方式。

第三节　儿科护士的角色与核心能力要求

―――――――――― 学 习 目 标 ――――――――――

● 知识目标：
1. 熟悉儿科护士的角色。
2. 了解儿科护士的核心能力要求。
● 能力目标：
具备专业实践能力、沟通协调能力、循证科研能力，并能对自身职业发展作出规划。
● 素质目标：
培养护生评判性思维、专业态度及敬业精神。

随着现代医学模式的转变和护理学科的不断发展，儿科护士不仅承担着保护、促进儿童健康和提高儿童素质的重任，还肩负着教育儿童的使命。因此，新时代儿科护士应具备更多元化的角色和更全面的专业核心能力。

一、儿科护士的角色

儿科护理学科内容的不断拓展，使儿科护士从单纯的疾病护理者转变为具有专业知识和技能的多元化角色。

（一）儿童的专业照护者

儿童正处于生长发育阶段，各系统功能尚未成熟，生活自理能力不足，儿科护士最重要的角色就是在帮助儿童促进、保持或恢复健康过程中提供专业照护，如正确给药、预防感染、合理营养、心理支持及健康指导等，以促进儿童身心发育。儿科护士在提供以家庭为中心的护理服务时，还应鼓励患儿父母共同参与患儿的照顾和护理。

（二）护理计划者

儿科护士运用护理专业的知识和技能，收集儿童的生理、心理、社会等方面资料，全面评估儿童的健康状况，找出儿童及其家庭的健康问题，并制订全面的、切实可行的护理计划，以有效的护理措施尽快减轻患儿的痛苦,帮助儿童适应医院、社区和家庭生活。

（三）健康教育者

健康教育与疾病治疗效果、疾病预防和家庭支持是紧密关联的。在儿科护理工作中,护士不仅要对不同年龄、不同理解能力、不同智力发展水平的儿童进行教育,同时还要通过教育改变儿童及其父母的行为,帮助他们建立自我保健意识,培养良好的生活、卫生习惯,以预防疾病,促进健康。同时还应该通过多种健康教育手段,让患儿父母掌握居家照顾的技巧,为其在患儿出院后成为称职的照护者打下基础,帮助他们采取健康的态度和行为,促进患儿的舒适。优秀的教育者还应在提供健康教育后及时做好反馈和评价,以保证健康教育效果的持续改进,达到预防疾病、促进健康的目的。

（四）健康协调者

为促进儿童健康,保证护理服务质量,儿科护士需树立全局观念,更全面、更优质的整体护理应与多学科合作才能得以顺利实现。儿科护士需与其他专业相关人员进行协调,维持有效的沟通网络,使儿童保健工作与相关的诊断、治疗、救助等协调配合。儿科护士应成为患儿及其父母与医生、营养师、康复师等其他专业人员之间的桥梁,通过各种方式与他们进行有效沟通,保证患儿得到最适宜的整体性医护照顾,使护理计划能够及时有效地贯彻执行。

（五）健康咨询者

咨询是包含了想法、态度和指导的另一种形式上的健康教育,包括鼓励、支持、教育儿童表达情感和想法,帮助家庭应对危机和压力。当患儿及其父母对疾病或健康相关问题出现疑惑时,儿科护士需认真倾听他们的询问,耐心解答他们的问题,提供治疗和护理的相关信息,并给予健康指导,以澄清患儿及其父母对有关健康问题的模糊认识,解除疑惑,使他们能够以积极有效的方式去应对压力。

（六）儿童及其家庭代言人

儿科护士是儿童及其家庭权益的维护者,在患儿不会表达或表达不清楚自己的要求和意愿时,护士应负责解释并维护患儿及其家庭免受不恰当的、不道德的或违法活动的伤害。帮助患儿及其家庭了解他们可利用的卫生资源,告知治疗和护理的程序,让家庭共同参与患儿的护理。还需评估有碍儿童健康的问题和事件,向有关行政部门提出改进的意见和建议。

（七）护理研究者

在护理工作中,儿科护士应积极进行护理研究工作,探讨隐藏在儿童症状及表面行为下的真正问题,指导改进护理工作。通过科研研究来验证、扩展护理理论知识,发展儿科护理新技术,持续提高护理质量。护理管理者要高度重视临床科研,以问题为导向,在循证实践中带领护士积极开展专项研究,经常性地开展经验分享,逐步提升儿科护士的科研能力,进而带动专科护理的发展。

二、儿科护士的核心能力要求

（一）核心能力的概念

2003年国际护士协会综合多个国家和地区的情况,发布了具有全球指导性的国际通科护士核心能力概念,即:护士在临床实践中有效应用知识、技能和判断的表现水平。这种能力是以护理专业起点为基础,接受并完成基本护理教育课程,并在国家相应法律法规许可范围内从事护理工作,有能力并能自主地在所有照顾患者机构中参与三级保健工作。2003年12月我国教育部办公厅和原卫生部办公厅联合发文,在《三年制高等职业教育护理专业领域技能型紧缺人才培养指导方案》中第一次提出中国护士核心能力概念,即:掌握规范的护理基本操作技能,对护理对象实施整体护理的能力,对常见病、多发病病情和用药反应的观察能力,对急危重症患者进行应急处理和配合抢救的能力,具备社区护理、老年护理等专业的护理能力。核心能力在护士个人职业能力结构中占有重要地位,是护士从事临床工作必须具备的综合能力。至此,护士核心能力逐渐被引用到我国护理专业领域。

（二）儿科护士需具备的核心能力

儿科素有"哑科"之称，儿科护士所面临的大都是不能表达或不能完全表达疾病的儿童，且儿科疾病起病急、变化快、病死率高，疾病谱亦与成人不同，这些特殊性就要求儿科护士应具备更强的专业能力。儿科护士应具备的核心能力包括：专业实践能力、沟通协调能力、专业态度、评判性思维、专业发展能力、疾病及信息管理能力。儿科护士核心能力是儿科注册护士胜任执业的关键指标、是保证儿科护理安全和质量的前提、是推进儿科护理专业的保障。

1. 专业实践能力 儿科患儿较成人患者有着更为特殊的生理和情感需求，因儿童自身的免疫系统发育不完善，病情变化快，自身防范意识不强，患儿父母对护士有着较高的期望等特殊性，要求儿科护士应具有更扎实的专业知识及精湛的护理技能，能够随时应对各种突发状况，为患儿及其家庭提供全面的照护。因此，护理管理者应将儿科护士专业实践能力培养放在首位，以保证护理安全。

2. 沟通协调能力 儿科患儿语言发育尚不完善，表达能力差，治疗期间常需父母陪同，要求护士在进行护理操作时，需向患儿及其父母作出更多解释和说明，消除患儿紧张害怕情绪，解除父母疑虑，以取得配合，增加护患之间的信任感，有效提高护理质量。儿科护士也需要具备情绪调节和自控的能力，能够调节自己的压力、控制自身情绪。同时要协调好护患、医护以及与各职能科室间的关系，懂得与他人合作，增加团队凝聚力。因此，管理者应将培养儿科护士的沟通协调能力放在重要位置，它是顺利开展护理工作的重要条件。

3. 专业态度 儿科护士的专业态度是护士人才素质的首要成分，对护患关系和护理质量起着重要作用。专业态度决定着儿科护士护理患儿的行为和质量，有利于建立护患、医护之间合作平台和信任感，是建立护患间良好沟通桥梁的保障，可以更好维护患儿、自身及团体利益，这是儿科护士应具备的基础能力。工作中，除了做到认真完成患儿的照护外，还应做到真正地关心患儿及其家庭，从生活、情绪等方面着手，解患儿及其家庭之所需。因此，护理管理者也应重视培养儿科护士专业态度的能力，着力为患儿提供优质护理服务。

4. 评判性思维 护理中的评判性思维是指主观能动性思考临床护理问题，以科学的原理和方法作为基础，依据实际情况作出判断，有目的、有意义的调整判断过程。包括临床观察及预见能力、应变能力、评估及评价能力、分析综合能力四大方面。儿科患儿的相对特殊性，要求儿科护士在实际工作中具备较强的判断力、应变力及解决问题的能力，在紧急情况下能迅速作出反应，有效处理临床突发事件，能对问题医嘱质疑，对已存在的护理服务问题提出改进方案。对于无法表达病情的患儿能够密切观察病情，能运用护理知识和临床经验及时对病情进行评估、分析，对变化趋势作出判断，并尽早给予有效干预。加强儿科护士的评判性思维的培养不但有助于护理质量的提高，同时，也有利于激发儿科护士在护理工作中的创新性。

5. 专业发展能力 专业发展能力主要包括职业规划及自我学习能力、知识整合能力、科研及循证能力、教学能力等。需要护士能为个人职业发展作出规划，定期对专业知识进行整合、分析，提炼出更科学更合理的知识，能熟练运用循证护理方法，检索、评价护理相关文献，充分利用各种途径学习科研方法、撰写论文。同时不断提高临床带教水平，能够组织教学，指导实习生、低年资护士的临床学习。护士科研循证能力是推动护理学科发展的重要基础，目前尚有较大的提升空间。护理管理者应围绕提升科研循证能力系统性地开展工作，促进儿科护士科研能力的提升，将护理科研成果的新理论、新技术应用于临床实践达到改善护理质量的目的。

6. 疾病及信息管理能力 疾病及信息管理能力主要包括疾病管理能力和信息管理能力两方面内容，它要求儿科护士能够根据患儿病情轻重缓急，合理分配护理资源，根据患儿及其父母的需求开展健康教育，帮助其规范健康行为，同时能够熟练使用医院信息系统处理医嘱、办理出入院、收集及上报疾病相关信息，因此，疾病及信息管理能力是儿科护士应具备的基本能力，不容忽视，它既保证了医疗安全，也保证了患儿个人信息及隐私的安全。

Note:

第四节 儿童护理专业的发展趋势

—— 学习目标 ——

- 知识目标：
  了解儿童护理专业的发展趋势。
- 能力目标：
  具备紧跟学科前沿，关注国际及国内儿童护理发展动向及有待改善专科领域的能力。
- 素质目标：
  培养护生职业信仰、学科发展的使命担当等综合职业素质。

党中央、国务院高度重视卫生与健康事业发展，将卫生与健康事业发展摆在了经济社会发展全局的重要位置，在健康中国的大背景下，儿童护理专科建设与发展面临着前所未有的机遇和挑战。儿科护理工作者要跟上科技的发展步伐，时刻紧扣儿童及其家庭的需要，充分挖掘儿童护理的巨大潜能，释放儿科护士的专业力量，为实现健康中国的伟大目标创造出更大的价值。

（一）持续深化"以家庭为中心"的优质护理服务

2010年，原卫生部在全国范围内开展"优质护理服务示范工程"活动，同年在全国儿科护理学术交流大会上，儿科专业委员会首次提出在儿科医院开展"以家庭为中心"的优质护理服务，努力为患儿提供安全、优质、满意的护理服务，并迅速在全国各大医院得到贯彻与落实，在临床实践中取得显著成果。儿科"以家庭为中心"的优质护理，其工作内容和评价指标有别于成人的"加强基础护理和减少陪护率"。儿科护士须促进来自患儿家庭的陪伴，并为其提供完整的医疗、护理信息，让家庭有效地参与到医疗护理决策中，才能使家庭对儿童健康成长的正性作用得到有效发挥和维护，同时也为患儿出院后的持续照顾创造有利条件。为认真落实2020年国家卫生健康委办公厅《关于进一步加强医疗机构护理工作的通知》中提出的持续深化优质护理的要求，儿科护理同仁须挖掘本专业领域内的各项资源和优势，不断拓展"以家庭为中心"的优质护理服务内涵，全面提升儿科临床护理工作水平，把支持和促进儿童身心健康作为儿科护士的责任和目标，并不断为儿童患者提供优质、无缝隙的护理服务，真正做到让患儿及其家庭满意、社会满意、政府满意。

（二）加快儿科专科护士培养

随着医学分科的细化和现代护理模式的转变，护理专科化已成为全球临床护理发展的策略和方向，建立和发展儿科专科护士培训与使用制度是提高儿童护理专业技术水平和促进儿童护理专业发展的重要方略之一。随着社会对儿童健康的关注度逐渐提升，尤其是近年来高龄孕产妇逐渐增多，早产儿、高危儿在婴儿死亡中所占的比例逐年上升，儿科医疗及护理面临着极大的挑战。《"健康中国2030"规划纲要》对儿科医疗护理水平提出了具体的要求：婴儿死亡率由2015年8.1‰，降低至2020年7.5‰，2030年降至5.0‰；5岁以下儿童死亡率由2015年10.7‰，降低至2020年9.5‰，2030年降低至6.0‰；2030年消除新生儿及5岁以下儿童可预防的死亡。由此可见，培养高素质的儿科专科护士已成为儿童护理实践发展的策略和方向。2017年在中华护理学会儿科护理专业委员的积极呼吁下，我国儿科专科护士的培训工作正式开始。但目前对儿科专科护士的培训工作尚处于初始阶段，在开展专科护理培训的层次、培训专业领域、培训内容、课程设置、再认证等方面还处于探索阶段，不能保证儿科专科护士同质化的培训效果。因此，结合儿童护理发展的现状，为提高儿童护理的质量，在全国范围内建立统一、规范的儿科专科护士培训体系是当务之急。随着儿童医疗专科领域发展的专业化，临床不仅需要高水平、技术过硬的儿科专科护士，在一些专业性强的领域，更需要亚专业的儿科专科护士，如新生儿、急救、重症等。因此，为满足专业工作和发展需求，儿科专科护士培养可以分层次、分专业领域开展。

(三) 构建儿科护理敏感质量指标评价体系

护理敏感质量指标是对护理质量的数据化测定,是客观评价临床护理质量及护理活动成效的科学工具。因此,开发并有效应用护理敏感质量指标,对于提升护理质量管理水平,改善护理服务质量有着重要的意义。从2005年开始,国内已经陆续出现关于儿科护理敏感性质量指标评价体系的探索与研究,但是指标的研究与应用范围仅限于医院内部,尚缺乏全国性的统一指标,有些医院已经在尝试使用开发出来的指标进行管理,但尚缺乏规范的指标收集、分析、反馈渠道。2016年8月,国家卫生计生委医院管理研究所护理中心组织出台《护理敏感质量指标使用手册(2016版)》,在此通用护理敏感指标基础上,结合儿科护理质量管理需求及专科护理发展趋势,构建基于Donabedian结构-过程-结果理论的、全国统一的儿科护理敏感质量指标评价体系是一个亟待解决的问题。借助护理信息化的发展,建立国家儿童护理敏感质量指标数据库,收集各医疗机构的护理敏感质量指标,并在全国层面进行汇总、分析,借此研究共性问题,对推进我国儿童优质护理服务的纵向发展及护理质量的提升必将产生深远的意义。

(四) 推进儿科循证护理实践

循证护理(evidence-based nursing,EBN)意为遵循证据的护理学,是护理人员在计划护理活动过程中,审慎地、明确地、明智地将科研结论与临床经验、患者愿望相结合,获取证据,作为临床护理决策依据的过程。循证护理实践是持续提高临床护理质量的有效途径,在循证护理实践过程中,护士会展现更多的理性思考,寻求更多的科学证据,这对提高儿科护理质量及患儿和家长的就医感受无疑起到极大的推动作用。目前国内儿科领域的循证实践大多缺乏科学、规范的循证护理实践程序,临床一线的儿科护士开展循证护理实践的能力仍然存在很大的提升空间,如文献检索不全面、研究结果的评价缺乏或不规范、没有形成明确的推荐意见等。在未来的循证护理实践中,临床护理人员应积极与大学院系、循证资源中心合作,实现"上游"证据输出,"下游"证据应用的有效衔接,研究机构与临床的联合或许是共同推动循证护理实践发展的研究方向。

(五) 加强护理信息化建设

在过去的二十年里,伴随着护理信息化的飞速发展,儿童护理也正在发生着深刻的变革,面临着前所未有的机遇。护理信息化在儿童护理领域中应用的深度和广度也在无限拓展,与信息技术的融合也愈加深入。《全国护理事业发展规划(2016—2020年)》明确提出要"借助云计算、大数据、移动互联网、物联网等信息技术的快速发展,大力推进护理信息化建设,积极探索,创新优化护理流程和护理服务形式,强化移动医疗设备等护理应用信息体系,提高护理服务效率和质量"。2018年国家卫生健康委员会印发《关于促进护理服务业改革与发展的指导意见》鼓励医院充分利用信息技术,创新护理服务模式,提高护理效率和管理效能,推动全方位、全周期护理服务的实现。《健康儿童行动提升计划(2021—2025年)》中强调推广"云上妇幼"服务,充分利用各种互联网交流平台,开展线上儿童健康评估和指导,改善患儿及家长的就医体验。在"健康中国"的背景下,以大数据、云计算、物联网、移动互联网等信息技术为依托,大力推进护理信息化建设,提高护理效率和管理效能已成为儿童护理专业适应社会发展需求的必然趋势。优质护理持续发展任重而道远,近年来出现的"互联网+护理"、智慧医院、智慧护理等创新服务形式必将助推长效机制的形成,为儿童护理专业发展提供更大的空间,为患儿及其家庭带来更多的福祉。

知 识 链 接

互联网＋护理服务

"互联网＋护理服务"是为满足人民群众多样化护理需求的新兴产物,也是互联网时代的必然产物。2019年国家卫生健康委员会发布《关于开展"互联网＋护理服务"试点工作的通知》及《"互联网＋护理服务"试点工作方案》,明确"互联网＋护理服务"是指医疗机构依托互联网等信息技术,使注册护士通过"线上申请、线下服务"模式为出院患者或罹患疾病且行动不便的特殊人群提供的护理服务。护理服务项目涉及基础护理、慢性病管理、康复护理、居家养老、母婴护理、新生儿护理、心理疏导、专项护理及临终关怀等诸多服务。"互联网＋护理服务"为护理学科发展带来了新机遇,实现了将护理服务从医院延伸到社区、家庭,弥补我国护士从业人数与社会需求间的较大缺口,但"互联网＋护理服务"模式仍处于探索阶段,运行中存在着诸如职业安全性风险、收费标准欠规范、服务质量参差不齐等问题,需要在今后的发展中逐步完善。如何对现有资源进行有效整合,构建符合我国国情的"互联网＋护理服务"体系,发挥互联网在社会资源配置中的优化和集成作用是今后的研究方向。

(范 玲)

思 考 题

1. 某儿童,女,2岁,由父母陪伴到发育儿科门诊进行健康体检。

体格检查:体重12kg,身长90cm,前囟已闭合,出牙18颗,粗细动作及语言发育正常;T 36.4℃,P 108次/min,R 36次/min,BP 98/54mmHg。

(1) 按儿童年龄分期,该女孩属于哪期?

(2) 护士对该期儿童家长应该给予哪些健康指导?

2. 随着现代护理学的不断发展,儿科护士被赋予哪些多元化角色,应具备哪些核心能力?

Note:

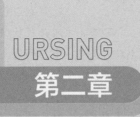

第二章

儿童生长和发育

02章　数字内容

—— 章 前 导 言 ——

　　儿童与成人的最大区别在于儿童是处于不断生长发育的过程中,是儿童生命过程中最基本的特征。儿童生长发育是儿科学的基础,生长与发育密不可分,生长过程伴有发育成熟,两者共同表现连续渐进的动态变化过程。掌握正常的生长发育的知识可以帮助儿科医生和护士及早发现异常情况并及时作出相应的处理,促进儿童的健康成长。

第一节　生长发育概述

知识目标:
1. 掌握儿童发育的规律。
2. 熟悉生长发育的概念。
3. 了解影响儿童生长发育的因素。
能力目标:
能阐明儿童生长发育的规律,并正确判断儿童生长发育状况。
素质目标:
养成不断求知,认真好学的态度。

生长(growth)是指随着年龄的增长,机体内细胞增殖、增大,细胞间质增加,整体上表现为组织、器官及身体形态和重量的变化,以及身体化学组成成分改变的过程,可通过具体的测量值来表示生长的量的变化。发育(development)是指细胞、组织、器官功能的成熟和机体能力的演进,表示质的方面的变化,包括情感-心理的发育成熟过程。生长和发育两者紧密相关,共同表示机体的动态变化,认识生长和发育的规律有助于正确评价儿童的生长发育状况。

一、生长发育的规律

小儿生长发育,在总的速度和各器官、系统的发育顺序上,都遵循一定的规律。认识小儿生长发育规律有助于儿科护士正确评价小儿生长发育状况和实施指导。

(一) 生长发育的连续性和阶段性

人类的发展是一个有阶段性和有程序的连续过程。在这一过程中,有量和质的改变,各阶段都有一定的特点,因而形成了不同的发育阶段,每一个阶段的发展均以前一阶段为基础。在儿童时期,身体的生长呈现波浪式地向前发展,在某个年龄段生长速度很快,而在下一个年龄段生长速度较慢。虽然对每个个体而言,生长速度存在差异性,但在整个儿童生长周期而言,具有规律可循。生长周期中有两个阶段是处在"生长快速期":第一年为生后的第一个生长高峰;第二个阶段在青春期。

(二) 各系统器官发育的不平衡性

各系统的发育先后、快慢不同。神经系统发育早于其他系统,从出生前到儿童的3、4岁是神经系统发育最为迅速的时期,4~7个月的婴儿颜色视觉发育完成,9岁以后儿童的视力接近成年人。生殖系统发育较晚,生殖器官自出生后极少生长,从青春期开始才迅速发育。淋巴系统则先快而后回缩,在儿童期迅速生长,于青春期前达到高峰,以后逐渐下降至成人水平。各系统发育速度的不平衡与其在不同年龄段的生理功能有关。

(三) 生长发育的顺序性

一般生长发育遵循由上到下、由近到远、由粗到细、由低级到高级、由简单到复杂的顺序规律。例如,婴儿先抬头,再抬胸,后会坐、立、行走等(从上到下);先会控制腿,再控制脚的活动(由近到远);先会用全手掌握持物品,再发展到能用手指指端摘取(从粗到细);先会看、听、感觉事物,再发展到记忆、思维、分析和判断事物(从低级到高级);先画直线,再画曲线和图形(从简单到复杂)。

(四) 生长发育的个体差异

虽然生长发育有一定的规律,但是儿童的生长发育受先天遗传和后天环境因素影响而存在较大的个体差异。例如,在正常范围内,体格生长的差异随年龄增长而越来越显著,到青春期则差异更明显。因此儿童生长发育正常值并非绝对值,而在一定的范围内。在判断儿童发育是否正常时应充分考虑各种影响因素,并需做连续动态的观察,才能更准确地反映儿童生长发育的真实情况。

二、影响生长发育的因素

儿童生长发育受两股互动力量的影响:内在生物遗传性和外在心理社会环境。这两种因素在个体出生前即开始发挥作用。自然环境、社会环境对人类的影响与生物遗传性对人类的影响同样强大。

(一) 遗传因素

遗传是指子代和亲代之间在形态结构以及生理功能上的相似。遗传的物质基础是染色体,染色体上有许多基因,染色体通过基因的遗传物质,决定个体的特征,包括生理和心理的特征,如皮肤和头发的颜色、性别、面部特征、身高、体型,同时也决定身体各系统、器官和组织的发育速率和成熟时间,对传染病的易感性等都与遗传有关。

(二) 环境因素

1. **营养**　合理的营养是儿童生长发育的物质基础,年龄越小受营养的影响越大。营养不足不仅会导致儿童体重不增甚至下降,还会影响身高增长和机体免疫、内分泌、神经等系统的功能,进而影响智力、心理和社会适应能力的发展。另外,不同的饮食也会影响个体生长发育。

2. **孕母状况**　胎儿宫内发育受孕母各种因素的影响,如孕母吸烟超过6个月,则极有可能产下低出生体重儿;妊娠早期感染带状疱疹、巨细胞病毒等易导致胎儿先天畸形;孕母患严重营养不良可引起流产、早产;孕母接受某些药物、放射线辐射和精神创伤等可使胎儿发育受阻。

3. **生活环境**　主要包括家庭和学校环境对个体的影响。良好的居住环境、卫生条件能促进小儿生长发育。家庭是个体出生后与个体接触最多、最密切的场所。家庭具有满足个体的基本生理需求的功能和条件。同时,个体可从家庭中学习性别角色的认同、价值观和行为方式等。人格的成长与社会技能的掌握主要也是在家庭中完成的。学校是个人走出家庭后所接触的第一个社会机构,通过同学间和师生间的社会互动,使个体形成符合社会的特定行为模式。

4. **疾病**　疾病对小儿生长发育的影响十分明显。内分泌相关疾病影响骨骼生长和神经发育;急性感染常使体重减轻;先天性心脏病常使生长迟缓。

第二节　儿童生长和发育

 案例导入与思考

患儿,男,发育正常,常规到儿保门诊检查。体格检查:身高95.5cm,体重14.5kg,乳牙20颗,评估结果为该儿童体格及神经心理发育正常。

请思考:

1. 初步判断该儿童可能的年龄是多少?

2. 衡量儿童营养状况的最佳指标是什么?

3. 请根据皮亚杰的儿童认知发展理论分析该儿童的认知发展水平特点。

学 习 目 标

● **知识目标：**
1. 掌握儿童体格生长常用指标的正常值。
2. 熟悉儿童神经心理行为发育的特点。
3. 了解儿童发展过程中常见的问题。

● **能力目标：**
能准确评估儿童体格生长结局。

● **素质目标：**
提升护生对儿童生长发育评估的重视程度。

一、儿童体格生长发育

正确评价儿童的体格生长需做到以下几点：①选择适宜的体格生长指标,最重要和常见的形态指标为身高(长)和体重,<3岁儿童应常规测量头围,其他常用的形态指标有坐高(顶臀长)、胸围、上臂围、皮褶厚度等；②采用准确的测量工具及规范的测量方法；③选择恰当的参考人群值；④定期评估儿童生长状况,即生长监测。

(一)体重

体重(weight)是指人体的总重量,在一定程度上代表儿童的骨骼、肌肉、皮下脂肪、内脏重量及其增长的综合情况,是反映儿童生长,尤其是营养状况最易获得的敏感指标,也是临床计算药量、输液量等的重要依据。

1. 体重的增长

(1)儿童年龄越小,体重增长越快。出生后前6个月体重平均每月增加600~800g,6个月后体重增长减慢,7~12个月每月增长300~400g,生后3个月体重约等于出生体重的2倍,生后1年体重约为出生体重的3倍。出生后第1年是体重增长最快速的时期,为"第一个生长高峰"。生后第二年体重增加2.5~3.5kg,2岁时体重约为出生体重的4倍。2岁后体重增长速度减慢,每年增长约2kg。进入青春期后,儿童体重增长再次加快,出现"第二个生长高峰"。

(2)部分新生儿在出生后数天内,由于摄入不足、水分丢失以及胎粪的排出,婴儿体重可暂时性下降3%~9%,约在生后3~4日后达到最低点,以后逐渐回升,常于第7~10日恢复到出生的水平,这一过程称为生理性体重下降(physiological weight loss),若下降超过出生体重的10%或出生后第10天仍未回升到出生时水平,就不是正常的"生理性体重下降",应积极寻找原因。生后及时合理喂养可减轻或避免生理性体重下降的发生。

(3)儿童体重增长为非匀速增长,且存在个体差异,因此,大规模儿童生长发育指标测量所得的数据均值仅作为参考。评价某一儿童的生长发育状况,应连续定期监测其体重,以个体儿童体重变化为依据。儿科临床计算药量和静脉输液量时,有条件测量体重时应根据实际体重计算。如无条件,可按下列公式推算：

$$1{\sim}6\text{个月婴儿体重}(kg)=\text{出生体重}(kg)+\text{月龄}\times0.7(kg)$$

$$7{\sim}12\text{个月婴儿体重}(kg)=6(kg)+\text{月龄}\times0.25(kg)$$

$$2{\sim}12\text{岁儿童体重}(kg)=\text{年龄}\times2(kg)+8(kg)$$

2. 体重的测量 根据儿童年龄,体重测量可选用不同精确度的测量工具。3岁以下婴幼儿测量使用台式电子婴儿秤,测量时取卧位；1~3岁幼儿取卧位或坐位。3岁以上儿童使用电子立柱秤,取站立位,双手自然下垂放于大腿外侧。测量前不进食、水。台式秤应放置在安全稳固的硬面桌(床)上,不宜离地太高,对于不配合婴幼儿加强看护。体重测量时应避免摇动或接触其他物品,尽量少穿衣服,

Note:

脱鞋,婴儿除去尿布,婴儿称重应精确至 0.01kg,儿童至 0.1kg。

（二）身高或身长

身高(height)指人体直立时从头顶至足底的垂直距离,是头、躯干(脊柱)与下肢长度的总和,是反映人体骨骼生长(线性生长)的重要指标。3 岁以下儿童推荐采用卧位测量,称为身长(recumbent length),3 岁后仍不能很好地独自站立,也可测量身长,将测量值减去 0.7cm 与身高值进行比较,立位与卧位测量值相差 0.7~1cm。身长和身高的测量需要 2 名经过培训的人员配合进行。

1. 身高或身长的增长 身高或身长的增长规律与体重增长相似,生后第一年是身高增长最快的时期,也出现婴儿期和青春期两个生长高峰。出生时婴儿平均身长为 50cm,6 个月时达 65cm,1 周岁时 75cm。第二年增长速度减慢,年增加 10~12cm。2 岁时身长 85~87cm,2 岁以后平均每年增长 5~7cm,如每年增加低于 5cm,则为生长速度缓慢。至青春期后,出现身高增长的第二个加速期。2~12 岁儿童身高(长)可按下列公式推算:

$$身高(cm) = 年龄(岁) \times 7 + 75(cm)$$

2. 身高或身长的测量

(1) 身高测量时,儿童双脚略分开站在身高计上。头的后部、肩胛、臀部、腓肠肌和足跟要紧贴垂直板。放正头的位置使与耳道与眼眶下缘的连线呈水平位,并与底板平行。用拇、示指扶住下颌使头直立。用右手放下头板紧贴头顶。主测者必须低于儿童的面部水平读数,注意脱鞋、立正、足后跟并拢、双上肢自然下垂、双肩放松。测量误差多因站立姿势不符合标准,或因未脱鞋,或由于上下午测量时间不同造成,一般上午要比下午高约 1cm。

(2) 身长测量时,主测者站在一侧,一手压住婴儿的双腿,另一手移动足板。辅助者站在头板侧扶住婴儿的头部使头顶接触固定的头板。头放置的位置使从耳道到眼眶下缘呈直线,并与水平的底板垂直。主测者将儿童的位置放好,使其肩和臀部与身体的长轴成直角。轻压膝盖使腿伸直。测量的关键点是固定膝关节、固定头板。

(3) 身高(长)包括头部、脊柱和下肢的长度。三部分发育进度并不相同,头部发育较早,躯干及下肢发育较晚。因此,有时临床上需要分别测量上部量(从头顶至耻骨联合上缘)和下部量(从耻骨联合上缘至足底),以检查其比例关系。新生儿上部量与下部量的比例为 60%：40%,中点在脐以上。2 岁时中点在脐下,6 岁时中点移至脐与耻骨联合上缘之间。12 岁时上、下部量相等,中点在耻骨联合上缘。

（三）坐高

坐高(sitting height)指从头顶至坐骨结节的垂直距离,代表头颅和脊柱的生长情况。出生时坐高为身高的 66%,4 岁时坐高为身长的 60%,6~7 岁时小于 60%。任何影响下肢生长的疾病,如甲状腺功能低下和软骨营养不良,可使坐高(顶臀长)与身高的比例停留在幼年状态。与身高测量体位一致,3 岁以下采用仰卧位测量,称为顶臀长(crown-rump length),3 岁后采用坐高计坐位测量,称坐高。婴幼儿卧位测量,年长儿坐位测量坐高。

（四）头围

头围(head circumference, HC)指头的最大围径,经眉弓上方、枕后结节绕头一周的长度,是反映脑部发育和颅骨生长的重要指标。3 岁以内常规测量头围。出生时婴儿的头围平均为 32~34cm,6 个月 44cm,1 岁时约为 46cm,2 岁时约为 48cm,5 岁时约为 50cm,15 岁时为 54~58cm,头围过小常提示脑发育不良,头围增长过快往往提示脑积水、脑肿瘤的可能。

用带有 cm 和 mm 刻度的、不易热胀冷缩的软尺测量头围。儿童取立位或坐位(婴儿坐于母亲腿上,由母亲扶住头),测量者立于小儿之前或右方,用左右拇指将软尺零点固定于头部右侧,齐眉弓上缘处(软尺下缘恰于眉毛上缘),软尺从头部绕经枕骨粗隆最高处回至零位,测量时软尺应紧贴皮肤,左右对称,长发者应先将头发在软尺经过处上下分开。

（五）胸围

胸围（chest circumference，CC）指沿乳头下缘经肩胛骨角下缘绕胸一周的长度。胸围反映胸廓、胸背肌肉、皮下脂肪及肺的发育程度。出生时平均为32cm，较头围小1~2cm，1岁时胸围与头围大致相等，1岁以后至青春期前胸围应超过头围。

（六）上臂围

上臂围（upper arm circumference，UAC）指沿肩峰与尺骨鹰嘴连线中点绕上臂一周的长度，反映上臂骨骼、肌肉、皮下脂肪和皮肤的发育水平，常用于评估儿童营养状况。在测量身高、体重不方便的地区，可测量左上臂围以普查5岁以下儿童的营养状况，评估标准为：>13.5cm为营养良好；12.5~13.5cm为营养中等；<12.5cm为营养不良。出生后第1年内上臂围增长迅速，1~5岁期间增长缓慢。

（七）体格生长评价

儿童体格生长测量与评价是用以测量、干预个体和群体儿童健康和营养状况的最简便、经济、无创性的方法，最早期诊断营养性、慢性系统性和内分泌性疾病有重要意义，进行干预对降低儿童发病率与死亡率有潜在意义。体格生长评价内容包括生长水平（横断面资料）、生长速度（纵向资料）和匀称度（身体各部比例关系）评价。

1. **生长水平**　将某一年龄时点获得的某单项体格生长指标（如体重）与参照人群值比较，得到该儿童在同年龄、同性别人群中所处的位置，即为此儿童该项体格生长指标在此年龄的生长水平。所有的单项体格生长指标，如体重、身高（长）、头围、胸围、上臂围等均可进行生长水平评价。

2. **生长速度**　对某一单项体格生长指标定期连续测量，所获得的该项指标在一定时间内的增长值即为该儿童此项体格生长指标的速率。常用生长曲线表示生长速度，最简单和直观。

3. **匀称度**　包括体型匀称、身材匀称。体型匀称可用身高别体重（weight for height，W/H）和年龄的体质指数（body mass index-for-age，BMI/age）表示。身高的体重提供体重相对于目前身高的体重信息，间接反映身体的密度和充实度，其优点为不依赖于年龄，是判断2岁内儿童营养不良和超重肥胖最常用的指标之一。BMI=体重（kg）/身高（m²），其实际含义为单位面积中所含的体重数，表示一定身高的相应体重增长范围，间接反映体型和身材的匀称度，与身体脂肪存在高度的相关性，对≥2岁的儿童超重肥胖的判断由于身高的体重。身材匀称以坐高（顶臀长）/身高（长）的比值反映下肢发育情况，将实际测量计算结果与参考人群值的计算结果进行比较，小于等于参考值即为匀称。

（八）骨骼的发育

1. **颅骨的发育**　颅骨间小的缝隙称为骨缝，包括额缝、冠状缝、矢状缝和人字缝，大的缝隙称为囟门（图2-1）。骨缝和囟门可以缓冲颅内压力。颅骨发育可通过头围大小，囟门及骨缝闭合迟早来评价。后囟是两块顶骨和枕骨形成的三角形间隙，出生时已闭合或很小，最迟出生后6~8周闭合。前囟是两块额骨和两块顶骨形成的菱形间隙。出生时前囟约1.5~2cm（对边中点连线长度）（图2-1），一般至1~1岁半闭合，超过3岁称为前囟闭合延迟。前囟检查在儿科很重要，其大小、关闭迟早及张力变化均提示某些疾病的可能：前囟早闭或过小、头围小见于小头畸形、脑发育不良；晚闭或过大见于佝偻病、先天性甲状腺功能减低症等；前囟饱满，张力增加常提示颅内压增高；前囟凹陷见于脱水或极度消瘦患儿。

2. **脊柱的发育**　脊柱发育反映脊椎骨的生长。出生时脊柱没有弯曲，仅呈轻微后凸，3个月左右抬头动作的发育出现颈椎前凸，为脊椎的第1个弯曲；6个月后会坐时呈胸椎后凸，此为脊椎的第2个弯曲；1岁能行走时出现腰椎前凸，为脊椎的第3个弯曲。儿童6~7岁时随着韧带发育，这三个自然弯曲由韧带所固定。生理弯曲的形成与直立姿势有关，有加强脊柱弹性的作用。任何影响小儿抬头、坐、立、走的情形都会影响脊柱生理性弯曲的正常形成。

3. **长骨的发育**　长骨的生长主要依靠其干骺端软骨骨化和骨膜下成骨作用使之增长、增粗。扁骨生长则主要由于周围骨膜骨化。干骺端骨性融合标志着长骨生长的结束。随着年龄的增长，长骨干骺端软骨次级骨化中心按一定的顺序和骨解剖部位有规律地出现。次级骨化中心的出现可反映

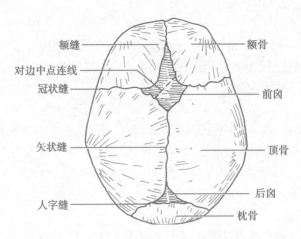

图 2-1　颅骨骨缝、前囟与后囟

长骨生长发育成熟程度,有助于判断骨发育年龄,称为骨龄(bone age)。通过 X 线检查身体各部的骨化中心出现时间、数目和干骺端融合的时间,可判断骨骼发育的成熟程度。目前临床常用左手腕部 X 线(因多为右利手),计算腕骨、掌骨、指骨的次级骨化中心来推测骨龄。如怀疑有骨发育延迟则应加摄膝部 X 线片。

(九) 牙齿的发育

人生有两副牙齿,即乳牙(deciduous tooth/primary tooth)和恒牙(permanent tooth)。乳牙共 20 个,一般 4~10 个月(平均 6 个月)乳牙开始萌出,13 个月仍未萌出者为出牙延迟。出牙一般下颌先于上颌,自前向后顺序萌出,2~2.5 岁出齐(图 2-2)。2 岁以内乳牙数目约等于月龄减 4~6。乳牙的萌出个体差异较大。恒牙的骨化从新生儿时期开始,6 岁左右开始出第一颗恒牙即第一磨牙,长于第二乳磨牙之后,又称为 6 龄牙;6~12 岁乳牙按萌出先后逐个被同位恒牙代替,其中第一、二前磨牙代替第一、二乳磨牙;12 岁左右出第二磨牙,18 岁以后出第三磨牙(智齿),但也有人终身不出此牙,恒牙共 32 个,一般 20~30 岁出齐。

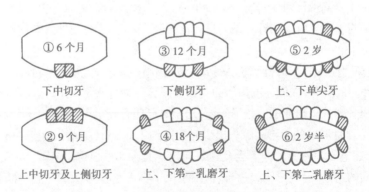

图 2-2　乳牙萌出顺序

牙齿萌出是自然生理现象,但个别儿童会出现低热、流涎、睡眠不安、烦躁等症状。牙齿发育异常包括萌牙延迟、排列紊乱、缺牙、牙釉质异常等。健康牙齿的生长与蛋白质、钙、磷、维生素等营养素及甲状腺素有关;咀嚼运动有利于牙齿的生长。如有较严重的营养不良、佝偻病、甲状腺功能减低症、先天愚型等患儿出牙较迟,牙釉质差。

(十) 生殖系统的发育

女性生殖系统发育包括女性生殖器官的形态、功能发育和第二性征发育。第二性征发育顺序为乳房、阴毛、腋毛发育。乳房发育为第二性征中出现最早的征象,为青春期开始的标志。月经初潮来临标志女性生殖功能发育成熟。男性生殖系统发育包括男性生殖器官的形态、功能发育和第二性征发育。第二性征发育顺序为睾丸、阴茎、阴囊、阴毛、腋毛、变声、胡须和喉结。睾丸增大是男孩青春期的第一征象,其分泌的雄激素促进第二性征的出现。遗精的出现标志男性性功能发育成熟。

青春期按发育特点可分为 3 个阶段。①青春早期:女孩 9~11 岁,男孩 11~13 岁开始,延续 2~3 年,体格生长突然增快,出现第二性征(Tanner Ⅱ ~ Ⅲ)。②青春成熟期(中期):达到此期的年龄个体差异较大,一般持续 2~3 年,体格生长已达高峰,第二性征全面出现,性器官成熟,出现月经或遗精(Tanner Ⅲ ~ Ⅳ)。③青春晚期:女孩 17~21 岁,男孩 19~24 岁,一般约为 3~4 年,生殖系统已发育成熟如成人,体格生长停止(Tanner Ⅴ)。

青春期的开始和持续时间受各种因素的影响,个体差异较大。女孩在 8 岁前,男孩在 9 岁前出现第二性征,称为性早熟(precocious puberty)。女孩在 14 岁以后,男孩在 16 岁以后仍无第二性征出现,称为性发育延迟(delayed puberty)。

知 识 链 接

性发育过程的分期

评价第二性征发育特点可以用青春期性成熟分期来表示。目前各国多采用 Tanner 性成熟五期分法,见表 2-1。

表 2-1　性发育过程的分期

分期	乳房	睾丸、阴茎	阴毛
Ⅰ	婴儿型	婴儿型	无
Ⅱ	出现硬结,乳头乳晕稍增大	双侧睾丸和阴囊增大,阴囊皮肤变红、薄、起皱纹;阴茎稍增长	少数稀疏直毛,色浅
Ⅲ	乳房和乳晕更增大,侧面呈半圆	阴囊皮肤色泽变深;阴茎增长、增粗,龟头发育	变粗、毛色变深,见于耻骨联合处
Ⅳ	乳晕和乳头增长,侧面观突起于乳房	阴茎增长、增粗,龟头发育	如同成人,但分布面积较少
Ⅴ	呈成人型乳房	成人型	成人型

二、儿童神经心理行为的发育

(一)神经系统发育

1. 脑的发育　在胚胎时期神经系统首先形成,脑的发育最为迅速。出生时脑重约 370g,约占成人脑重(约 1 500g)的 25%,而此时脑细胞数目已与成人相同,但树突和轴突少而短。6 个月时脑重 600~700g,2 岁时达 900~1 000g,7 岁时已接近成人脑重。大脑皮质的神经细胞于胎儿第 5 个月开始增殖分化,3 岁时神经细胞基本分化完成,8 岁时接近成人。神经纤维到 4 岁时才完成髓鞘化,故婴儿时期,刺激引起的神经冲动传导慢且易泛化,不易形成明显的兴奋灶,儿童易疲劳而进入睡眠状态。生长时期的脑组织耗氧较大,儿童脑耗氧量在基础代谢状态下占总耗氧量的 50%,而成人仅为 20%,因此,缺氧对儿童脑的损害更为严重。出生时大脑皮质下中枢如丘脑、下丘脑、苍白球系统发育已成熟,因此,出生时的活动主要由皮质下系统调节,动作不自主且肌张力高。

2. 脊髓的发育　脊髓在出生时发育已较成熟,脊髓的发育和运动功能的发育相平行。胎儿时脊髓下端达第 2 腰椎下缘,4 岁时下端上移至第 1 腰椎,因此,进行腰椎穿刺时应注意此发育特点,选择儿童第 3~4 腰椎间进行穿刺。

3. 反射　出生时婴儿即有觅食、吸吮、吞咽、拥抱、握持等非条件反射和对强光、寒冷、疼痛的反应。其中一些非条件反射如觅食、吸吮、握持、拥抱等会随着年龄增长和大脑皮质的发育而逐渐消退。婴儿肌腱反射不如成人灵敏,腹部反射和提睾反射也不易引出,到1岁时才逐渐稳定。3~4个月前婴儿肌张力较高,凯尔尼格征(Kernig sign)可为阳性,2岁以下巴宾斯基征(Babinski sign)阳性也可为生理现象。出生后2周左右第1个条件反射即可出现,如抱起喂奶时可出现吸吮动作;2个月后开始逐渐形成与视、听、味、嗅、触觉等相关的条件反射;3~4个月出现兴奋性和抑制性条件反射;2~3岁皮质抑制功能发育完善,7~14岁时皮质抑制调节功能达到一定强度。

(二)感知觉发育

1. 视觉发育　新生儿已有视觉感应功能,瞳孔有对光反射。但由于晶状体形状调节功能和眼外肌反馈系统发育未完善,新生儿的视觉不敏锐,仅在15~20cm内视觉清晰,在安静清醒状态下有短暂的注视能力。2个月可协调地注视物体;3~4个月头眼协调较好,喜看鲜艳明亮的颜色;8~9个月时开始出现深度感觉,能注视很小的物体;10~13个月能追随快速移动的物体;1~1岁半能注视3m远处小玩具;2岁时两眼调节好,可区别垂直线和横线。1岁半~2岁视力为0.5;5岁视力为0.6~0.7;6岁以后视深度充分发育,视力才达1.0。

2. 听觉发育　新生儿出生数天后,听力已相当良好,对高的声响出现惊跳反应,对人的声音更敏感,低调的声音具有安抚作用;3个月头能转向声源,出现定向反应;6~7个月会对自己的名字(或家人给的称呼)有反应;8个月能确定声源,开始区别语言的意义;10~13个月知道单词的意思,如家人的名字,学会控制和调整自己对声音的反应;2岁时能听懂简单的指令;4岁时听觉发育逐渐成熟;学龄期儿童能对连续的语言进行信息处理。听觉与儿童智能、语言理解及表达和社交能力有关,听力障碍如不能在语言发育的关键期(6个月)内得到确诊和干预,则可因聋致哑,因此,新生儿的听力筛查至关重要,是早期发现听力障碍的有效方法。

3. 嗅觉和味觉发育　新生儿的嗅觉和味觉出生时已经发育完善,3~4个月时能区别好闻和难闻的气味,4~5个月的婴儿对食物味道的微小改变很敏感,是味觉发育的关键期,故应合理添加各类辅食,使之习惯不同味道的食物。到了幼儿期,嗅觉和味觉由于受到社会背景、文化态度以及认知发展的影响,表现出更大的个体倾向性,如现在许多幼儿喜欢吃薯条、汉堡等食品,受到文化背景及生活习惯的影响。因此,后天环境较先天的味觉能力更能影响个体对口味的选择。

4. 皮肤感觉的发育　皮肤感觉可分触觉、痛觉、温度觉和深感觉。新生儿的触觉高度敏感,尤其是眼、口周和四肢末梢等部位,是引起某些反射的基础;痛觉出生时已存在,但不敏感,越来越多的证据表明,早产儿和足月儿均能感受到伤害性刺激带来的疼痛并产生应激反应;温度觉也很灵敏,对冷刺激比热刺激更敏锐,至3个月可区分31.5℃和33℃的水温。2~3岁时儿童能通过皮肤与手眼协调一致的活动区分物体的大小、软硬和冷热等。5岁时能分辨体积和重量不同的物体。

5. 知觉发育　知觉是人对事物各种属性的综合反映,知觉的发育与视、听、触等感觉的发育密切相关。生后6~7个月时婴儿已有手眼协调动作,通过看、摸、闻、咬、敲击等方式逐步了解物体各方面的属性;7~8个月便有能力分辨各种复杂的视觉的形态;1岁末开始有空间和时间知觉的萌芽;2岁半到3岁,幼儿区别平面图形大小的能力迅速发展;3岁能辨上下,并能辨别圆形、方形和三角形;4岁辨前后;4~5岁开始有时间概念;5岁能辨自身的左右;5~6岁时逐渐掌握周内时序、四季等概念。

(三)运动功能的发育

运动功能发育可分为粗大运动和精细运动发育两大类。运动发育与脑功能发育密切相关。新生儿由于大脑皮质发育尚不完善,传导神经纤维尚未完成髓鞘化,故运动多为无意识和不协调的,但随着生后大脑的迅速发育,儿童的运动功能日趋完善。婴儿的运动发育遵循由上到下、由近到远、由简单到复杂、由低级到高级的规律。

1. 粗大运动　粗大运动指身体对大动作的控制,包括颈肌、腰肌的平衡能力,以及爬、站、走、跑、

Note:

跳等动作。其发育过程可归纳为:"一举头二抬胸三翻六坐七滚八爬九扶立周会走"(数字代表月龄)。运动发育存在较大的个体差异,当出现运动发育落后时,应仔细鉴别。

2. 精细运动　精细运动指手和手指的动作。新生儿两手紧握(握持反射);2 个月时逐渐放松;3~4 个月时握持反射消失,开始有意识地取物;6~7 个月开始操作性技能,出现换手和捏敲等探索性的动作;9~10 个月时能够用拇指和示指抓取较小的物体;1 岁后小儿可学会用匙、乱涂、翻书等。18 个月能叠 2~3 块方积木;3 岁时在别人帮助下穿衣服,临摹简单图形。4~5 岁时穿鞋带、剪纸;5~6 岁时可学会写字、折纸等。

(四) 语言的发育

语言是人类在充分语言刺激的作用下特有的一种高级神经活动,是学习、社会交往和个性发展的一个重要能力。儿童语言是儿童全面发育的标志。语言发育必须听觉、发音器官和大脑功能正常并经过发音、理解和表达三个阶段。

1. 发音阶段(出生 ~1 岁)　即语言发生的准备阶段,称为"前语言阶段"。一般将婴儿出生到能说出第一个具有真正意义的词的这一时期划为前语言阶段。在这一阶段出现"牙牙学语"、非语言性声音与姿态交流等现象,统称为"前语言现象"或"前语言行为"。林崇德将前语言发展分为五阶段:妊娠中后期、新生儿期、发音游戏期(2~4 个月)、语音修正期(5~8、9 个月)和学话萌芽期(9~12 个月)。新生儿已会哭叫,并且不同刺激下哭声的音调会有所区别。婴儿 1~2 个月开始发喉音,2 个月发"啊""咿""呜"等元音,6 个月出现辅音,8~9 个月发音有辅音和元音的组合,喜欢模仿成人练习发音。10 个月有意识叫"爸爸""妈妈",照顾者对于婴儿发音的及时应答有助于儿童理解语言的特定含义。

2. 理解语言阶段(1~1 岁半)　理解语言在发音阶段已开始。儿童通过视觉、触觉、体位感等与听觉的联系逐步理解一些日常用品,如"奶瓶""电灯"等名称,可用简单词语与他人沟通。

3. 表达语言阶段(1 岁半 ~3 岁)　理解语言之后,婴儿将语音和词义的联系储存在记忆中,听觉中枢与发音运动中枢间逐渐建立起联系通路,语言表达中枢产生语言,儿童便学会说出有意义的语言。18~24 个月龄时词汇量骤增进入语言爆发期,并开始出现 2 个单词的组合阶段。表达语言的特点是开始说单个词组,后组成句子;先会用名词,后会用代名词、动词、形容词、介词等;从讲简单句到复杂句。

儿童语言的发育与家长的教育和生活环境是分不开的,应着重于为儿童提供适合于语言发展的环境,鼓励家长与儿童进行交流,多向儿童提供听、说的机会。同时评价语言发育应同时评价听觉、发音器官及大脑功能的发育情况,综合考虑以确定可能存在的发音异常或迟缓。如 1.5 岁幼儿不会说,或 2 岁幼儿词汇量少于 30 个,或 3 岁时词汇量少于 50 个,或构音不清等情况均属于语言、言语发育迟缓,同时注意乱语、口吃、自言自语等现象。

(五) 心理活动的发展

1. 注意的发展　注意可分为无意注意和有意注意。前者是没有预定目的,自然而然发生的;后者为自觉的有目的的,需付出意志努力的注意。新生儿已有非条件性的定向反射,如大声说话能引起新生儿停止活动。婴儿时期以无意注意为主,3 个月开始能短暂地集中注意人脸和声音。强烈的刺激如鲜艳的色彩、较大的声音或需要的物品(奶瓶等)都能成为儿童无意注意的对象。随年龄增长、活动范围扩大及动作语言的发展,儿童的有意注意逐渐增多,但幼儿期和学龄前期儿童仍以无意注意为主,有意注意的稳定性差,易分散和转移。5~6 岁后才能较好地控制其注意力,但集中时间约 15min,7~10 岁 20min,10~12 岁 25min,12 岁后 30min。

2. 记忆的发展　记忆是一个复杂的心理活动过程。包括识记(大脑中形成暂时联系)、保持(大脑中留下痕迹)和回忆(大脑中痕迹恢复)。回忆又可分为再认和重现。再认是指以前感知的事物在眼前再次出现时能认识;重现是指以前感知的事物虽不在眼前出现,但可在脑中重现,即被想起。5~6 个月的婴儿能再认母亲和其他亲近的人,但直到 1 岁以后才重现。幼儿期再认的能力进一步增强。幼儿时期的记忆特点是时间短,内容少,对带有欢乐、愤怒、恐惧等情绪的事物容易记忆,而且以机械记忆为主,精确性差。学龄前儿童中形象记忆占主要地位,因此,学龄前儿童的教育形式应生动活泼、灵活多样,与喜爱的游戏相结合,常用的记忆策略包括复述、组织和精细加工。学龄期儿童由于分析思维能力的发展以及学习任务的要求,有意记忆能力增强,记忆的内容拓宽,复杂性增加。

3. 想象的发展 想象是指对感知过的事物进行思维加工、改组、创造出现实中从未有过的事物形象的思维活动。儿童 1~2 岁时想象处于萌芽状态;3 岁后想象力逐渐发展,但内容多不完整;学龄前期儿童想象力有所发展,但以无意想象和再造想象为主;学龄期儿童有意想象和创造性想象迅速发展。

4. 情绪和情感的发展 情绪是人们从事某种活动时产生的兴奋心理状态,属原始、简单的感情,较短暂而外显。情感是人的需要是否得到满足时所产生的一种内心体验,属较高级、复杂的情绪,持续时间长而不甚外显。情感是在情绪的基础上形成和发展的。新生儿对饥饿、不舒适、寒冷等表现出不安,哭脸及啼哭等消极情绪。2 个月时积极情绪增多,尤其是看到母亲时,表现非常高兴。6 个月后能辨认陌生人时,明显地表现出对母亲的依恋以及分离性焦虑情绪。婴儿与亲人间的这种依恋感情是儿童社会性发展的最早表现,没有建立良好依恋感情的婴儿,以后多不善于与人相处和不能很好地面对现实。9~12 个月时依恋情绪达到高峰。可采用以下步骤缓解分离性焦虑:①经常和婴儿玩躲猫猫的游戏或是经常短暂地与婴儿分离,使其逐渐习惯照顾者离开 - 出现的循环;②将婴儿放置在自己的小床上,也可以是他自己的房间;③分离时,可给婴儿所喜爱的玩具,这样可以使婴儿在照顾者不在时有情感的寄托。2 岁开始,儿童的情感表现日渐丰富和复杂,如喜、怒、初步的爱、憎等,也会有一些不良的情绪、情感反应,如见人怕羞、怕黑、嫉妒、爱发脾气等。婴幼儿情绪表现常为时间短暂,反应强烈,易变化,易冲动,外显而真实。随年龄增长情绪反应渐趋稳定。学龄前期儿童已能有意识地控制自己情感的外部表现,如故意不哭等。

5. 思维的发展 思维是人应用理解、记忆和综合分析能力来认识事物的本质和掌握其发展规律的一种精神活动。婴幼儿的思维为直觉活动思维,即思维与客观物体及行动分不开,不能脱离人物和行动来主动思考,如拿着玩具火车说"火车来了",如果将火车拿走,活动则停止。学龄前期儿童则以具体形象思维为主,尚不能考虑事物间逻辑关系和进行演绎推理,如在计算时,学龄前儿童知道 2 个西瓜加 2 个西瓜是 4 个西瓜,但对 2+2=4 的计算感到困难。到学龄前期末期,抽象思维逻辑开始发展,学龄前儿童思维形式的发展,包括概念、判断和推理的发展也遵循从直觉行动到具体形象,再到抽象的发展趋势。随着年龄增大,儿童逐渐学会综合、分析、分类、比较等抽象思维方法,使思维具有目的性、灵活性和判断性,在此基础上进一步发展独立思考的能力。

(六)游戏的发展

游戏是儿童必不可少的活动。通过游戏儿童能够学习到别人无法授予的知识,可以认识自己生存的世界,以及学习处理环境中的人、事、物。了解各期儿童游戏的发展特点,护士可以帮助儿童及家长选择适当的游戏促进其身心发展,同时,通过游戏的治疗性作用有效实施护理措施。

1. 各年龄阶段游戏的发展特点

(1)婴儿期:婴儿自己就是他们游戏的主要内容,玩手和脚、翻身、爬行和学步等身体动作带给他们极大的乐趣。学习语言时发出的各种声响也使他们无比兴奋。婴儿早期的游戏需要大人的陪伴和参与,后期逐渐变为单独性的游戏。如果有其他小孩出现,他们会感到快乐,但不会刻意接近他们。

(2)幼儿期:平行性游戏成为幼儿期游戏的主要特征,即幼儿愿意在其他小朋友身旁玩类似的玩具,他们可能偶尔会交换或争夺玩具,但没有建立群体关系。在幼儿期,象征性游戏和建构性游戏逐渐丰富和发展起来。随着幼儿大动作和精细动作的发展,他们喜欢那些能被他们独自操纵而运动的玩具,如能连接在一起的火车。幼儿还喜欢用蜡笔在纸上随意涂画,随音乐手舞足蹈,翻看故事书或看动画片等。父母在游戏中应正确选择玩具,既能引起幼儿兴趣、启发幼儿智力和创造力的发展,又不会给幼儿带来安全隐患,同时正确对待游戏。

(3)学龄前期:儿童的游戏方式转变为联合性。他们共同参加同一个活动,开始交换意见并相互影响。但此期的游戏团体没有严谨的组织、明确的领袖和共同目标,每一个儿童可以依照自己的意愿去表现,如过家家的游戏。学龄前儿童的想象力是一生中最丰富的,他们喜欢剧烈的活动、绘画、搭积木,做模型和技巧性活动等。

(4)学龄期:学龄期儿童的游戏是合作性的游戏,他们有组织,互相讨论并制订计划,以完成某个目标。在游戏中每一个人的角色明确,他们相互合作构成一个小组,游戏的竞争性和合作性高度发展,并出现游戏的中心人物。

(5)青春期:青少年的兴趣因性别的不同而产生极大的差异。女孩可能对社交性活动发生兴趣。男孩子则通常对运动中的竞争和求胜有兴趣,并表现出对小团体的忠诚精神,他们还喜欢机械和电器装置。

由以上儿童游戏的发展过程可以看出,婴儿期的游戏主要是通过抓握、抱持、爬行和走等来探索世界。1岁到7、8岁则主要是运用玩具的阶段。学龄后期对玩具的兴趣减低,而喜欢运动和戏剧性的游戏。

2. 游戏的作用　游戏的价值与作用包括游戏对儿童身体发展的作用、对儿童认知发展的作用、对幼儿社会性发展的作用和对情感发展的作用,并且具有重要的治疗性作用。

(1)游戏对儿童身体发展的作用:游戏可使儿童身体的各项器官获得活动,可促进骨骼肌肉的成熟,锻炼其运动技能和技巧,还有利于幼儿内脏和神经系统的发育。

(2)游戏对儿童认知发展的作用:游戏可以丰富巩固儿童的知识,在游戏中,儿童会不断地通过触摸、聆听、观察、移动等感官刺激,有助于儿童注意力、观察力和判断力的培养。此外,游戏还可以激发其创造力和思考力,如一名幼儿在唱歌时会把水杯拿在手里当做话筒。

(3)游戏对儿童社会性发展的作用:儿童在游戏中既有现实生活中伙伴间的交往,也有角色间的交往,儿童的社会性在这些交往中得以发展。在分工与合作游戏中,逐渐学会与人相处的技巧,通过遵守游戏的规则,学会适应社会各项规则和制定规则。

(4)游戏对儿童情感发展的作用:游戏能够帮助儿童解决情绪问题,儿童在游戏时往往会全神贯注、无拘无束,显露出自己的真正本性,也是克服情绪紧张的一种方式,在游戏中放松身心,消除愤怒的情绪,学会移情,获得愉快的情绪体验。

(5)游戏的治疗性作用:游戏对每一个年龄阶段均有治疗作用,它为儿童提供一个机会,让他们发泄外界环境所带来的紧张或压力。在医院环境中,游戏的作用更为突出,儿童通过游戏表达他们对陌生环境的恐惧,对离开家长及同伴的焦虑,对治疗及护理等疼痛经历的感受。护士利用儿童游戏的时间可以观察并评估他们的生长发育水平,对健康保健知识的了解,以及对住院的情绪反应等。同时,运用玩具、绘画、图书、音乐或戏剧性的游戏活动向其解释治疗和护理过程并进行健康教育。

三、儿童发展理论

(一)弗洛伊德的心理发展阶段理论

奥地利心理学家弗洛伊德(Freud)重视对"无意识"的探究,在早期著作中将心理结构分为意识和无意识(潜意识),强调存在于潜意识的性本能是心理的基本动力,决定个人和社会发展的永恒力量。后期,弗洛伊德将心理结构修订为本我(id)、自我(ego)、超我(superego)三部分。本我是原始的、本能的、在人格最深处最难以接近的部分,但却是最强有力的部分。在心理发展过程中,年龄越小,本我的作用越大。自我是个体和外界的接触中,逐渐从本我中发展起来的人格成分,自我是本我和外部世界之间的中介。超我包括两部分:良心和自我理想。良心是超我中的惩罚性、消极性和批判性部分,它告诉个体不能违背良心;自我理想由积极的雄心、理想所构成,是抽象的内容,希望个体为之奋斗。

弗洛伊德关于心理发展的主要理论是性心理发展理论。人的发展就是性心理的发展,性本能的心理能量成为力比多。在个体发展的过程中,力比多分别集中在身体的不同部位,形成性敏感区。根据性敏感区的变化,将儿童心理发展分为5个阶段。

1. 口欲期(0~1岁) 此阶段力比多的释放集中于口唇。若口部欲望得到满足,有助于情绪及人格的正常发展。反之,则会造成以后自恋、悲观、嫉妒、苛求别人、退缩等人格特征,会出现咬指甲、吸烟、酗酒、贪吃等不良行为,因此,当婴儿需要禁食时,应尽量给予安慰奶嘴进行抚慰。

2. 肛门期(1~3岁) 此阶段力比多的释放集中于肛门区域。随着肛门括约肌的发育和排便控制能力的形成,幼儿的愉悦中心转移到肛门,排便训练是该阶段重要的教育内容。若该阶段训练恰当,则孩子能养成有秩序的习惯,学会控制自己,并形成日后人际关系的基础。若此期发展不顺利,可能形成吝啬、羞愧、胆怯、生活无规律、暴躁等人格特征。

3. 性蕾期(3~6岁) 此阶段力比多的释放主要集中在性器官。这段时期儿童对性器官开始发生兴趣,他们已经察觉性别的差异。女孩经恋父情结(伊莱克特拉情结)而偏爱父亲,男孩则容易产生恋母情结(俄狄浦斯情结)。该阶段是获得性别角色的关键时期,健康的发展有利于建立性别认同感,形成正确的性别行为和道德观念。

4. 潜伏期(6~12岁) 此阶段力比多的发展呈现停滞或退化的现象。此期儿童早期的性冲动被压抑到潜意识的领域,他们的精力更多地投放在知识的获取和玩耍当中,愉悦感来自于对外界环境的体验,他们喜欢与同性别的伙伴一起活动。儿童开始关注自己的隐私权,开始懂得自己的身体。若发展好,则可获得许多人际交往经验,促进自我发展。若发展不顺利,会造成强迫性人格特征。因此,在治疗和护理的过程中应为孩子进行必要的解释,并提供必要的遮挡,保护其隐私。

5. 生殖期(12岁以上) 此阶段力比多通过社会认可的方式释放。随着青春期的来临,儿童生殖系统开始成熟,性激素开始分泌,生殖器官成为主要关注的中心和愉悦的源泉。儿童对异性发生兴趣,注意力由家长转移到所喜爱的性伴侣上。因此,对此期儿童应及时进行必要的性知识教育,并注意维护其隐私。

(二)皮亚杰儿童认知发展理论

瑞士哲学家和心理学家皮亚杰(Jean Piaget)基于对儿童长期的观察和研究,最先系统地提出了儿童认知发展理论。皮亚杰把认知发展过程分为4个阶段,各个阶段的发展与年龄有一定的关系,但又具有个体差异。

1. 感觉运动期(0~2岁) 该阶段儿童在认知上有两大成就:获得了客体永久性和形成了因果联系。儿童通过与周围事物的感觉运动性接触,如吸吮、咬、抓握、触摸、敲打等行动来认识世界。8~12个月婴儿开始能够协调已学会的动作,为达到某个目的而行动,大约在9~12个月时儿童已有客体永存的概念,即意识到客观物体是永远存在的而不会神秘地消失。12~18个月儿童通过主动试验,探索新方法以解决问题和了解事物的本质。18~24个月儿童在解决问题时,已能先在心中打算好步骤,再开始行动,而不是盲目地重复试验。

2. 前运算期(2~7岁) 运算指一种内化了的可逆的动作,即在头脑中进行的可以朝相反方向运转的思维活动。该阶段儿童思维的特点为:早期的信号功能;自我中心主义;思维活动具有相对具体性,不能进行抽象运算思维;思维具有不可逆性。

3. 具体运算期(7~11岁) 该阶段儿童具有两个显著特点。一是获得了守恒性,思维具有可逆性,可逆性的出现是守恒获得的标志,也是具体运算阶段出现的标志。儿童最先掌握的是数目守恒,年龄一般在6~7岁,在7~8岁掌握物质守恒,而几何重量守恒和长度守恒在9~10岁,体积守恒一般要11~12岁以后。二是群体结构的形成,群体结构是一种分类系统,主要包括类群集运算和系列化群集运算。该阶段儿童分类和理解概念的能力都有明显提高。

4. 形式运算期(12 岁以上)　此阶段儿童不仅能思考具体(现存的)事物,也能思考抽象的(可能发生的)事物,具有综合性的思维能力、逻辑推理能力及决策能力。

皮亚杰的理论对儿科护理有着重要的指导意义。儿科护士应理解儿童的思维过程,根据儿童的认知发展特点提供相应的玩具,对治疗过程进行适当的解释,为患儿设计合适的活动和健康教育方案等。近年的研究也发现皮亚杰的理论忽视了儿童发展的个体差异和认知发育的差异,过于强调人类发展的生物学因素,对儿童能力的描述过于保守等。但是他的理论仍然为理解儿童的思维提供了主要的理论框架。

（三）艾瑞克森的心理社会发展理论

艾瑞克森(Erikson E)美籍丹麦裔心理分析学家,将弗洛伊德的理论扩展至社会方面,形成心理社会发展理论。他的心理社会发展理论强调了文化及社会环境在人格或情感发展中的重要作用。艾瑞克森把人的一生分为 8 个心理社会发展阶段(前 5 个阶段与儿童的心理 - 社会发展有关),个体在每个阶段都有一个相互作用的矛盾或精神和谐因素和精神分裂因素的冲突,在处理和应对这个矛盾和冲突的过程中,个体会发展出一种自我品质和力量,这个品质或力量会促使个体向下一个阶段发展。儿童心理社会发展的 5 个阶段及其具体应用如下:

1. 婴儿期(0~1 岁)　此阶段的矛盾为信任对不信任(trust vs mistrust)。当婴儿摄入食物和获取感觉信息时,他们学会了对外界的信任或不信任,这种情景赋予他们现实的希望。婴儿最重要的人际关系是他们与最主要的照料者之间的关系,当主要照料者能敏锐、及时地回应婴儿在喂养或其他方面的需要,那么婴儿获得的是基本信任;另一方面,婴儿遭受的疼痛、饥饿或不舒适的挫折,那么他们学习到的是基本不信任。基本信任与基本不信任间不可避免的冲突导致了人的第一个心理社会危机。如果能顺利渡过危机,将获得第一个基本力量——希望。如果婴儿在婴儿期没有产生足够的希望,他们将表现出与希望相反或相对的一面,即退缩,是婴儿期的核心病理。

护理此期儿童时,应注意及时满足婴儿的各种需求。除满足其食物和卫生等生理需要外,还应为婴儿提供安全感和抚爱,如经常抱起和抚摸婴儿,与之轻柔地交谈,并提供视觉刺激。在患儿经历痛苦的治疗或护理过程中,应尽量减轻疼痛。对于长期住院的婴儿,应鼓励家长多参与护理活动。

2. 幼儿期(1~3 岁)　该阶段的标志是肛门 - 尿道 - 括约肌模式性心理调节方式,自主对羞怯或怀疑(autonomy vs shame or doubt)的心理 - 社会发展问题以及意志的基本力量。儿童开始学会控制大小便,并在运动能和智能发展的基础上扩大对周围环境的探索。他们想要独立完成每一件事,他们还反复说"我""我的"表示自我中心之感,爱用"不"表示自主性。当幼儿自我实现得到满足和鼓励时,其自主性得到发展。如果家长替孩子做每一件事,而不允许他们去做想做的事,或对其独立行为缺乏耐心,进行嘲笑、否定和斥责,将会使儿童产生羞愧和疑虑,儿童将怀疑自己的能力,并将停止各种尝试和努力。同时,家长应注意用温和、适当的方式约束儿童以使其按社会能接受的方式行事,帮助他们学会适应社会规则。此期顺利发展的结果是自我控制和自信,形成有意志的品质。不适宜的意志表现为强迫性,即幼儿期的核心病态。

护理此期儿童时,应为儿童提供自己做决定的机会并对其能力加以赞赏,而不要评价其所做的决定是否正确。鼓励幼儿进行力所能及的自理活动,如进食、穿衣、如厕等。如果治疗或护理过程需要约束患儿时,应向其作出适当的解释,并给予抚慰,同时尽量缩短约束时间。

3. 学龄前期(3~6 岁)　该阶段儿童主要的心理 - 社会发展问题为主动对内疚或罪恶感(initiative vs guilt),从而形成现实的目的感或是以压抑为核心病态。主动性意味着儿童愿意发明或尝试一些新活动或新语言,他们自己制订计划,订立目标,并极力争取达到目标,而不是单纯地模仿其他孩子或家长的行为。这一时期儿童的心理社会发展取决于家长对孩子这些自创活动的反应。如果儿童被给予更多的自由和机会去创造和实践,儿童的自主感就可得以增强。同时,家长对孩子提出的各种问题予以耐心解答,而不是禁止他们有一些离奇的想法或游戏活动,也会增强其主动感。反之,如果成人总是指责孩子或要求孩子完成他们力不能及的任务,都会使儿童产生内疚感。

护理此期儿童时,只要对儿童有益的主动行为加以赞扬,就能帮助儿童顺利通过此阶段。对住院的患儿应提供创造新活动的机会,包括允许儿童使用无伤害性的玩具或医疗用品做游戏,如用听诊器、叩诊锤等给布娃娃检查身体,让他们画画以表达心情。接受儿童的合理要求,倾听他们的感受,并回答他们提出的问题。

4. 学龄期(6~12岁) 此期是成长过程中的一个决定性阶段。该阶段的主要心理-社会发展问题为勤奋对自卑(industry vs inferiority),从勤奋与自卑的冲突中发展了能力的基本力量。儿童迫切地学习文化知识和各种技能,强烈追求如何将事情做得完美。如果在孩子完成任务或活动时给予奖励和赞扬,其勤奋感就会增长。如果无法完成父母或老师所指定的任务,遭受挫折和指责,则会产生自卑感,形成惰性,是学龄期的核心病理。

护理此期儿童时,护士应帮助患儿在住院期间继续完成学习任务,鼓励他们把业余爱好带到医院,帮助儿童适应医院的限制性环境。在治疗或护理过程前后可允许儿童帮助准备或整理用物,如静脉输液前,可让患儿帮助准备胶布,以使患儿感到有成就感。

5. 青春期(12~18岁) 此期儿童主要的心理-社会发展问题为角色认同对角色混淆(identity vs role confusion),忠诚是青春期的基本力量。在性激素的作用下身体和思维日趋成熟,他们不仅开始注意自己的仪表,还为将来在较大社会中自己所处的地位而苦恼。他们极为专注于别人对自己的看法,并与自我概念相比较。一方面,青少年要适应他们所必须承担的社会角色,同时,又想扮演自己喜欢的新潮形象,因此,他们为追求个人价值观与社会观念的统一而困惑和奋斗。青春期的发展任务是建立一种自我认同感,如果无法解决上述冲突,就会导致角色紊乱,形成角色否定,表现为缺乏自信或挑衅。

护理青少年时,必须多创造机会让他们参与讨论所关心的问题,谈论感受。在他们做某些决定时给予支持和赞赏。注意帮助他们保持良好的自身形象,尊重他们的隐私,尽可能安排他们与同年龄组的病人在一起娱乐和沟通交流。

艾瑞克森的心理社会发展理论有助于护士认识儿童发展过程中所面临的矛盾,理解儿童行为,更准确发现护理问题,采取有效的护理措施。

(四)科尔伯格的道德发展理论

科尔伯格(Kohlberg),美国著名理论家、实验科学家、心理学家和教育学家,继承和发展了皮亚杰的道德发展理论,应用道德两难论的方法(也被称为两难故事法)研究道德的发展问题,提出了道德发展阶段理论。将儿童的道德发展分为3个水平6个阶段。

1. 第一水平——前习俗水平(0~9、10岁) 第一阶段为惩罚与服从定向阶段(他律阶段):儿童认为所谓的对是避免因为破坏规则而惨遭惩罚,对规则绝对服从,不损害他人的身体和财物。根据行为结果而非根据他人的心理判断行为的对错。第二阶段为相对功利导向阶段,儿童表现出个人主义或实用主义行为,以自我为中心,他们根据自己的意愿而非社会习俗作出决定或行事,以满足其个人的需要。科尔伯格认为大多数低于9、10岁的儿童和许多犯罪的青少年在道德认知上都处于前习俗水平。

2. 第二水平——习俗水平(9、10~14、15岁) 第三阶段为寻求认可定向阶段(也称"好孩子"导向阶段)。该阶段儿童认为所谓的对是顺应家人、朋友对自身的期待而成为应有的好角色,个体的道德价值以人际关系的和谐为导向。儿童在理解他人感受的基础上,努力达到家长或他人的期望。第四阶段为社会秩序与良心维持阶段。儿童的道德已经发展到从关心他人到明确社会需求上,已有一定的法律观念,他们为维护社会秩序而遵守法律,有责任感,有义务感。科尔伯格认为大多数青少年和成人的道德认识处于习俗水平。

3. 第三水平——后习俗水平(14、15岁以后) 第五阶段为社会契约和个人权利定向阶段。该阶段儿童认为所谓的对的价值标准因人而异。但是,为了保护社会公平和社会契约,应遵守那些维护群体利益的准则。但是,诸如生命和自由这种属于个人固有的、与群体准则无关的因素,是任何社会都应该遵守的。第六阶段为普遍原则的道德定向阶段。所谓的对是按照自己认为正确的原则行动,特定的法律和社会契约是选择原则的基础。在根据自己选择的原则进行某些活动时,认为只要是动机好的,行为就是正确的。这些原则被认为是普遍的、公平的,包括:人权平等、重视个体尊严。科尔伯格认为儿童的道德发展是按照不变的顺序进行的,但并不是所有的儿童道德都会发展到后习俗水平,一小部分儿童达到习俗水平后会向后习俗水平发展。

在护理过程中,护士可应用理论对儿童及其家长进行指导。如在教育儿童养成良好的道德观念,首先要教育他们对遵守社会规范,在适当的场合表现为适当的行为。学龄期儿童处于好孩子导向阶段,向其说明必要的规章制度,对其行为多鼓励赞赏,这样不仅有利于道德观念的形成和发展,也有利于提高其治疗护理的依从性。

四、儿童发展中的常见问题

(一) 体格生长偏离

体格生长偏离(growth deviation)是指儿童体格生长偏离正常的轨道,是儿童生长发育过程中最常见的问题。有些可起始于胎儿期,部分为遗传、代谢、内分泌疾病所致,少数与神经心理因素有关,但多数是受后天营养与疾病的影响。

1. 体重生长偏离

(1) 体重过重(overweight):体重大于同龄、同性别儿童体重正常参照值的均值加2个标准差或第97百分位数以上。体重发育超过身高发育水平,即肥胖;体重过重可见到正常的与身高发育平行的情况,即体重与身高的发育均超过同龄儿童的发育;也有可能是疾病所引起的水肿症,如肾脏疾病等。

(2) 低体重(underweight):体重低于同龄、同性别儿童体重正常参照值的均值减2个标准差,或第3百分位以下。低体重可见正常的与身高发育平行的情况;喂养不当、慢性疾病、精神心理压抑以及严重畸形等都可发生严重营养不良而致低体重。

2. 身高(长)生长偏离

(1) 身高过高(tall stature):身高(长)的发育大于同年龄、同性别儿童身高(长)正常参照值的均值加2个标准差,或第97百分位以上。高身材可见于正常的家族性高身材、真性性早熟,某些遗传代谢病(如垂体性肢端肥大症)结缔组织性疾病(如马方综合征)等。

(2) 身材矮小(short stature):身高(长)的发育小于同年龄、同性别儿童身高(长)正常参照值均值减2个标准差,或第3百分位以下。身材矮小的原因比较复杂,可受家长身材矮小的影响,或由于宫内营养不良所致;某些内分泌疾病如生长激素缺乏症、甲状腺功能低下症等也都可以导致身材矮小。但常见的原因仍然是长期营养不良,因此,必须在生长发育中监测身高,尽早发现营养问题,尽早干预。

(二) 儿童心理行为障碍

儿童心理障碍指儿童期因某种生理缺陷、功能障碍或不利环境因素下出现的心理活动和行为的异常表现,主要从个体的行为、认知、情感或躯体几个方面所表现的症状模式来界定。问题行为是指儿童和青少年在发展过程中普遍存在的、反复发生的既影响他人又影响自身发展的行为和情绪异常问题;且问题行为具备两个基本特征:具有有害性和反复性。儿童行为问题一般可分为:①生物功能行为问题,如遗尿、夜惊、磨牙等;②运动行为问题,如咬指甲、儿童擦腿综合征等;③性格行为问题,如社交退缩、屏气发作、胆怯等;④社会行为问题,如攻击、破坏、说谎等;⑤语言问题,如口吃等。儿童行为问题的发生与生活环境、父母教养方式、父母对子女的期望等显著相关。多数行为问题可在发育过程中自行消失。

1. 屏气发作(breath holding spell) 屏气发作是一种反射行为,被认为是自主神经失调,通常是对导致生气、挫折、恐惧或轻微伤害事件的反应,在呼气结束后屏气,随后变得苍白或发绀,以呼吸暂停为主要特点。该儿童可能失去意识或发生短暂的惊厥。一般发生在 6 个月 ~3 岁的婴幼儿,3 岁后逐渐减少,6 岁以上儿童很少发生。全过程 1min 左右,重者可达 2~3min,接着全身肌肉松弛,呼吸恢复,大部分患儿神志恢复正常或有短暂的发呆,也有患儿立即入睡。频繁的屏气发作,可致脑缺氧,对儿童智力发育有影响。但屏气发作与以后的惊厥发作无关。家长焦虑,过度呵护的教养方式易使儿童发生屏气发作。发作时,注意保持呼吸道通畅,防止异物吸入和意外受伤。

2. **吮拇指癖(thumb sucking)、咬指甲癖(biting thumb)** 婴儿在饥饿时会吮拇指来满足生理上的需要,以安定自己。吸吮手指多随年龄增长而消失。但有时婴儿因为心理上得不到满足而精神紧张,或未获得家长充分关爱,孤独时吸吮拇指自娱,如果时间长了,就会养成不良的习惯而难以改掉。如果在儿童换牙期间长时间吸吮拇指,可影响牙齿、牙龈及下颌的发育,导致牙齿排列不齐而影响咀嚼功能。同时亦易带入病原体、病毒等微生物而致消化道感染等疾病。所以要十分注意儿童的这种不良习惯,及时发现并帮助孩子纠正。咬指甲癖的形成过程与吮拇指癖相似,但多见于学龄前期及学龄期的儿童。一些儿童因反复咬指甲可导致手指受伤、出现疱疹或感染等。对这类儿童多加关心和爱护,消除其抑郁孤独心理,当其吮拇指或咬指甲时应分散其注意力,以鼓励为主,耐心说服教育,消除造成紧张情绪的一切因素,养成良好的卫生习惯,经常修剪指甲,可采用正性强化法、适当惩罚法减少吮拇指或咬指甲的行为。

3. **儿童擦腿综合征** 指反复用手或其他物件摩擦自己外生殖器的行为,这是儿童通过摩擦引起兴奋的一种运动行为障碍。6 个月的婴儿即可出现,但多见于 2 岁以后的幼儿至学龄前儿童,上学后会逐渐消失。这种情况多在儿童入睡或刚醒时或独自玩耍时发生。这种习惯有时由于局部的疾病如湿疹、包茎、蛲虫病及衣裤太紧等引起痒痛刺激而造成;也有部分儿童因偶然机会而形成习惯。不良的生活环境、儿童情绪紧张和焦虑等可引发或加剧擦腿动作,成为缓解焦虑的一种手段。使儿童生活轻松愉快,解除儿童心理压力,鼓励参加游戏活动转移其注意力是公认的必要措施。同时,注意会阴部清洁卫生,避免感染,衣裤、被褥不可太厚、太紧;在发作时以有趣事物分散其注意力,睡前安排适当活动使之疲劳易于入睡,睡醒后及时穿衣起床,以减少发作机会。此习惯动作多随年龄增长而逐渐自行缓解。

4. **遗尿症(enuresis)** 2~3 岁儿童多已能够控制膀胱排尿,如 5 岁以后仍然发生不随意排尿即为遗尿症。大多发生在夜间熟睡时,因此,也被称为夜间遗尿症。夜间遗尿定义为 5 岁后夜间尿失禁在过去的 3 个月里每周至少发生 2 次。遗尿症可分为原发性和继发性两种。原发性遗尿症多因控制排尿的能力迟滞所致而无器质性病变,多半有家族史。继发性遗尿症大多由于全身性或泌尿系统疾病等引起,继发性遗尿在治疗原发病后症状即可消失。

对遗尿症儿童必须首先排除全身或局部疾病,详细询问健康史,了解训练儿童排尿的过程;进行激励性行为矫正、正强化的行为干预,避免责骂、讽刺等;帮助建立条件反射,晚餐后适当控制饮水量并避免兴奋活动,睡前排尿,熟睡后父母可在其经常发生遗尿的时间之前叫醒,使其习惯于觉醒时主动排尿,也可采用报警器协助训练;指导实施憋尿训练(让儿童饮一大杯水,当他感到有尿意时,憋足够长的时间,当时间够长时给予奖励,逐渐延长到 45min)、铺床训练(让儿童在警报响后入睡前重新整理床铺)和超量学习(在该儿童使用报警器不尿床 2 周后,在睡前给予适当的水,继续使用报警器)以减少复发率。必要时给予药物治疗。中医针灸对部分患儿有一定效果,可针灸关元、气海、合谷、足三里和三阴交等。

5. **违抗(defiance)、发脾气(temper tantrums)** 当儿童的愿望与环境冲突而受到挫折,或受到溺爱时,儿童常常出现违抗或发脾气,表现为躺在地板上、踢腿、大声喊叫等,如家长对其进行惩罚则会加重对立情绪。家长应理解儿童的情绪失控是对挫折的合理反应,应给其恢复情绪的时间和空间;若儿童不能恢复而表现继续对立,家长可先不去理睬,但应注意防止其受伤,事后进行语言上的规劝。家长应该成为控制情绪的榜样,同时帮助儿童认识到控制情绪是最简单的、家长可接受的选择。

第三节　儿童的健康评估

—— 学 习 目 标 ——

● 知识目标:
1. 描述儿童身体评估的内容。
2. 熟悉儿童健康评估和营养评估的主要内容。
3. 了解儿童家庭评估的主要内容。
● 能力目标:
1. 能对患儿及其家庭进行全面详细的健康评估。
2. 能运用沟通技巧与患儿及家长进行有效沟通。
● 素质目标:
培养护生关爱患儿、保护患儿隐私的职业素养。

一、健康史收集

(一) 与患儿的沟通

儿童在 8 岁前,语言沟通能力差,抽象思维发育不成熟,不能准确表达自己的想法,但在非语言沟通方面,可熟练地通过他人的面部表情、着装、语调等获取正确的信息。8 岁以后语言沟通才能逐渐流利进行。护士应依据儿童年龄及沟通特点运用语言和非语言的沟通方式与患儿进行沟通交流。注意给予患儿平等尊重,与儿童沟通时,护士应采取与患儿视线平行的位置,采取下蹲姿势以与患儿保持同一水平线,让他们感觉自己发表的意见也有重要价值。护士在与患儿交流时保持诚信,不要随意向患儿许诺,承诺的事情一定要实现,以免破坏护患之间的互信关系。初次接触患儿及家长应主动进行自我介绍,这对进一步沟通具有重要的意义。注意保护患儿的隐私,尊重患儿的情绪和情感变化,选择合适的时机进行沟通。护士语言要清楚、明确,使用较简短的语句,语速稍慢,给患儿以表达疑问和害怕的时间。沟通时可使用游戏作为护患沟通的桥梁,如应用治疗性游戏不仅可拉近护患距离,还能帮助护士了解患儿内心想法,协助护士向患儿解释诊疗程序,使其配合治疗护理措施。

(二) 与家长的沟通

儿童的健康评估不仅需要儿童的参与,还需要家长的配合。为与家长建立良好的沟通,护士应尽量做到以下几点:①建立良好的第一印象,在初次接触时护士需首先自我介绍,积极热情,展现自身良好的专业素质;②使用开放性问题鼓励交谈,鼓励家长详细叙述病情经过,以及儿童以往的健康状况,耐心听取,不轻易打断,然后根据需要给予必要的提示和引导,以获得详尽、确切的资料;③恰当地处理冲突,由于担忧患儿的病情,家长常表现烦躁挑剔易怒,应理解并换位思考,充分理解家长,取得家长的配合,促进家长更好地支持治疗和护理工作。

(三) 儿童健康史的收集内容

年幼儿童多不能自述病史,须由家长或主要照顾者代述。年龄较大的患儿可补充叙述有关病情的细节,但应注意其记忆及表达的准确性。此外,当病情危急时可先重点询问现病史,边体检边询问,以便及时进行抢救。待病情稳定后再仔细了解全面病史。在全过程中要尊重家长和孩子的隐私,并为其保密。患儿资料包括主观和客观资料。主观资料是患儿对自我健康问题的体验和认识,多为主

Note:

观感觉,如"我头痛";客观资料是通过对患儿观察、体格检查、实验室检查等所获得的资料,如体温39℃。资料收集有交谈、观察、体格检查、阅读等方式。健康史应围绕儿童目前和过去的健康状况以及相关的心理社会环境。

1. 一般情况 包括姓名(包括小名)、性别、年龄、民族、入院日期、病历陈述者、患儿父母、监护人或抚养人的姓名、年龄、职业、文化程度、家庭住址、其他联系方式等。新生儿期要求记天数,婴儿要求记月数,较大儿童记几岁几个月。除此还应记录健康史叙述者与患儿的关系以便判断健康史的可靠程度。

2. 主诉 为患者诉说本次就诊主要原因的方式,通常表述为其感受到的最明显的症状、体征及其持续时间,如"持续发热5d"。

3. 现病史 为此次患病的详细情况,包括发病时间、主要症状、起病过程、病情发展及严重程度、接受过何种处理等。还应包括其他系统和全身的伴随症状,以及同时存在的疾病。

4. 个人史

(1) 出生史:新生儿或小婴儿应重点询问,包括胎次、分娩情况、母亲妊娠经过及出生情况。

(2) 喂养史:婴幼儿尤其是有营养缺乏症或消化功能紊乱者,应详细询问。包括喂奶的种类和方法,添加辅食情况,儿童进食方式。年长儿应注意询问有无偏食、贪吃零食等不良习惯。

(3) 生长发育史:询问有关体格、运动、语言、认知和心理社会等方面的发育情况。此项是儿科病人所特有的,是评估儿童健康状况的重要依据。

5. 既往史 包括一般健康状况、预防接种史、既往患病史、手术史、住院史、用药史和过敏史等。

6. 家族史 包括家族中是否有遗传性疾病、过敏性或传染性疾病;父母是否近亲结婚;家庭其他成员的健康状况。

7. 心理社会史 包括患儿的性格特征、在学校的情况、家庭环境、家长与患儿的互动方式、患儿及其家庭对本次疾病的认识和心理反应、家庭经济情况等。

二、身体评估

(一) 体格检查的原则

1. 环境光线充足,舒适并安静 检查用品齐全,功能正常,并能根据需要提供适当的玩具和书籍等。尽量安排患儿与亲人在一起,注意运用鼓励表扬的语言以减轻体格检查给患儿带来的焦虑,增加其安全感。

2. 检查者态度和蔼 开始检查前与患儿及其家长交谈注意微笑,有必要向儿童解释体格检查的过程。解释的程度应根据儿童的理解能力而定,语言通俗易懂,简单而可信。

3. 顺序灵活 体格检查顺序可根据患儿当时的情况进行处理。若患儿安静时可先进行心肺听诊、腹部触诊、数呼吸脉搏,因为这些检查易受哭吵的影响;皮肤、四肢躯干、骨骼及全身淋巴结等容易观察到的部位则随时检查;口咽部、角膜等对患儿刺激性较大的检查内容应放在最后进行;当病情紧急危重时,首先检查重要生命体征及与疾病损伤有关的部位。

4. 体格检查相关技术熟练 体格检查时尽可能在全面仔细的基础上迅速、动作轻柔。检查过程中注意保暖。

5. 注意安全,保护和尊重患儿 患儿免疫力低,应注意隔离保护,检查前应洗手、戴口罩。避免暴露检查部位过久,以免着凉。注意预防意外,离开前要拉好床栏,检查用具。注意保护隐私,尊重患儿自主权。

(二) 体格检查的内容和方法

1. 一般状况 观察儿童的发育和营养状况、精神状态、面部表情、体位、行走姿势、语言应答、活动能力、对周围事物的反应等,通过这些观察,可初步判断儿童的神志状况、生长发育、病情严重程度等。

2. 一般测量 除体温、呼吸、脉搏、血压和疼痛生命体征的测量外,还包括体重、身高、头围、胸围等生长发育指标的测量。

(1) 体温测量:体温测量的方式包括口温、腋温、肛温、耳温等,根据患儿的年龄和病情选择测量体温的方法。用耳温计在外耳道内测温,数秒可显示体温,较准确且快速,儿童接受度较高,应用较广泛。口腔测温除受活动、饮食、经口呼吸等因素影响外,还需要患者高度配合等,因此,不适用于小儿,口腔测温以 5min 为宜。腋窝测温较口腔测温安全且易于接受,在临床上也较常见,测温时间为 10min 为宜。肛温(即直肠内测温)为无创性侵入性测温法,被认为是体温测量的标准,测量方法为将温度计插入直肠 2~3cm,测温 3min 或保留体温计至不再上升 2min。

(2) 呼吸、脉搏测量:尽可能在儿童安静时测量,因儿童呼吸和脉搏波动较大,测量时间应为 1min。婴幼儿以腹式呼吸为主,可通过儿童腹部起伏计数,而 1 岁以上的儿童则以胸部起伏计数。呼吸过快不易看清者可用听诊器听呼吸音计数,还可用少量棉花纤维贴近鼻孔边缘,观察其摆动计数。除呼吸频率外,还应注意呼吸的节律及深浅。年长儿可通过桡动脉检查脉搏,年幼儿腕部脉搏不易扪及,可计数颈动脉或股动脉搏动,也可以通过心脏听诊检查,同时注意脉搏的节律、强弱等。

(3) 血压:选择合适血压袖带是准确测量儿童血压的关键,主要依据为上臂围和上臂长的情况,袖带宽度应为上臂长度的 1/2~2/3,袖带气囊长度至少应包裹上臂 80%。新生儿和小婴儿可用多普勒超声诊断仪或心电监护仪测定。不同年龄的血压正常平均值可用公式推算:收缩压(mmHg)=80+(年龄 ×2),舒张压为收缩压的 2/3。除测量上臂血压外,患儿还可测量下肢血压,1 岁以上儿童下肢收缩压比上臂血压高 10~40mmHg,而舒张压一般无差异。若下肢血压低于上臂血压,需要进一步评估患儿是否有主动脉狭窄,同时注意脉压,若脉压大于 50mmHg 或小于 10mmHg,可能患有先天性心脏病。

(4) 疼痛:疼痛是一种与实际或潜在的组织损伤相关的不愉快的感觉和情绪情感体验,或与此相似的经历。评估儿童疼痛的关键在于选择适合患儿年龄和发育水平的评估方式和评估工具。不同年龄患儿疼痛时可有不同的表达方式和行为反应。新生儿或婴幼儿可表现为持续的哭吵,哭声较日常哭泣尖锐,面部有疼痛表情,如眼睛紧闭、皱眉等;学龄前儿童能描述疼痛的位置和程度,但不具有测量、判断疼痛能力,不能将疼痛量化,在疼痛发生时会剧烈反抗;学龄儿童能描述疼痛的位置和程度,疼痛发生时可表现为忍受疼痛;青少年对疼痛的描述更为准确。评估疼痛时可依据 QUESTT 原则进行,即:①询问儿童(question the child);②使用疼痛评估量表(use a reliable and valid pain scale);③评价行为以及生理学参数的变化(evaluate the child's behavior and physiological changes);④确保父母的参与(secure the parent's involvement);⑤干预时考虑导致疼痛的原因(take the cause of pain into account when intervening);⑥采取行动并评价成效(take action and evaluate results)。

(5) 体重:称量体重应在一日的同一时间(最好早餐前)采用同一称量工具进行称重。小婴儿需裸体,大婴儿应脱鞋,只穿内衣、内裤,衣服不能脱去时应除去衣服重量。称量时儿童不可接触其他物体,身体不可摇动。对不合作或危重患儿,由护理人员或家长抱着患儿一起称重,称后减去衣物及成人体重即为患儿体重。

(6) 身高(长):3 岁以下儿童采用卧位测量身长。测量时,儿童脱掉鞋、帽、袜,散开发辫,身体尽量伸展,仰卧于量板中线上,头部扶正,头顶接触头板,轻轻按直儿童膝部,使其下肢伸直紧贴量板,双脚足底与底板垂直后测量并读数。3 岁以上儿童可直立测量身高。测量时要求儿童脱鞋、帽、袜,散开发辫,垂直站立,头在中线,目视前方,双脚后跟、臀部和肩胛间同时接触立柱或墙壁,抬头挺胸,双臂自然下垂,测量者移动头顶板与儿童头部接触,板呈水平位时读数,记录至小数点后一位数。

(7) 头围:2 岁以前测量最有价值。测量者用左手拇指将软尺 0 点固定在儿童头部右侧眉弓上缘,左手中指和示指固定软尺与枕骨粗隆,右手使软尺紧贴头皮绕枕骨结节最高点及左侧眉弓上缘回到0点,读数记录至小数点后一位数。

(8) 胸围、腹围:胸围和腹围并不作为常规测量指标,只是某些特殊疾病患儿才测量。胸围为沿乳头下缘水平绕胸一周的长度;腹围为平脐水平绕腹一周的长度。

3. 系统检查 包括皮肤和皮下组织、淋巴结、头面颈部、胸部、腹部、脊柱和四肢、肛门和外生殖器以及神经系统的检查等,应注意不同年龄段儿童的特点。

三、发育评估

(一) 体格生长评价常用方法

1. 均值离差法(标准差法) 用标准差(SD)表示变量值与平均值($\bar{x}$)间距,反映样本变量值的分布情况。通过大量人群的横断面调查,认为均值加减两个标准差($\bar{x} \pm 2SD$)的范围被认为是正常范围。适用于正态分布的情况。

2. 中位数、百分位数法 适用于正态和非正态分布。百分位数是将某一组变量值(如身高)按从小到大的顺序排列为100个等份,每个等份为1个百分位,其中位居中央的变量即为中位数。排列顺序确定各百分位的数值,即百分位(P)。当变量值为非正态分布时,百分位数能更准确地反映出所测数值的分布情况。一般采用P_3、P_{25}、P_{50}、P_{75}、P_{97}为主百分位数(或主百分位线),$P_3 \sim P_{97}$视为正常范围。

3. 标准差的离差法(Z评分) 该方法用偏离该年龄组标准差的程度来反映生长情况,可用于不同人群间的比较。Z值$=(X-\bar{x})/SD$,其中X为实际测量值,($\bar{x}$)为均值,SD为标准差。Z在± 2.0以内为正常范围,Z=0表示实际测量值与该年龄组均值相等。

知 识 链 接

五等级划分法

一般用均值加减标准差或直接用百分位数表进行分级,据细分要求的不同可分为三等、五等、六等级等,其中五等级划分法较广泛应用(表2-2)。

表2-2 五等级划分法

等级	离差法	百分位数法
上(异常)	$>\bar{x}+2SD$	$>P_{97}$
中上	$\bar{x}+(1\sim2SD)$	$P_{75}\sim P_{97}$
中	$\bar{x} \pm 1SD$	$P_{25}\sim P_{75}$
中下	$\bar{x}-(1\sim2SD)$	$P_3\sim P_{25}$
下(异常)	$<\bar{x}-2SD$	$<P_3$

---

4. 生长曲线(growth chart)评价法 将各项体格生长指标按照不同性别和年龄画成曲线图(离差法或百分位法),制成生长曲线图(图2-3、图2-4),对个体儿童从出生开始至青春期进行全程监测,将定期连续的测量结果每月或每年标记于曲线图上作比较,以了解儿童生长在人群分布中的地位,以及发育趋势和生长速度,及时发现偏差,分析原因予以干预。这种连续的动态测量较单次测量更能说明问题。

姓名：_____ 性别：_____ 出生日期：_____年____月____日

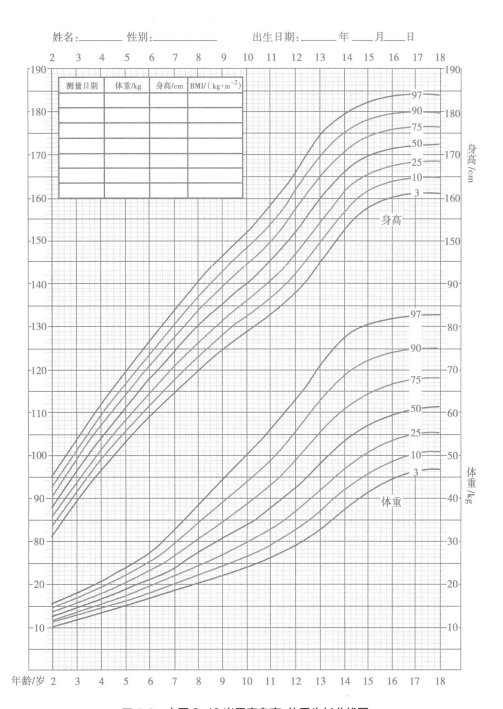

图 2-3 中国 2~18 岁男童身高、体重生长曲线图

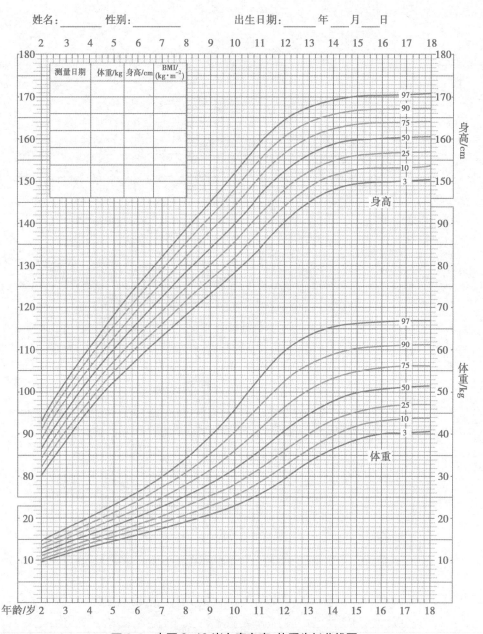

图 2-4　中国 2~18 岁女童身高、体重生长曲线图

（二）神经心理发育的评估

1. 筛查性测验

（1）丹佛发育筛查实验（denver development screening test，DDST）：DDST 是测量儿童心理发育的最常用的方法。它主要用于婴幼儿和学龄前（0~6 岁）儿童生长发育的筛查，原版共 105 个项目，国内修订的 DDST 共 104 项，分为 4 个能区，即个人 - 社会、精细动作 - 适应性、语言、大运动。各以横条代表，横条安排在一定的年龄范围之间，每个横条上有 4 个点，分别代表 25%、50%、75%、90% 的正常儿童通过该项目的百分比数。横条内有"R"者表示这个项目允许向家长询问而得到结果。横条内注有 1、2……28 是注解，测试时按注解进行。表的顶线与底线均有年龄标记。需逐项测评其通过或是失败，每个项目的评分分为通过（P）、未通过（F）、拒绝（R）或未进行（NO）测试三类，筛查性测验方法简单，可在短时间内判断儿童神经心理发育情况，对于筛查结果异常者需要进一步作诊断性测验。筛查性测验也是对儿童目前发育状况的一个客观记录。最后的评定结果为正常、可疑、异常、无法测试四个类别。结果异常者应进一步进行诊断性测验。

Note：

(2) 绘人测验(human figure drawings,HFDs):绘人实验是一种简便快速的智力测试,不需要特殊培训,适用于 3~10 岁的儿童。绘人实验要求儿童根据自己的想象在一张白纸上面画一个全身人像,尽可能描绘出身体的每一个部位,根据人像身体部位、各部比例和表达方式的合理性等方面进行评分。儿童绘人能力取决于神经系统的成熟程度,较少取决于画人的技巧。

(3) 图片词汇测验(peabody picture vocabulary,PPVT):适用于 4~9 岁儿童。共 120 张图片,每张有黑白线条画四幅。检查时测试者讲一个词语,儿童指出对应的那一幅画。PPVT 可测试儿童的听觉、视觉、认知、推理、综合分析、注意力和记忆力等能力。该测试方法简单,用时较短,尤其适用于语言或运动障碍者。

2. 诊断性测验

(1) Bayley 婴幼儿发育量表(Bayley scales of infant development,BSID):该量表适用于 1~42 个月的儿童。包括精神发育量表(162 项)、运动量表(81 项)和婴儿行为记录(24 项),顺利完成需要 45~60min。精神发育量表测试儿童的感知、记忆、学习、概念、发音、语言等能力;运动发育量表测试儿童控制自己身体的程度、大肌肉协调和手指的精细动作;行为记录包括儿童情绪、社会性行为、注意力、坚持性、目的性等性格特点。测试结果分别得出运动发育指数和精神发育指数。

(2) Gesell 发育量表(Gesell development scale,GDS):该量表适用于 4 周~3 岁的儿童,分为大运动、精细运动、个人-社会、语言能力以及适应性行为五个方面进行检查,答案无正确和错误之分,其中 4 周、16 周、28 周、40 周、52 周、18 个月、24 个月、36 个月是关键年龄(key-age),即在这些阶段显示出飞跃进展,测试结果以发育商数(development quotient,DQ)表示。该量表用于评价和诊断婴幼儿神经系统发育及功能成熟情况,如果适应性行为 DQ 在 85 分以下,表明可能有器质性损伤的存在,DQ 在 75 分以下,表明发育落后。测试时间大约 60min。

(3) Standford-Binet 智能量表(Standford-Binet intelligence scale,S-B):该量表适用于 2~18 岁的儿童及青少年,测试内容包括幼儿的具体智能如感知、认知和记忆,以及年长儿的抽象智能如思维、逻辑和词汇等,用以评价儿童的学习能力和对智力发育迟缓者进行诊断和程度分类,结果以智商(IQ)表示。

(4) Wechsler 儿童智能量表:分为学前及初儿童智能量表(4~6.5 岁)和儿童智能量表(6~16 岁)两种。内容分为词汇类和操作类两部分,词汇类测试儿童如何用词语表达自我,操作类测试儿童对空间关系的非语言表达,得分综合后可评估儿童的全面智力才能,是智力评估和智力低下诊断的重要方法之一。

四、营养评估

营养状况评价是对患儿的营养调查结果进行综合分析并作出判断的过程。营养状况的评价没有固定的金标准,而且疾病的发生、发展与营养状况的改变相互影响、相互作用,应根据患儿疾病情况结合营养调查进行综合评价,以判断患儿营养不良的程度。评价内容包括膳食调查、病史分析、体格检查、人体测量及相关实验室检查等多项综合营养评定方法等手段,其中既有主观检查也有客观检查。

(一) 膳食调查

了解儿童食物摄入的质和量,以估算能量、蛋白质和微量营养素的摄入。详细询问儿童在家或在托幼机构进食的情况,每餐进食的食物及数量,每日进餐次数,食欲、饮食习惯、零食多少;婴幼儿了解母乳喂养情况、次数。人工喂养儿童要了解喂养何种乳品或代乳品,每次的量、冲调浓度、每日次数,辅食添加情况等。针对住院患儿的膳食调查通常采用回顾记录法和称重法两种,可根据调查目的和实际条件选择单一或混合的方法,每次调查时间一般为 1~7d。必要时应采用 24h 饮食记录、每日饮食记录或进食频率记录等方法更准确地了解儿童的饮食摄入情况。通常需富有经验的营养师参与。

调查结果分析主要从以下几方面:①能量和各种营养素的摄入与同龄儿童供给量标准比较,能量低于推荐供给量的 90% 为不足,营养素低于 80% 为不足;②各种营养素之间配合是否适宜,一般谷物供能不应高于 70%,动物蛋白和豆类蛋白供能不应低于 20%;③蛋白质来源分析,动物蛋白质和豆类蛋白质,不宜低于总蛋白质的30%,最好能达到50%。通过分析对所调查膳食的优缺点就显现出来,可以针对性地进行护理干预,以指导改进其营养的不足。

(二) 病史分析

了解患儿是否存在急、慢性疾病及用药情况,评价疾病的严重程度。询问患儿生产史、喂养史、手术史及食物过敏史等。

(三) 体格检查

观察患儿的一般情况,体型消瘦还是肥胖,重点检查有无皮肤黏膜改变,有无贫血貌、肝脾肿大、水肿,有无营养素缺乏引起的体征。应根据不同的疾病重点检查相应体征。

(四) 体格测量

因方法简便、无创,体格测量成为获取客观数据的有效方法。常见测量指标包括体重、身高、头围、胸围、皮褶厚度和上臂围等。机体营养状况对生长速度非常敏感,因此,采用生长曲线图来评估非常必要,定期生长监测又能纵向观察儿童营养状况的动态变化。头围测量是筛查婴幼儿潜在脑发育或神经功能异常的常用指标;肱三头肌皮褶厚度可以评估皮下脂肪消耗情况;上臂围的测量可以间接反映骨骼肌消耗程度,可避免脱水的影响。比较不同时期的测量指标,可了解儿童的营养变化情况。要注意儿童常常同时存在几种营养问题,必须全面评价。

(五) 实验室检查

由于营养缺乏症的各种临床症状和体征常混杂在一起,通常需要根据疾病和膳食调查的线索设定实验室检查项目。实验室检查包括生化指标和生理指标的检查。主要测定血、尿、体液中的营养素及其代谢产物水平,可反映近期的营养状况,常用指标有:血清总蛋白、白蛋白,血钙、磷、锌及维生素 A、B_1、B_2、C、D 等;血液中有关的酶或辅酶,如碱性磷酸酶、骨碱性磷酸酶、谷胱甘肽还原酶测定可反映身体的营养代谢状况。持续低白蛋白血症是判断营养不良可靠指标之一,但由于白蛋白半衰期长(20~25d),14d 左右血中才出现变化,所以不能发现边缘性蛋白营养不良;在对各类肝肾疾病、缺铁性贫血患者以及在高度应激状态下进行营养评定时,多个血清蛋白指标综合评价是消除疾病干扰的最好办法;肌酐可评价机体肌肉组织状况;尿素是重症患儿机体蛋白质分解代谢的有效指标,且测定方式简单;锌、铁、硒等微量元素对胃肠道疾病患儿适用;维生素 B_{12}、叶酸、维生素 D_3、维生素 A、维生素 E 和 β- 胡萝卜等的测定亦有临床意义。

知 识 链 接

儿童体格测量结果的临床意义

临床一般需要将生长水平、生长速度和匀称程度结合起来进行评价才能得出较准确的结论(表 2-3)。

表 2-3 儿童体格测量结果的临床意义

测量指标	结果描述	过程描述	提示临床意义
身高 / 年龄 <P_3,−2SD	矮小或生长迟缓	身高低于相应年龄或生长迟缓状态	描述性(不一定是病理状态);提示与年龄有关的营养问题或遗传、代谢、内分泌疾病
体重 / 身长(<2 岁)<P_3,−2SD 或体质指数(>2 岁)<P_5	消瘦	体重低于相应身高或消瘦状态	描述性;提示体重低(丢失或未增)
体重 / 身长(<2 岁)或体质指数(>2 岁)>P_{97},+2SD	超重	体重高于相应身长;体重增加过快或相对身高的体重增长不足	描述性;提示高危肥胖

续表

测量指标	结果描述	过程描述	提示临床意义
体重 / 年龄 <P_3,−2SD	低体重	体重低于相应年龄;与相应年龄比,体重增长不足或体重丢失	描述性;提示生长迟缓和 / 或消瘦
体重 / 年龄 >P_{97},+2SD	过重	体重高于相应年龄;或体重增长过多	需结合身高分析
头围 / 年龄 <P_3,−2SD	小头	头围增长缓慢	小头畸形;或遗传性
头围 / 年龄 >P_{97},+2SD	大头	头围增长过速	颅内疾病;或遗传性

五、家庭评估

家庭是儿童最主要的生活环境,家庭环境的情况直接影响儿童的身心发展,因此,对家庭的评估成为儿童健康评估的重要环节。

(一) 评估内容

1. 家庭及社区环境

(1) 家庭外环境:居住于城市还是农村,周边环境污染情况,人口密度,交通状况,邻里关系,环境中有无潜在危险因素等。

(2) 家庭(居室)内环境:居住面积,房屋类型,室内温湿度及采光条件,家庭环境是否安全等。

2. 家庭组成　指家庭中目前与儿童共同居住的家庭成员,也应包括扩展的家庭支持系统。评估中应涉及家庭成员的性别、年龄、职业、文化、健康资料等,尤其应了解家长目前的婚姻状况,如有家庭危机事件,还应了解儿童对该事件的反应。

3. 家庭经济状况　包括家庭收入状况,医疗费用的支出方式及对家庭经济状况的影响等。

4. 家庭生活方式与文化宗教信仰　包括卫生习惯、饮食运动习惯、家人对患儿疾病的认识程度,对患儿未来健康状况的预期等;有关家庭文化传统和宗教信仰方面的信息对于制订治疗和护理计划也十分重要。

(二) 常用评估方法

1. 家庭功能评估　家庭功能定义分为柔性指标(包括情感反应、卷入程度、行为控制和价值观)和硬性指标(包括问题解决、沟通和角色定位),这些指标也是家庭功能评估量表的主要维度。国内常用的家庭功能评估量表包括家庭功能评定量表(family assessment device,FAD)、家庭关怀度指数问卷(family adaptation,partnership,growth,affection,resolve,APGAR)、家庭亲密度和适应性量表中文版(family adaptation and cohesion evaluation scales,FACES)、家庭环境量表中文版(family environment scale,FES)和中文版 Feetham 家庭功能量表(family functioning survey,FFFS)。FAD 适用于 12 岁以上家庭成员,但条目较多,填写费时费力;APGAR 简单快捷,临床应用较多,但受个体差异影响,应注意主观性对测量结果的影响;FES 的适用年龄为 11 岁以上。

2. 家庭圈　家庭圈是以个人的观点看待家庭其他成员对于个人的重要性而绘制的图,可作为探讨家庭成员的互动性的方法之一。家庭以大圆圈表示,成员以小圆圈表示。小圆圈的距离代表其亲密程度,绘图者将本人绘于大圆圈中心,其他成员按亲密程度之远近绘于周围,也可将认为是自己生活重要部分的宠物,如狗、猫或是亲友绘入图内。这种方法不需要复杂的言语表达,比较适合儿童使用。但需要注意的是,家庭圈随着个人观点的改变而发生变化,常需随时重画,如个人有重大疾病或家庭生活周期改变时,需要重新绘画。

(陆群峰)

Note：

思 考 题

　　患儿,女,10 个月,体格检查:体重 9.3kg,身长 73.3cm,头围 45cm,胸围 44.8cm,前囟 0.5cm × 0.5cm,出 4 颗乳牙,能独立站立片刻。

　　(1) 应从哪些方面对该婴儿进行健康评估?

　　(2) 该儿童体格发育是否正常,依据是什么?

　　(3) 10 月龄儿童语言和粗细动作发育特点是什么?

NURSING
第三章

儿童及其家庭的健康促进

03章 数字内容

章 前 导 言

　　儿童时期是人生发展的关键时期,为儿童提供必要的生存、发展、受保护和参与的机会和条件,最大限度地满足发展需要和发挥潜能将为其一生的发展奠定重要基础。儿童保健是研究儿童各个时期生长发育规律及其影响因素,从而采取有效预防措施保证和促进儿童健康成长的综合性防治医学。2021年十三届全国人大四次会议发布了《中华人民共和国国民经济和社会发展第十四个五年规划和2035年远景目标纲要》,提出完善儿童健康服务体系,预防和控制儿童疾病,减少儿童死亡和严重出生缺陷发生,有效控制儿童肥胖和近视,实施学龄前儿童营养改善计划等项目,我国儿童保健工作有了新的目标和策略。目前,我国已建立较完善的儿童保健网络,通过各级儿童保健组织对不同年龄及其家庭进行保健指导、计划免疫、健康监测,以达到增强儿童体质,促进儿童身心健康,降低儿童发病率和死亡率的目的。

第一节　新生儿及其家庭的健康促进

━━━━━━　学习目标　━━━━━━

● 知识目标：
1. 掌握新生儿期家庭访视。
2. 熟悉新生儿疾病筛查项目。
3. 了解新生儿期特征。

● 能力目标：
能够运用专业知识对新生儿进行健康评估，具有分析和解决常见护理问题的综合能力。

● 素质目标：
培养护生良好的人文精神及珍视生命、关爱儿童的职业意识。

新生儿身体各组织器官功能发育未完善，对外界环境变化的适应性和调节性差，故此期儿童的发病率和死亡率较高。

一、家庭访视

（一）家庭访视（home visit）的次数

一般家访2~3次，包括生后5~7d的周访、10~14d的半月访和生后27~28d的满月访。高危儿或者检查发现有异常者应适当增加访视次数。

（二）家庭访视的目的

家访旨在早期发现问题、早期干预，从而降低新生儿疾病发生率或减轻疾病的严重度。

（三）家庭访视的内容

1. 基本情况　询问新生儿的出生史、喂养、睡眠、大小便及母亲泌乳情况等。

2. 体格检查　包括观察头颅、前囟、心肺腹、四肢、外生殖器等，注意有无黄疸、畸形、皮肤及脐部感染；测量头围、体重、身长。

3. 体温管理　评估居室温湿度和通风是否适宜，保持室温22~24℃，湿度55%~65%。环境温度过低可使新生儿（特别是低出生体重儿）体温不升，影响代谢和血液循环，甚至发生新生儿寒冷损伤综合征。若环境温度过高、衣被过厚或包裹过严可引起新生儿体温过高。因此，应随着气温变化调节室温、增减衣被，选择合适的保暖措施。

4. 喂养管理　鼓励和支持母乳喂养，按需哺乳，食后右侧卧位，避免溢奶引起窒息。注意部分药物可通过乳汁分泌，如氨基糖苷类、异烟肼、氯霉素等，故乳母应在医师指导下用药。如确系母乳不足或者无法母乳喂养者可采取人工喂养。评估母乳喂养有效的指征：哺乳时能听见新生儿吞咽声，哺乳后母亲有下奶感，新生儿进食后安静入睡，大小便正常，体重正常增长。

5. 生活护理　每日沐浴，水温以略高于体温为宜。每日清洁眼睛、口腔、鼻腔、外耳道。新生儿脐带未脱落前保持局部清洁干燥，每日消毒1~2次。保持臀部皮肤清洁干燥，便后及时清洗并更换尿布，必要时涂护臀膏，以防尿布性皮炎。用柔软、浅色、吸水性强的棉布制作衣服、被褥和尿布，避免使用合成制品或羊毛织物以防过敏。衣服式样简单，易于穿脱，宽松不妨碍肢体活动。尿布以白色为宜，便于观察大小便颜色。存放新生儿衣物的衣柜不宜放置樟脑丸，以免引发新生儿溶血。新生儿不宜穿着过多、过厚，包裹不宜过紧，更不宜用带子捆绑，应保证新生儿活动自如及双下肢屈曲从而利于髋关节的发育。

6. 预防疾病和意外　指导家长观察新生儿的反应、面色、呼吸、体温、哭声和大小便等情况，发现异常及时就诊。凡患有皮肤病、呼吸道和消化道感染及其他传染病者不能接触新生儿,减少亲友探视,避免交叉感染。哺乳和护理新生儿前应洗手,新生儿食具用后要消毒。按时接种卡介苗和乙肝疫苗。新生儿出生两周后应补充维生素 D,预防佝偻病的发生。注意防止因包被蒙头过严、俯卧位、哺乳姿势不当堵塞口鼻等造成新生儿窒息。

7. 早期教育　新生儿的视、听、触觉已初步发展,可通过视觉和听觉训练建立各种条件反射,培养新生儿对周围环境的定向力以及反应能力。鼓励家长与新生儿进行眼神交流、语言交流、皮肤接触,每日进行新生儿抚触和被动操,促进亲子感情、感知觉发育及运动发育。

二、新生儿疾病筛查

我国现开展的项目有先天性甲状腺功能减退症、苯丙酮尿症、半乳糖血症和听力筛查,推荐对先天性髋关节发育不良进行筛查。

知 识 链 接

遗传性代谢病

遗传性代谢病(inherited metabolic diseases,IMD)又称为先天性代谢缺陷病(inborn errors of metabolism,IEM),是因为维持机体正常代谢所需的某种酶、运载蛋白、膜或受体等的编码基因发生突变,使其编码的产物功能发生改变,而出现相应的实验室检查异常和临床症状的一类疾病。

第二节　婴儿及其家庭的健康促进

---- 案例导入与思考 ----

一男婴,7 个月,母乳喂养,未开始辅食,体重 6kg,身高 65cm,能双手向前撑住独坐,伸手抓物并玩弄小物体。

请思考:

1. 如何对该男婴的发育进行评估?

2. 父母对该男婴存在的主要护理问题是什么?

---- 学 习 目 标 ----

知识目标:

1. 掌握婴儿期营养干预和指导的方法及措施。

2. 熟悉婴儿期常见的意外伤害类型及预防措施。

3. 了解婴儿期的健康促进措施。

能力目标:

1. 能够对婴儿的实际情况进行观察和分析,并为婴儿制定合适的保健要点。

2. 能够指导家长进行合适的生活护理。

素质目标:

培养护生的爱心、耐心和责任心及爱护儿童、为儿童及其家庭服务的职业素养。

婴儿期生长发育迅速,是体格生长的第一个高峰期。婴儿对能量和营养素的需求相对较多,但此期消化和吸收功能尚未完善,易出现消化功能紊乱和营养不良等疾病。

一、合理喂养

(一) 6 个月之前的喂养

母乳是婴儿前 6 个月最合适的食物,如果母亲乳汁充足,婴儿前 6 个月能从健康母亲的乳汁里获取足够的营养,除了 4~6 个月补铁外补充维生素 D,以防发生营养性维生素 D 缺乏性佝偻病。

(二) 6 个月之后的喂养

6 个月以后的婴儿仍以母乳或配方奶为主要营养来源,但需开始添加辅食。应指导家长添加辅食的顺序、食物的选择和制作方法。告知家长观察婴儿的大便,根据消化情况判断辅食添加是否恰当。辅食添加是该阶段婴儿喂养的主要特征。随婴儿的消化系统逐步成熟,牙齿的萌出,可以开始训练婴儿咬与咀嚼能力。7~8 个月后婴儿应学习用杯喝奶和水,以促进咀嚼、吞咽及口腔协调动作的发育。9~10 个月的婴儿开始有主动进食的需求,可先训练婴儿自己抓取食物的能力,主动的抓取和手眼协调使婴儿可以自己去拿食物送到嘴里。婴儿会希望自己拿着奶瓶吃奶,并"帮助"大人给他们喂食的动作。

(三) 进食行为的培养

尽早让婴儿学习自己用汤匙进食,可增强其独立意识并促进其自主性发展。最初用匙喂食时婴儿会出现推开匙等拒绝行为,可用长柄浅匙将少量食物送到舌根位置,食物送得过于表浅容易被婴儿用舌头顶出。刚开始用匙喂食时可选择哺喂母乳或配方奶后进行,注意先不要让婴儿吃饱,让婴儿感觉这是愉快的进食活动,让其体验快乐的感受。由于进食既是营养供给过程又是一个学习过程,因此,每次添加新的食物时应先添加一种,让婴儿适应其口味和质地。

二、断奶

断奶指由完全依靠乳类喂养逐渐过渡到多元化食物的过程。随着婴儿月龄增长,各项生理功能逐步适应摄入非流质食物,母乳已不能满足婴儿营养与生长发育需要。因此,婴儿出生 6 个月后开始添加辅食,慢慢减少哺乳次数,逐渐增加辅食,以至停止夜间喂奶,直到最后完全断奶。世界卫生组织(WHO)建议配合辅食继续母乳喂养至 1 岁,条件允许的情况下,可以将母乳喂养延续到 2 岁以后。护士应根据具体情况指导断奶,采用渐进的方式进行,以春、秋季节较为适宜。指导家长不宜在奶头上抹辣椒水或苦味的东西来胁迫婴儿断奶。对婴儿可能出现的焦虑不安、易怒、失眠、哭啼等表现,家长应给予特别的关心和爱抚。

知 识 链 接

母爱 10 平方

2013 年 5 月 30 日,联合国儿童基金会(UNICEF)和中国疾病预防控制中心妇幼保健中心联合启动了"母爱 10 平方"母乳喂养宣传活动。旨在致力于提高中国的母乳喂养率,其宣传活动的主要目标是为所有选择母乳喂养的家庭提供更多的支持和关爱,倡议在全国范围内广泛设立母乳喂养室,以帮助更多的家庭在孩子出生后头六个月进行纯母乳喂养,更为母亲上班后的持续母乳喂养提供方便。

三、生活护理

婴儿需要精心地呵护,应教会父母如何建立家庭照顾的规律。但首先应对婴儿进行全面的评

Note:

估以确保他们较好地适应环境。观察内容包括婴儿的外表、皮肤颜色、反应性、呼吸、体温、大小便情况等。

（一）沐浴

1. 沐浴准备 婴儿新陈代谢旺盛，应每日沐浴以保持清洁。沐浴宜在喂奶前进行，以防在洗澡的过程中发生溢乳现象。沐浴前应把婴儿替换的衣服、尿布、包被等物品按穿着顺序依次摆好。沐浴时，应将房间的温度调整为24~26℃，水温以38~40℃为宜。应选用温和无刺激性、不含六氯酚消毒成分的沐浴露。

2. 沐浴顺序 一般为面部、头颈部、胸、腹、上肢、会阴、下肢、后背和臀部。洗头面时，用左手掌心托头，用拇指和中指分别将两侧耳郭折向上方堵住外耳道口，以防洗澡水流入耳内、引起耳内感染。选用柔软的浴巾轻轻擦洗婴儿的面部、眼角及耳郭内。婴儿头部前囟处易形成皮脂结痂，可涂以植物油，经24h痂皮软化后再用婴儿肥皂和热水洗净，不可强行剥落，以免引起皮肤破损和出血。耳部及外耳道的可见部分，每日以细软毛巾揩净，鼻孔分泌物用棉签蘸水揩除，切勿将棉签插入鼻腔。头面洗好后，脐带未脱落者，应注意避免脐带沾水，以防感染。若脐带已脱落，可将婴儿放在浴盆中，下面应垫一块柔软的浴巾或海绵，用手掌支起颈部，手指托住头后部，让头高出水面，然后再由上而下轻轻擦洗身体前面的每个部位。前面洗好后，用手掌托住胸部，手指分开托在双侧腋下，清洗背部及肛门周围。最后清洗四肢，包括腹股沟及腘窝。

3. 沐浴后的护理 沐浴完毕应立即将婴儿包在干净的干浴巾中，轻拍将婴儿身上的水吸干，再把眼角、鼻、耳郭等处擦干。要特别注意拭干皮肤皱褶处，如颈、腋、腹股沟等部位，并适量地敷爽身粉，必要时用棉签蘸水擦净女婴大阴唇和男婴包皮处污垢。之后为其穿上备好的衣服，垫上尿布。婴儿沐浴时是观察其行为、反应性、肌肉活动度的最好时机。

（二）更换尿布

婴儿的尿布应选择质地柔软、透气性好、吸水性强的棉质尿布，或采用一次性尿布，以减少每次臀部皮肤的刺激。尿布以白色为宜，便于观察大小便的颜色，且应勤换勤洗，保持臀部皮肤清洁干燥，以防尿布性皮炎。更换尿布时动作应轻快，避免过度暴露，尿布包扎应松紧合适，防止应过紧而影响婴儿活动或过松造成大便外溢。每次更换尿布时，应用温水清洗婴儿的臀部，并擦干，以防止尿液中氨对皮肤的刺激导致尿布皮炎。臀部清洁后应在局部涂以鞣酸软膏或鱼肝油软膏。

（三）抚触

1. 抚触的优点 系统的抚触，有利于婴儿的生长发育，增强免疫力，增进食物的吸收和利用，减少哭闹，增加睡眠，促进婴儿健康成长，同时能增进父母与婴儿之间的感情交流，促进其身心健康成长。

2. 抚触的注意事项 为婴儿进行抚触时需要注意以下几个问题：

（1）室温应在26~28℃，冬季准备电暖器，婴儿全裸时，操作台面的温度应略高于皮肤温度。

（2）抚触时间的选择，最好在沐浴后，午睡及晚上就寝前，儿童清醒、不疲倦，不饥饿，不烦躁，两次进食中间，或喂奶半小时后进行。

（3）抚触前应洗净双手，指甲短于指端，将准备好的婴儿润肤油，润肤霜涂在抚触者双手，以保证抚触时润滑。

（4）婴儿皮肤娇嫩，禁忌用力，应避开前囟、乳头和脐部。要密切观察婴儿反应，如出现哭吵，肌张力提高，肤色发生变化时应暂停，好转后才能继续，否则停止抚触。每个部位抚触4~6次，抚触时根据婴儿的反应决定抚触时长，全程时间15~20min，哭闹超过1min，应停止抚触。抚触时，注意与儿童进行感情交流，语言柔和。可播放一些轻音乐，使母婴保持愉快的心情。

（四）睡眠

充足的睡眠是保证婴儿健康的先决条件之一。若睡眠不足，婴儿易怒、烦躁、食欲减退、体重下降，且不能熟睡，造成恶性循环。

1. **睡眠习惯的培养**　婴儿的睡眠习惯有个体差异,活跃型婴儿通常睡眠比安静型婴儿少,随年龄的增大睡眠时间逐渐减少,且两次睡眠间隔时间延长。为保证充足的睡眠,必须在出生后立即培养良好的睡眠习惯。一般 1~2 个月的小婴儿尚未建立昼夜生活节律,胃容量小,可夜间哺乳 1~2 次,但不应该让婴儿含着奶头入睡。3~4 个月后应逐渐停止夜间哺乳,任其熟睡,一般情况下 3~4 个月的婴儿晚上能睡 9~11h,加上白天 2 次左右的小睡,一天可有约 15h 的睡眠。婴儿期,主要睡眠障碍是难以建立稳定的睡眠规律,易形成行为失眠症,表现为入眠和持续睡眠困难,可持续到幼儿期甚至儿童后期。

2. **建立睡眠常规**　预防婴儿睡眠问题的最佳办法是建立婴儿睡眠的常规。婴儿的睡眠环境不需要过分安静,光线可稍暗。婴儿睡前应避免过度兴奋,保持身体清洁、干爽和舒适。应有婴儿固定的睡眠场所和睡眠时间,可利用固定的乐曲催眠,尽可能不拍、不摇、不抱。婴儿临睡前把他们放在婴儿小床上,让他们在熟悉的环境中入睡。如果让婴儿在父母的怀抱中睡着,再放到小床上,则他们醒来后是一个陌生的环境,不容易再次入睡。各种卧位均可,但通常侧卧位是最安全舒适的,侧卧时要注意两侧经常更换,以免面部或头部变形。要强调的是婴儿的床应只是睡眠的场所,不要作为儿童玩耍的地方,习惯养成后不要轻易破坏。

(五) 日常活动的安排

家长可以帮助 1~6 个月的婴儿进行必要的肢体活动,6~12 个月的婴儿则应根据发育特征在家长指导下每日进行大动作(如爬、扶站、走等)和精细动作(如取物)的训练,同时定期带婴儿进行户外活动,呼吸新鲜空气、晒太阳,有条件者可进行空气浴和日光浴,以增强体质和预防佝偻病发生。

(六) 牙齿的护理

4~10 个月乳牙萌出。婴儿会有一些不舒服的表现。如吸吮手指,咬东西,严重的会表现烦躁不安、无法入睡和拒食等。应指导家长每天用润湿的纱布清洁齿龈和萌出的乳牙,但不要马上用牙刷。清洁牙齿时大人可给婴儿唱歌或 / 和他说话。当儿童大部分牙齿长出来,而且适应每日清洁牙齿的常规后,可开始使用小的软毛牙刷。不要用牙膏,而用水代替,因为婴儿会吞咽下去。婴儿出牙后应注意口腔卫生,应教育父母不要在晚上让婴儿含着奶头入睡,因为奶汁中的糖分容易使儿童牙齿形成蛀牙。

四、增进亲子依恋

婴儿与父母的关系建立在互动基础上。大量的研究证实了婴儿与环境之间的相互关系,所以应促进婴儿与父母之间的纽带连接,帮助父母认识婴儿产生依恋情绪的过程,教会家长如何认识婴儿的健康问题。

(一) 依恋行为表现

婴儿对父母的依恋在后 6 个月变得非常明显,婴儿会出现以下依恋行为:

1. 对父母表现出不同于他人的啼哭、微笑、发音。

2. 视觉 - 动作趋向　注视母亲的身影,即便母亲不在身边。

3. 当母亲离开房间时啼哭。

4. 通过移动(爬、匍匐前进、走)接近母亲。

5. 抓紧母亲(尤其有陌生人时)。

6. 尝试从母亲身边走开的感觉,但仍将母亲作为安全岛。

(二) 增进依恋措施

鼓励家长拥抱和抚摸婴儿,经常与婴儿进行目光对视,对婴儿说话、唱歌,可促进婴儿的心智发育。人的目光是一种重要的肢体语言,目光对视所引起的感受,往往在早期的亲子依恋中起着纽带般的重要作用。在进行目光对视的同时,要对婴儿发出的信号及时给予反应和回应,用高音调、拉长声音的交流方式与婴儿沟通,也可以把一天的事缓慢地"唠叨"给婴儿听,婴儿喜欢父母的这种交流方

Note:

式,也会从中慢慢习得语言的结构和作用。

五、促进社会化发展

(一) 0~6 个月婴儿的社会化

婴儿最初的社会化发展受其神经反射影响例如握持反射,婴儿与父母之间的互动关系对其社会化发展起着主要作用。婴儿的个体 - 社会行为包括儿童对环境的反应,个体的社会行为发育遵循一定的规律,但受外界环境的影响较大。婴儿能够适应环境刺激,产生相应的反应,例如新生儿喜欢看人的脸,而且在 1 周左右就能够在父母和他说话时注视父母。到 6~8 周会在愉快时露出微笑的表情;3 个月的婴儿对环境开始感兴趣,特别是有玩具时。对 3 个月以内的婴儿,可以在床上悬吊颜色鲜艳、能发声及转动的玩具,逗引婴儿注意力;每天定时放悦耳的音乐,家长经常面对婴儿说话、唱歌。他们不愿被单独留在房间里,能认识父母,高兴时会发出尖叫声。此阶段的婴儿需进一步完善视觉、听觉,可选择各种颜色、形状、发声的玩具,逗引婴儿看、摸、听。

(二) 7~12 个月婴儿的社会化

此阶段应培养婴儿稍长时间的注意力,引导其观察周围的事物,促使婴儿逐渐认识和熟悉常见的事物;以询问的方式让婴儿看、指、找,从而使其视觉、听觉和心理活动紧密联系起来。6 个月的婴儿则已变得讨人喜欢,把他们的头用毛巾遮挡时会和父母玩躲猫猫游戏,会把手伸出表示要东西,当玩具被拿走时会表示不高兴。这时他们控制环境的能力逐渐增强,也懂得了简单的纪律,他们知道了"不"的意思,也知道了责骂时的气氛。这时儿童开始了模仿,婴儿在 7 个月开始模仿动作,8 个月开始模仿声音,10 个月开始模仿"拍手""躲猫猫"游戏,11 个月后婴儿逐渐开始独立,他们学着自己用手指、汤匙、杯子给自己喂食,他们能在穿衣时配合把手放在袖子里,穿鞋时将脚放在鞋子里。他们不仅理解了"不"的意思,也能摇摇手表示"不"。游戏和玩耍是婴儿认知发展和社会化发展的形式。最初的游戏与他们的身体有关。婴儿期间通过游戏的刺激为他们进一步适应环境做好准备。

六、预防感染与疾病

婴儿的抵抗力差,易患各种传染病,为保证婴儿的健康成长,必须切实按照计划免疫程序,完成预防接种的基础免疫,预防急性传染病的发生,降低婴儿死亡率。同时,应定期为婴儿做健康检查和体格测量,进行生长发育监测,以便及早发现问题,及时纠正。婴儿期普遍存在的健康问题包括婴儿腹泻、佝偻病、营养不良、营养性缺铁性贫血、过敏症、尿布皮炎等,护士应根据情况给予家长具体指导。

七、防止意外

婴儿期常见的意外事故有异物吸入、窒息、中毒、跌落、触电、溺水和烫伤。应向家长特别强调意外伤害的预防。本节重点介绍婴儿期最常见的意外事故窒息和跌落的预防措施。

(一) 窒息

1. 窒息的原因

(1) 缺氧:缺氧性窒息是 1~3 个月内婴儿最常见的意外事故,多发生于严冬季节。如婴儿包裹过严,过厚过软的被褥、大毛巾等物品不慎盖在婴儿的脸上,或母亲与婴儿同床,母亲的乳房、手臂或被子捂住婴儿的面部而导致婴儿窒息等。

(2) 异物吸入:因异物吸入呼吸道导致机械性窒息是儿童 1 岁内意外死亡的主要原因。吸入物体的大小、形状、质地决定窒息程度的重要因素,例如小的圆形、圆柱形、易弯曲的物体往往会导致呼吸道完全阻塞,很多家居小物件对婴儿都很致命。婴儿很容易发生溢奶现象,如家长或监护人未能及时发现,溢出的奶液呛入气管引起窒息。另外,婴儿在玩耍时,可能会将小物品如奶豆、硬币、纽扣、瓜子、花生、果冻、药片等异物塞入口中或鼻腔内,致使异物误入呼吸道而发生窒息。

2. 窒息的预防

(1) 看护婴儿时,必须做到不让孩子离开看护者的视线范围,家长对意外事故的情况应有预见性。

(2) 婴儿与母亲应分床睡,用坚固的床垫和松软的毯子,婴儿床上无杂物,婴儿被褥不宜过软过厚。

(3) 不要给婴儿喂食硬糖、有皮或有核的食物、有刺的鱼、干的豆子、口香糖、果仁、爆米花、葡萄、果冻或大块的食物。

(4) 婴儿进餐时,成人切勿惊吓、逗乐、责骂,以免儿童大笑、大哭而将食物吸入气管。

(5) 不要在婴儿躺着时喂食,婴儿喂奶时应抱起喂,不能把奶瓶撑在枕头上喂奶。

(6) 地板上应没有任何小物体,将纽扣、珠子、瓶盖、硬币等小物体远离儿童可及范围。

(7) 不要让婴儿触及塑料袋,丢弃大的塑料袋之前应先打一个结。

(8) 不要将安慰奶嘴链绕在婴儿的头颈处。

(9) 监督儿童玩充气的气球,及时丢弃爆炸的气球残片,将未充气的气球放在婴儿不能触及的地方。

(10) 掌握窒息的紧急处理方法,将急救中心的电话号码放在电话机旁边。

(二) 跌落

当婴儿会翻身后,应时刻注意防止跌落。

(1) 应注意不要将儿童放在没有护栏的高处。

(2) 应养成习惯随时将婴儿的床栏拉起。

(3) 当不知如何放置儿童时,最好放在地板上。

(4) 在婴儿学会很好地坐后再将婴儿放在椅子上,而且要时刻注意婴儿的动作。

(5) 婴儿床最好是放在地毯上,而不是硬的地板上。

(6) 保证家具固定、坚实,婴儿不会在扶持时跌倒。

第三节 幼儿和学龄前儿童及其家庭的健康促进

学习目标

● **知识目标:**

1. 掌握幼儿大小便训练的方法和注意事项。

2. 熟悉幼儿及学前儿童常见的意外伤害及预防措施。

3. 了解幼儿和学龄前儿童的特征。

● **能力目标:**

能够对幼儿和学龄前儿童的实际情况进行观察和分析,并为幼儿和学龄前儿童制定合适的保健要点。

● **素质目标:**

培养护生良好的人际沟通能力和人文素质。

幼儿及学龄前儿童体格增长较缓慢,但神经心理发展迅速,对周围环境好奇,乐于模仿,语言能力增强,活动范围加大,与外界接触机会增多。因此,此期的儿童具有较大的可塑性,应加强早期教育,同时易发生意外、发生感染的机会增加。

Note:

一、营养与喂养

(一) 膳食要求

必须能供给足够的热量和各种营养素,以满足体格生长发育、神经精神发育和活动的需求,但幼儿在 2 岁半以前,乳牙尚未出齐,咀嚼和胃肠消化功能较弱,因而食物易细、软、烂,要为他们安排平衡膳食。还要注意培养良好的饮食习惯。

制备平衡膳食,必须达到下列要求:

1. **质优**　膳食中有营养价值较高的各类食品。

2. **量足**　能满足机体生长发育需要量的足够进食量和达到供给量标准 80% 以上的营养素摄入量。

3. **各种营养素之间的比例适当、合理**　幼儿膳食每日以 4 次进餐较好,全天热量在 4 餐中合理分配有利于幼儿生长发育,一般早餐(上午 7 点)占 25%,午餐(中午 11 点)占 35%,午点(下午 3 点)占 10%,晚餐(下午 6 点)占 30%。在幼儿期,儿童的生长速度减慢,其能量需求也有所下降,约 108kcal/kg。大约到 18 个月时,大部分儿童出现营养需求下降,食欲有所下降,称为生理性食欲减退。学龄前期儿童的营养需求类似于幼儿期,热量需求继续下降,减少至约 90kcal/kg,平均每日摄入的热量约 1 800kcal。

(二) 进食行为的培养

1. **进食行为培养的重要性**　1~3 岁前是儿童各种习惯形成的重要时期,应注重培养其良好的饮食习惯。此期幼儿可能存在间歇性贪食与拒食,他们开始注重食物的非营养性功能:如进食带来的愉快感、把进餐作为与其他人交往的时机等。幼儿的进餐具有较强的心理成分,在考虑儿童的营养时应注意这一特征。提供食物的方式在该时期也显得很重要。儿童需要一种把握感和成就感。成人的餐具对他们而言只会感到无法应付,因此,餐具应适合儿童的年龄特点。提供的食物最好比他们实际需要的量少,这样可以让他们吃完再要。

2. **进食行为培养时的注意事项**

(1) 一些儿童进入幼儿期后拒绝吃固体食物,仍然喜欢用奶瓶进食。较实际的做法是逐渐稀释儿童的奶,使儿童对此不再满意,并在儿童感到饥饿的时候给予固体食物。必要时应限制儿童用奶瓶进食,包括两餐之间的果汁等,直到儿童饥饿,愿意吃固体食物。

(2) 强迫儿童吃固体食物常常不可取,只会导致儿童拒食,对建立健康的饮食方式不利。在 2~3 岁期间养成的进食习惯有延续效应。如果食物作为赞扬的象征,则儿童会为非营养性缘由而过分进食。如果是强迫进食,进餐时总是不愉快,则以往享受进食的愉悦感则会消失。

(3) 进餐应是愉快的过程而非"作规矩"和家庭争吵的时间。进餐时提供社会交往的机会,但会分散儿童的注意力。

(4) 大一些的儿童无法忍受长时间坐在餐桌边,他们会变得躁动不安,特别是当儿童刚刚结束游戏活动就被带到餐桌旁。可提前 15min 让他们结束游戏,让他们有时间在身体上和心理上做好调整,准备就餐。

(5) 对学龄前儿童而言,坐在餐桌旁边进餐的时间很难熬,因此,"少食多餐"是满足儿童营养需求的较好办法。两餐之间的小吃可以提供必要的营养素,特别是热量、蛋白质、碳水化合物、钙和维生素 C。

二、睡眠和活动

幼儿每日睡眠时间比婴儿期有所减少。儿童的睡眠方式是从新生儿、婴儿频繁而短暂的睡眠周期,到幼儿夜间长觉白天小睡,再至学龄前儿童只有夜间长觉。12 月龄时,婴儿通常白天睡两小觉,到 5~6 岁,儿童可以像成人一样,没有规律的午睡,而仅有夜间睡眠。随着年龄增长,儿童每日的睡眠时间逐渐减少。从 2 岁的 13h 降至 4 岁的 11.5h,每个儿童的睡眠时间存在个体差异。儿童普遍存在入睡问题,多与分离有关,对不愿上床睡觉的儿童,护士应教育建立入睡前模式或规矩,并将这一规矩常规化,例如睡前洗澡或睡前讲故事。

此期儿童的活动量增加,在托幼机构的儿童应关注其白天活动情况,多鼓励他们进行户外活动。

三、牙齿健康

(一) 清洁牙齿

1. 父母协助刷牙 幼儿不会很好地刷牙,因此,有效的牙齿清洁应由父母操作,家长的下列姿势能帮助固定儿童的头,给儿童刷牙。

(1) 站在儿童背后。

(2) 坐在凳子上让儿童的头靠在家长膝盖上。为鼓励儿童张开嘴,教他们“学小鸟唧唧叫”以刷牙齿前面,再“学小狗汪汪叫”以刷牙齿后面。刷牙时可以给儿童唱歌、讲故事、聊天,以减少无聊感。

2. 儿童自行刷牙 从两岁半开始可教给孩子正确的刷牙方法,每天要刷两次牙,早晚各一次,到六岁时,孩子就能自己刷牙,但家长要进行监督。特别是牙缝间的食物残渣是用牙线清除,但儿童自己使用牙线有一定困难,可以由口腔专业人员或父母用牙线清除牙齿邻面的食物残渣。

3. 牙刷与牙膏的选择 为有效地清洁牙齿,应选择刷头小、刷毛软、刷毛末端经过磨圆的尼龙毛束牙刷。首选清水刷牙,因为儿童通常不喜欢牙膏的泡沫,且泡沫也影响家长观察牙齿。若选择牙膏,应让儿童自己选择其喜欢的味道。

(二) 预防龋齿

1. 龋齿形成原因 龋齿形成与糖类发酵有直接关系,包括食用糖,一些天然食品如蜂蜜、葡萄干,及其他降低口腔 pH 的碳水化合物如面包、土豆、面条等。龋齿是 18 个月 ~3 岁儿童常见的一种牙齿疾病,尤其是儿童含着奶瓶入睡时常会发生。频繁的夜间喂奶也会导致龋齿。儿童睡眠障碍、脾气倔强不配合、氟元素供给不足等也成为儿童龋齿的影响因素。上齿比下齿更容易发生龋齿,因为下齿有下唇、舌头、唾液的保护。严重的龋齿需要用不锈钢牙套保护,直到恒牙长出。

2. 龋齿的预防

(1) 杜绝含奶嘴入睡的习惯,入睡前就喂好奶,睡醒哭闹时不喂糖水而用白开水。

(2) 不把奶瓶当作安慰奶嘴,不在安慰奶嘴上涂抹蜂蜜。更应避免睡前饮用瓶装的果汁,因为其中的糖分更容易转化为果酸。

(3) 补充适当的含氟物质对预防龋齿也是很重要的,适量的氟化物可使牙釉质更坚固,可抵抗酸性物质的腐蚀。用含氟牙膏刷牙也是一个办法,但对年幼儿而言应监督他们防止将含氟牙膏的泡沫咽下导致过量的氟化物积聚在体内。

四、社会化发展

正确引导儿童建立独立意识,进入幼儿期后儿童显著的变化是个体 - 社会交往的发展,父母会发现以往听话的、顺从的、可爱的孩子会突然变成固执、执拗、不讲道理的“小暴君”,而后这个“小暴君”又会很快地变回以往可爱的孩子。这些过程都是儿童成长的正常过程,儿童在穿衣、喂食、游戏等过程中建立自我表现明显。

独立意识的培养

1. 幼儿期 幼儿 15 个月时他们开始要求自己吃东西,能用杯子喝水,24 个月时他们就能很好地用匙,2~3 岁时他们能和大人一同进餐,并乐意帮助放碗筷,但其“吃相”不好,而且不能和大人一起从头到尾吃完全餐。幼儿在穿衣上也表现出独立意识,15 个月时儿童穿衣时能配合将手伸进袖子,协助脱鞋袜;18 个月时能配合大人穿套头衫,能松开拉链;2 岁时他们能自己脱衣服、穿鞋袜,但不能分清左右前后,因此,仍需要大人协助。幼儿期应避免对儿童说“不可以”,容易在其大脑皮质上形成一个抑制过程。另外成人对待儿童的态度应一致,避免同一刺激有时引起兴奋、有时引起抑制的变换过程,从而造成儿童高级神经活动失常,促使儿童变得骄纵、执拗、不合作等。

2. 学龄前期　到了学龄前期,儿童不再像幼儿期那样讲究仪式、违拗,但学龄前期儿童的自立性表现形式仍然不同于幼儿,由于其体格和认知的逐渐发育,他们能表达其独立的愿望并能独立行事,到了 4~5 岁,他们几乎可以独立穿衣、吃饭、如厕,他们也能够听从大人关于危险的警告。

五、训练大小便

幼儿期间的重要任务之一便是大小便的训练。儿童 18~24 个月学会行走后便已具备控制肛门直肠括约肌的能力,但大小便的控制还受生理心理因素影响。此时儿童基本掌握了大部分的大动作技能,能聪明地用语言或动作与父母沟通这一需求,尚未出现执拗和抗拒的行为倾向,知道如何通过控制大小便取悦父母。认知的发展使他们能够表示便意,理解排泄的时间和场所,为大小便训练做好了生理和心理的准备。

(一)训练大小便的技巧

首先应选择合适的坐便器可让儿童感到安全。稍大幼儿可选用放在成人坐便器上的便携式儿童便圈,从而逐渐过渡到使用成人坐便器。应在儿童脚下放一只小凳子帮助其平衡身体。同时应让儿童看到便后冲水的过程,使其意识到这一行为并常规化。练习排便一般以每次 5~10min 为宜,父母必须陪在旁边。

(二)注意事项

1. 在训练过程中,家长应随时采用赞赏和鼓励的方式,训练失败时不要表示失望或责备幼儿。
2. 训练排便时儿童的穿着应易脱卸或穿开裆裤,并让他们观察同性别父母的大小便行为。
3. 在大小便习惯形成的过程中,会经常发生尿裤子的现象,特别是儿童专注于游戏和玩耍时,应经常提醒儿童并带他们到卫生间看是否需要大小便。
4. 大便训练经常较小便训练先完成,因为它较有规律性,而且幼儿对排大便的感觉更强烈。
5. 在环境突然变化时,幼儿已形成的排泄习惯会改变,但当幼儿情绪平稳后,排泄习惯会恢复。

六、托幼机构的生活适应和健康促进

(一)幼儿园、托儿所的体验

儿童早期教育的重要性正日益得到重视。儿童的社会化发展需要同伴和其他成人的参与,因此,幼儿园和学前班是扩展儿童和他人的交往范围的重要场所,同时也为儿童进入小学打下基础。儿童在幼儿园或日托机构能够培养集体精神和合作意识、能够面对形形色色的社会文化差异、能够有机会应对烦恼、不满、愤怒等情绪。

(二)幼托机构的卫生保健

托幼机构中的儿童保健工作,是儿童保健的重要内容。由于托幼机构中的儿童身体与精神正处于不断生长发育的阶段,儿童各器官的生理功能尚未完善,机体的免疫功能低下,加上年幼无知,适应外界环境的能力较差,在集居的条件下,相互接触密切,极易引起疾病的传播和流行。因此,托幼机构中必须贯彻"预防为主"的方针,认真做好各项卫生保健工作,才能保证儿童健康成长。

1. 托幼机构儿童保健的任务　根据我国《托儿所幼儿园卫生保健管理办法》第十条的要求,幼托机构儿童保健的任务是:

(1)建立合理的生活制度,培养儿童良好的生活习惯,以促进儿童身心发育。

(2)为儿童提供合理的营养,满足其生长发育的需要。应及时添加辅食,确保儿童的膳食,防止儿童营养缺乏性疾病的发生。

(3)建立定期健康检查制度,对 3 岁以下儿童开展生长发育监测,并做好常见病的预防,发现问题及时处理。

(4) 完成计划免疫工作,预防传染病的发生,做好传染病的管理。

(5) 根据不同年龄开展与其相适应的体格锻炼,增加儿童身心健康和抗病能力。

(6) 制定各种安全措施,保证儿童的人身安全,防止事故发生。

(7) 安排合适儿童发育程度的游戏活动,选择适合儿童身心发育和健康的玩具、教具以及制作材料。

(8) 为儿童创造安全、整洁、有益、优美的环境,保证灯光、座位、通风、设施等的完好性,并为孩子提供安全的游戏场所。

(9) 对儿童进行健康教育,学习自我保健知识和技能,培养良好的生活习惯。

2. 托幼机构的卫生保健制度

(1) 儿童和工作人员入园前的体格检查制度:儿童入园前必须在当地妇幼保健机构或当地卫生行政部门指定的卫生机构进行体格检查,只有经检查证明身体健康及近期内无传染病史者方可入园。工作人员也要进行体格检查,并持健康证书上岗。

(2) 定期体格检查:通过定期体检,评估儿童发育水平,干预不利于儿童生长发育的因素,及时治疗疾病和缺陷,建立体弱儿童的专案以加强管理。

(3) 晨晚间检查制度:日托儿晨间送幼儿园时应作简单的检查和询问,以便及早发现疾病。对传染病要立即采取隔离措施,及时治疗。全托者除晨间检查外,还应增加晚间检查。

(4) 清洁卫生消毒制度:定期进行清洁大扫除。常晒被褥、开窗通风,对水源、食具、食物进行卫生监督,食具、茶杯、毛巾、便具等个人生活用品应个人单独使用。应建立清洁消毒制度,对垃圾和粪便要妥善处理。

(5) 安全制度:定期检查房屋设备,及时维修。室内电器、煤气、门窗、阳台等应有防护措施;妥善放置各种药物、热水瓶、刀、剪等有安全隐患物品,防止意外事故的发生。

(6) 其他:在健全制度基础上,幼托机构应加强儿童的膳食管理,合理安排儿童的生活,加强早期教育和智力开发,加强体格锻炼,同时与儿童家长保持密切联系,取得家长配合,共同做好儿童保健工作。

3. 托幼机构卫生保健的内容 托幼机构的卫生保健工作内容包括卫生保健和教养工作。卫生保健工作包括:

(1) 儿童和工作人员的入所(园)体检及定期体检。

(2) 儿童入所(园)前家庭访视。

(3) 儿童健康监测。

(4) 儿童生活制度的合理安排。

(5) 常见病、多发病、传染病的预防和管理。

(6) 日常卫生消毒。

(7) 儿童意外伤害的预防。

(8) 儿童膳食管理。

(9) 开展体格锻炼。

托儿所及幼儿园教养工作属于学龄前教育范围,早期教育具体划分两个阶段,即0~3岁的婴幼儿早期教育和3~6岁的学龄前早期教育。托儿所实施早期教育应按照我国制定的《三岁前教育大纲》的要求,而幼儿园则按照教育部门的教育计划及国务院2018年11月颁发的《关于学前教育深化改革规范发展的若干意见》进行。

七、幼儿和学龄前儿童常见的行为问题

(一) 发脾气

1. 表现 幼儿努力要求自立的行为通常会遇到许多困难,例如体力不够或与规定相对立。这时

儿童会试图以发脾气释放他们紧张的情绪,通常是躺在地板上、踢腿,并大声哭喊,有时会摇头、气喘。应告诉家长儿童呼吸加快和感到头晕是缺氧的表现,是积聚的二氧化碳刺激呼吸中枢后引起的现象,并无大碍。

2. 家长的应对　对儿童上述希望引起大人注意的行为最好的办法是忽略它(不说话或不与孩子目光接触),但前提是这些行为不会导致对儿童的伤害。家长应靠近儿童以防万一,同时在发过脾气后给予他/她喜欢的玩具或活动以转移注意力。当儿童拒绝执行父母的指示而发脾气时,父母可先不去理睬。特殊要求(如上床)可先满足,但事后应进行语言上的规劝。

应说明的是发脾气是幼儿时期常见的行为表现,属发育过程中正常的现象。但发脾气也可以是严重问题的信号,应对其加以关注。

(二) 抗拒

1. 表现　幼儿期更为麻烦的问题就是他们的抗拒性,即对所有要求都说"不"。这种抗拒并非表示固执或不尊重,而是希望控制局面。

2. 家长的应对　处理这一抗拒行为就是要减少儿童说"不"的机会。

(1) 如果问孩子:"你现在想睡觉吗?"得到的回答可能总是"不",较合适的方式是告诉孩子什么时候要去睡觉了,然后严格执行。

(2) 在孩子试图控制局面时,他们希望自己作决定。当他们面临选择时,他们总是作出一个选择而不是说"不",例如,当问"你的午餐是吃蛋炒饭还是鸡面汤?"时,他们总会说出一个选择。如果即使孩子还是说"不",则家长还需为他们作出另外的选择。面对这种情形时,家长必须以平静和肯定的语气回答他们。

(3) 还可用其他策略处理儿童的抗拒行为。例如幼儿都喜欢比赛和被挑战,当要求孩子"把鞋穿好"时,如果大人说"比比看我们俩谁先穿好",则儿童通常会出现迅速的反应,其间一个重要的原则是让孩子赢。另外运用幽默也是一个办法,能够缓和愤怒和烦恼,例如,如果儿童坚持不穿鞋,幽默的做法试图将大人自己的脚挤进孩子的鞋里的动作,这时儿童也许会说"不要,这是我的鞋",而把鞋穿好。

(三) 学习语言中的问题

2~4 岁是儿童语言发育的关键时期,这一时期儿童的词汇迅速增加,但还不能将他们很好地表达出来。当出现儿童试图说出他们想好的词却说不出来时,他们会结巴。这种语言表达不流畅是儿童语言发展过程中的正常现象,但如果父母或其他重要人物过分地强调他们语言不流畅或嘲笑其口吃,则会导致语言表达不良的问题。对儿童学习语言过程中出现的问题最好的方法是预防和早期诊断。

(四) 攻击性行为

1. 表现　是指伤害他人、破坏财产的行为,在学龄前期常见,表现为无缘无故地对其他孩子或大人进行身体的挑衅、破坏他人财产、频繁地发脾气、极度冲动、无礼、不听话。儿童的攻击性行为受一系列复杂的生物、社会文化、家庭因素的影响。攻击性行为在男孩多见。

2. 家长的应对　学龄前儿童的任务之一就是学习社会接受的行为,学会控制自己、将攻击性行为以合适的方式发泄出去。父母应给孩子树立榜样,鼓励他们将自己的情绪表达出来。当孩子出现过度的攻击性行为,父母则应寻求儿童心理专家的帮助。一般情况下区别正常和异常行为的标志不在于行为本身,而在于行为出现的频率、严重程度、持续时间。严重的攻击性行为需要矫正,应进行专门治疗。

(五) 害怕

1. 表现　学龄前期儿童会出现各类害怕,害怕的对象有的是现实的,有的是想象中的,包括害怕黑暗、单独留在一处、动物、妖怪、与疼痛相关的人或物(如医生和针筒)。这时儿童害怕的确切原因往往不清楚,例如有的孩子在看了动画片后认为会被排水管里的妖怪拖走而不愿洗澡。学龄前儿童的认知介于婴幼儿的自我为中心(尚未产生想象性害怕)和学龄儿童的逻辑思维(能解释并驱散潜在的害怕)之间,他们能想象一件事,即使并未体验过它,例如当他看到另一个孩子接受注射时,他会很害怕,就像自己在接受注射一样。

2. 家长的应对　帮助儿童克服害怕的方法是让他们主动参与处理令他们害怕的事物的过程,例如在孩子的卧室里开夜灯,表示没有妖怪隐藏在房间;或让孩子给娃娃洗澡,让他们看到现实中大的东西是不会从排水管里被冲走的。另外可让儿童在安全的情形下逐渐接触他所害怕的物体,即为脱敏法。例如如果孩子害怕狗,千万不要强迫他接近狗或去摸狗,而可让他在安全处观察其他孩子和狗玩的情景。有时对一种事物的害怕并不是简单的干预措施或长大成熟而减退的,当学龄前儿童经历严重的害怕情绪并因此扰乱家庭生活时,应寻求专业人员的帮助。克服害怕有效的训练项目包括:

(1) 肌肉放松。

(2) 想象愉快的场景。

(3) 积极地自我对话,强化自己是勇敢的。

(4) 停止思考,或重复勇敢的信念,阻断令他/她害怕的想法。当孩子对以往害怕的事物有一次不害怕的体验时要给予奖励或纪念品。这一干预方法对减少临床上的害怕情绪也有效。

八、预防疾病和意外

幼儿期应继续加强预防接种和预防工作,应每 3~6 个月为幼儿进行一次健康检查,重点放在营养指导、传染病预防、牙齿健康、听力和视力检查、生长发育检测上。4 岁左右的儿童常见的意外死亡的原因是意外伤害。幼儿和学龄前儿童意外事故发生率高,要求家长和其他有关人员应重视儿童的安全问题。儿童保护和对大人的教育是预防儿童意外的关键措施。

(一) 交通事故

1. 原因　交通事故是 1~4 岁儿童意外死亡最首要的原因。主要是由于儿童在车中没有系好安全带。同时 3 岁以后儿童由于动作发育成熟,能自如地走、跑、爬,也具备完好的精细动作技能如开门,所以如果不加监督他们的行为将是危险的,他们不能意识到危险,不能估计汽车的速度,所以总是很容易发生与汽车相撞的事故。

2. 预防措施

(1) 幼儿应坐在汽车的后座,并应有特制的婴儿或幼儿汽车座椅。

(2) 坐轿车时不要将幼儿直接放在汽车椅子上或抱在大人膝上,不要将儿童放在汽车前座。

(3) 不要将幼儿放在停好的汽车后面。

(4) 不要将幼儿放在有气囊的汽车座上。

(5) 当孩子户外活动时应监督其活动。

(6) 骑自行车时大人、儿童均应戴头盔。

(7) 当孩子骑三轮童车时应监督其活动。

(8) 教会儿童遵守交通规则(过马路应走斑马线;红灯停;绿灯行;过马路时先看左后看右,再查看左侧无危险时通过;行走时利用人行道,无人行道时靠右行。

(二) 溺水

1. 原因　溺水也是导致儿童意外死亡的主要原因之一。当儿童会走后,他们能到达那些较危险的地方,如水龙头、水池、水渠等,甚至那些看似安全的地方,如厕所、水桶,对孩子来说也是危险的,因为孩子因好奇倾斜身体时,他们头大、力量有限、协调能力差,所以很容易溺水。因此,盛水容器使用后应马上把水倒掉。儿童的探索欲望和无法识别水的危险性,这对矛盾往往使溺水很危险,死亡往往很快发生,抢救的机会较少。

2. 预防措施

(1) 不要让儿童单独留在浴室里。

(2) 游泳池应有围栏。

(3) 当接近水源时应密切注意儿童,如清洗水桶时、浇水时。

(4) 儿童会走后浴室的门应关闭。

(5) 家中不要积攒不必要的水。

(6) 在水龙头边上应随时用一只手扶着儿童。

(三) 烫伤 / 烧伤

1. 原因　热水太烫、日晒过多、被火烧伤、被电线、插座的电击伤、被家中的取暖器烫伤等均可能导致儿童意外死亡和受伤。儿童的皮肤娇嫩,因此,应对各种热源加以严密控制。最好在卧室装上烟雾探测器。

2. 预防措施

(1) 洗澡水应先测量温度。

(2) 水龙头应放在婴儿不能触及的位置。

(3) 将电线隐藏,电源插座用塑料保护套保护,或用家具挡住插座口。

(4) 不要让婴儿在强烈的阳光下曝晒,应将暴露部位遮盖。

(5) 将婴儿放在汽车座位前应检查座位的温度,绝不能把婴儿单独放置在密闭的车内。

(6) 将火柴和打火机放在孩子无法触及的地方,丢弃时应小心,不要随意丢弃。

(7) 强调点火时的危险,教会孩子什么是热的感觉。

(四) 中毒

1. 原因　中毒是儿童 5 岁内意外死亡的主要原因。在 2 岁左右发生率最高,其次是 1 岁左右。一旦儿童会爬,中毒的危险时刻存在,因为在一个普通家庭有至少 500 种用品是有毒性的,其中三分之一在厨房。

2. 预防措施

(1) 将有毒物质放在高处或上锁。

(2) 大人的药要放在安全处,让孩子知道是药而不是糖果。

(3) 不要给孩子擅自用药。

(4) 千万不要撕掉装有毒物质容器的标签。

(5) 不要贮存大量的清洁液、油漆、杀虫剂及其他有毒物质,及时丢弃盛装上述有毒物质的容器。

(6) 不要用食具盛装有毒物质,不要用矿泉水瓶或果汁瓶装清洁剂或有毒溶液。

(7) 教育孩子不要玩垃圾桶。

第四节　学龄儿童及其家庭的健康促进

 ─────────────── 案例导入与思考 ───────────────

患儿,女,4 岁,喜甜食尤爱果汁与糖果,父母忙于工作疏于为其进行口腔保健。

请思考:

1. 该患儿可能存在的口腔问题是什么?

2. 如何对该患儿及其父母进行口腔保健指导?

Note:

在学龄期,儿童的大脑功能更趋完善,对事物的理解、分析和综合能力逐渐增强。此期是接受文化教育的关键期,也是心理发展的转折期。该期机体抵抗力较强,发病率较低,但要注意口腔和眼卫生,以及骨骼畸形。

一、健康行为的培养

学龄儿童认知能力的发展使其能够选择自己的健康行为。学龄儿童应达到在个人卫生、营养、体育锻炼、娱乐、安全等方面具备自理能力的目标。

实施健康教育是儿童保健的首要内容之一。针对学龄儿童的健康教育项目应通过指导、学习、示范等方式促进儿童健康行为形成。应教育孩子认识他们的身体,并了解他们的行为是如何影响到其健康的。健康的行为包括培养儿童良好的睡眠习惯;养成良好的饮食习惯;教育儿童注意口腔卫生,培养每天早晚刷牙、饭后漱口的习惯;注意用眼卫生,预防近视;预防传染病;培养正确的坐、立、行的姿势,预防骨骼畸形(如脊柱侧弯、斜肩)等。

二、营养与膳食

(一) 强调膳食平衡

尽管学龄儿童的能量需求相对于体重而言比婴幼儿期下降,但应储备一定的营养物质为青春期体格的迅速生长打好基础。应强调膳食的平衡。进入学校后,儿童的饮食方式无法像学龄前期一样接受父母的干预和监督,即使将带午餐到学校,也难以保证进食量。

(二) 零食的补充

学龄儿童膳食要求营养均衡,满足体格生长、心理和智力发展。因此,应保证早餐质量,最好上午课间补充营养食品。下午放学后吃零食是很普遍的事情,应鼓励儿童吃水果、坚果或其他有营养的小吃。学校应开设营养教育课程以纠正儿童挑食、偏食、吃零食、暴饮暴食的习惯,并注意饮食卫生。

三、睡眠

(一) 保证睡眠时间

学龄儿童的休息和睡眠需求有较大的个体差异。应根据儿童的年龄、活动量、健康状况等因素制定个体化的休息和睡眠习惯。学龄期儿童每天睡眠约 9.5h,入睡障碍问题随年龄增加而有所缓解,但有时仍会因入睡的规矩被打破而发生睡眠问题,但一般可通过睡前进行安静的活动(如阅读)促进入睡。

(二) 处理好睡眠问题

学龄期儿童不再出现入睡时害怕黑暗的问题,睡眠问题大多与梦游梦呓有关。梦游发生在非眼快动期从第 4 期到第 1 期的转变过程,当儿童从深度睡眠的非眼快动第 4 期醒来后,他们很难马上清醒过来。因此,会出现意识混淆的现象。

梦游常出现在睡眠后的前 3~4h,他们第二天往往不记得自己晚上曾梦游。梦游时儿童通常是突然坐起,下床行走,动作往往是笨拙的、重复性的,可有手和手指的运动,他们看上去是不安的,然后重新躺下入睡。梦游时他们不太会从事有目的性的活动,和他们说话时只会得到喃喃自语、含含糊糊地回答。梦呓也大多是无目的性的,所说的话往往无法理解,通常是单音节。只要梦游时儿童没有面临危险,最好不去干涉他们。由于梦游时儿童的运动是笨拙的,所以应保证环境的安全性。如果一定要唤醒孩子,则应轻柔地叫其名字,将其带回床上,告诉他/她如果放松一些则不会再发生这种情况。预防儿童梦游的措施包括避免过于疲乏、解除压力、运用放松技术。

梦游通常无须治疗,如果梦游反复出现则可在睡前用小剂量的镇静剂(如安定)。一些平时表现好的儿童和青少年往往会因为过分压抑强烈的情绪(如愤怒)而持续出现梦游现象,对这类孩子应教会他们表达自己的感受,并在睡前作一些自我放松的活动。

四、牙齿健康

(一) 换牙

儿童约 6 岁开始出恒牙。恒牙在冒出之前就已隐藏在乳牙下了。换牙时,乳牙的根已逐渐被吸收,所以乳牙脱落时已只剩牙冠了。儿童 6 岁时,乳牙已长齐,牙床基础已建立,所以第一颗恒牙又称 6 岁牙,通常是第一磨牙,长在乳牙之后。其他恒牙的出牙顺序则和乳牙一致,通常在乳牙脱落后相应的恒牙随后长出。

(二) 口腔卫生

恒牙的生长出现在学龄期,因此,该期应特别注意口腔卫生和定期地进行牙科检查。应注意因换牙时牙齿的咬合移位而造成牙齿功能障碍问题。常规的牙科检查和足量的含氟物质供给是学龄期重要的健康促进内容之一。预防龋齿最有效的方法是保持口腔卫生。选择牙刷时应选择软尼龙毛、柄长约 21cm 的牙刷。学龄儿童应在家长的监督和指导下培养自己早晚刷牙的习惯以及饭后、食用零食后漱口的习惯,预防龋病。指导家长教育儿童避免食用发酵的淀粉类食物和黏性糖类,并注意牙齿移位咬合、牙痛、口腔感染等疾病的预防和治疗。

五、体格锻炼

(一) 重要性

体格锻炼对肌肉的发育、肌肉的增长、平衡和协调能力的发展、耐力的获得均很重要,并能刺激机体的正常运转和新陈代谢过程。在学龄期,儿童动作的速度和控制能力增加,基本具备了必要的协调、时间控制、专注能力,应鼓励学龄儿童进行较多的体育活动。体格锻炼同样适合于患慢性疾病的孩子,例如糖尿病、癫痫、哮喘、过敏症等,但前提是病症是轻度的而且正使用药物控制病情。低智力的孩子也应在同类孩子之间进行体育活动,但应进行严密的监督和指导,体育活动的方式也可针对这些孩子的情况适当做些调整。

(二) 方法

应为儿童提供合适的体育锻炼机会,包括提供合适的空间让它们跑、跳、滑、爬,并有合适的室内和室外活动器具。跑步、跳绳、游泳、滑冰、骑车都是能促进儿童体力和协调力发展的运动。当孩子在运动中建立平稳度、节奏感、省力意识后,就能积极强化其运动行为,不过学龄期儿童仍不适合于进行一些高强度的竞争性运动。

(三) 注意事项

学龄儿童喜爱竞争,因此,教师、父母应了解儿童的体能极限,教会儿童适当的技巧和安全防护原则,避免对肌肉骨骼的伤害,使所有的孩子都投入到体育活动中。应强调通过运动强健体魄、建立积极的自我形象,而不是输赢,家长、老师等应在运动中帮助孩子建立自尊意识。儿童体育活动应强调娱乐性,应让儿童从事多种体育活动,并在集体和个人的体育锻炼过程中学习和玩耍。

六、学校教育

学校必须首先要有安全和健康的环境。学校在促进学龄儿童健康方面起到重要的作用,包括建立健康的学校环境、提供健康服务、进行健康教育等。上述功能对儿童体格、心理发育和社会化发展起到积极的作用。

（一）健康的学校环境

1. 清洁、安全、健全的校园和教室环境,适当的灯光、座位、取暖、通风、设备、安全的玩耍场所。
2. 针对儿童体格和心理发育的健康教育项目。
3. 适合儿童成熟程度和发育能力的有计划的体育活动。
4. 有规律的体格训练项目、预防近视项目。
5. 有计划的用餐系统,保证儿童的营养。

（二）服务项目

学校应为学龄儿童提供系统的促进服务,包括:

1. 健康检查　除常规检查外,还应包括视力和听力检查、身高和体重测量、心理评定。
2. 急救设施。
3. 传染病控制措施　包括监察被传染儿童,患传染病儿童的就学制度。
4. 咨询和指导,随访患特殊疾病的儿童。

（三）健康教育

学龄儿童健康教育的内容主要包括提供有关健康态度、行为的知识、良好的生活习惯、学习习惯、用眼卫生,以及意外事故预防。健康教育应根据具体需要、目标、合法性原则制定详细方案。同时家长也应了解学校的健康教育课程,使之在家中继续强化。应系统培训儿童的健康行为并提供实践机会,而不是单纯地进行讲授。

七、社会化的发展

学龄期孩子大多不会出现过分强烈的情绪,继续保持着对父母和家庭的依赖性,同时具有较多的自信心,想法已较现实。他们具备探索家庭以外环境的精力,人际交往的范围扩展,好奇心驱使他们更多地了解世界。

（一）社会交往

和同龄儿童之间的关系是学龄期儿童重要的社会交往,这时儿童可以无拘无束地投入到同伴的活动中,而不受父母的监督。他们从与同伴的交往中学习,他们学会欣赏同伴中多种多样的想法和行为,对同伴间的行为模式和来自同伴的压力均变得很敏感,同时同伴之间的交往使他们形成同性之间的亲密友谊。获得同伴的认同成为该期儿童独立的重要动力,同伴的帮助和支持促使儿童尝试摆脱父母的庇护、寻求独立。

（二）性别意识

学龄期儿童有强烈的性别意识,男孩和男孩交往,女孩和女孩交往,各自追求各自的兴趣,相互的沟通受限。该期儿童的性别角色意识从与同伴的关系获得。学龄期早期阶段,男孩和女孩可以一起玩游戏和其他活动,但到了后期,两性的区别变得明显。

（三）纪律意识

1. 纪律意识的影响因素　严格纪律是帮助学龄期儿童依照家庭和社会规范行事的重要形式。

影响学龄期儿童的纪律意识和行为的因素有:父母的心理社会成熟度、父母的抚育过程、儿童的自身气质特征、儿童发生不当行为的缘由、儿童对奖励和惩罚的反应。

2. 严格纪律应达到的目的

(1) 帮助儿童杜绝禁止的行为。

(2) 指出什么是可接受的行为,让儿童知道在今后的类似情景中如何做。

(3) 用儿童可理解的形式指出为什么一种行为是不妥的,而另一行为是适合的。

(4) 教育儿童同情犯罪事件中的受害者。当孩子能站在他人的角度看问题后,他们就能理解他们的反应对他人和自己的影响。纪律能帮助儿童控制他们的行为。

八、预防疾病和意外伤害

(一) 预防近视

良好的视力功能是学龄期儿童顺利阅读、书写以及进行各项活动的先决条件。学龄期儿童如果不注意眼的卫生,很容易发生近视眼。保护视力与预防近视应采取综合措施。

1. 培养儿童良好的用眼习惯

(1) 阅读及写字姿势要端正,桌椅高低适当,保持眼与书本合适距离(30~50cm)。

(2) 要保持视线与书本平面成直角(此时字在视网膜上所形成的像最清晰),可使书本平面与桌面倾斜角为 30°~40°。

(3) 不要躺着或在吃饭、走路和乘车时看书。

(4) 用眼时间不宜过长,看书、写字或看电视等 1h 左右应闭目休息或眺望远方约 10min。

2. 提倡优生优育　父母双方如一方为高度近视者,另一方最好是视力正常者。

3. 改善学习环境　阅读时光线要柔和且充足,白天最好采用散射日光,晚上照明灯选用白炽灯或日光灯,光线最好从左侧投射。选择儿童读物时,注意字体大小与儿童年龄相适应,即年龄越小字体应越大,字迹要清晰。

4. 做好眼保健操　眼保健操通过对眼周围穴位的按摩,使眼内气血通畅,改善神经营养,消除睫状肌紧张或痉挛。一般每日做 1~2 次,上午、下午各一次,要做到动作准确,并持之以恒。

5. 加强营养及增强体质　保证足够的蛋白质、脂肪、维生素 A、维生素 D 和钙的摄入,限制过多甜食摄入;鼓励儿童积极参加文体活动,重视课间 10min 的休息;保证充足的睡眠。

6. 定期检查视力　每 3~6 个月检查一次视力,及早发现视力下降的儿童;平时家长也应注意观察儿童视物的举动,如发现儿童看东西时喜欢靠得很近、皱眉、眯眼睛、常用手揉眼或成绩下降等,应及时带儿童到医院就诊。若是假性近视,通过放松疗法(如散瞳疗法、雾视疗法、远眺法等)可恢复视力;确诊为真性近视,可采用配镜、药物、物理疗法等治疗,同时,纠正不良用眼习惯。

(二) 预防伤害

学龄期儿童的协调能力和控制能力增强,并能运用其认知能力审慎行动,所以由于不慎造成的意外伤害有所减少。但是学龄期儿童面临更宽广的环境,他们学习冒险所需要的技能,但较少被大人监督,同时更多地参与到成人的活动中,因此,安全问题仍然十分重要,常发生的伤害包括车祸、溺水、活动中的意外伤害。最有效的预防是教育儿童和家长关于冒险行为的危害性,并教会正确使用活动的器具。

第五节 青少年及其家庭的健康促进

── 学 习 目 标 ──

● 知识目标：
1. 掌握青春期性教育的主要内容及措施。
2. 熟悉青少年的健康观念及青少年健康相关问题。
3. 了解青少年期的特征。
● 能力目标：
能够对青少年的实际情况进行观察和初步分析，能为青少年制定合适的保健要点。
● 素质目标：
培养护生与青春期少年儿童及其家长顺畅沟通的职业素养及关爱、理解青少年的职业意识。

　　青春期是儿童生长发育的第二个高峰期，第二性征逐渐显著，但是神经、内分泌功能尚未稳定，心理水平尚处于过渡期，由于思维方式不够成熟，社会经验欠缺，随着社会接触的机会增多，容易出现心理冲突和矛盾。

一、青春期心理社会发育

(一) 自我认同的形式

　　皮亚杰认为从学龄期到青春期的过渡是儿童的认知从具体运思阶段到形式运思阶段的转移。所谓自我认同是指形成一种对自己稳定的、一致的认识，将自身过去和现在的经历与自己将要如何发展相联系。艾瑞克森认为争取自我认同是青少年时期的心理社会发育任务。通过和他人的交往，使青少年取得自我认同，他们交往的对象就像镜子一样反射出"我是谁"以及"我应该成为怎样的人"的信息。社会同样也对青少年自我意识的形成提供一块广阔的平台。

(二) 自立性的发展

　　成为自主和自立的人是青少年时期的另一个基本的心理社会发育任务。自主包括情感自主、认知自主、行为自主三个部分。当青少年逐渐发现当成人不在场、他们必须自己作出决定并对自己的行为负责时，其独立决定的能力和自主性行为起到关键作用。在行为上自主的人能够向他人寻求有利的建议、能够根据自己的判断和他人的建议权衡将采取何种行动，然后独立地决定将如何行动。决定能力在青少年时期逐步得以提高，随着年龄的增长，他们更能意识到决定过程中危险的存在，能考虑到决定的后果，能向专家讨教。从青少年早期开始他们就不大会绝对顺从父母的意见，这时同伴的影响力增强。但在青少年中期和晚期，他们对父母和同伴的顺从均下降，真正形成行为上的自主。

二、青少年的健康观念

(一) 青少年对健康的定义

　　青少年对健康的定义和成人相似，认为健康是能够在生理上、心理上、社会上具备完好的功能，能够具备积极的情绪状况。他们对健康的认识已超越了"不生病"的观念，包含了维护和促进健康的内容。

　　与青少年的健康相关的顾虑包括压力和焦虑，和成人及同伴的关系、体重、痤疮、沮丧或抑郁情绪。这种健康相关顾虑通常与其发育任务是一致的，例如青春早期的青少年，常常对生长发育的一些特定性问题感兴趣；当从初中向高中转变时，他们所关心的问题主要是如何使同伴接受他/她，和朋友的关系，外表形象。而青春期晚期的青少年主要关心的是学校的表现、将来的职业生涯、情绪健康等问题。

（二）青少年对危险的认知

青少年能够认识到一些危险的事物,例如吸烟、吸毒、性行为、网络成瘾等,同时也认识到一些心理问题对健康的影响,例如抑郁、饮食上的问题和体重方面的问题。他们还能够认识到来自环境和社会的威胁,例如暴力、污染和父母、老师、朋友的冲突。他们也往往会低估自身行为潜在的负面后果。

尽管青少年能够识别对健康的威胁并能够理解这些威胁主要来自社会和心理,但他们对非生理性的问题却很不愿寻求健康咨询,究其原因与对卫生保健服务的保密性的顾虑、保健人员的特征、经济上不能自立有关。因此,医护人员和家长应理解青少年的生理和心理变化,特别是他们所面临的情感冲突,提供相应的支持和咨询,帮助他们顺利度过青春期。

三、青少年及其家庭的健康促进措施

（一）青春期营养和饮食卫生

1. 健康的进食行为　饮食习惯青春期少年体格迅速增长,因此,其营养需求成倍增加,特别是对蛋白质、铁、钙、锌等的需求大大增加。同时,青少年需要独立、需要同伴的接受、注重自己的外形、活动量加大等等因素均影响了青少年的饮食习惯、对食物的选择、营养素的摄入以及其营养状况。目前青少年营养素缺乏的发生率已大大下降,但取代而来的是饮食不平衡和营养过剩。摄入过多的热量、糖、脂肪、胆固醇、盐是青少年时期常见的饮食问题。这些因素结合其他因素增加了成人时患心脏疾病、骨质疏松、一些类型的癌症的危险性。一些维生素和矿物质摄入不足在女孩中发生率较高。例如女孩在月经初潮到来后很容易缺乏铁元素。另外骨骼的发育在青春期为高峰,因此,储存足够的钙对减少成人期骨质疏松的发生率有一定作用。

2. 定期进行营养筛查　内容包括询问他们有关饮食方式、饮食行为、高脂肪、高盐食物的摄入量、最近的体重变化等。应和青少年探索健康的饮食习惯问题,包括健康饮食的益处、如补充含钙、铁、维生素和矿物质丰富的食物、安全的体重自我管理方式等。还应在青春期开始、常规体检时、青春期结束时筛查青少年的血红蛋白。在饮食和健康评估过程中如果青少年出现下述情况之一则应警惕心理社会性或生理性疾病可能:

（1）体质指数（BMI）在过去的 12 个月内增加 2 个单位。

（2）有先天性心脏病、肥胖、高血压、糖尿病的家族史。

（3）青少年过于关注自己的体重。

（4）血清胆固醇水平增高和血压增高。

3. 需要治疗的情况　应警惕青少年有躯体疾病或神经性畏食,建议转到专科门诊进行诊治:

（1）体重下降大于 10%。

（2）在没有超重时节食。

（3）使用自引呕吐、服用泻药、饥饿、利尿等方式减轻体重。

（4）不良的自我形象认识。

（5）BMI 在同年龄同性别青少年中低于 5 个百分位。

（二）青春期心理保健

1. 重要性　青春期是心理发育的又一个重要阶段,其心理与身体和生理一样正发生巨大的变化,认识它们的心理特点,正确对待、主动引导,开展青春期的心理保健,能够使他们顺利度过心理发育的"断乳期",否则易造成心理发育偏离正常,甚至产生意想不到的严重后果。青春期的身心变化,使得青少年重新界定自己是谁,自己需要怎样的生活。大多数人在经历青春期后都会发生轻度的情感骚动。不过当多种常规的生活事件同时发生,或非常规性生活事件出现时,部分青少年会出现应对困难,陷入情感困境。青少年时期发生的变化是多维的,一般从青春早期开始出现,因此,那些"早熟"或"晚熟"的青少年会感到自己的发育与同伴们不合拍而出现情感困惑,另外青春中期的青少年在由

Note:

初中升高中时会格外关注同伴关系,包括同性和异性之间的关系;同时升学意味着青少年面对的社会环境更宽广、个体化更少、成人的支持和监督更多,因此,该阶段青少年的心理社会关注重点是学校表现和将来的职业规划。

2. 保健措施 护士能为青少年提供有力的信息、支持、鼓励,帮助他们应对青春期变化和挑战。护士和其他卫生保健人员可通过对青少年进行压力和变化应对技巧培训,或帮助青少年加入对个人发展有积极意义的活动中等方式促进青少年的情感健康和心理社会调整。

（三）减少有意和无意伤害

青少年时期无意受伤、打架斗殴、自杀等的发生率较高,同时也是青少年死亡的主要原因之一,青少年时期的伤害包括交通事故、打架斗殴、自杀、溺水、中毒、烧伤等。因此,对青少年的预防伤害教育应包括不良情绪和行为的筛查、咨询等。

（四）体格锻炼

1. 重要性 体育锻炼能减少成人心血管疾病的发生率,这种关系已有很多文献报道。青少年时期的体育活动减少高血压、高血脂、肥胖的发生。另外经常的体育活动能减少青少年发生抑郁和情感障碍的危险。

2. 原则

（1）所有的青少年都应每日有一定量的锻炼,可作为每日玩耍、游戏、体育活动、交通、娱乐的一部分,也可是有计划的体育活动。

（2）青少年每周应有 3 次以上中、大量的锻炼和活动,每次应持续 20~30min。

（五）性教育

1. 重要性 由于生殖系统的发育,青少年时期是进行性知识教育的关键时刻。青春期少年出现性兴趣,表现为取笑异性,乐于制造和散播谁"喜欢"谁的谎言。开始对异性有好感和兴趣,在言行举止、处事等方面都努力吸引异性的关注。

2. 教育措施和途径 家长、学校和保健人员可通过交谈、发放宣传手册、上卫生课等形式让青少年应接受健康的性知识教育,内容可包括生殖器官的结构和功能、第二性征、月经、遗精、性行为、妊娠等,同时还应宣传性传播性疾病（包括艾滋病）的传播途径和造成的后果。这种教育可解除青少年对性的困惑。家长和老师应主动与他们交流,增加相互间的信任感,认识到他们渴求独立、渴求志趣相同的知心朋友、渴求异性的注意是正常心理表现,帮助和指导他们如何与异性进行正常的交往,坦然面对异性。应提倡正常的男女交往,抵制黄色传播媒体的影响,对青春期自慰行为如手淫应正确指导,避免夸大其危害而造成青少年恐惧、追悔的心理压力。

（六）青少年网络成瘾

网络成瘾（internet addiction,IA）,是随着互联网的发展和普及出现的新问题。它是指因过度使用网络而导致的一种心理行为障碍,美国心理学会称之为"病理性网络使用"。其主要特征是心理与行为沉溺于网络世界,通过上网产生情绪体验,获得内心安宁,一不上网则会焦躁不安,个人生活、工作因此而产生矛盾与冲突,精神心理走入歧途。由于网络的新异性和变化性,对青少年具有很大的吸引力,故网络成瘾群体主要出于 13~18 岁的青少年,严重损害其身心健康和成长。《2020 年全国未成年人互联网使用情况研究报告》中提示,2020 年我国未成年人互联网普及率达到 94.9%;工作日平均每天上网时长在 2h 以上的为 11.5%,节假日平均上网时长在 5h 以上的为 12.2%;未成年网民中认为自己依赖互联网的比例为 19.6%;利用互联网听音乐和玩游戏分别占 64.8% 和 62.5%,网上沟通社交活动占 55.1%,短视频制作为 49.3% 等。

（七）建立健康的生活方式

青少年的健康促进重点应放在建立健康的生活方式上,包括养成良好的个人卫生习惯,足够的睡眠和运动、健康的行为等。应加强青春期少女的经期卫生指导,特别是月经初潮刚刚来临的少女,应帮助她们应对经期的压力。随着青少年的性发育和体格发育,身高体重增加,血压也开始升高,直至

Note:

青春期结束。该趋势在男性更为突出。虽然出现持续高血压的情况很少见,但不能忽视青春期对血压的控制,因为高血压是导致成人心血管疾病的重要危险因素。青少年每年应测量一次血压。

第六节　儿童意外伤害

―――――――― 学 习 目 标 ――――――――

知识目标:

1. 掌握常见非故意伤害的急救处理措施。

2. 熟悉儿童非故意伤害的影响因素。

3. 了解伤害的定义及分类。

能力目标:

能够指导家长正确认识引起伤害的因素。

素质目标:

培养护生认真负责的工作态度,热情服务的意识及热爱儿童的职业道德。

意外伤害严重威胁着儿童健康,是儿童青少年死亡的首要原因。意外伤害不但影响儿童的正常生活,还会给儿童身心留下创伤,给家庭、社会带来巨大的直接或间接损失,已成为一个重要的全球性公共卫生问题。

一、伤害的定义与分类

(一) 伤害的定义

伤害(injury)是指凡因能量(机械能、电能、热能等)的传递或干扰超过人体的耐受性造成机体组织损伤或窒息导致缺氧以及由于刺激引起的心理创伤均称为伤害。

(二) 伤害的分类

WHO《国际疾病分类》第 11 版(International Classification of Diseases, ICD-11)按照伤害发生地点,将儿童伤害分为道路交通伤害、家庭伤害、校园伤害和公共场所伤害等。目前,多根据伤害发生的意图,将伤害分为非故意伤害和故意伤害两大类。

二、儿童非故意伤害

非故意伤害(unintentional injury)指外来的、突发的、非本意的、非疾病的事件导致身体受到的伤害,如道路交通伤、溺水、跌落伤、烧(烫)伤、中毒、切割伤、动物咬伤、医疗事故等。

(一) 儿童非故意伤害的流行特征

1. 不均衡性　95% 以上的儿童致死性伤害发生在低收入和中等收入国家,东南亚和西太平洋地区的死亡数在全球范围内是最高的。同一国家不同地区也存在不均衡性,我国农村儿童非故意伤害发生率高于城市。不同年龄阶段儿童非故意伤害的发生率和死亡率以及非故意伤害的发生类型亦存在较大差异。

2. 多样性与聚集性　儿童非故意伤害的类型具有多样性,且呈现一定的家族聚集性特征。

3. 可预防性　虽然儿童非故意伤害事件的现状异常严峻,但大多数儿童非故意伤害是可以进行事先预防的。

(二) 儿童非故意伤害的影响因素

非故意伤害的发生由宿主(个体)、环境(物理或社会)、致病原或媒介物三方面因素综合促成。

1. 个体因素　包括年龄、性别、个性心理特征、生理 - 病理因素等。不同年龄均存在相应非故意伤害的危险性。

2. 环境因素 包括家庭环境、社会环境、自然环境等。环境因素在儿童非故意伤害的发生中,起着重要作用,也为非故意伤害的发生提供了基础条件。

3. 致病原或媒介物 许多物理环境在伤害的发生过程中都是重要的环境因素,可作为致病原和媒介物而发挥中介作用。

(三)儿童非故意伤害的预防控制

1. Haddon 模型 Haddon 开创的伤害预防研究,建立了著名的"三阶段三因素矩阵模型",即将非故意伤害事件的发生划分为发生前、发生时和发生后三个阶段,每个阶段均从宿主、媒介物、环境三个因素方面实施预防。

2. 主动干预(active intervention) 是个体自身选择一定的安全设备或采取某些行为方式,以达到避免伤害的目的,如骑自行车佩戴头盔,减少头部损伤。主动干预针对的是全人群,无论是否会发生事故都常规使用某些安全设备,或采取某些安全行为方式,是防止非故意伤害最有效的措施。

3. 被动干预(positive intervention) 是通过环境因素的改造,减少伤害的风险。

(1)教育干预(educational intervention):是通过对家长和儿童的安全教育,减少环境中的危险因素,改变危险的行为方式,增加安全行为。

(2)技术干预或工程干预(engineering intervention):是通过设备与产品的设计与革新,使伤害风险减少,如家具无角,汽车配安全气囊,药品和日用品采用儿童无法开启的包装等。

(3)强制干预(enforcement intervention):是通过立法手段,如禁止酒后驾驶,规定驾驶和骑摩托车的最小年龄等。

(4)加强急救(emergency care and first aid):是通过完善急救系统,开通医院急救绿色通道,提高医院急诊处理和护理水平,使受伤儿童在最短的时间内得到最好的医疗服务,降低伤害的死亡率和减少功能损伤。

上述4种被动干预方法称为"四E干预"。研究表明,最成功的预防非故意伤害的策略是技术干预或工程干预,其次是教育干预。在技术干预中,产品改良(如汽车中使用安全气囊、防止儿童开启的药瓶盖)的效果优于环境改变(如道路设计、抽屉上锁等)。

(四)常见儿童非故意伤害

1. 道路交通伤(road traffic injury) 是指发生在公共道路上、至少涉及一辆移动车辆的碰撞或事故而引起的致命性或非致命性的伤害。

2. 溺水(drowning) 是指呼吸道中浸入液体,导致呼吸损伤的事故。事故后果可能致命也可能不致命,但有些非致命的溺水可以导致严重的神经系统损害。

3. 烫伤/烧伤(scald/burn) 是一类由于热辐射导致对皮肤或其他机体组织的损伤。烫伤/烧伤主要包括由热的液体或蒸汽导致的烫伤,由热的固体(热水袋、保暖瓶、取暖器)或烫的熨斗、厨房用具、燃着的烟草等物体所致的接触性烧伤,由燃着的烟草、蜡烛、灯具或火炉等引发火灾导致的烧伤,由接触化学反应性物质(如强酸或强碱)而引起的烧伤,由电流经过机体而导致的电烧伤。

4. 跌落伤(fall) 是由于重力作用,人体不慎跌倒、坠落,撞击在同一平面或较低水平面而导致的伤害。

5. 中毒(poisoning) 是指因吸入、摄入、注射或吸收有毒物质而导致的细胞损伤,扰乱或破坏机体正常的生理功能,或导致死亡。

6. 窒息(asphyxia) 是指呼吸道由于内部或外部障碍引起的血液缺氧状态。意外窒息最常发生在婴儿,年龄越小窒息导致死亡的比例越高。

多年来,预防儿童非故意伤害的研究一直试图找出伤害儿童的内在特征,但在追踪观察中发现,多动、冲动与伤害高发之间虽有联系,但有些危险特征的敏感性和特异性极低。因此,过分强调儿童非故意伤害的倾向性,容易使人们忽视对外部环境的重视。实际上,儿童非故意伤害的预防控制更应该重视儿童生存的外部环境,儿童保健工作者应加强安全教育、指导父母和儿童监护人减少家庭环境中非故意伤害危险因素的暴露;整个社会应从儿童的角度,对与儿童密切的生活环境进行改造,制定有效的立法和安全标准,为儿童创造更加适宜生存和发展的空间。

三、儿童故意伤害

故意伤害(intentional injury)指有目的的、有意的自我伤害行为或他人加害行为,故意又统称为暴力(violence)。故意自伤行为包括各种方式的自杀、自残、自伤等;他人加害行为包括各种方式的他杀、被虐待/疏忽、被遗弃、家庭/社会暴力、强奸等。

(一)儿童故意伤害的类型

1. 自杀(suicide)　指个体在意识清醒情况下自愿(而非被迫)的以自我伤害方式结束自己生命的行为。

2. 自伤(self-injury,self-harm)　指由个体自己实施的、对自身机体或心理造成实质或潜在的伤害行为,常连续、反复发生,轻者导致损伤或潜在损伤,重者导致残疾死亡。自伤行为不伴随自杀意图,这是自伤与自杀最主要的区别。

3. 校园暴力(school violence)　是在校学生之间、师生之间、学生与社会其他人员之间,发生在校园内外的、故意的欺凌、敲诈、伤害等性质的暴力或非暴力行为,可导致学校成员身体和心理的伤害。

4. 虐待与忽视(abuse and neglect,maltreatment)　指一个人对另外一个人实施的蓄意或非蓄意的,能够造成对方身心健康实际或潜在伤害与危害的一类伤害的总称。最常见的虐待与忽视主要为有抚养义务的成年人对儿童实施的虐待与忽视。

(二)虐待与忽视对儿童身心健康的影响

1. 生理方面的影响　躯体健康的影响、脑发育的影响、生殖系统的影响、成年期疾病的影响。

2. 心理方面的影响　童年期遭受躯体虐待者更容易引发抑郁、焦虑、低自尊、性功能障碍、创伤后应激障碍、反社会性人格以及边缘性精神分裂症等,对女性的影响大于男性。

3. 行为方面的影响　高攻击性是遭受躯体虐待儿童突出的行为问题之一;情感(精神)虐待而他会自暴自弃,出现行为障碍;性虐待受害者,近期多表现为退缩、离家出走、物质滥用、自杀等,远期多表现为性别角色冲突、异性化行为以及多种行为问题;被忽视儿童由于长期得不到亲人的关爱,很容易寻求或相信他人的爱抚、接受虚假的情感欺骗和诱惑,从而遭受性侵犯、性虐待等剥夺性伤害。

(三)儿童虐待与忽视的预防控制

1. 社会和社区层面的预防控制　推行法律改革和促进人权;引入有益的社会和经济政策;转变社会文化规范;缩小经济不平等;减少环境危害因素;培训卫生保健专业人员。

2. 人际关系层面的预防控制　促进早期安全亲子依恋关系的形成、倡导非暴力的管教方式,在家庭内为儿童的心理健康发展创造条件等。

3. 个体层面的预防控制　个体层面预防策略旨在直接改变个人的态度、信念和行为,包括针对受虐者和施虐者,可采取的措施有减少意外妊娠,增加围产期保健服务,教育儿童远离潜在的虐待情境。

(四)儿童虐待与忽视的干预

儿童享有健康的权利,当发现其遭受虐待与忽视时,应积极采取综合的干预措施进行组织,以降低虐待与忽视对儿童身心健康近期和远期的不良影响。

1. 躯体虐待的干预　有外科指征者按外科规范处理,减少后遗症和残疾的发生。对所有受虐儿童都应给予更多的心理支持和关怀,降低不良事件对儿童心理产生的负面影响,避免其不良心理行为的形成与恶化。对施虐者进行教育,触犯法律者应给予制裁。

2. 情感(精神)虐待的干预　通过多种有效途径(如游戏、角色扮演等)与受害儿童直接接触与交流,并给予直接的指导,使儿童从中得到锻炼和学习,提高儿童的社会能力,增进儿童自尊心和自信心。针对施虐者,要通过积极有效的交流和健康教育,提高其养育知识和技能;接纳成长中儿童的好

Note:

奇心和探索行为;重视童年期情感环境对儿童发展的影响。

3. 性虐待的干预 对性虐待受虐儿童的干预是一个复杂的问题,不仅涉及患者,而且也包括其他家庭成员。对受虐儿童提供保护,避免虐待事件的重演;提供足够的心理支持,避免不良心理行为的形成;保护受虐儿童的隐私。同时,对施虐者进行控制、教育甚至医学治疗,严防再次虐待儿童。

4. 忽视的干预 针对被忽视儿童,首先要对儿童忽视状况进行评估,了解儿童忽视的程度以及潜在的危险因素,为有针对性干预提供前提;其次采取相关措施(如通知有关儿童虐待忽视组织、实施家庭干预等)和针对儿童监护人采取积极、有效的干预(如行为治疗、认知 - 行为治疗等)等保证该儿童不再被忽视。同时应对受忽视儿童的发展和恢复进行群体咨询服务、技能发展训练,以及提供临时庇护所、对年幼儿童的日间照管等干预措施。密切注意所采取的干预行动对儿童情感发育的影响,保证其绝对有益。

5. 监护人虚夸综合征的干预 监护人虚夸综合征(Munchausen syndrome by proxy)是一种相对罕见的虐待形式。首次于 1977 年提出,指父母一方(通常是母亲)模拟、夸大或编造孩子患病的症状或体征,导致不必要的医学检查、住院或治疗。应首先考虑儿童的身心安全及健康成长,必要时必须将母子强制隔离。医疗机构工作人员,特别是儿科医生,当遇到不自然症状(母亲的态度与儿童的症状矛盾)的时候应想到本综合征的可能,此时应与处理儿童虐待的专门机构取得联系,并赢得母亲、父亲等家人的信任,努力重建和谐的家庭氛围。

对受虐儿童的任何一项治疗绝不能用单纯的生物医学的观点来实施,在做任何一项治疗时都需要辅以心理护理、行为关怀和循循善诱的劝慰,使受害者接受治疗、坚持治疗、配合治疗,同时坚定人生的信念。社会服务者进行的任何评估和干预,都应代表儿童的利益,在保证儿童安全的前提下,采用对儿童伤害最小、对家庭侵扰最小的干预方案。

第七节 儿童计划免疫

—————————— 案例导入与思考 ——————————

患儿,男,3 月龄。持续腹泻 3d,每日 5~6 次。按计划免疫程序,今天该患儿应接种脊髓灰质炎疫苗和百白破疫苗。

请思考:

1. 该患儿能否按计划进行预防接种?

2. 若患儿是健康的,能否同时接种脊髓灰质炎疫苗和百白破疫苗?

—————————— 学 习 目 标 ——————————

知识目标:
1. 掌握我国 1 岁以内儿童计划免疫程序及注意事项。
2. 熟悉预防接种的一般禁忌证和特殊禁忌证及熟悉预防接种的反应。
3. 了解预防接种的种类。

能力目标:
1. 能够正确处理对基础免疫接种后各种反应。
2. 做好疫苗管理和宣教,能及时发现并处理预防接种过程中出现的各种问题。

素质目标:
培养护生认真负责的工作态度及爱护儿童的职业精神。

儿科学领域一个最令人瞩目的进步就是普遍开展计划免疫,使儿童感染性疾病的发生率大大下降。由于婴幼儿对各种传染病都具有易感性,故计划免疫均从婴儿期开始实施,预防接种是计划免疫的核心。

计划免疫 planned immunizations 是根据儿童的免疫特点和传染病发生的情况制定的免疫程序,通过有计划地使用生物制品进行预防接种,以提高人群的免疫水平,达到控制和消灭传染病为目的。按照我国相关规定,婴儿必须在 1 岁内完成卡介苗、脊髓灰质炎三型混合疫苗、百日咳、白喉、破伤风类毒素混合制剂、麻疹减毒疫苗及乙肝疫苗的基础免疫。根据流行地区和季节,或根据家长的自己的意愿,有时也进行乙脑疫苗、流行性脑脊髓膜炎疫苗、风疹疫苗、流感疫苗、腮腺炎疫苗、甲型肝炎疫苗、水痘疫苗、流感杆菌疫苗、肺炎疫苗、轮状病毒疫苗等的接种,见表 3-1。

表 3-1　国家免疫规划疫苗儿童免疫接种程序表(2021 版)

疫苗	接种对象月(年)龄	接种剂次	接种途径	接种剂量/剂次	备注
乙肝疫苗	0、1、6 月龄	3	肌内注射	酵母苗 5μg/0.5ml；CHO 苗 10μg/ml、20μg/ml	出生后 24h 内接种第 1 剂次,第 1、2 剂次间隔≥28d
卡介苗	出生时	1	皮内注射	0.1ml	
脊灰疫苗	2、3、4 月龄,4 周岁	4	口服	1 粒	第 1、2 剂次,第 2、3 剂次间隔均≥28d
百白破疫苗	3、4、5 月龄,18 月龄	4	肌内注射	0.5ml	第 1、2 剂次,第 2、3 剂次间隔均≥28d
白破疫苗	6 周岁	1	肌内注射	0.5ml	
麻腮风疫苗	8 月龄、18 月龄	1	皮下注射	0.5ml	
乙脑减毒活疫苗	8 月龄、2 周岁	2	皮下注射	0.5ml	
A 群流脑疫苗	6、9 月龄	2	皮下注射	0.5ml	第 1、2 剂次间隔 3 个月
A+C 流脑疫苗	3 周岁、6 周岁	2	皮下注射	0.5ml	2 剂次间隔≥3 年；第 1 剂次与 A 群流脑疫苗第 2 剂次间隔≥12 个月
甲肝减毒活疫苗	18 月龄	1	皮下注射	1ml 或 1.0ml	

一、预防接种的种类

(一) 主动免疫

将特异性抗原接种易感者,使其体内主动产生免疫抗体以抵抗同抗原的致病体,预防疾病发生。主动免疫制剂可分 3 类:

1. **菌苗**　有死菌苗和活菌苗 2 种。死菌苗是细菌在培养基上生长繁殖后,将其杀死后制成,如伤寒、副伤寒、霍乱、百日咳菌苗等。这类菌苗进入人体后不能生长繁殖,注射 1 次对身体刺激的时间短,免疫效果较差,需多次注射才能使人体获得较高而持久的免疫力。活菌苗是由"无毒"或毒力很低的菌种培养繁殖后的活菌制成,如卡介苗等。这类菌苗进入人体后能生长繁殖,类似一次轻型自然感染过程,但不会发病,对身体刺激时间长。同死菌苗相比,优点是接种量小,接种次数少,免疫效果好,免疫持久性生长；缺点是有效期短,液体活菌苗需要冷藏,运输保存也不

Note:

方便。

2. 疫苗　有灭活疫苗及减毒素活疫苗 2 种,灭活疫苗如乙型脑炎和狂犬病疫苗等;减毒活疫苗如麻疹、脊髓类质炎、风疹、腮腺炎疫苗等。其优点与菌苗同。

3. 类毒素　细菌所产生的外毒素经甲醛处理后失去毒力而保留原来的抗原性,注射后可刺激身体产生抵抗毒素的免疫力,如白喉类毒素、破伤风类毒素等。

联合免疫接种指一种以上的预防接种制剂联合应用,能同时对几种传染病产生抵抗力。如百日咳菌苗、白喉类毒素(二联)、破伤风类毒素(三联)等。这是目前各国都采用的方法,效果好,可减少接种次数,增加协同作用,很受群众欢迎。

(二) 被动免疫

对未接受主动免疫的易感儿,在接触该传染病后,可予以胎盘球蛋白、免疫球蛋白或同型血浆注射,使机体在短期内(3 周左右)具有免疫能力,称为被动免疫。此种方法使用的范围甚为狭窄,常用于预防麻疹、甲型病毒性肝炎。免疫血清(包括抗毒素和抗病毒血清等)是将抗原物质免疫动物或人而取得。常用的有破伤风、白喉抗毒素、抗狂犬病血清,一般用于受伤而未经破伤风类毒素免疫的人,或密切接触白喉患者又未经白喉类毒素免疫的人,只能作为临时应急办法。但这类制品注入体内后很快被排泄掉,预防时间短(1~3 周),这类制品是动物血清,对人体来说是种异种蛋白,重复注射容易引起过敏反应。

知 识 链 接

五 联 疫 苗

五联疫苗潘太欣(Pentaxim®)是由吸附无细胞百白破和灭活脊髓灰质炎联合疫苗(DTacP-IPV)和 b 型流感嗜血杆菌结合疫苗(Hib)组成的联合疫苗,用于预防白喉、破伤风、百日咳、脊髓灰质炎和 b 型流感嗜血杆菌引起的五种感染性疾病。推荐的免疫程序为:在 2 个、3 个、4 个月龄,或 3 个、4 个、5 个月龄进行三剂基础免疫;在 18 个月龄进行一剂加强免疫,每次接种单剂本品 0.5ml。

五联疫苗潘太欣属于二类疫苗,根据国务院《疫苗流通和预防接种管理条例》的规定,二类疫苗以自愿、自费为原则,在知情告知的情况下由受种者家长选择。受种者家长也可选择百白破、脊髓灰质炎灭活疫苗或减毒活疫苗等一类疫苗和 b 型流感嗜血杆菌结合疫苗作为替代,其中 b型流感嗜血杆菌结合疫苗为二类疫苗。

二、预防接种的禁忌证

(一) 一般禁忌证

1. 生理状态　某种传染病流行季节(如百日咳疫苗接种可诱发乙型脑炎,故乙脑流行季节不宜接种百日咳疫苗);近 6 周曾注射丙种球蛋白、免疫球蛋白或其他被动免疫制剂者。

2. 病理状态　发热;急性传染病的潜伏期、前驱期、发病期及恢复期;过敏体质;婴儿严重营养不良。对患有癫痫、有抽搐史者,接种乙型脑炎疫苗、百白破疫苗和流脑多糖疫苗时应慎重。

(二) 特殊禁忌证

1. 免疫缺陷病、恶性肿瘤、长期服用肾上腺皮质激素、抗代谢药物及免疫抵制药患者禁止接种活疫苗。

2. 百白破混合疫苗禁止接种于既往有神经系统疾患、第 1 针注射反应严重者(如休克、高热、惊厥、意识改变、血小板减少或溶血等)、肾炎恢复期及慢性肾炎者。

3. 卡介苗禁止接种于患有湿疹、化脓性中耳炎或严重皮肤病者。

4. 严重腹泻患者应暂缓服用脊髓灰质炎减毒活疫苗,待疾病康复后使用。

三、预防接种反应

（一）局部反应

接种后数小时到 24h 注射部位出现红、肿、热、痛。红肿直径在 5cm 以上，伴有淋巴结炎，为重度反应。这种反应一般在 2~3d 内自行消退，不需特殊处理。如果局部红肿断续扩大，高热持续不退，则可送医院诊治。接种卡介苗可出现特殊形式的局部反应，4 周左右局部出现红、肿，以后局部化脓，偶有同侧腋下淋巴结肿大，一般在 2 个月左右结痂，形成瘢痕。

（二）全身反应

轻者可有疲倦感、头晕、全身不适；重者则出现头痛、发热、寒战、恶心，甚至呕吐、腹痛、腹泻等。轻度反应不需处理，重度者休息，对症治疗，服解热止痛药。少数儿童接种麻疹疫苗后 6~12d，可有发热、一过性皮疹。

（三）异常反应

包括晕针、过敏性休克、过敏性皮疹、血清病、变态反应性脑脊髓膜炎、诱发潜伏的感染等。

（四）偶合症

偶合症是指受种者正处于某种疾病的潜伏期，或存在尚未发现的基础疾病，接种后巧合发病（复发或加重），偶合症的发生和疫苗本身无关，疫苗接种率越高、品种越多，发生偶合症的概率就越大。

四、预防接种注意事项

1. 做好健康教育，护士应对接种儿童的家长进行计划免疫的健康教育，告知各种疫苗的益处及潜在危险，并为其提供有关接种的文字信息。

2. 接种场所应光线明亮，空气流通，温度适宜。备好接种用品及急救用品，并常规检查核对。

3. 疫苗应冷藏保存，应避免放置冰箱门附近，因经常开冰箱会使门上的物品温度上升而影响药效。若要求避光保存则将疫苗包在铝箔内再放在容器中。

4. 每次接种前应检查药液的有效期、检查药液是否有颜色变化。

5. 接种活菌苗、疫苗时只用 75% 酒精消毒，而且应待干后接种，以防活菌苗疫苗被灭活。

6. 应做到每人一支注射器、1 个无菌针头。注射器和针头在接种完成后应根据普通防护原则进行处理（剩余药液废弃、活菌苗烧毁）。

7. 大部分疫苗接种途径是肌内注射，以上臂三角肌为多用。肌内注射的针头长 25mm 为宜，皮下注射 12mm 为宜。进针后应先抽吸针筒，避免疫苗直接进入血管。严格按要求的间隔时间接种，一般接种活疫苗需间隔 4 周，死疫苗应间隔 2 周。

8. 应严格掌握接种禁忌证，教育家长如何应对接种后不良反应，并告知其接种咨询和急救处理电话。

9. 在接种结束后应和家长书面预约下次接种日期。

10. 记录每次接种的情况。对经常搬迁的家庭而言，应让父母保存儿童的预约接种记录。记录的内容包括：接种的年月日、疫苗的标号和剂型，接种人员、接种的部位等，漏种者应补种。

第八节　儿童游戏及游戏治疗

—— 学 习 目 标 ——

● 知识目标：

1. 掌握游戏与游戏治疗的定义。

2. 熟悉游戏的功能、游戏治疗的特点以及注意事项。

3. 了解游戏分类。

● 能力目标：

能够指导家长正确认识不同年龄儿童的游戏。

● 素质目标：

培养护生认真负责的工作态度和关爱儿童的基本素质。

儿童的游戏是本能的，自发的，没有目的性的，对儿童的成长发育具有普遍而重要的意义。成人的世界中，最普遍的沟通媒介是语言表达，但是儿童的沟通媒介却是游戏。儿童无法像成人一样通过语言来表达他们的心理，因此，治疗师把游戏的内容换成成人的自由联想，接触到儿童的潜在意识，对儿童问题行为进行干预。

一、儿童游戏

（一）游戏

游戏是儿童期最主要的活动，儿童通过游戏来探索并适应现实世界的时空、事物、动物、结构以及人。在游戏过程中，学会并理解想象性概念表达的含义和价值，用自己的方式来探索、验证和学习。游戏是儿童的全球性语言，是儿童与他人沟通的一种重要方式。

（二）游戏对儿童发展的意义

游戏是儿童生活的重要方式。它不仅仅只是打发时间、发泄精力和促进身体协调，同时也具有主动探索、发表感受、学习社会性及引发活动等特点。通过游戏，儿童能够识别自我及外界环境，发展智力，协调动作，初步建立社交模式，学会处理一些简单的问题。因此，游戏对儿童的身心发展有重要的意义。

（三）游戏的功能

1. 促进儿童认知能力　通过游戏可以提高时间、空间、因果等概念的理解。

2. 促进智力发育　通过游戏，儿童可以识别颜色、大小、质地及用途，增进语言表达能力及技巧。

3. 促进儿童社会化　通过集体游戏，儿童建立一定的社会关系，培养社会道德规范以及社交技巧，学会解决处理人际关系问题。

4. 促进创造力的发展　儿童在游戏中，发挥自己的想象力，重建游戏规则，重建游戏模型，重新规划游戏范畴等。

5. 促进儿童健康人格的形成　通过集体游戏，儿童学会人际交往的规则，熟知他人的想法，欲望和请求等，进一步对儿童的自我健康人格提供良好的发展。

6. 治疗效应　游戏有助于儿童发泄不良情绪，缓解紧张及压力，减轻焦虑与恐惧，获得心理平衡。

（四）游戏的分类

1. 按参与度分类

（1）主动游戏：儿童直接参与该游戏，其乐趣从亲身参与活动中获得，个体本身消耗很多能量。例如,赛跑、绘画、玩黏土等。

(2) 被动游戏:又称为娱乐(amusement),儿童不需要直接参与该活动,其乐趣在于观看他人活动,个体不必消耗很多精力。例如看电视,看电影,听音乐等。

2. 按认知程度分类

(1) 功能性游戏:发生在出生至两岁的感觉动作期,通过感觉器官的刺激,满足个体感官的功能成熟。例如抓、捏、敲、咬、听等。

(2) 象征性游戏:两岁左右开始出现、六岁时达高峰,通过模仿成人的举止动作,从中获得快乐。例如扮家家、模仿艺人等。

(3) 规则性游戏:六岁开始,八九岁达高峰。游戏主要来自于有规则的竞赛。如棒球、足球、接力赛等。

3. 按社会性分类

(1) 单独性游戏:多见于两岁以内的婴幼儿,玩弄简单的玩具或运动探索自己的身体。例如玩弄手脚、翻身、学步;玩各种玩具(通过抓、捏、敲、咬、听等方式)。

(2) 旁观游戏:经过单独玩游戏阶段,儿童开始对周围事物产生好奇心。儿童喜欢观看别人玩游戏,因不熟悉的人与事物怕生,因此,不愿意参加游戏,但是能得代理满足。

(3) 平行游戏:幼儿期与其他小朋友在同一场合玩着同样的玩具,但不存在联合或合作性行为,只是一起玩各自玩的游戏,也可以说集体的单独游戏。例如在沙池中玩各自的堆沙游戏。

(4) 联合游戏:学龄前儿童的游戏出现单独的互动行为,无组织,规则或角色安排,仅有简单的互动行为。例如沙堆玩挖沙子会堆叠沙塔的游戏。

(5) 合作游戏:此游戏是高认知能力的游戏发展,它有目的,有一定的主题、角色安排、游戏规则等。例如躲避球、棒球等。

二、游戏治疗

(一) 游戏治疗概述

游戏治疗(play therapy)是以游戏为媒介,让儿童在游戏中表达自己的感情,暴露问题,用其最自然的沟通方式来解除自我困扰的一种治疗方法。儿童游戏治疗相当于成人的心理治疗,由于儿童的情感及对事件的语言描述有限,运用语言符号和词汇能力不足,较大程度地影响了传统的临床心理治疗效果。游戏治疗是在游戏室里使用玩具作为沟通方式,通过绘画、音乐、舞蹈、喜剧、运动、诗歌、讲故事等多种表现方式,帮助儿童克服行为困难,矫正问题行为或减轻创伤的过程。

(二) 游戏治疗的特点

游戏治疗与游戏是有区别的,主要有以下几个特点。

1. 游戏治疗是经过精心设计的　游戏治疗中,治疗师根据不同类型儿童的特殊需求,分别设计个别游戏计划,包括游戏环境的选取、布置、游戏的进程等。

2. 游戏治疗中包含着充分的教育因素　游戏治疗通过游戏中的角色、动作、语言、玩具材料等运用,提高自身的各种能力,积累有关生活的知识经验,激发儿童的自我中心言语,促进思维的发展,消除消极的情绪,建立积极情感。

3. 游戏治疗充分体现儿童自主性　在游戏治疗过程中,儿童是整个活动的主人,儿童自己自由地选择游戏活动的形式,按自己的意愿在规定时间内进行游戏,游戏的全程无外界的干涉,最大限度地体现了儿童的自主性和主动性。儿童在游戏中没有受到压抑,自己作出选择和决定,学会完善自己、增强自尊和自信,随之放射出无意识的心理。治疗师通过游戏治疗观察儿童心理行为障碍的机制,以便于制定措施和进行矫治。

4. 游戏治疗是安全的、愉快的　游戏治疗的过程中,儿童所处的游戏环境是安全的、自由的;治疗师的态度是温和、友好的;游戏时间是充足的。儿童在安全、舒适、愉快的环境中放松的状态下,通过趣味性的游戏,充分发现自我、树立自信心,促进人格的发展。

（三）游戏治疗的分类

1. 以儿童为中心的游戏治疗   以儿童为中心的游戏治疗是治疗师完全相信儿童的内在潜力的前提下,把儿童内心中能够自我发展的、自我完善的、积极向上的、富有创造力的以及自我治愈的能量充分释放出来的治疗方法。是利用自我发展的潜能去探索和发现,最终建构出一个完整而成熟的自我。游戏室里的材料包括玩具、颜料、画架、木偶、沙箱,以及儿童家具等。

2. 儿童精神分析游戏治疗   梅兰妮·克莱因（Melanie Klein）首次提出儿童精神分析游戏的方法,分析 6 岁以下儿童。治疗师通过游戏疗法直接接触儿童的潜在意识,鼓励儿童通过游戏表达他们的幻想、焦虑以及防御,然后再进行解读和洞察儿童内心,最终消除焦虑。所使用的玩具和材料为小汽车、小房子、纸片、剪刀、黏土、染料、铅笔等。

3. 格式塔游戏治疗   此疗法针对压抑已久的沮丧,丧失、悲伤问题困扰的儿童有较好的疗效。游戏通过幻想来尝试新的、不同形式的生活,游戏中儿童随心所欲地表现为很多类型的角色。通过游戏儿童的心理、生理、社会性都可以得到发展。常用的形式为音乐、木偶剧、讲故事、沙盘游戏、捏黏土、拼贴图等。

4. 亲子游戏治疗   是指治疗师对家长进行训练,使家长掌握基本游戏技巧,最终家长用游戏疗法解决自己孩子的问题。这种方法适用于病态的家庭关系而造成的心理障碍或行为异常的情况下最有效。此方法帮助父母为孩子营造一种舒适而安全的环境,同时儿童能充分表达自己的感受并建立对自己和父母的信心。

5. 集体游戏治疗   集体游戏治疗是一种低成本、高效、便于推广的治疗方法。用于治疗多动症、儿童精神分裂症、抑郁症、退缩行为、攻击行为、学习困难、遭受躯体虐待或性虐待的儿童。集体游戏为儿童创造了在集体中成长的机会,感受安全感和归属感,有利于对特殊儿童行为的矫治。

（四）游戏治疗中注意事项

1. 提供丰富的游戏环境   玩具是游戏治疗的重要媒体,儿童通过操纵、摆弄玩具,甚至殴打,破坏玩具释放感情。因此,选择材料时考虑玩具的坚固、耐用、不含有毒元素,避开棱角、锋利的、易生锈的材质。玩具要符合儿童身心发育,便于操作。游戏室电源做好儿童安全装饰,家具稳放,不能存放引起外伤的危险物品;治疗室保持安静,儿童治疗不受外界的干扰,为了便于观察、分析,室内设置录音、录像等设备。

2. 保证充足的游戏时间   要有严格的时间表,一般每周安排一到两次,每次时间为一到一个半小时。游戏治疗的时间随着游戏次数的增加而逐步延长。让儿童在充足的时间里充分发挥自己的情感。

3. 建立必要的游戏规则   为了保证游戏能顺利进行,治疗中应设定必要的规则或限制。如果儿童表现出攻击性或破坏性行为,为了确保儿童安全,停止治疗或暂时离开治疗室,整理好玩具和环境之后继续进行治疗。

4. 发挥治疗师的隐性作用   治疗过程中,治疗师应让儿童感受无限的真诚和信赖,儿童才能体验到宽松和和睦。治疗过程中治疗师应自然地投入,幕后策划和组织,发挥隐性教育作用,让儿童很好地把握和控制自己。并且对儿童游戏过程中的一切行为、表现要保密,连续性记录治疗过程,以便于观察治疗效果及作为评价的依据。

Note:

沙 盘 游 戏

沙盘游戏疗法(sandplay)是一种以荣格心理学原理为基础,由Dora Kallf发展创立的心理治疗方法。沙盘游戏是运用意象(积极想象)进行治疗的创造形式,"一种对身心生命能量的集中提炼"。治疗师为儿童营造一个安全的环境,运用沙子、水和沙具,使其能够自由地探索和表达。由于沙盘游戏过程是非言语的,它可以传递出语言无法获得的体验。沙盘中所表现的一系列沙盘意象,营造出沙盘游戏者心灵深处思想和情感。通过意识和无意识之间的持续性对话,以及由此激发治愈过程和人格(灵性与自性化的)发展。

(崔文香)

思 考 题

患儿,男,5.8kg,现俯卧位时抬头很稳并能自由转动。昨日接种疫苗,今日因体温38℃来院就诊,接种部位轻微红肿。咽无充血,心肺无异常。

(1)以运动发育情况推算该患儿接种的疫苗是什么?

(2)该疫苗接种的部位是?

(3)依目前的症状,最恰当的处理方法是什么?

(4)如何对该家长进行保健指导?

NURSING

第四章

住院患儿及其家庭的护理

04章 数字内容

章前导言

　　儿童正处于体格不断生长发育、心理活动和社会行为不断发展的重要阶段。住院对患儿及其家庭来讲是一个压力事件，极易对其心理健康产生不良影响，进而影响其正常的生长发育及人格发展。儿童对未知事物常会产生焦虑、恐惧心理，刚入院的患儿通常对陌生的环境，不熟悉的人群，尤其是各种侵入性的治疗感到不舒适甚至是恐慌。此外，由于住院使患儿及其家庭的日常生活被打乱，导致患儿适应社会生活的能力减低。为了减轻住院对患儿及其家庭产生的压力，儿科护士应根据儿童的年龄、疾病的严重程度、住院期间主要的压力来源等，为患儿提供全面的身心护理，同时为其家庭提供帮助。

第一节　儿童医疗机构的设置特点及护理管理

---- 学 习 目 标 ----

知识目标：

1. 熟悉儿童医疗机构的设置特点。

2. 了解儿童医疗机构的护理管理。

能力目标：

敏锐的病情观察能力及面对各种突发事件的应急处理能力。

素质目标：

培养护生爱岗敬业、认真负责、反应敏捷的职业素养。

目前,我国儿童医疗机构主要有三类:妇幼保健院、儿童医院和综合性医院的儿科门诊及病房,它们共同担负着我国儿童的医疗和保健工作。其中以儿童医院的设置最为全面。

一、儿科门诊

(一) 儿科门诊的设置

1. 预诊处　一般设置在儿科门诊入口处,与急诊、门诊、传染病隔离室相通,其主要目的是:①及早鉴别并隔离传染病患儿,减少交叉感染;②协助患儿家长选择正确的就诊科室,节省就诊时间;③及时识别危重患儿并争取抢救时间。预诊处应备有简单的预诊用具及一般的消毒隔离设备。预检处的护士应能在短时间内通过简单有效的望诊、问诊及查体,迅速作出判断。因此,预诊工作要求由经验丰富、责任心强、处事果断的高年资护士担当。

2. 挂号收费处　患儿经过预诊分诊后,便可在此处挂号交费就诊。目前国内多数大型三甲医院均设有自助挂号缴费机、手机 APP 等多种挂号缴费方式,优化了就诊流程,有效提高了就诊效率。

3. 候诊处　儿童一般都是由家长陪伴就医,因此,候诊室应设置充足的候诊椅,保持空气流通,还应设置母婴室,供哺乳、换尿布、包裹之用。同时应设有饮水处及卫生间,以方便患儿及其家长候诊。候诊室是门诊健康教育的重要场所,可在此利用宣传栏、电视视频、健康小手册等媒介进行科普卫生知识的宣传。有条件的医院可在此处设置儿童游戏场地,减轻儿童就诊时的恐惧感。

4. 诊察室　诊察室室内应设有诊查桌、椅、诊查床及洗手设备。力求保证一医一患,保护患儿隐私,减少交叉感染。诊室内应充分通风,诊疗设备如听诊器等,使用后应该在诊室立即消毒,不可以带出诊室外,避免交叉感染。

5. 治疗室　可进行必要的治疗,如各种注射、穿刺、换药等。应备有各种治疗所需的设备、器械和药品。

6. 传染病隔离室　隔离室内应备有诊疗床、必要的诊疗工具以及消毒隔离设备,如隔离衣、防护服、洗手装置、紫外线灯等,并设有专人为隔离的患儿及其家长进行处理挂号、缴费、取药等事宜。设置清洁区、污染区以及潜在污染区,实行双通道进出,医护人员从清洁区经潜在污染区进入隔离病室,患儿及陪同人员从病房另一侧出入。

除上述设置外,还应设置化验室、药房等,依据医院实际规模,可就近设置儿科配液中心、输液区、雾化室、母婴室及采血中心等,方便患儿及其家长就医。

Note:

(二) 儿科门诊的护理管理

1. 维持就诊秩序 门诊护士要合理安排各诊室就诊人数,随时调整、疏散就诊患儿,做好患儿及其家长的沟通协调工作,每次只允许一位家长陪同患儿进入诊查室,合理安排及管理,保证就诊秩序有条不紊,提高患儿就诊质量。

2. 密切观察病情变化 患儿具有病情变化快、不能准确表述其不适等特点,护士应在预诊、候诊等过程中随时严密观察患儿的病情变化,发现异常情况及时与医生联系并配合处理。

3. 预防院内感染 及时发现传染病的可疑征象,并予以处理。严格执行消毒隔离制度,遵守无菌技术操作规程。医护人员应熟知各种防护用品的使用方法、穿脱流程,知晓发生职业暴露后的处置流程。

4. 防止不良事件的发生 严格执行核对制度,给药、注射等各项操作应认真仔细核对,避免差错事故的发生。

5. 提供健康教育 提供健康教育也是儿科门诊护士的重要职责,根据季节及疾病流行情况,护士可利用候诊时间,通过宣传栏、视频、宣传手册、健康讲座等形式进行儿童保健、科普卫生知识宣传。

二、儿科急诊

(一) 儿科急诊的设置

儿童疾病起病急、病情变化快、突发情况多,护士应及时发现各项情况,做好抢救准备。儿科急诊是抢救患儿生命的重要地点,考虑不同年龄儿童生长发育的差异,儿科急诊应备有适用于各年龄段儿童的不同规格型号的必备抢救器械、用具及药品等。

1. 抢救室 抢救室内设 2~3 张抢救床,每床配备完善的功能设备带或吊塔,具备供电、供氧、负压吸引等功能,除此之外配有监护仪、儿童复苏设备、除颤仪等仪器,以及各种穿刺包、切开包、常用无菌用品等。抢救车内备有常用急救药品、物品等,以满足抢救危重患儿的需要。

2. 观察室 设有病床及常用抢救设备,如有条件可配备监护仪、婴儿温箱、供氧及吸痰装置等,输液设施齐全,还应按病房要求备有各种医疗文件。

3. 治疗室 应设有治疗床、药品柜、注射用具,各种治疗、穿刺用物品及各种导管等。

4. 简易手术室 应备有用于清创缝合手术、大面积烧伤的初步处理、外伤缝合、骨折固定等相应的器械、药品。

(二) 儿科急诊的护理管理

1. 急诊抢救的五要素 人、医疗技术、药品、仪器设备及时间是急诊抢救的五要素,其中人起主要作用。儿科急诊护士应具有高度责任心,熟练掌握儿童各种急救技术,出现紧急情况时,做好组织抢救工作,迅速配合医生抢救。

2. 执行急诊岗位责任制度 明确分工,坚守岗位,随时做好抢救患儿的准备。经常巡视、观察病情变化并做好处理。对抢救药品和设备的使用、保管、补充维护等应有明确的分工及交接班制度,确保仪器设备性能良好,以备随时使用。

3. 加强急诊病历管理 儿科急诊病历要规范完整,紧急抢救时的口头医嘱必须当面复述确定无误方可执行。抢救记录如未能及时完成,应在抢救结束后 6h 内如实补记。经急诊进转入观察室或住院的患儿应做好交接登记,以便完善患儿的病历资料。

4. 完善急诊信息化建设 儿科急诊信息化系统的建设,实现了患儿急诊医疗信息的采集、存储、传输的自动化,有效地减轻医护人员的劳动强度,提高急救的工作效率。同时信息化系统有助于优化儿童的就诊流程,可有效减轻患儿及其家长的焦虑,改善儿科急诊的就诊秩序。

Note:

三、儿科病房

（一）儿科病房的设置

儿科病房可分为普通病房和重症监护病房,重症监护病房还可以分为新生儿重症监护病房（neonatal intensive care unit,NICU）、儿科重症监护病房（pediatric intensive care unit,PICU）和普通病房设置的监护室。

1. 普通病房　儿科普通病房一般设有病室、护士站、医生办公室、治疗室、库房、配膳（奶）室、厕所、干燥间及开水间等。具有儿科特色的病区还设有游戏室或游戏区,供住院患儿游戏、活动时使用。儿科病房每个病区床位数以 30~40 张为宜。设有大、小两种病室,大病室容纳 4~6 张床,小病室为1~2 张床,床与床之间距离为 1 米,床周设有护栏。床与窗台的距离为 1 米,窗户应安装限位器。卫生间地面注意防滑,墙壁设壁灯,供夜间照明。

2. 重症监护室　收治病情危重、需要观察及抢救的患儿。监护室内备有各种监护设备、抢救设备以及抢救药物等。监护室主要由监护病房、负压隔离病房和辅助用房及家长接待室等组成。为减少交叉感染,大部分儿童重症监护室采用取消陪护的封闭式管理,同时为了满足患儿家长的探视需求,可在监护室内安装视频探视系统,家长可通过监护室外的屏幕看到患儿住院的情况,或者定期进行开放探视,以促进沟通,体现人文关怀。

（二）儿科病房的护理管理

1. 环境管理　病房环境应适合儿童生理、心理特点,可张贴或悬挂卡通画,病室窗帘及患儿被服可采用颜色鲜艳、图案活泼的布料制作。新生儿尤其是早产儿病室应注意控制光照和噪声,患儿病室夜间灯光应调暗,以免影响睡眠。室内温、湿度根据患儿年龄大小而定,见表 4-1。

表 4-1　不同年龄儿童适宜的温、湿度

年龄	室温	相对湿度
新生儿	22~24℃	55%~65%
婴幼儿	20~22℃	55%~65%
年长儿	18~20℃	50%~60%

2. 生活管理　患儿的饮食既要符合疾病治疗的要求,也要满足其生长发育的需要,用餐后要注意餐具的清洗与消毒。医院负责提供样式简单、布料柔软的患儿病号服,换洗的被服集中清洗消毒,保持整洁。根据患儿的不同年龄、疾病与病情安排其活动与休息的时间。对长期住院的学龄期患儿应根据病情,适当安排学习时间,保持生活作息的规律性,减轻或消除离开学校后的寂寞、焦虑心理。

3. 安全管理　儿童病房安全管理的范围广泛、内容很多。无论设施、设备还是日常护理的操作,都要考虑患儿的安全问题。防止跌伤、烫伤,防止误饮误服。病房对紧急事件应有应急预案,每个病房门后粘贴紧急疏散图,发生火灾等紧急情况时根据病房所在方位按图中指示进行疏散。病房中的消防、照明器材应专人管理,安全出口要保持通畅。定期进行各项突发事件的演练,在治疗护理过程中要细心,严格执行查对制度。

4. 院内感染控制　儿童免疫系统发育尚不完善,住院期间易发生交叉感染,护士应给予高度重视。病室定时通风,按时进行空气、地面及设施的消毒。应明确清洁区、半污染区及污染区。严格执行清洁、消毒隔离、探视和陪伴制度。同时加强患儿及其家长的健康教育,督促其正确佩戴口罩及洗手。

第二节 与患儿及其家长的沟通

—— 学 习 目 标 ——

知识目标：

1. 掌握与患儿沟通的技巧。

2. 熟悉与患儿家长的沟通方法。

3. 了解儿童沟通的特点。

能力目标：

能够根据不同年龄阶段儿童的特点，运用语言与非语言沟通技巧与患儿及其家长进行有效沟通。

素质目标：

培养护生尊重患儿、和谐沟通的专业素质。

沟通是儿科护士的基本技能，通过沟通不仅能完成有效的护理评估，而且可以帮助建立良好的护患关系，解决患儿心理健康问题，促进患儿早日康复。但由于患儿年龄、生长发育水平及心理发展的不同特点，与患儿的沟通需采用一定的技巧，同时还应注意与患儿家长的交流。

一、与患儿的沟通

（一）儿童沟通的特点

1. 语言表达能力差 不同年龄阶段的儿童，语言表达能力各不相同。年龄越小，表达能力越差。婴儿能发出不同音调、响度的哭声来表达自己的需要。幼儿吐字不清楚、用词不准确，很难用语言正确表述自己的想法。3岁以上儿童，可通过语言及肢体动作等，形容、叙述某些事情，但容易夸大事实，掺杂个人想象，缺乏条理性、准确性。8岁后语言沟通才能逐渐流利地使用，并逐渐接近成人。

2. 情感控制能力受限 患儿的心理活动大多随诊疗情景而迅速变化。幼儿期儿童常缺乏理解能力及对因果关系的判断辨别能力，尤其缺乏对情感控制的能力。学龄前和学龄期儿童认识事物时常以自我为中心，情绪变化快，情感控制能力较成人明显低下。

3. 分析、判断问题的能力不足 随年龄的增长，儿童对事物的认识逐渐从直觉活动思维和具体形象思维过渡到抽象逻辑思维。在此过程中，常因经验不足、知识能力有限而在理解、认识、分析、判断等环节出现偏差，对自己及周围事物缺乏正确的认识和评估，容易影响沟通的进展与效果。

4. 模仿能力强，具有很强的可塑性 学龄前儿童以及思维能力进一步发展，他们开始模仿成人的言行举止，设法了解和认识周围环境。学龄期儿童接触范围逐渐扩大，开始追随模仿同龄人和老师。在不同的环境里，儿童模仿的内容不同，只要成人在沟通时有目的性地引导，就能获得事半功倍的效果。

（二）与患儿沟通的技巧

儿科护士应根据患儿的年龄、心理特点，灵活运用语言和非语言的沟通技巧与患儿交流。

1. 语言沟通技巧

（1）选择合适的沟通方式：护士应根据患儿的年龄和发育水平选择适合的交流方式。护士在沟通时可有效使用安慰性、赞美性、鼓励性、询问性语言，沟通时应吐字清晰，掌握适当的语速，注意语调和声调，尽可能使用简单、简短和重点突出的句子，尽量使用开放式的问题向患儿提问，避免使用专业的医学术语和省略语等。

（2）耐心倾听：沟通中护士应注意倾听，患儿是"特殊"的群体，他们有自己的思想，护士应该关注他们的观点,鼓励他们进一步交谈,不要轻易打断他们的谈话或过早地作出判断,要仔细体会弦外音,以了解患儿的主要意思和真实内容。必要时可以应用复述、意译、澄清或总结的方法核实患儿的想法。

(3) 真诚理解:与患儿交流时,应避免使用哄骗性语言,尽量如实向患儿提供相关的信息,不要试图隐瞒和欺骗,以免破坏护患之间的互信关系。患儿的情绪变化快,有时喜怒无常,沟通时采取诚恳态度,表示接受与理解,不能敷衍了事,更不能以此作为嘲笑患儿的话题,而失去患儿的信任。

(4) 适时使用幽默:恰当地使用幽默,可以帮助患儿释放其焦虑紧张情绪,从而调整由于疾病所产生的压力,有效地帮助患儿更开放、更真诚地与护士沟通。

(5) 注意保护隐私:与患儿沟通需要保护其隐私,即使年龄小,也有其个人世界,面对外部世界,他们需要宁静的自我空间进行幻想。

2. 非语言沟通技巧

(1) 面带微笑:对患儿来说,护士的面部表情会对患儿的情绪产生影响,微笑既可消除患儿紧张的情绪,也可拉近护患之间的距离,增加患儿对护士的信任感和依赖感。有国外学者研究发现,护理人员通过诱导室上性心动过速的患儿大笑,可有效终止患儿的心律失常发作。

(2) 适时触摸:触摸是含义深刻的沟通之一,它的方式有很多种,如安抚、抚摸、搂抱等。儿童对于触摸传递的信息十分敏感,在适当的时候使用肢体的接触,可表达对患儿的关心、理解和支持,有利于其获得安全感及身心方面的满足。对于哭闹的患儿,触摸也是一种有效的帮助患儿恢复平静的手段。同时应注意针对不同年龄、性别、种族、文化背景等的对象采取适当的、个性化的触摸,以免产生消极后果。

(3) 平等尊重:护士应平等对待每一个患儿。护士对患儿的尊重与鼓励可以使其更放心地表达诉求,这也利于建立良好的护患关系。护士与患儿交流时应保持目光的接触,可坐下或蹲下尽量与患儿的视线保持水平。对青春期患儿,更应注意尊重其想法和隐私,以客观、开放、平等的态度与其交流。

3. 其他沟通技巧

(1) 叙事法:叙事简单地说就是说故事,心理学家认为:说故事可以改变自己,因为人可以在重新叙述自己的故事甚至只是重新叙述一个不是自己的故事中,发现新的角度,产生新的态度,从而产生新的重建力量。说故事提供给护士一种感知患儿复杂情绪的途径,通过讲故事可以帮助护士捕捉到患儿在想什么,感受到什么。在说故事的过程中,护士可以提供给患儿许多情感建议和疾病相关知识,同时询问患儿的感受,鼓励他们用语言表达出来。

(2) 游戏法:游戏是与儿童沟通的最重要且有效的途径,患儿通过游戏可以减轻疾病和住院带来的压力。护士应积极参与患儿的游戏,通过游戏了解患儿的住院感受、评估患儿的身体状况、智力和社会发展水平等。此外,可运用情景游戏,通过图册、提问等方式使患儿及其家长了解一些诊疗护理操作的必要性,提高其治疗依从性。在治疗性游戏中,护士还可以鼓励和教育患儿,使之消除因住院和疾病带来的恐惧和焦虑等不良情绪。

(3) 表达性艺术法:对于不善言辞的患儿,表达性艺术如绘画、演奏乐器、舞蹈、雕塑、沙盘等可能是患儿舒缓情绪的有效方式。患儿常常在艺术表达中投射出大量的内在自我。护士应鼓励患儿通过表达性艺术途径表达内心的感受,释放情感经历,通过患儿的表达内容分析其内心世界,结合其具体情况,给予个性化的护理,促进有效沟通。

二、与患儿家长的沟通

由于患儿的表达能力有限,患儿的主诉不能准确地反馈足够的病情信息,护患沟通的主要对象是患儿的家长。为使诊疗护理工作顺畅进行,护士在与家长的沟通过程中应注意以下几点:

1. 积极缓解家长紧张、焦虑的情绪　　儿童是家庭的中心,一旦儿童患病,家长紧张、焦虑在所难免。加之对疾病缺乏认识,对治疗效果、药物不良反应以及经济负担等的担忧,都会导致患儿家长的紧张和焦虑。在与家长沟通的过程中,护士应态度和蔼,语言温和,理解家长因子女患病而引起的焦虑心情,并给予适当的安慰。

2. 建立互信的合作关系　与患儿家长沟通时,护士的首要任务是取得家长的信任。在与家长的交流过程中,可根据家长的职业特点、年龄以及文化背景等,采取合适的沟通方式。尽量使用开放性问题鼓励家长交谈,耐心听取,不随意打断,根据需要给予必要的提示和引导。

3. 恰当地处理冲突　部分家长常由于遇到住院周期长、经济负担重、疾病威胁患儿生命等情况而对治疗方案产生怀疑,常表现为对医护人员技术水平的不信任、拒绝配合治疗、对医院环境设施以及医护人员过分挑剔等。此时护士应换位思考,充分理解家长的心情,且保持充足的耐心,对各项诊疗护理过程给予细致的解释和说明,进而取得家长的配合。

第三节　住院患儿的心理反应及护理

───── 案例导入与思考 ─────

患儿,女,2岁,以"儿童变异性哮喘"为诊断入院治疗,该患儿从门诊就诊到进入病房一直依偎在妈妈身边,不允许妈妈离开自己,当妈妈为办理入院相关手续不得不离开时,就开始哭闹不休,紧紧抓住妈妈不放,哭成了"小泪人",无论如何不让妈妈离开,对于医护人员的查体和处置也表现出抗拒行为。

请思考:

1. 此年龄阶段儿童是如何认识疾病的?

2. 该患儿的行为表现是否正常?为什么?

3. 针对该患儿的情况,责任护士应给予怎样的护理?

───── 学 习 目 标 ─────

● **知识目标:**
1. 掌握各年龄阶段患儿对住院的心理反应。
2. 熟悉各年龄阶段患儿对疾病的认识。
● **能力目标:**
正确评估各年龄阶段患儿对住院的心理反应,为患儿提供心理支持。
● **素质目标:**
培养护生高度的责任感和同情心以及为儿童健康服务的奉献精神。

住院对患儿的心理和身体都会造成很大影响。了解各年龄阶段患儿对疾病和住院的心理反应,为患儿及其家庭提供帮助,尽量缩短患儿对住院的适应时间,最大限度地减少对其身心的影响。

一、各年龄阶段患儿对疾病的认识

儿童由于认知能力的局限,其对患病、住院的认识往往与惩罚、罪恶、自责联想在一起。各年龄阶段患儿对疾病的认识有不同特点:

1. 婴儿期　婴儿6个月以后开始逐步意识到自己是独立的个体,对疾病缺乏认识,但能意识到与照顾者的分离,害怕陌生人。

2. **幼儿与学龄前期**　此期患儿已经开始了解自己身体各部位的名称,但不知道其功能。只注重疾病的现象,认为患病是外在的事物,仅仅是使其身体感到不适,但不能从疾病的现象中找出原因,常将疼痛等感觉与惩罚相联系,对疾病的发展及预后缺乏认识。

3. **学龄期**　此期患儿具有一定的抽象思维能力,对疾病的病因有一定的认知。能听懂有关疾病和诊疗护理的解释,喜欢询问疾病相关问题,开始恐惧身体的伤残和死亡。

4. **青春期**　此期患儿的认知水平进一步发展,能够认识到疾病的原因,明确疾病与器官功能改变有关。对疾病的发生及治疗有一定的理解,能够用言语表达身体的不适,并具有一定的自我控制能力。但此期患儿容易出现焦虑、恐惧,常常夸大病情,对死亡产生恐惧,甚至会失眠。

二、各年龄阶段患儿对住院的心理反应及护理

(一)婴儿期

1. **婴儿期患儿对住院的心理反应**　婴儿期是小儿身心发育最快的时期,其对住院的心理反应可随月龄的增加有明显差别。

(1) 6个月以内的婴儿:此阶段婴儿在满足生理需要后一般比较平静,较少哭闹。婴儿出生2个月后,母婴感情逐渐加深,而住院使这一过程中断,婴儿的安全感减弱,信任感的发展中断;同时,婴儿所需的良性刺激减少,感觉及运动的发育将受到一定影响。

(2) 6个月至1岁的婴儿:此期婴儿对父母或亲密的人依赖性越来越强,开始出现认生,主要反应是分离性焦虑(separation anxiety),即婴儿与其父母或最亲密的人分开所表现出来的行为特征,可有哭闹、寻找父母、避开和拒绝陌生人,亦可有焦虑、抑郁、退缩等表现。

2. **护理要点**

(1) 6个月以内的婴儿:在重点满足生理需要的同时,也要尽量消除病痛,特别要多给予抚摸、怀抱、微笑以建立信任,提供适当的颜色、声音等感知觉的良性刺激,协助进行婴儿抚触以及全身或局部的动作训练。

(2) 6个月至1岁的婴儿:容易出现分离性焦虑,应尽量减少患儿与父母的分离,向父母了解患儿住院前的生活习惯,创造患儿熟悉的环境,可把患儿喜爱的玩具或物品放在床旁。通过耐心、细致的护理,在护理中与患儿建立感情。

(二)幼儿期

1. **幼儿期患儿对住院的心理反应**　此期患儿的主要表现是分离性焦虑,幼儿对母亲的依恋变得愈发强烈,对住院误认为是惩罚,而且害怕被家长抛弃;对医院环境感到陌生及恐惧,生活不习惯,缺乏安全感;语言表达能力及理解能力有限,使他们易被忽视和误解;尤其父母不在身边时,会感到失望和孤独。部分患儿会出现退化现象,即倒退出现患儿过去发展阶段的行为,如尿床、吸吮拇指或咬指甲、过度依赖等,这是患儿逃避压力常出现的一种方式。

2. **护理要点**

(1) 营造温馨的住院环境:如在患儿视线所及的范围内增加环境中色彩的运用,布置卡通装饰与宣传栏,播放儿童感兴趣的短片与音乐等。

(2) 有效沟通:尽量由固定的责任护士对患儿进行连续的、全面的护理。主动自我介绍,同时向患儿介绍新的环境及同病室的小伙伴,从而降低患儿的陌生感,增进对医护人员的信任,使患儿尽早适应住院带来的变化。允许患儿发泄自己的情绪,接受其退化行为。

(3) 鼓励家长的陪伴与支持:在患儿病情允许的条件下,应提倡家长对患儿的陪护与支持。家长的陪伴、爱抚与亲切熟悉的话语,都会给予患儿精神上的鼓励。尽量保持患儿住院前的生活习惯,鼓励其自主性行为。

(三)学龄前期

1. **学龄前期患儿对住院的心理反应**　患儿住院期间,迫切希望得到家长的照顾和安慰,如与父

母分离,和幼儿一样也会出现分离性焦虑。但因认知能力有所发展,表现较温和,如悄悄哭泣、难以入睡。由于自我意识的形成,能够控制和调节自己的行为。此阶段患儿可有恐惧心理,源于对陌生环境的不习惯,对住院与疾病不能完全理解或部分不能理解,尤其害怕因疾病或治疗造成疼痛以及破坏身体完整性。

2. 护理要点

(1) 关心、尊重患儿:此期分离性焦虑较前开始减轻,但也需关心、爱护、尊重患儿,尽快与其建立友好关系。

(2) 帮助患儿克服恐惧心理:根据患儿病情组织适当的活动,如游戏、绘画、看电视、讲故事等,以转移其注意力,使其忘记痛苦和烦恼。以患儿容易理解的语言,讲解其所患的疾病及治疗的必要性,帮助其克服恐惧心理。

(3) 树立自信心:促进患儿主动遵守各项制度,配合治疗,促进其正常的生长和发育。在病情允许时,鼓励患儿参与自我照顾,帮助其树立自信心。

(四) 学龄期

1. 学龄期患儿对住院的心理反应 学龄期患儿自尊心较强、独立性增加,尽管他们的心理活动很多,但表现比较隐匿,可能努力作出若无其事的样子来掩盖内心的恐慌。学校生活在此阶段患儿心目中占有相当重要的位置,因住院而与学校及同学分离,会使其产生孤独感,担心学业落后。因对疾病缺乏了解,患儿可能忧虑自己会残疾或死亡。喜欢观察医护人员的表情、动作及查房时的讨论等,以此作为评价病情的依据。因感到害羞而不愿配合体格检查。

2. 护理要点

(1) 建立信任关系:关心、爱护患儿,应注意听取患儿意见,并尽量满足他们的合理要求,耐心解答所提出的问题,及时疏导不良情绪,增强患儿的信任感和安全感。进行体格检查及各项操作时,要注意保护患儿隐私、维护患儿的自尊。

(2) 满足患儿的学习需求:帮助患儿与学校、同学保持联系,允许同学和老师来医院探望,交流学习进展情况,病情允许可鼓励患儿尽快恢复学习。

(3) 增强健康信念:根据患儿的需要及理解程度,提供有关疾病及治疗的相关的知识,树立健康信念。开导并解除患儿的疑虑,引导其积极主动地接受治疗。可让其参与护理计划的制订,鼓励他们从事适当的自我护理。

(五) 青春期

1. 青春期患儿对住院的心理反应 青春期是独立性、自我肯定和角色认同发展的关键时期。此期患儿的性格基本形成,住院限制了患儿身体的活动范围,减少了与伙伴沟通交流的机会,使其归属感丧失,常常不愿受医护人员过多的干涉,心理适应能力加强,但情绪容易波动。

2. 护理要点

(1) 增强患儿安全感:多与患儿交谈,向其解释病因、治疗过程及预计的出院时间,增加患儿的安全感,使其安心治病。

(2) 强化患儿自我管理能力:根据病情,与患儿共同制定每日生活时间表,安排治疗、学习、锻炼及娱乐活动等,在按时完成诊疗护理常规的前提下,可适当提供给患儿部分选择权,来强化患儿的自我管理能力。

(3) 心理支持:允许青春期患儿表达其情绪的波动,重点关注其心理发展,及时进行恰当有效的沟通交流,了解其心理需求,给予有针对性的心理干预。

第四节　住院患儿的家庭应对及护理

—— 学 习 目 标 ——

- 知识目标：
  1. 熟悉父母对患儿住院的反应。
  2. 了解兄弟姐妹对患儿住院的反应。
- 能力目标：
  能够准确评估家庭成员对患儿住院的反应，为患儿父母及兄弟姐妹提供情感和信息支持。
- 素质目标：
  培养护生理解、体贴、关爱患儿及其家庭成员的职业精神。

　　住院患儿家长在患儿生病时要面临巨大的压力，如照顾患儿带来的精力消耗及经济的损失，患儿生病带来焦虑、担忧的负面情绪对心理状态的影响等，使家庭进入应激状态，家庭必须作出调整以应对危机，良好的适应能帮助和支持患儿应对疾病，并维持正常、健康的家庭功能。

一、家庭对患儿住院的反应

（一）父母对患儿住院的反应

　　患儿住院打破了家庭的正常生活，家庭成员尤其是母亲受到的影响最大。许多家长会表现出对患儿不正确行为的容忍和支持，他们认为孩子的生病是自己照顾不周造成的，对孩子有内疚感。当住院患儿病情危重或诊断不明确时，会给家长带来更大的心理压力，家长会焦虑、担心，严重时会产生心理障碍，甚至影响生理功能，造成内分泌失调以及循环、消化、呼吸等系统功能的紊乱。部分患儿病程长、预后不良，家庭缺少经济或社会的支持等，都增加了家长的心理负担。

（二）兄弟姐妹对患儿住院的反应

　　对于有多个孩子的家庭，一个孩子的生病住院会打破其他孩子的生活常规，家长常特别关注患儿而忽视其他人。兄弟姐妹可能会为过去与患儿打架或对其刻薄而感到内疚，并认为他们在引起患儿的疾病中起到了不好的作用。随着患儿住院时间的延长，家庭角色和日常生活的长时间改变，其他孩子会明显感到焦虑和不安，并可能产生嫉妒心理。

二、对住院患儿家庭的支持

　　儿童护理应该是以家庭为中心的护理，在护理住院患儿的过程中，应优先考虑家庭的价值和需要，促进家庭合作，通过强化家庭整体的力量来为其提供支持，家长紧张、焦虑的心理就会不同程度地减轻，有利于信任关系的建立。

（一）为患儿的家庭成员提供情感支持

1. 为患儿父母提供情感支持

（1）在住院期间有效识别患儿父母的异常情绪及需求，及时予以干预或提供相应帮助。

（2）经常陪伴并与之沟通，接受患儿父母语言和非语言信息，让患儿父母表达悲伤、内疚、愤怒等情感，并帮助其明确产生这些感觉的原因，从而选择适当的应对方式。

（3）鼓励父母探视及陪伴患儿，并尽量提供各项便利条件，如陪护床、陪护椅等。同时也提醒父母可安排其他家庭成员轮流陪护患儿，使患儿父母得到休息。

2. 为患儿兄弟姐妹提供情感支持

（1）建议父母选择恰当的时机和方式向患儿的兄弟姐妹说明患儿的情况，建议他们进行家庭内的讨论,了解兄弟姐妹内心的真实想法和感受,避免患儿的兄弟姐妹出现被父母抛弃的感觉。

(2) 鼓励患儿与兄弟姐妹之间通过打电话、发送图片、在线视频等方式交流感情。病情允许的情况下,可建议兄弟姐妹探视或参与对患儿的护理,鼓励兄弟姐妹和父母共同参与患儿的活动。

(3) 向患儿父母解释患儿兄弟姐妹可能出现的反应,如内疚、焦虑、嫉妒等,使父母理解患儿住院可能对兄弟姐妹造成的影响,并采取积极的应对措施。

(二) 为患儿的家庭成员提供信息支持

护士应有计划地、循序渐进地通过多种途径为患儿家庭成员提供信息支持。介绍医院环境、疾病相关信息,包括疾病的基础知识(病因、临床表现、治疗方法、预后等)、自我护理、药物作用及不良反应等。解释疾病可能会导致患儿产生的生理、心理反应及应对技巧等,减轻患儿父母的紧张和焦虑,缓解患儿住院给家庭带来的压力。提供信息时,要注意因人而异,根据不同的文化背景及沟通能力选择适当的时间和方法,同时应避免一次性给予太多信息,少量多次给予有利于家庭成员更好地理解信息的实质。

第五节　儿童疼痛管理

学 习 目 标

知识目标:
1. 掌握儿童疼痛评估的内容。
2. 掌握疼痛评估的方式——QUESTT 原则。
3. 熟悉疼痛的定义。
4. 熟悉各年龄阶段患儿对疼痛的语言表述和行为反应。

能力目标:
1. 能够联合应用多种评估工具准确、动态评估患儿疼痛。
2. 能够应用药物性及非药物性综合干预手段为患儿有效控制疼痛,促进舒适。

素质目标:
培养护生关爱生命、呵护健康、为患儿减轻病痛的职业精神。

国际疼痛学会(International Association for the Study of Pain,IASP)对疼痛定义是:疼痛是与实际的或潜在的组织损伤相关联的不愉快的感觉和情绪体验。全美保健机构评审联合委员会(JCAHO)将疼痛正式确定为继体温、脉搏、呼吸、血压之后的第五大生命体征。疼痛会给儿童带来包括生理(呼吸、循环、代谢、免疫、神经等)、心理、行为、生长发育以及社会交往等诸多方面的负面影响。

一、儿童疼痛的评估

不管处于何种年龄阶段的患儿,在医院接受治疗过程中,都有可能经历疼痛。疼痛评估作为儿童疼痛管理的首要环节,是进行有效疼痛管理的前提,也是镇痛措施干预效果评价的重要指标。

(一) 疼痛评估的内容

护士应以整体的观点看待患儿疼痛,将以家庭为中心的护理理念融入疼痛评估中,从身体、心理、社会等多角度对患儿进行综合评估。包括:①疼痛的原因、部位、性质、程度及伴随症状;②影响疼痛的因素;③患儿表达疼痛的方式;④既往疼痛的经历;⑤患儿家长对疼痛的反应。

(二) 疼痛评估的方式——QUESTT 原则

疼痛是感观和情绪的双重体验,需用多种评估策略进行定性和定量的疼痛评估,在进行儿童疼痛评估时,可应用 QUESTT 原则。

1. 询问儿童(question the child)

Note:

2. 使用疼痛等级量表（use a pain rating scale）

3. 评价行为和生理改变（evaluate behavioral and physiologic change）

4. 确保父母的参与（secure parents' involvement）

5. 考虑疼痛的原因（take cause of pain into account）

6. 干预并评价结果（take action and evaluate results）

（三）各年龄阶段患儿对疼痛的语言表述和行为反应

儿童疼痛有其自己的特点，不同年龄阶段的儿童对疼痛感受的差异性较大，受影响因素较多，表达疼痛的方式也不尽相同，见表 4-2。

表 4-2 不同年龄阶段患儿对疼痛的语言表述和行为反应

年龄阶段	语言表述	行为反应
婴儿期	哭闹	面部表情痛苦、眼睛紧闭、皱眉、鼻唇沟加深；肢体扭动，肌肉紧张，拒乳，睡眠改变
幼儿期	哭闹，尖叫	局部退缩，有抗拒行为，需要情感支持、睡眠改变
学龄前期	能描述疼痛的位置及程度，但不能对疼痛的感觉量化	剧烈反抗，有攻击行为
学龄期	能够描述疼痛的位置及程度，能逐渐对疼痛的感觉量化	为表现勇敢而控制和忍受疼痛，不表达疼痛，表现得安静、沉默，不期望被人发现疼痛
青春期	对疼痛的描述更熟练、准确	用社会所接受的方式来表现疼痛，行为有控制力，有时会否认疼痛

（四）儿童疼痛评估工具

儿童疼痛评估是进行恰当疼痛干预的基础，目前儿童疼痛评估主要有自我描述、生物学或生理学评估、行为学评估三方面。儿童疼痛评估有其特殊性，与成人相比，儿童对轻微刺激所产生的生理变化更明显，且多不能以恰当语言表达疼痛的强度和部位，对疼痛的回避性强，表达疼痛时行为夸张，故儿童疼痛的评估变得更加复杂。目前尚无适用于所有年龄段患儿的评估系统，因此，在进行疼痛评估时，应根据患儿的年龄特点选择合适的评估工具（表 4-3），联合使用多种评估工具有助于提高疼痛评估的准确性。

表 4-3 疼痛评估工具

评估工具	适用年龄	评估项目	适用范围
新生儿疼痛评分量表（NIPS）	早产儿和足月儿	面部表情、哭闹、呼吸类型、上肢、腿部、觉醒状态	评估操作性和术后疼痛
早产儿疼痛评估量表（PIPP）	早产儿和足月儿	胎龄、行为状态、心率增加次数、血氧饱和度下降、皱眉、挤眼、鼻唇沟加深	评估操作性及术后疼痛
CRIES 术后疼痛评分	新生儿和婴儿	啼哭、$SpO_2 > 95\%$ 时对 FiO_2 的要求、心率和血压、表情、睡眠	评估术后疼痛
儿童疼痛行为量表（FLACC）	2 个月 ~7 岁	观察患儿面部表情、腿部动作、活动度、哭闹程度、可安慰性	评估术后疼痛
脸谱疼痛等级量表（FPS）	3 岁以上	由 6 张从微笑到哭泣的面部表情组成，告知患儿疼痛程度与图片中面部表情的关系，让患儿选择和自己疼痛最相似的脸	评估急性和慢性疼痛，特别适合急性疼痛
改良脸谱疼痛等级量表（FPS-R）	3 岁以上	与脸谱疼痛等级量表不同，没有微笑和哭泣，是由皱眉、鼻唇沟加深及张嘴等 6 张面部表情组成，让患儿选择和自己疼痛最相似的脸	评估急性和慢性疼痛，特别适合急性疼痛
视觉模拟量表（VAS）	8 岁以上	视觉模拟量表是一条 100mm 的水平线，左端代表无痛，右端代表不可忍受的疼痛	评估急性疼痛

Note：

二、儿童疼痛的护理

对儿童疼痛的护理,其目的是缓解或控制疼痛,减轻或消除疼痛带来的不良生理变化及心理行为反应。主要包括药物性干预和非药物性干预两种方式。

(一) 药物性干预

1. 遵医嘱使用镇痛药 镇痛的目的就是控制疼痛、改善功能、提高生活质量。儿童疼痛治疗常采用多模式或平衡治疗的方法,这样可以最大限度控制疼痛并降低药物不良反应。选择镇痛药时,应充分考虑儿童的年龄、病情,明确疼痛产生的原因,遵医嘱使用合适的镇痛药。临床上常用的镇痛药有非阿片类药物、阿片类药物和辅助性镇痛药物三类。

(1) 非阿片类药物:非甾体类抗炎药如对乙酰氨基酚和布洛芬,是世界卫生组织推荐疼痛处理的一线药物,主要作用于外周神经系统,适用于缓解儿童轻度至中度疼痛。

(2) 阿片类药物:包括吗啡、曲马多、芬太尼、美沙酮、氢吗啡酮等,主要作用于中枢神经系统。阿片类药物以其快速而稳定的镇痛效果广泛应用于治疗儿童中度至重度疼痛。

(3) 辅助性镇痛药物:如能缓解焦虑、镇静且能导致顺应性遗忘的地西泮和咪达唑仑,能有效控制神经源性疼痛的抗惊厥药,用于神经病理性疼痛的三环类抗抑郁药,用于消炎和骨痛的类固醇等辅助性镇痛药在临床的应用也逐渐增加,这些辅助药物可以单独使用,也可以同阿片类药物联合使用。

2. 及时评估镇痛效果 理想的镇痛应该是建立在对患儿进行全面和动态评估的基础上,患儿所感受的疼痛并非一成不变。因此,需要动态评估患儿的疼痛水平,判断镇痛药是否有效,疼痛是否缓解。

3. 预防和减少并发症的发生 用药过程中应观察患儿的生命体征及镇痛药的不良反应,非甾体类抗炎药有消化道损伤、肝肾功损害、出血倾向等不良反应,阿片类镇痛药在使用时常发生呼吸抑制、低血压等不良反应,大剂量、长时间应用阿片类镇痛药可能会出现戒断综合征,甚至诱发谵妄,因此,在进行儿童镇痛治疗时,应严格遵守个体化治疗方案,避免过度镇痛是预防和减少并发症最有效的方法。

(二) 非药物性干预

非药物性干预可以提高镇痛药的镇痛效果,并可减少镇痛药的使用剂量。

1. 舒适的环境 在治疗过程中保持病房环境的安静、整洁,各项护理操作集中进行,使患儿的身体处于舒适的环境中,从而帮助缓解患儿因疼痛产生的不良情绪。

2. 冷热疗法 热疗可使组织局部血管扩张,改善血液循环,具有消炎、消肿、促进肌肉放松及镇痛等作用。冷疗可使局部血管收缩,温度降低,降低疼痛的传感速度,减轻水肿,缓解急性软组织损伤产生的疼痛。在应用时应注意冷热敷的温度、使用时间及禁忌证等。

3. 皮肤刺激 适当的皮肤接触可以阻止疼痛刺激从神经末梢传导到脊髓,可用柔软的毯子将患儿包裹起来,或由母亲将患儿抱在怀中,贴在胸前,进行直接的皮肤接触,可以一定程度上降低患儿疼痛的感受。

4. 分散注意力 分散注意力是指采用各种方式使患儿的注意力从疼痛转移到其他刺激上,有助于缓解疼痛。任何活动只要患儿喜欢并可以吸引其注意力,都可以用来减轻疼痛,如指导患儿阅读、听音乐、唱歌、看视频、玩电子或虚拟现实游戏等。

第六节　儿童慢性病管理

学 习 目 标

- **知识目标：**
  熟悉慢性病对患儿及其家庭的影响。
- **能力目标：**
  能够通过评估慢性病对患儿及其家庭产生的影响，为患儿及其家庭提供有针对性的护理措施，促进居家照护能力的提升，维持家庭功能及成员关系的正常。
- **素质目标：**
  培养护生关爱慢性病患儿、奉献社会、为儿童健康保驾护航的职业精神。

慢性病全称是慢性非传染性疾病，是对一类具有缺乏确切的传染性生物病因证据、起病隐匿、病程长且病情迁延不愈等特点的疾病的概括性总称。近些年来，我国儿童慢性疾病患病率显著提升，慢性病不仅会对患儿的心、脑和肾等重要脏器造成损害，影响劳动能力和生活质量，而且医疗费用昂贵，极大地增加了家庭和社会的经济负担。同时辍学率的增高，也容易造成患儿心理和社交行为障碍等问题。儿童慢性病管理已经成为全球广泛关注的公共卫生问题。

一、慢性病对患儿及其家庭的影响

家庭中儿童突患某种难以治愈的慢性疾病，对这个家庭而言是灾难性事件，对患儿及其父母来说均是一种压力，这种压力给他们带来复杂的情感和心理上的冲突。儿童慢性病作为一个家庭的慢性应激源，不仅影响患儿身心健康及社会适应，同时给家庭成员造成巨大的精神压力和经济负担，进而影响整个家庭的功能和健康。

(一) 焦虑和抑郁

对于患儿来说疾病已经成为一种慢性的生命状态，为了控制症状，延缓病情的发展，需要长期维持治疗，慢性病儿童不得不面对经常到医院就诊或住院、长期服药以及接受各种检查和治疗所带来的痛苦等压力，常常会出现焦虑、抑郁等心理问题。再加上疾病的反复和疗效的不确定容易使他们脾气暴躁、对周围环境及事物较敏感、好猜忌。在临床实际工作中发现患儿父母的不良情绪反应往往比患儿还要强烈，父母的不良情绪反应又会影响患儿，加重患儿的紧张、焦虑，甚至恐惧心理。

(二) 自我意识水平较低，行为偏激或退化

自我意识是儿童人格发展的重要组成部分，反映了儿童对自己在环境和社会中所处的地位认识。慢性病患儿由于长期承受生理、心理、情感等方面的负担，其自我意识的发展受到一定程度的影响，与健康儿童相比，自我意识水平较低且较为消极。加上家长的过分照顾，使得患儿自我照顾能力减低，依赖性增强，会出现行为的倒退。常常对父母提出过分要求，未经满足，就会出现拒食、不睡觉、不配合治疗、霸道，甚至破坏等偏激行为。

(三) 社交和学习能力下降

慢性病会影响患儿的认知水平，造成患儿的认知障碍。对于学龄期和青春期的慢性病儿童，正常的学校活动、伙伴间交往等心理社会发展都会受到影响，甚至难以完成。另外，疾病的折磨、长期的药物治疗可能导致形体和相貌的改变，会增加患儿的自卑感和退缩心理，而使患儿对社会交往感到畏惧。

Note：

(四) 生长发育迟缓

慢性病患儿由于疾病的影响,正常的生长发育可能延迟,例如,先天性心脏病的学龄前患儿的身高和体重低于第 50 百分位数,且语言和运动能力较同龄正常儿童低。使用糖皮质激素治疗哮喘可能会引起生长迟缓,甚至会导致患儿的生长抑制。肾病患儿长期口服糖皮质激素及免疫抑制剂会导致肥胖及免疫功能抑制。

(五) 家庭功能受损

当子女罹患慢性病,对父母而言,是一种挑战性应激。疾病结果的难以预测、间断性住院、长期服用药物、巨额医药费、长期家庭照顾、甚至是死亡的威胁等对家庭来说无疑是巨大的负担。父母往往投入大量的时间和精力去照顾患儿,甚至有的家庭,父母中的一位停止原有的工作成为一个专门的照顾者,没有时间进行自我照顾与自我实现,影响父母的正常生活,进而影响了家庭的正常功能。

(六) 家庭关系改变

患儿生病住院,父母的注意力全部转向患儿,忽略了家庭中的其他成员,家庭关系被迫重新调整。而且患儿频繁住院致使其兄弟姐妹与父母经常分离,久而久之兄弟姐妹也会产生失落或心理上的不满情绪。同时,由于儿童患病,父母情感上反应过度,于是父母间、父母与其他子女间、兄弟姐妹间的冲突也逐渐增多,导致家庭成员间关系不佳。

二、慢性病患儿及其家庭的护理

与成人相比,儿童慢性病管理不仅需要考虑其反复发作、病程长等情况,在管理的过程中还要兼顾儿童的生长发育,与此同时,还需全程关注疾病对患儿自我管理、社会交互和家庭关系等问题的影响。因此,对慢性病患儿进行长期、全方位和专业化护理是儿童慢性病管理的重点内容。

(一) 心理干预

儿科护士应将慢性病患儿及其家庭作为一个整体,在治疗疾病的同时,关注患儿及其父母的心理状态,了解他们的应激源和应对方式,并提供有针对性的措施,帮助患儿及其家庭更好地应对慢性病的挑战。事实上,主要照顾者对慢性病患儿的压力承受和应对能力起着非常重要的作用,尤其是母亲。帮助患儿父母接受适应儿童生病不同阶段的不同情况,鼓励其以更积极的方式来应对压力和问题,保持良好的心态,将有助于患儿更好地应对慢性病带来的问题和困难。

(二) 促进正常生长发育

护理长期或反复住院患儿的基本目标是减少威胁患儿正常生长发育的因素。护士应帮助慢性病患儿和家庭建立应对疾病的积极方式,提高规范化治疗的依从性,减轻药物不良反应对患儿生长发育产生的影响。若病情允许,不要过分限制患儿的活动,鼓励其参与自我照护,增强自我控制感。鼓励患儿正常地学习、参加活动,以及伙伴间的交往。

(三) 维持家庭功能及成员关系的正常

护士应鼓励慢性病患儿的父母努力恢复和维持原有的家庭状态。鼓励父母要保持正常的饮食和睡眠,并给自己留有放松的机会和时间,学会满足自己的需要,不要一味地照顾患儿而完全放弃自己的生活及需求。指导父母在更多照顾患儿的同时,还要注意关注家庭中其他健康儿童的感受,平衡兄弟姐妹的个人需求,使他们同样感到父母的关爱,帮助重建正常的家庭功能和成员关系。

(四) 社会支持

慢性病患儿家长往往将注意力集中在患儿疾病的治疗及预后上,而忽视寻求社会支持。作为护士应鼓励患儿家长,将患儿病情告知亲戚、同事或朋友,得到其帮助和支持。护士也可以安排他们加入正式的家长团体中或者从已恢复健康的慢性病患儿父母那里得到帮助和支持。对于家庭贫困、需资助的慢性病儿童家庭,可通过媒体、网络等宣传媒介,寻求来自社会的爱心捐助,提供适当的医疗补助,以减轻家庭财政负担。

(五)延续护理

对于一部分慢性病患儿来说,如果病情允许,大部分时间的护理是需要家庭成员在家中完成的,因此,应鼓励并帮助父母积极参与到慢性病患儿的整个照顾过程中,可以通过电话随访、专家咨询、家庭访视、网络信息平台等途径为患儿及其父母提供必要的疾病知识,使他们掌握某些简单、常用的居家护理技能。随着互联网信息化技术的不断发展,建立以"医院-社区-家庭"三元联动的儿童慢性病延续护理模式,让慢性病患儿出院后得到持续、专业的照护,实现"医院-社区-家庭"之间的无缝连接,是儿童慢性疾病延续护理的发展方向。

第七节　儿童临终关怀及其家庭的情感支持

—— 学 习 目 标 ——

知识目标:
1. 熟悉临终患儿的心理反应。
2. 了解儿童临终关怀的意义。

能力目标:
1. 能够准确评估临终患儿的心理反应,为患儿提供缓和性及支持性照顾。
2. 能够在患儿临终前及死亡后为其家庭成员提供情感支持。

素质目标:
培养护生维护患儿生命尊严、无私奉献、团结协作的职业精神。

儿童临终关怀(hospice care)是指一种照护方案,为濒死的患儿及其家庭提供缓和性及支持性照顾,以及患儿死亡后对家长的心理疏导。目的是为临终患儿提供一种最舒适的服务和照顾,减轻身心痛苦,提高生活质量,并能让临终患儿的家庭成员得到精神上的抚慰和情感上的支持,协助患儿及其家庭成员走过这段悲恸的艰辛历程。

一、住院患儿的临终关怀

(一)临终患儿的心理反应

临终患儿常见的心理反应包括害怕、无助、沮丧、悲伤、愤怒及罪恶感等。儿童的心理反应与其对死亡的理解和认识密切相关。不同年龄段的儿童对死亡的认识各不相同。婴幼儿尚不能理解死亡;学龄前儿童对死亡的概念仍不清楚,常与睡眠相混淆,认为死亡是躺下不动、不呼吸、死后仍可以复生,对死亡很好奇;学龄儿童开始认识死亡,但7~10岁的儿童并不理解死亡的真正意义,仅仅认为死亡是非常可怕的大事,而不能将死亡与自己直接联系起来。因此,对10岁以下的儿童来说,与亲人在一起,便能有安全感。随着心理的发展,10岁以后的儿童逐渐懂得死亡是生命的终结,是普遍存在且不可逆的,对死亡有了和成人相似的概念,因此,惧怕死亡及死亡前的痛苦。

(二)临终患儿的护理

1. 营造舒适的家庭式宁养环境　护士应为患儿创造一个安静、舒适的良好环境。允许患儿将喜爱的玩具带入病房,尽量保留患儿的生活习惯,帮助患儿减轻对死亡的恐惧和焦虑等心理。为患儿父母及亲人提供更多陪伴患儿的机会,鼓励父母参与患儿的日常护理。根据不同年龄段患儿的身心发展特点满足其需求,给予学习、游戏与娱乐的机会,提高其生活质量。

2. 减轻疼痛　临终患儿多数会经历疼痛与身体不适,如何正确评估患儿的疼痛程度,合理使用止痛药是临终患儿疼痛管理工作中具有挑战性的内容。护士应积极采取多元化的措施缓解患儿的痛

Note：

苦,物理方法无法缓解的疼痛需给予药物治疗。

3. 控制焦虑　临终患儿可能会变得焦虑,表现为不安、易怒、攻击性行为,哭泣或者精神错乱、言语混乱和幻觉等神志不清的症状。应积极寻找患儿焦虑的原因和导致焦虑发生的因素。对于焦虑的治疗,可考虑采用非药物干预和药物干预。非药物干预包括舒适的环境、交谈、按摩、减少噪声,提供患儿熟悉的物品及放松的音乐等,如果需要可以给予精神上的支持;药物治疗(应从低剂量开始,逐渐增加剂量),可使用的药物包括苯二氮䓬类或抗神经病类药物。

4. 心理支持　根据儿童的年龄及对死亡的理解程度提供不同的心理支持。认真面对患儿提出的与死亡相关的问题并给予回答。鼓励父母循序渐进地采用恰当的方式告知患儿实情,不要用太多不固定的信息来增加患儿的负担。随时观察患儿情绪的变化,对于患儿提出的合理要求尽量予以满足,帮助患儿在生命的最后阶段建立最佳的心理状态。

二、对临终患儿家庭的情感支持

(一) 对临终患儿父母的情感支持

儿童临终期间,父母承受着极大的心理负担,对临终患儿父母的支持是儿童临终关怀中不可忽视的内容。随着患儿病情的加重及不可逆转,极度悲伤的父母会感到失去生活的意义,甚至有轻生的意念。因此,护士在精心护理患儿的同时,更要理解患儿父母的心理感受,及时给予安慰和舒缓,使他们安全度过心理障碍期。

1. 患儿临终前

(1) 有效沟通:保持与患儿父母有效的沟通,评估每个家庭的不同需求,制订针对性的护理方案。选择恰当的方式和时机与父母谈论有关患儿死亡的话题,应详细告知患儿目前的病情、可能的预后、预设的利弊分析等,让父母面对现实、接受现实,帮助他们合理安排与患儿剩余的相处时间,使其有充分的时间来做心理准备。

(2) 信息支持:为父母提供有价值的信息,谨慎、实事求是地将患儿的病情告知,使其明确知道患儿现在最需要的是什么,同时要让患儿父母知晓有多学科团队和他们共同面对,他们可以选择的治疗方案及临终场所以及护士可以为他们提供的资源或支持。

(3) 参与照护计划的制订:当患儿限制性生命的状况被确诊后,照护计划应由多学科团队和患儿及其父母共同商讨并制订,充分尊重患儿及其父母的意愿,为患儿及家庭提供符合其需求的照护计划,让患儿父母知晓整个临终过程如何进行管理和实施,并积极参与到临终患儿的日常照护中来。

2. 患儿死亡后

(1) 心理疏导:在患儿死亡后,父母极度悲伤,护士应正确理解患儿死亡后父母的心理反应,根据不同的心理反应过程,给予恰当的劝慰及适当的陪伴,对合理要求尽量予以满足,缓解其悲痛的情绪。

(2) 善终护理:为死亡患儿提供遗体告别室或尽量安排一个安静的环境,允许父母参与遗体护理,允许父母为已故患儿擦洗、更衣,允许家庭举行某种仪式做最后的告别。帮助患儿父母实现愿望或者宗教、文化观念方面的需要,根据家庭需要提供丧亲辅导。

(3) 器官和组织捐献:临终患儿的器官和组织捐献应尊重患儿及其父母的意愿。应先明确患儿及其父母对器官捐献的看法,并向其解释可能捐献的器官或组织。如愿意且可以捐献,应向其提供相应的书面材料,并解释涉及的相关流程和政策。

(4) 定期随访:患儿死亡后应定期对患儿家庭进行随访,在评估患儿父母的情绪状态及了解家庭存在的主要问题之后尽可能地提供各种援助,保持适当的信息沟通,逐步引导死亡患儿父母早日走出失去子女的痛苦,重新开始自己的生活。

儿童器官捐献

我国从2010年开展公民逝世后器官捐献(DCD)工作,目前国内儿童供体器官来源依赖亲属活体捐献,仅部分来源于DCD。随着医疗技术发展,越来越多的儿童终末期脏器衰竭疾病可以通过器官移植救治,我国等待器官移植的儿童人数逐年增加,导致器官供需差距进一步扩大。影响儿童器官捐献的因素较多,儿童捐献供体的成功率低,同意捐献的潜在儿童供体中,最终成功捐献的比例不高,尤其新生儿供体器官移植后,术后移植器官原发性无功能或功能延迟性恢复、血管并发症的风险较高。同时,我国儿童器官移植受到器官尺寸匹配和体质量限制,在儿童器官移植外科技术、移植围手术期管理和儿童中长期随访等方面面临高难度挑战。

(二)对临终患儿兄弟姐妹的情感支持

临终患儿的兄弟姐妹也同样应当受到关注和支持。在患儿临终过程中,悲伤忙碌的父母常常忽略对其他孩子的照顾,使患儿的兄弟姐妹产生被遗弃感和孤独感。同时,兄弟姐妹也会对自己的健康状况产生担忧。因此,应鼓励父母尽可能多关注患儿兄弟姐妹的日常生活和心理状态,用合适的方式向他们解释患儿的疾病和死亡,解除他们的心理负担。在以家庭为中心护理理念下,也应鼓励患儿的兄弟姐妹参与到患儿的日常生活和照顾中来。

第八节　儿童用药护理

学 习 目 标

知识目标:
1. 掌握儿童药物的选用、常用的给药方法及注意事项。
2. 熟悉儿童用药剂量的计算方法。
3. 了解儿童用药特点。

能力目标:
1. 能够熟练掌握儿童常用药物特点,准确观察药物疗效及毒副作用。
2. 能够根据不同年龄阶段患儿的疾病特点,实施不同给药途径的用药护理。

素质目标:
培养护生科学严谨、认真负责的工作态度。

药物治疗是疾病治疗的重要组成部分,合理及时的用药可以控制病情、促进康复。但药物的毒、副作用会对生长发育中的儿童产生不良的影响,对同一种药物的敏感性或耐受量也可因体质及年龄的不同而各异。因此,儿童用药应慎重选择、剂量准确、针对性强,做到合理用药,护理人员应根据医嘱合理给药,严格执行查对制度,并注意观察药物的作用及副作用。

一、儿童用药特点

1. 儿童年龄不同,对药物的反应不同　儿童时期新陈代谢旺盛,处于生长发育时期,药物在体内的吸收、分布、代谢和排泄的过程不仅与成人不同,而且在儿童各年龄阶段也有所不同。三个月以内的婴儿慎用退热药,会使婴儿出现虚脱;8岁以内的儿童,特别是婴儿服用四环素容易引起黄斑牙;有些外用药如治疗鼻炎的萘甲唑啉若用于婴儿可引起昏迷、呼吸暂停。

Note:

2. 肝肾功能及某些酶系统发育不完善,对药物的代谢及解毒功能较差 儿童肝酶系统发育不成熟,延长了药物的半衰期,增加了药物的血药浓度及毒性作用。如氯霉素在体内与肝内葡糖醛酸结合后排出,但新生儿和早产儿的肝葡糖醛酸含量较少,使体内呈游离状态的氯霉素较多而导致“灰婴综合征”。庆大霉素、巴比妥类药物也可因儿童肾功能不成熟,延长了药物的体内滞留时间,从而增加了药物的毒副作用。

3. 儿童血-脑脊液屏障不完善,药物容易通过血-脑脊液屏障到达神经中枢 药物进入儿童体内后,与血浆蛋白结合较少,游离药物浓度较高,易通过血-脑屏障引起中枢神经症状。因此,使用中枢神经系统药物应慎重,如儿童对吗啡类药物特别敏感,易产生呼吸中枢抑制,使用洛贝林可引起婴儿运动性烦躁或呼吸暂停等。

4. 胎儿、乳儿可因母亲用药而受到影响 孕妇用药时,药物可通过胎盘屏障,进入胎儿体内循环,用药剂量越大,时间越长,越易通过胎盘的药物,对胎儿的影响越大。有些药物在乳汁中浓度亦会很高,可引起乳儿发生中毒反应,如苯巴比妥、阿托品、水杨酸盐等,应慎用。而放射性药物、抗肿瘤药物、抗甲状腺激素药物等,哺乳期应禁用。

5. 儿童易发生电解质紊乱 儿童体液占体重的比例较大,对水、电解质的调节功能较差,对影响水盐代谢和酸碱代谢的药物特别敏感,比成人容易中毒。因此,儿童在应用利尿剂后极易产生低钠或低钾血症。

二、药物剂量计算

儿童用药剂量相对成人更应计算准确,可按下列方法计算。

1. 按体重计算 是最基本的计算方法,方便易行,故在临床广泛应用。

每日(次)剂量 = 患儿体重(kg)× 每日(次)每千克体重需要量。

患儿体重应按实际测得值为准。若计算结果超出成人剂量,则以成人量为限。

2. 按体表面积计算 由于许多生理过程(如心搏出量、基础代谢、肾小球滤过率等)与体表面积关系密切,按体表面积计算药物剂量较其他方法更加准确,但计算过程相对复杂,一般用于抗代谢药、抗肿瘤药和免疫抑制剂等药物的计算。

每日(次)剂量 = 儿童体表面积(m²)× 每日(次)每平方米体表面积需要量。

儿童体表面积可按下列公式计算,也可按“儿童体表面积图或表”求得(图4-1)。

$$≤30kg 儿童体表面积(m^2) = 体重(kg) × 0.035 + 0.1$$
$$>30kg 儿童体表面积(m^2) = [体重(kg) - 30] × 0.02 + 1.05$$

3. 按年龄计算 方法简单易行,用于剂量幅度大、不需十分精确的药物,如营养类药物。

4. 从成人剂量折算 仅用于未提供儿童剂量的药物,所得剂量一般偏小,故不常用。

$$儿童剂量 = 成人剂量 × 儿童体重(kg)/50$$

三、儿童药物选用及护理

儿童用药应慎重选择,不可滥用。应结合患儿的年龄、病情,有针对性地选择药物,同时要考虑儿童对药物的特殊反应和药物的远期影响,注意观察用药效果和毒副作用。

(一) 抗生素的应用及护理

感染性疾病是儿童时期的常见病,抗生素在治疗感染性疾病方面有着重要意义,是临床最常用的药物之一。首先要掌握不同抗生素的抗菌谱,有针对性地使用,严格掌握抗生素的药理作用及用药指征。通常以应用一种抗生素为宜,儿童长期联合应用大量抗生素,容易造成肠道菌群失调和消化功能紊乱,甚至可引起二重感染(真菌感染)或细菌耐药性的发生。在应用抗生素时还要注意药物的毒副作用,如应用链霉素、卡那霉素、庆大霉素等时,注意有无听神经、肾脏损害,且此类药剂量不要过大,疗程不宜太长。

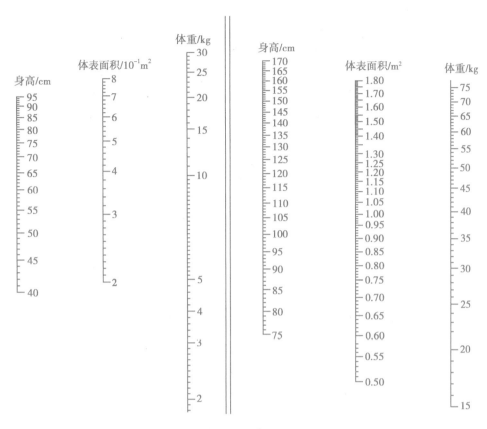

图 4-1　儿童体表面积图

（二）退热药的应用及护理

儿童疾病的临床症状中多有发热表现,常使用布洛芬和对乙酰氨基酚类药物退热,作用机制是抑制前列腺素合成酶,使前列腺素合成减少,体温下降。可反复使用,但剂量不可过大,用药时间不可过长,保证足够的给药间隔时间。用药后注意观察体温和出汗情况,及时补充液体。复方解热止痛片（APC）对胃有刺激性,可引起白细胞减少、再生障碍性贫血及过敏等不良反应,大量服用时会因出汗过多,体温骤降而导致虚脱,婴幼儿应禁用此类药物。小婴儿应首选物理降温,必要时给予药物降温。小婴儿不宜使用阿司匹林,防止发生瑞氏综合征。

（三）镇咳、祛痰、平喘药的应用及护理

因此,在呼吸道感染时一般不用镇咳药,而应用祛痰药或雾化吸入法稀释分泌物,配合体位引流,痰液易于咳出。应用平喘药治疗哮喘患儿时应注意药物的不良反应,静脉输注过快或浓度过高时,可兴奋中枢神经系统和循环系统,注意观察有无精神兴奋、头晕、心律失常等。新生儿及小婴儿应慎用茶碱类药物。

（四）泻药和止泻药的应用及护理

儿童便秘一般不使用泻药,首先多吃水果、蔬菜等通过饮食来调整,也可在必要时使用开塞露等外用药物通便。儿童腹泻时也应该先调整饮食或口服、静脉补液,再辅以肠黏膜保护剂或微生态制剂调节肠道微生态环境,一般不主张使用止泻药。使用止泻药后虽然腹泻可以得到缓解,但是由于肠蠕动减弱可以增加肠道内毒素吸收而发生全身中毒症状。

（五）镇静药的应用及护理

儿童出现高热、过度兴奋、烦躁不安、频繁呕吐、惊厥等情况时,使用镇静药可以使其得到休息,以利病情恢复。常用的药物有苯巴比妥、地西泮、水合氯醛等,使用中应特别注意观察呼吸情况,以免患儿发生呼吸抑制。

（六）肾上腺皮质激素的应用及护理

儿童较常应用的肾上腺皮质激素是糖皮质激素。糖皮质激素有抗炎、抗毒素、抗休克等作用。短疗程常用于过敏性疾病、重症感染性疾病等；长疗程则用于治疗肾病综合征、血液病、自身免疫性疾病等。应严格掌握使用指征，在诊断未明确时避免滥用，以免掩盖病情。长期使用可影响蛋白质、脂肪、糖代谢，抑制骨骼生长，降低机体免疫力。用药过程中不可随意减量或停药，防止出现反弹现象。此外，患水痘时用药可使病情加重，应禁止使用。

四、给药方法

给药途径关系到药物的吸收分布、发挥作用的快慢、持续时间以及患儿对药物的依从性。因此，应综合考虑患儿的年龄、疾病和病情严重程度，合理选择给药方法，以保证用药效果。常用的给药方法介绍如下：

（一）胃肠道给药法

1. **口服法**　药物口服后，被胃肠道吸收、利用，起到局部或全身作用，是最常用、最方便且较安全的给药方法，对患儿身心的不良影响小，只要条件允许，尽量采用口服给药。婴幼儿通常选用糖浆、水剂或冲剂，也可将药片捣碎加糖水送服；年长儿可用片剂或药丸，鼓励和训练直接服药。口服给药法的缺点是吸收慢，不适用于急救，对意识不清、呕吐不止、禁食等患儿也不适用。

2. **鼻饲法**　对神志不清、昏迷不能吞服药物或拒绝服药而又无法注射时可采用鼻饲法。液体药物可直接注入胃管，片剂药物鼻饲前应先研碎，加少量水溶解后再注入胃管，然后注入适量温开水冲管，防止胃管堵塞。鼻饲速度宜慢，鼻饲后取侧卧位，防止呕吐、呛咳引起窒息。

3. **灌肠法**　灌肠给药也称直肠给药，就是通过肛门将药物送入肠道，通过直肠黏膜丰富的毛细血管网迅速吸收进入血液循环而发挥药效，主要有保留灌肠法、直肠点滴法和栓剂塞入法三种方式，常用于退热药物、镇静药物、通便药物的给药。直肠给药较口服给药吸收快，减少了酸碱消化酶对药物的影响和破坏，避免了胃部刺激，适用于呕吐、口服药物有困难的患儿。

（二）注射法

注射法奏效快，但对儿童刺激大，易造成患儿恐惧，适用于急、重症及不宜口服给药的患儿。此法具有吸收快、血药浓度升高迅速、给药量准确的特点。常用的注射法包括肌内注射、静脉推注及静脉滴注。

1. **肌内注射法**　肌内注射一般选择臀大肌外上方，对年长儿注射前应做适当解释，注射中给予鼓励；对不合作、哭闹挣扎的婴幼儿，可采取"三快"（进针、注药及拔针均快）的特殊注射技术，以缩短时间，防止发生意外。肌内注射次数过多可造成臀肌挛缩，影响下肢功能，使用中应尽量注意避免。

2. **静脉推注**　静脉推注能迅速达到较高的血药浓度，多用于抢救危重患儿，推注时应根据药物特点控制速度并密切观察，防止药液外渗。

3. **静脉滴注**　静脉滴注常用于住院患儿，是临床上治疗各种疾病和抢救患儿的重要措施之一，不仅用于给药，还可补充水分、营养及供给能量等。为减少反复穿刺的痛苦，目前常采用静脉留置针的方式进行静脉滴注。静脉滴注时需根据患儿年龄、病情、药物性质调节滴速，必要时可使用输液泵控制给药速度，并保持准确的液体入量。

（三）外用法

以软膏为多，也可用水剂、混悬剂、粉剂等。根据不同的用药部位，可对患儿的手进行适当约束，以免因患儿抓、摸使药物误入眼、口而发生意外。

（四）雾化吸入法

适用于呼吸道疾患，首选适应证是阻塞性气道疾患，尤其是哮喘急性发作。但对呼吸道刺激性较大的药物不宜雾化吸入，油性制剂也不能以吸入方式给药，以免引起脂质性肺炎。

第九节 儿童护理技术

学 习 目 标

● 知识目标：
1. 掌握常用的儿童护理技术操作步骤及注意事项。
2. 熟悉各项操作的目的、评估要点及物品准备。
● 能力目标：
能够熟练应用各项护理操作技术为患儿提供护理。
● 素质目标：
培养护生科学严谨、体贴爱护患儿、保护患儿隐私的职业精神。

一、温箱使用法

[**目的**]

温箱使用是以科学的方法，创造一个温度和湿度相适宜的环境，保持体温稳定，用以提高新生儿尤其是早产儿的成活率。

[**护理评估**]

评估患儿的孕周、出生体重、日龄、生命体征、有无并发症等。

[**物品准备**]

婴儿温箱（图 4-2）、灭菌注射用水等。

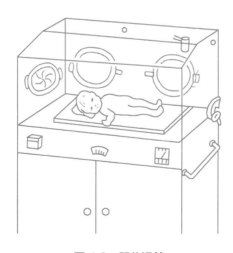

图 4-2 婴儿温箱

[**操作步骤及要点**]

操作步骤	要点与说明
1. 携用物至患儿床旁，核对信息	
2. 洗手，戴口罩	
3. 检查温箱，温箱水槽内加入灭菌注射用水至水位指示线	灭菌注射用水每天更换

续表

操作步骤	要点与说明
4. 接通电源,温箱预热,根据患儿的体重及出生日龄设置温箱模式、温湿度(表4-4)	体重<1 500g采用肤温控制模式,肤温探头金属面应避开骨突,避免被压,每班评估被覆盖皮肤并给予相应处理;体重>1 500g采用箱温控制模式,每次调节箱温的幅度为0.5℃
5. 温箱达到预热温度后,操作中核对	
6. 患儿入温箱,选择合适体位	可提供"鸟巢"式等体位支持
7. 操作后核对,罩温箱遮光罩	
8. 定时测量体温,根据体温调节温度设置,并做好记录	在患儿体温未升至正常前,每30~60min监测体温1次,体温升至正常后每4h测1次,注意保持体温在36.5~37.5℃之间,并维持适当的相对湿度
9. 一切护理操作应在箱内进行	集中操作,减少开箱次数,以免箱内温度波动
10. 符合出箱条件的患儿可以出温箱	出温箱条件:体重≥2 000g,体温正常者;室温维持在24~26℃时,在不加热的温箱内能保持正常体温者;患儿置温箱内1个月以上,体重虽不到2 000g,但一般情况良好者
11. 核对信息	
12. 予患儿穿衣并适当保暖	
13. 再次核对	
14. 整理用物,洗手,记录	
15. 终末消毒	及时检查维修温箱,处于备用状态

[注意事项]

1. 保持温箱清洁,每天擦拭,每周更换温箱1次,彻底清洁后消毒。

2. 温箱不宜放置在阳光直射、有对流风及取暖设备附近,以免影响箱内温度。

3. 随时观察温箱使用效果,及时查找报警原因并处理。

4. 温箱预热至少需30~60min,箱温升至所需初始温度并持续观察3~5min,确认维持恒温后,方可放入患儿。

5. 严禁骤然提高温箱温度,以免体温上升过快造成不良后果。

表4-4 不同出生体重早产儿温箱温、湿度参数

出生体重/g	温度				相对湿度
	35℃	34℃	33℃	32℃	
1 000~<1 500	初生10d内	10d后	3周后	5周后	55%~65% (极低和超低出生体重儿生后2~3d内可适当提高湿度)
1 500~<2 000	—	初生10d内	10d后	4周后	
2 000~<2 500	—	初生2d内	2d后	3周后	
≥2 500	—	—	初生2d内	2d后	

二、光照疗法

[目的]

光照疗法(phototherapy)是通过荧光照射治疗新生儿各种原因所致的高胆红素血症,常用于换血前后的辅助治疗及极低出生体重儿预防性光疗。主要作用是使患儿血中的间接胆红素氧化分解为水

Note:

溶性胆红素,从胆汁和尿液中排出减轻黄疸。

[**护理评估**]

了解患儿诊断、日龄、体重、黄疸的范围和程度、胆红素检查结果、生命体征、精神反应等资料。

[**物品准备**]

光疗灯／箱、灭菌注射用水、遮光眼罩、尿布等。

[**操作步骤及要点**]

操作步骤	要点与说明
1. 携用物至患儿床旁,核对信息	
2. 洗手,戴口罩	
3. 清洁光疗灯／箱,光疗箱水槽内加入灭菌注射用水	清除灯管及反射板的灰尘
4. 接通光疗灯／箱电源,检查线路及灯管亮度,箱温预热至适宜温度,设置适宜的相对湿度	一般波长425~475nm的蓝色荧光灯最有效,分单面和双面光疗,双面光优于单面光,还可用白光照射,光亮度约160~320W为宜。灯管与皮肤距离33~50cm
5. 操作中核对,将患儿放入已预热好的光疗箱中	
6. 将患儿全身裸露,佩戴遮光眼罩,用尿布遮盖会阴部	佩戴遮光眼罩防止光线损伤视网膜,注意不要覆盖口鼻,防止窒息。男婴注意保护阴囊
7. 关闭箱门,打开蓝光灯记录开始照射时间(图4-3)	
8. 使患儿皮肤均匀受光,并确保最大面积暴露于光照下	若使用单面光疗箱一般每2h更换体位1次。俯卧照射时要有专人巡视,以免口鼻受压影响呼吸
9. 操作后核对	
10. 光疗时至少2h测量生命体征1次,根据体温调节箱温	体温保持在36.5~37.2℃为宜。若光疗时体温上升超过37.8℃,需暂停光疗
11. 观察病情变化,按时巡视,操作应在光疗箱内集中进行,保持光疗箱清洁	避免患儿遮光眼罩及尿布脱落,保持皮肤清洁,防止汗水、奶渍、大小便等污染,影响治疗效果
12. 对符合条件的患儿予停止光疗	一般光照12~24h才能使血清胆红素下降,足月儿血清胆红素为(13.0±0.7)mg/dl,早产儿血清胆红素(10.7±1.2)mg/dl时停止光疗
13. 核对信息	
14. 予患儿摘眼罩,穿衣并适当保暖	
15. 再次核对	
16. 整理用物,洗手,记录	
17. 终末消毒	

Note:

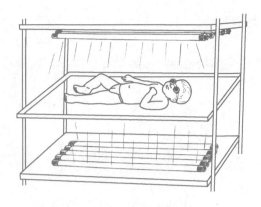

图 4-3　婴儿光疗

［注意事项］

1. 每日擦拭光疗灯,防止灰尘影响光照强度。

2. 患儿入箱前进行皮肤清洁,禁忌在皮肤上涂粉剂和油类。

3. 光疗过程中观察光疗效果,若患儿出现烦躁、高热、拒奶、呕吐、皮疹、腹泻及脱水等症状时,及时与医生联系,妥善处理。

三、换血疗法

［目的］

换血疗法(exchange transfusion)是应用供血者的血液将患儿循环血液置换出体外的一种治疗方法。通过换血可迅速减少体内致敏红细胞和血清中的抗体,防止继续溶血;降低血清胆红素水平,防止核黄疸的发生。主要用于母婴血型不合引起的新生儿溶血病,是目前治疗新生儿重度高胆红素血症最迅速的方法。

［护理评估］

1. 评估患儿身体,了解病史、诊断、日龄、体重、生命体征、黄疸等一般情况。

2. 观察患儿有无肌张力异常等胆红素脑病的临床表现。

3. 查看患儿各项检查结果,包括胆红素浓度,肝功能,心功能,凝血功能等。

［物品准备］

1. **血源选择**　Rh 血型不合应采用 Rh 血型与母亲相同,ABO 血型与患儿相同(或抗 A、抗 B 效价不高的 O 型)的供血者;ABO 血型不合者可用 O 型的红细胞加 AB 型血浆或用抗 A、抗 B 效价不高的 O 型血或患儿同型血。有明显贫血和心功能不全者,可用血浆减半的浓缩血。换血量为 150~180ml/kg(约为患儿全血量的 2 倍),应尽量选用新鲜血,库存血不应超过 3d。

2. **药物**　生理盐水、葡萄糖液、10% 葡萄糖酸钙、肝素、苯巴比妥、地西泮、急救药物等。

3. **用物**　24G 留置针、注射器、三通管、碘伏、棉签、治疗巾、换药碗、弯盘、医用手套、无菌手术衣、输血器、量杯、心电监护仪、远红外线辐射台、换血记录单等。

［操作步骤及要点］

操作步骤	要点与说明
1. 携用物至患儿床旁,核对信息	
2. 洗手,戴口罩	
3. 将患儿置于远红外线辐射台,连接心电监护仪,仰卧位并固定约束四肢	换血前禁食 4h 或抽空胃内容物,进行静脉输液,术前半小时肌注苯巴比妥

Note:

续表

操作步骤	要点与说明
4. 选择合适的外周动、静脉,建立两条静脉通路,分别用于静脉用药和输血;建立一条动脉通路,连接三通管,用肝素生理盐水封管	留置针妥善固定,保持通畅
5. 穿无菌手术衣,戴医用手套,使用最大化无菌屏障	
6. 操作中核对	双人核对患儿及血制品信息
7. 打开静脉端输血开关,准确调节输血的速度。在动脉端缓慢抽血,注意同步、等量、匀速地抽出和输入血液,中途可遵医嘱适量推入肝素生理盐水保持管路通畅	遵医嘱动态调整换血速度
8. 换血过程中严格无菌操作,严密观察患儿的面色、反应及生命体征变化	每5min监测血压一次
9. 换血完毕后,正压封管,协助患儿取舒适卧位	
10. 操作后核对	
11. 整理用物,洗手,记录	记录开始换血时间、每次抽血量、输入血量及累计出入量

[**注意事项**]

1. 换血指征　①母婴有ABO血型不合或Rh血型不合,产前确诊为溶血病;②出生时有胎儿水肿,脐血总胆红素 >68μmol/L(4mg/dl),明显贫血(脐带血Hb<120g/L);③血清胆红素在足月儿 >342μmol/L(20mg/dl),早产儿体重在1 500g者 >256μmol/L(15ml/dl),体重1 200g者 >205μmol/L(12mg/dl);④有早期核黄疸症状者。

2. 在换血开始前、术中、换血结束时均需测定血胆红素,并根据需要检查其他生化项目,以判断换血效果及病情变化,必要时缓慢推注稀释后的葡萄糖酸钙补钙治疗。

3. 保持静脉通路通畅,以免因输血或推注钙剂外渗导致组织肿胀、皮肤坏死。

[**换血后护理**]

1. 保持呼吸道通畅,换血后应先禁食4~6h,4h后可遵医嘱试喂糖水,若无呕吐,可进行正常喂养。

2. 拔出动脉留置针后需按压针眼5~10min,严密观察有无渗血,防止血肿发生。

四、儿童喂养技术

(一)奶瓶喂养技术

[**目的**]

当母乳不足或不能进行母乳喂养时,采用配方奶喂养的技术,保证患儿得到足够的营养及水分的摄入。

[**护理评估**]

1. 患儿的吸吮、吞咽、消化和排泄情况,必要时测量腹围。

2. 患儿的生命体征、病情变化、意识情况。

3. 患儿家长对喂养的知识水平和心理反应。

[**物品准备**]

温度适宜的配方奶、一次性奶瓶、纱布或小毛巾等。

[操作步骤及要点]

操作步骤	要点与说明
1. 携用物至患儿床旁,核对信息	
2. 洗手,戴口罩	
3. 检查奶嘴孔大小	奶嘴孔过小,吸吮费力;奶嘴孔过大,容易呛咳 3~4 个月内的患儿宜选用奶瓶倒置时两奶滴之间稍有间隔的奶嘴;4~6 个月的患儿宜用奶液能连续滴出的奶嘴;6 个月以上的患儿可用奶液能较快滴出形成一直线的奶嘴
4. 将奶液滴在手臂内侧,感觉温热,不烫为宜	
5. 操作中核对	
6. 协助患儿取母乳喂养姿势,斜抱患儿,呈头高足底位,患儿头部枕于操作者肘窝处,操作者手臂支撑患儿身体,将纱布围于患儿颌下	防止奶液浸湿患儿衣服,刺激皮肤引起炎症
7. 奶嘴碰触患儿嘴唇诱发觅食/吸吮反射,待患儿张口时将奶嘴放至舌上,倾斜奶瓶,让奶液充盈奶嘴,保证患儿顺利吸吮	观察患儿吸吮、吞咽及呼吸情况; 观察患儿的面色,血氧饱和度,如有发绀应暂停喂养,缓解后再继续
8. 喂奶后取下纱布擦拭口唇	
9. 将患儿竖抱,头部靠在操作者肩上,自下而上轻拍其背部 1~2min,排出胃内空气	
10. 协助患儿取舒适卧位	右侧卧位,床头抬高 30°
11. 操作后核对	
12. 整理用物,洗手,记录	

[注意事项]

1. 在喂奶前、后 30min,可予患儿腹部环形按摩,促进营养物质的消化吸收和利用,减少喂养不耐受的发生。

2. 喂奶后勤巡视,观察有无溢奶、呕吐、腹胀等,防止胃食管反流引起误吸。

3. 观察患儿大便的颜色、性状等,发现腹泻及时通知医生,留取便标本送检。

(二) 鼻(口)饲技术

[目的]

对吸吮、吞咽能力低下及因各种疾病不能经口进食的患儿,将胃管经鼻腔或口腔插入胃内,通过胃管灌注流质食物、水分和药物,保证足够的能量和营养供给,增强抗病能力。

[护理评估]

1. 患儿的病情及合作程度。

2. 患儿的口腔、鼻腔情况,黏膜有无肿胀、炎症,鼻中隔有无偏曲。

3. 评估患儿腹部症状和体征。

[物品准备]

无菌包(换药碗 2 个,镊子 2 把)、一次性压舌板、一次性胃管、注射器、一次性治疗巾、医用手套、棉签、胶布、纱布、手电筒、听诊器、弯盘、奶液(38~40℃)、温开水适量、水温计、生理盐水、pH 试纸等。

Note:

[操作步骤及要点]

操作步骤	要点与说明
1. 携用物至床旁,核对信息,解释操作目的	核对奶液的种类和量
2. 洗手,戴口罩	
3. 协助患儿取仰卧位,头偏向一侧,颌下铺治疗巾,放弯盘	
4. 观察患儿鼻腔口腔有无畸形、破损、息肉等,清洁一侧通畅的鼻腔或口腔	
5. 打开无菌包,取出胃管,戴医用手套,检查胃管确认通畅,测量插入的长度	鼻胃管插入长度:前额发际到剑突或鼻尖经耳垂到剑突 口胃管插入长度:口角经耳垂到剑突
6. 少量生理盐水润滑胃管前端	
7. 操作中核对	
8. 沿一侧鼻腔或口腔轻轻插入胃管	持续观察患儿面色、呼吸,有无恶心、发绀,如盘在口腔或误入气管应立即拔出,稍事休息后重新插管,动作轻稳,以免损伤食管黏膜
9. 确认胃管是否在胃内 　(1) 连接注射器抽出胃液,检测 pH 　(2) 置听诊器于患儿胃部,经胃管快速注入少量空气,听到气过水声 　(3) 将胃管末端置于盛水的治疗碗中,无气泡逸出	
10. 采用"高举平台法"将胃管用胶布在鼻翼/口角、面颊部固定,标记留置胃管的深度和留置时间	
11. 抽吸胃液,观察胃潴留情况	潴留量小于医嘱量的 25% 可忽略不计,潴留量小于 50% 应补足奶量,潴留量大于 50% 停奶一次
12. 用水温计测量水温及奶温,分别倒入治疗碗内,注入少量温开水,用注射器抽取奶液,经胃管缓慢注入	注入过程中观察生命体征变化,如有呕吐、呛咳,应立即停止
13. 输注结束后,再次注入少量温开水,封闭胃管末端并妥善固定	
14. 协助患儿清洁鼻腔、口腔,撤去治疗巾及弯盘,维持原卧位 20~30min	
15. 操作后核对	
16. 整理用物,洗手,记录	

[注意事项]

1. 根据患儿的年龄、体重选择合适的胃管型号,当胃管插至咽喉部时,年长、清醒患儿头后仰嘱其做吞咽动作,昏迷或小婴儿应托起头颈部,使下颌靠近胸骨柄,便于胃管顺利通过。可拍 X 线摄片确定胃管位置。

2. 随时夹闭胃管,避免空气进入胃内引起胀气或管内液体外流。新生儿及小婴儿鼻饲时,可将鼻饲液注入空针筒以自然重力灌入胃内。如经胃管给药,则药物必须研细用温开水调匀后方可注入,饮食与药物应分开注入。

3. 留置胃管期间应注意保持口腔清洁,每天进行口腔护理,按时更换胃管。

五、儿童动、静脉采血技术

(一) 桡动脉采血技术

[目的]

采集动脉血,进行动脉血气分析,判断患儿的呼吸功能、血氧代谢及血液酸碱度等。为指导氧疗、调节机械通气参数提供依据。

[护理评估]

评估患儿一般情况,体温、血压、情绪、吸氧浓度或者呼吸机参数等。评估穿刺部位皮肤情况。评估凝血功能。

[物品准备]

治疗盘、动脉采血器、碘伏、棉签、医用手套、治疗巾、软枕、无菌纱布、标本架等。

[操作步骤及要点]

操作步骤	要点与说明
1. 携用物至患儿床旁,核对信息,解释操作目的	
2. 评估桡动脉,进行 Allen 试验 (1) 嘱患儿握拳 (2) 同时按压患儿尺动脉及桡动脉,阻断手部供血 (3) 数秒后,嘱患儿伸开手指,此时手掌因缺血变苍白 (4) 松开尺动脉,观察手掌颜色恢复时间 (5) 5~15s 之内恢复颜色提示尺动脉供血良好,该侧桡动脉可用于穿刺	不能配合的儿童可通过改良 Allen 试验判断侧支循环情况
3. 洗手,戴口罩,戴手套	
4. 垫软枕、铺治疗巾,操作者用示指和中指触摸患儿桡动脉搏动最强处,确定穿刺点	患儿上肢外展,手心朝上,手指自然放松
5. 以穿刺点为中心由内向外消毒,直径≥8cm,待干	
6. 准备纱布,检查动脉采血器并打开	
7. 再次消毒	
8. 消毒操作者示指	消毒范围为第 1、2 指节掌面及双侧面
9. 预设动脉采血器针栓位置	预设针栓位置与采血量一致,儿童推荐采血量为 0.5~1ml
10. 操作中核对	
11. 操作者用已消毒的手指再次确认穿刺点,使穿刺点固定于手指下方。另一只手持动脉采血器,针尖斜面向上,与皮肤呈 15°~30° 角缓慢穿刺。见回血后停止进针,待动脉血自动充盈至预设位置后拔针	穿刺过程中注意观察患儿的反应
12. 拔针后用无菌纱布或棉球按压穿刺点约 3~5min,确认无出血方可停止按压	按压过程中注意观察肢体血运情况,有无青紫或苍白出现
13. 立即封闭动脉采血器,将血标本垂直颠倒 5 次,平行揉搓 5s 以上,使血液与抗凝剂充分混匀	
14. 粘贴检验条形码	
15. 撤治疗巾、软枕。脱手套,洗手	
16. 协助患儿取舒适体位	
17. 操作后核对	
18. 整理用物,洗手,记录	
19. 标本送检	

[注意事项]

1. 采血过程中,一旦出现血肿,应立即按压穿刺点,停止采血。

2. 凝血功能障碍者应延长按压时间并观察局部渗血情况。

3. 标本采集后应及时送检,以免影响血气分析结果。

(二)外周静脉采血技术

[目的]

采取血标本,判断患儿病情进展,为治疗疾病、健康评估提供参考依据。

[护理评估]

评估患儿病情、意识状态、合作程度、饮水、进食及运动等情况。

[物品准备]

治疗盘、采血针、真空采血管、碘伏、棉签、医用手套、治疗巾、止血带、输液贴、标本架等。

[操作步骤及要点]

操作步骤	要点与说明
1. 携用物至患儿床旁,核对信息,解释操作目的	询问是否按要求进行采血前准备
2. 选择合适的真空采血管,粘贴检验条形码	
3. 洗手,戴口罩,戴手套	
4. 铺治疗巾,扎止血带,选择合适的静脉,松止血带	首选手臂肘前区静脉,优先顺序依次为正中静脉、头静脉及贵要静脉,当无法在肘前区的静脉进行采血时,也可选择手背浅表静脉。避免在输液、输血侧肢体采集血标本
5. 以穿刺点为中心由内向外消毒,直径≥5cm,待干	
6. 准备胶布,第二次消毒,待干	
7. 穿刺点上方 5~7.5cm 处扎止血带,检查采血针并打开	
8. 操作中核对	
9. 左手绷紧皮肤,右手持针以 15°~30° 角穿刺,见回血后放低角度再进针 0.2~0.5cm,固定针头,连接真空采血管,松止血带,抽取所需血量后拔出采血管	穿刺过程中注意观察患儿的反应
10. 迅速拔针,按压穿刺点至不出血	
11. 将真空采血管轻柔垂直颠倒数次,混匀	避免震荡,防止溶血
12. 撤治疗巾、止血带,脱手套,洗手	
13. 协助患儿取舒适体位	
14. 操作后核对	
15. 整理用物,洗手,记录	
16. 标本送检	

[注意事项]

1. 多个组合检测项目同时采血时应按以下顺序采血:血培养瓶→柠檬酸钠抗凝采血管→血清采血管→肝素抗凝采血管→ EDTA 抗凝采血管→葡萄糖酵解抑制采血管。

2. 凝血功能障碍者应延长按压时间并观察局部渗血情况。

（三）股静脉采血技术

[目的]

采取血标本，判断患儿病情进展，为治疗疾病、健康评估提供参考依据。常用于外周静脉条件不良儿童血标本的采集。

[护理评估]

评估患儿病情、意识状态、合作程度、饮水、进食及运动等情况。评估患儿腹股沟处皮肤。

[物品准备]

治疗盘、采血针、真空采血管、碘伏、棉签、医用手套、胶布、5ml 注射器等。

[操作步骤及要点]

操作步骤	要点与说明
1. 携用物至患儿床旁，核对信息，解释操作目的	
2. 选择合适的真空采血管，粘贴检验条形码	
3. 协助患儿取合适体位，垫高臀部，髋部外展 45°，屈膝 90°，助手站在头端，双肘及前臂约束患儿躯干及上肢，双手固定患儿双腿	尿布包裹好患儿会阴部，防止采血中尿便污染
4. 洗手，戴口罩，戴手套	
5. 股静脉定位	股静脉在股动脉搏动点内侧 0.5cm 处
6. 以穿刺点为中心由内向外消毒，直径≥5cm，消毒两遍，待干	
7. 消毒操作者示指	消毒范围为第 1、2 指节掌面及双侧面
8. 操作中核对	
9. 选择腹股沟中、内 1/3 交界处，操作者用已消毒的示指触及股动脉搏动处，另一手持注射器在股动脉搏动点内侧 0.3~0.5cm 处垂直穿刺（图 4-4）；或在腹股沟下 1~3cm 处与皮肤成 35°~45° 角进针，边上提针边抽回血，见回血后固定针头，抽取所需血量	穿刺过程中注意观察患儿的反应
10. 迅速拔针，按压穿刺点至不出血为宜	按压时间 5~10min，注意按压力度，观察下肢皮肤颜色
11. 将针头刺入真空采血管胶塞，让血液自行流入采血管，再将采血管轻柔垂直颠倒数次，混匀，防止血液凝固	不宜拔除采血管胶塞，不要对注射器针栓施加压力
12. 脱手套，洗手	
13. 撤臀下软垫，协助患儿取舒适体位	
14. 操作后核对	
15. 健康指导	告知家长观察患儿下肢活动情况
16. 整理用物，洗手，记录	
17. 标本送检	

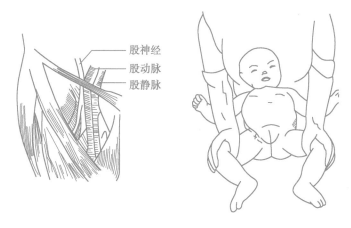

图 4-4　股静脉穿刺法示意图

［**注意事项**］

1. 避免反复穿刺,损伤血管壁,造成血肿或局部出血。

2. 凝血功能障碍者应延长按压时间并观察局部渗血情况。

六、儿童静脉输液技术

(一) 头皮静脉输液技术

婴幼儿头皮静脉极为丰富,分支甚多,互相沟通交错成网状且静脉表浅,易于固定,方便肢体活动。较大的头皮静脉有额上静脉、颞浅静脉、枕后静脉及耳后静脉等(图 4-5),常用于婴幼儿静脉输液。

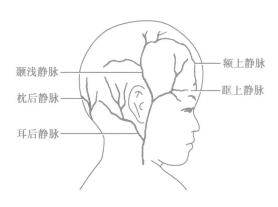

图 4-5　头皮浅静脉示意图

［**目的**］

1. 补充液体、营养,维持体内电解质平衡。

2. 使药物快速进入体内以达到治疗疾病的目的。

［**护理评估**］

评估年龄、病情、心肺功能、过敏史及配合程度等。

［**物品准备**］

治疗盘、弯盘、输液器、液体及药物、碘伏、棉签、止血带、胶布、治疗巾、静脉留置针、透明敷料,输液接头、剃刀等。

[操作步骤及要点]

操作步骤	要点与说明
1. 洗手,戴口罩	
2. 核对并检查液体,必要时按医嘱加入药物	注意药物配伍禁忌
3. 填写、粘贴输液标签	
4. 插输液器,整理用物,洗手	
5. 携用物至患儿床旁,核对患儿和药液信息	
6. 协助患儿取仰卧位或侧卧位,头垫软枕,助手站于患儿足端,固定其肢体及头部	
7. 评估血管,选择合适型号的静脉留置针	必要时使用剃刀备皮
8. 洗手	
9. 将输液袋挂于输液架上,第一次排气	
10. 以穿刺点为中心由内向外消毒,直径≥8cm,并大于敷料范围,至少消毒两遍,待干。准备透明敷料,标明留置日期,时间等	
11. 将输液接头与静脉留置针连接后,再将其与输液器相连	
12. 取下针帽,转动针芯,第二次排气	
13. 操作中核对	核对患儿及药液信息
14. 一手绷紧血管两端皮肤,另一手持针在静脉最清晰点向后移0.3cm,与皮肤成5°~15°角进针,见回血后压低角度(5°~10°)再将静脉留置针缓慢送入0.2cm,后撤针芯0.2~0.3cm,将外套管与针芯全部送入血管,撤出针芯,打开调节器	穿刺中注意观察患儿的面色和一般情况,必要时暂缓穿刺
15. 透明敷料覆盖,采用无张力性粘贴方法固定,U形固定延长管,将记录胶带贴于敷料下缘	
16. 根据病情、年龄、药物性质调节输液速度	
17. 协助患儿取舒适体位	
18. 操作后核对	
19. 健康指导	不得随意调节滴速;观察输液是否通畅、有无肿胀;观察有无输液反应
20. 整理用物,洗手,记录	

[注意事项]

1. 常选用额上静脉、颞浅静脉及耳后静脉等,注意区分头皮动静脉,根据需要剃去穿刺部位毛发。

2. 尽量避免输注刺激性较强的药物,一旦发生药物外渗,头皮局部容易出现瘢痕,影响皮肤生长及美观。

(二) 静脉留置针输液技术

[目的]

1. 安全留置,用于长期输液的患儿。

Note:

2. 保护血管,减轻反复穿刺的痛苦。

[**护理评估**]

评估年龄、病情、心肺功能、过敏史及配合程度等。

[**物品准备**]

治疗盘、弯盘、输液器、液体及药物、碘伏、棉签、止血带、静脉留置针、透明敷贴、输液接头、胶布、治疗巾等。

[**操作步骤及指导要点**]

操作步骤	要点与说明
1. 洗手,戴口罩	
2. 核对并检查液体,必要时按医嘱加入药物	注意药物配伍禁忌
3. 填写、粘贴输液标签	
4. 插输液器,整理用物,洗手,摘口罩	
5. 携用物至患儿床旁,核对患儿及药物信息	
6. 协助患儿取舒适的体位	
7. 评估血管,选择合适型号的静脉留置针	常选用手部、前臂及上臂,避免肘区及用来吮吸的手指,婴幼儿可考虑头皮静脉,如尚未行走可选择足部静脉,避免选择靠近神经、韧带、关节、受伤、感染部位的静脉
8. 洗手、戴口罩	
9. 将输液袋挂于输液架上,第一次排气	
10. 铺治疗巾,扎止血带,选择穿刺部位,松止血带	
11. 以穿刺点为中心由内向外消毒,直径≥8cm,并大于敷料范围。准备透明敷料,标明留置日期,时间等	
12. 在穿刺点上方 8~10cm 扎止血带(婴幼儿酌情选择),再次消毒	
13. 检查输液接头,检查留置针。连接输液接头与静脉留置针,连接输液器	
14. 取下针帽,转动针芯,第二次排气	
15. 操作中核对	核对患儿及药液信息
16. 操作者左手绷紧穿刺处皮肤,固定血管,右手持针柄,以15°~30° 角刺入,见回血后压低角度(5°~10°),再将静脉留置针缓慢送入 0.2cm,后撤针芯 0.2~0.3cm,将外套管与针芯全部送入血管,撤出针芯	送管时将针尾稍抬起,避免外套管紧贴皮肤,产生阻力
17. 松止血带,打开调节器	观察输液是否通畅
18. 透明敷料覆盖,采用无张力性粘贴方法固定,U 形固定延长管,将记录胶带贴于敷料下缘	
19. 根据病情、年龄、药物性质调节输液速度	
20. 撤止血带、治疗巾,协助患儿取舒适体位	

续表

操作步骤	要点与说明
21. 操作后核对	
22. 健康指导	不得随意调节滴速；避免静脉留置针一侧肢体剧烈活动；观察有无输液反应
23. 整理用物,洗手,摘口罩,记录	

[注意事项]

1. 每天至少评估一次导管及局部皮肤情况。

2. 每 3~4d 更换一次静脉留置针,如穿刺点出现发红、渗出、炎性反应时,应立即拔出,局部做相应处理。

3. 输液完毕后用封管液脉冲式正压封管。

七、经外周静脉置入中心静脉导管术(PICC)

[目的]

1. 为输注高渗液体、刺激性药物及化疗药物提供长期的静脉途径。

2. 为中心静脉压监测、肠外营养提供重要通道。

3. 减轻药物对周围静脉的刺激和反复穿刺给患儿带来的痛苦。

[护理评估]

评估患儿的血管情况,置管处皮肤是否有红肿、硬结、瘢痕。选择最佳尺寸的 PICC 导管(超声检查静脉内径,考虑选择占静脉内径≤45% 的导管)。确认家属已签署知情同意书。

[物品准备]

PICC 导管、止血带、带翼的可撕裂的导入针、厘米刻度尺、注射器、孔巾、镊子、剪子、无菌纱布等。另备处置车 2 台、隔离衣、医用手套、生理盐水、肝素液、输液接头及附件、专用胶布、棉签、75% 酒精、安尔碘等。

[操作步骤及要点]

操作步骤	要点与说明
1. 携用物至患儿床旁,核对信息,解释操作目的	
2. 洗手,戴口罩	
3. 确认穿刺部位,选择合适的静脉	首选贵要静脉；次选肘正中静脉；最后选头静脉
4. 测量穿刺点至上腔静脉长度:从预穿刺点下 2cm 沿静脉走向到右胸锁关节	平卧、手臂外展成 90°
5. 以穿刺点为中心,沿血管走行由内向外涂抹外用局麻药,面积 1.5cm×3cm,厚度 1mm,作用 30min；遵医嘱予患儿镇痛镇静	
6. 打开 PICC 穿刺包,铺无菌巾,戴医用手套,按要求备物	
7. 助手握住患儿手部并抬高,操作者以穿刺点为中心,螺旋式,顺时针及逆时针交替进行,先用 75% 酒精消毒三遍脱脂待干,再用安尔碘消毒三遍,范围为全臂(腋部至手腕)	
8. 操作者穿隔离衣,戴医用手套	

续表

操作步骤	要点与说明
9. 握住已消毒的肢体,助手对未消毒的手部进行消毒,待干	
10. 助手穿隔离衣,戴医用手套,铺无菌治疗巾,建立最大化无菌区	
11. 先安尔碘消毒一遍,再酒精消毒两遍,待干	
12. 检查导管完整性,将导丝外撤至距离预剪尖端 0.5cm 处,剪掉多余导管,将外露导丝反折,以折痕做标记,预冲导管,连接注射器,排气	
13. 助手扎止血带,操作者绷紧皮肤,以 15°~30° 角直刺血管,见回血后放低 5°~10°,再进针 0.5cm,助手松止血带并按住导管鞘上方止血,操作者向心方向带入插管鞘,撤出针芯,持导管沿导管鞘缓慢送入,送管过程缓慢注入生理盐水,抽回血,确认导管通畅,脉冲式冲洗导管	操作时动作轻柔、匀速、短距离送管,严密观察患儿的病情变化 导管送入至腋静脉时,将患儿头偏向穿刺侧,使下颌紧贴肩头,同时抬高上半身呈半坐位,避免导管误入颈静脉
14. 助手一手固定圆盘,另一手用无菌纱布按压穿刺点,操作者从静脉内缓慢撤出导入鞘,全部撤出后撕裂导入鞘,连接心电导联,观察特异性 P 波,确定导管尖端位置	
15. 撤出导丝,连接输液接头再次正压脉冲式封管	撤导丝时如遇阻力,应立即停止并使导丝恢复至原状,连同导管一起退出约 2.5cm,再抽导丝
16. 方形纱布覆盖穿刺点,以透明敷料固定导管弯曲呈 "L" 形,高举平台法固定延长管	
17. 标记置管日期、时间	
18. 健康指导	
19. 操作后核对	
20. 整理用物,记录	填写置管信息表
21. X 线检查定位	确认导管末端在上腔静脉内方可开始输液治疗

［注意事项］

1. 密切观察穿刺点和血管情况,如有红、肿、热、痛时给予适当处理,必要时拔出导管。

2. 观察穿刺后臂围有无变化,测量上臂臂围方法:穿刺点上四横指(以患儿手指为准),若穿刺部位在肘上需测量肩峰下 10cm 或 15cm 处,以后每次测量应于同一位置。

3. 评估导管是否存在脱出、移位、打折、折断等情况。保持导管通畅,规范维护导管,封管时禁用小于 10ml 的注射器,防止压力过大导管断裂。

八、静脉输液港的使用与维护

［目的］

1. 为需要长期反复静脉化疗、输血、胃肠外营养及支持治疗的患儿提供可靠稳定的深静脉通道。

2. 体表无伤口、护理简单、感染风险低。较其他中心静脉导管并发症少。

Note:

（一）静脉输液

[护理评估]

1. 评估患儿年龄、病情、过敏史、不良反应史、自理能力和配合程度。
2. 静脉输液港及穿刺处皮肤有无红肿、硬结、压痛、皮疹、渗出。
3. 触摸静脉输液港位置,若发生移位、翻转,及时通知医生处理。
4. 治疗方案和周期、药物性质。

[物品准备]

输液器、药液、10ml 注射器、输液港专用无损伤针、中心静脉护理包(皮肤消毒剂、酒精棉片、医用手套、无菌胶带、10cm 以上无菌透明敷贴、无菌开口纱布)肝素帽、酒精、碘伏、棉签、生理盐水、肝素稀释液。

[操作步骤及要点]

操作步骤	要点与说明
1. 携用物至患儿床旁,核对信息,解释操作目的	
2. 洗手,戴口罩	
3. 按触、确认注射座的位置	
4. 洗手,打开中心静脉护理包,戴手套	
5. 以注射座为中心,用酒精、碘伏围绕穿刺点螺旋式消毒皮肤三次,直径 10~12cm	
6. 抽吸 10ml 生理盐水,连接无损伤蝶翼针,排气,夹闭延长管	
7. 操作中核对	
8. 触诊后,一手拇指、示指、中指以三个方向呈环状固定静脉输液港,另一手持无损伤针头,穿过静脉输液港的中心部位,直到针头触及隔膜腔	
9. 打开延长管的夹子,抽回血,以确定针头位置无误,用生理盐水脉冲方式冲洗输液港后,夹闭延长管并分离注射器,安装肝素帽	以低于插针水平位置更换肝素帽
10. 针头下垫无菌开口纱布,用无菌胶带固定针翼,再用无菌透明敷贴固定无损伤针,酒精棉片擦拭接口,连接输液系统或抽好药的注射器	使用无菌薄膜覆盖纱布、针头及部分延长管,保持局部密封状态
11. 当输液或静脉注射结束后,肝素液正压封管,夹闭延长管	
12. 操作后核对	
13. 整理用物,洗手,记录	

（二）血样采集

[护理评估]

1. 评估患儿年龄、病情、过敏史、不良反应史、自理能力和配合程度。
2. 静脉输液港及穿刺处皮肤有无红肿、硬结、压痛、皮疹、渗出。
3. 触摸静脉输液港位置,若发生移位、翻转,及时通知医生处理。

[物品准备]

输液港专用无损伤针、10ml 注射器、20ml 注射器、真空采血管、医用手套、无菌胶带、酒精、碘伏、棉签、生理盐水、肝素稀释液等。

[操作步骤及要点]

操作步骤	要点与说明
1. 携用物至患儿床旁,核对信息,解释操作目的	
2. 洗手,戴口罩	
3. 选择合适的真空采血管,粘贴检验条形码	
4. 戴医用手套,确定注射部位,消毒,无菌条件下定位并连接输液座(方法同输液)	
5. 操作中核对	
6. 穿刺,确定针头位置无误后,用10ml无菌生理盐水冲洗输液座。至少抽出2.5ml血液丢弃。更换新的20ml注射器抽取足量血标本。将采集的血液转移至真空采血管内	
7. 采血完毕后,用酒精棉球擦拭接口15s,待干,再用10ml无菌生理盐水脉冲式冲管	确保冲净导管内残留的血液
8. 再次用酒精棉球擦拭接口15s,待干,肝素液正压封管	
9. 操作后核对	
10. 整理用物,洗手,记录	
11. 标本送检	

(三) 更换敷料

[护理评估]

1. 评估患儿年龄、病情、过敏史、不良反应史、自理能力和配合程度。
2. 静脉输液港及穿刺处皮肤有无红肿、硬结、压痛、皮疹、渗出。
3. 触摸静脉输液港位置,若发生移位、翻转,及时通知医生处理。

[物品准备]

清洁手套、医用手套、无菌胶带、敷料、透明敷料、肝素帽、酒精、碘伏、棉签等。

[操作步骤及要点]

操作步骤	要点与说明
1. 携用物至患儿床旁,核对信息,解释操作目的	
2. 洗手,戴口罩	
3. 戴清洁手套	
4. 使用生理盐水棉签小心去除透明敷料及其他敷料	
5. 脱去清洁手套,再次洗手,戴医用手套	
6. 用酒精、碘伏以穿刺点为中心由内向外消毒皮肤三次,直径10~12cm,以酒精棉签擦拭穿刺针座及延长管部分,从近端(穿刺处)擦至远端(延长管接口处)	消毒范围应大于透明敷料面积
7. 脱去手套,再次洗手,更换医用手套	
8. 以透明敷料固定穿刺针,以穿刺点为中心无张力粘贴,透明敷料要覆盖住针头及部分延长管,胶布妥善固定	

Note:

续表

操作步骤	要点与说明
9. 以低于插针水平位置更换肝素帽,取下原来的肝素帽,用酒精棉球包裹擦拭肝素帽接口 15s,连接肝素帽	如患儿配合,指导患儿在快速更换肝素帽时,做深呼吸并屏气
10. 标记敷料更换时间	
11. 操作后核对	
12. 整理用物,洗手,记录	

[注意事项]

1. 必须使用无损伤针穿刺输液港。针头应垂直刺入,以免针尖刺入输液港侧壁。穿刺动作轻柔,感觉有阻力时不可强行进针,以免针尖与注射座底部推磨,形成倒钩。

2. 常规每周更换敷料、肝素帽以及无损伤针头。如敷料有潮湿、污染应及时更换;肝素帽有积血、断裂或渗液应及时更换。治疗间歇期连续 4 周未使用输液港时,应进行常规维护。

3. 封管时禁用小于 10ml 的注射器,防止压力过大导管断裂。静脉应用两种不同药物之间应用 10ml 生理盐水冲洗,避免药物相互作用产生沉淀。

4. 如需静脉用药则延长管连接静脉输液器;如无须静脉用药,则:年龄 >2 岁,浓度为 10~100U/ml 的肝素液一次性注射器冲洗 5ml,夹管并换接肝素帽;年龄 <2 岁,浓度为 10~100U/ml 的肝素液一次性注射器冲洗 3ml,夹管并换接肝素帽。

九、机械通气管路连接技术

[目的]

机械通气治疗也可称为呼吸机治疗,目的是预防、减轻或纠正由于各种原因引起的缺氧与 CO_2 潴留,也可用呼吸机做肺内雾化吸入治疗。

[护理评估]

评估患儿的生命体征、体重、血气,是否有使用呼吸机的指征、适应证、相对禁忌证。

[物品准备]

呼吸机、一次性使用呼吸机管道、温度传感器及加温导线、加温湿化装置、模拟肺、过滤器、灭菌注射用水、简易呼吸器等。

[操作步骤及要点]

操作步骤	要点与说明
1. 携用物至患儿床旁,核对信息	
2. 洗手、戴口罩	
3. 安装湿化器,加灭菌注射用水至湿化罐水位刻度线	
4. 正确连接呼吸机管道至相应接口,连接过滤器,确保连接紧密,通畅	
5. 固定呼吸机管道,连接温度传感器及加温导线	
6. 连接呼吸机氧源、气源、电源,开机;设置湿化器温度	设置湿化器温度 36~37℃,建议患儿吸气近端的温度为 37~37.5℃
7. 进行安全性能检测,自检完毕连接模拟肺	
8. 根据医嘱设置参数:设置呼吸机模式、氧浓度、呼吸频率、压力支持等;调整报警上下限值	

Note:

续表

操作步骤	要点与说明
9. 检测呼吸机运行情况,各项指标显示状态等	
10. 操作中核对	核对患儿信息、呼吸机模式及参数等
11. 将呼吸机管道与患儿气管插管连接	
12. 评估患儿生命体征,观察人机配合情况	
13. 整理床单位,取舒适体位	抬高床头 30°~45°
14. 操作后核对	
15. 整理用物,洗手、记录	记录生命体征及呼吸机参数

[注意事项]

1. 连接呼吸机 0.5~1h 后复查血气,依据结果再次调整参数。

2. 呼吸机辅助通气过程中,患儿进行保护性约束,必要时使用镇静剂。

3. 保持呼吸道通畅,保证人工气道充分湿化,定时倾倒冷凝水,及时处理各种报警。

(范 玲 贺琳晰)

思 考 题

患儿,男,8 岁,3h 前横穿马路时不慎被小型货车撞伤,急诊以"车祸外伤后 3h"为诊断收入院。

体格检查:神志清,贫血貌,双侧瞳孔等大正圆,对光反射灵敏,口周略发绀,腹胀,腹硬,腹式呼吸受限,全腹压痛阳性,伴全腹肌紧张及反跳痛,未触及确切包块,肝脾肋下未触及。

辅助检查:腹腔增强 CT 提示,脾破裂,腹盆腔大量积液、积血。胸部 CT 提示双肺散在渗出性病灶,肺挫裂伤可能性大。

(1) 对儿童疼痛的评估内容包括哪些方面?

(2) 经过评估,患儿处于重度疼痛状态,目前最适宜的控制疼痛的方式是什么?

(3) 作为责任护士,对于该患儿的护理重点有哪些?

高危新生儿的护理

05章 数字内容

—————— 章前导言 ——————

新生儿时期是人生的最初阶段,其经历了从母体的宫内生存环境到宫外的自然环境过程,各系统功能发育不完善,自我调节能力不足,病情发展快,容易产生内环境的失代偿而危及生命。因此,提供安全的生存环境、密切观察病情、及时纠正各种失衡及预防并发症的发生非常关键。同时提供科学的发展性照顾,有利于孩子后期生理与心理的健康发育。

第一节　正常足月儿和早产儿的特点及护理

———— 学 习 目 标 ————

知识目标：

1. 掌握正常足月儿和早产儿的定义、常见护理诊断／问题及护理措施。
2. 熟悉正常足月儿和早产儿各系统的特点。
3. 了解正常足月儿和早产儿健康教育知识。

能力目标：

能准确评估足月儿及早产儿病情，并能应用所学知识为患儿提供整体护理。

素质目标：

培养护生关爱儿童、爱护儿童的职业道德。

一、正常足月儿的特点及护理

正常足月新生儿（full term infant）是指出生时胎龄满 37~42 周，体重 2 500~4 000g，无任何疾病的健康活产儿。

【正常足月儿的特点】

1. 外观特点　正常足月新生儿体重在 2 500g 以上（约 3 000g），身长在 47cm 以上（约 50cm），哭声洪亮，四肢屈曲，皮肤红润，皮下脂肪丰满，毳毛少；头部占全身比例 1/4；耳壳软骨发育良好、耳舟成形；头发分条清晰；乳晕清楚，乳头突起，乳腺结节 >4mm；指（趾）甲达到或超过指（趾）端，足纹遍及足底；男婴睾丸降至阴囊，女婴大阴唇覆盖小阴唇。

2. 生理特点

（1）呼吸系统：新生儿呼吸中枢发育不成熟，胸腔容积小，由于肋间肌薄弱，主要靠膈肌的升降带动呼吸，以腹式呼吸为主，新生儿呼吸浅表，频率较快，40 次／min 左右，甚至可出现一过性呼吸加快达 80 次／min，节律不规则。呼吸道管腔狭窄，血管丰富，纤毛被动运动能力不足，感染后易致气道堵塞，呼吸困难。

（2）循环系统：胎儿出生后血液循环动力学发生重大变化。新生儿心率快，范围 90~160 次／min，部分新生儿生后一、二天内心前区可听到杂音，这与动脉导管暂时性未关闭或重新开放有关，数天后可自行消失。血压波动在 50~80/30~50mmHg（6.66~10.66/4~6.66kPa）。在感染、低氧血症、重症肺炎情况下，肺血管压力升高，导致卵圆孔、动脉导管重新开放，称之为"新生儿持续肺动脉高压"。

（3）消化系统：新生儿胃呈水平位，贲门括约肌欠发达，幽门括约肌较发达，故新生儿易呕吐、溢奶。新生儿消化道面积相对较大，黏膜通透性高，有利于营养物质的吸收，但对肠道内毒素吸收快，易引起中毒；淀粉酶不足，不宜过早添加淀粉类辅食。新生儿多在生后 12h 内开始排大便，为墨绿色黏稠的胎粪，2~3d 内排完。

（4）泌尿系统：新生儿一般生后 24h 内排尿，如 48h 仍无尿，需要查找原因。新生儿肾小球滤过率低、肾浓缩功能较差，不能排出过多的水和溶质，易发生水肿症状。

（5）血液系统：新生儿出生时血液中细胞数较高，血红蛋白中胎儿血红蛋白（HbF）约占 70%~80%，后逐渐被成人血红蛋白（HbA）替代。胎儿血红蛋白对氧有较强的亲和力，氧离曲线左移，不易将氧释放到组织，故缺氧时往往紫绀不明显。足月儿出生时白细胞较高，且以中性粒细胞为主，4~6d 中性粒细胞与淋巴细胞相近，以后淋巴细胞占优势。

Note：

(6) 神经系统:新生儿头围相对较大,平均33~34cm,约重300~400g,占体重的10%~20%(成人仅占2%)。脊髓相对较长,其末端约在3、4腰椎下缘,故腰穿时应在第4、5腰椎间隙进针比较安全。足月儿大脑皮质兴奋低,睡眠时间长。新生儿视觉、听觉、味觉、触觉、温觉发育良好,痛觉、嗅觉(除对母乳外)相对较差。足月儿出生时已具有原始的神经反射如觅食反射、吸吮反射、握持反射、拥抱反射。新生儿巴宾斯基征巴氏征、凯尔尼格征、击面神经试验(佛斯特氏征,Chvostek ssign)阳性属正常现象。

(7) 体温调节:新生儿体温调节功能差,皮下脂肪薄,体表面积相对较大,容易散热;寒冷时无寒战反射,产热主要依靠棕色脂肪,故体温不稳定,易随环境温度变化。

(8) 免疫系统:新生儿特异性和非特异性免疫功能均不成熟,易患感染。胎儿可从母体通过胎盘得到免疫球蛋白IgG,因此,新生儿对一些传染病如麻疹有免疫力而不易感染;而IgA和IgM则不能通过胎盘,分泌型IgA缺乏,新生儿易发生呼吸道及消化道细菌感染,又以革兰氏阴性杆菌为主。血-脑屏障发育未成熟,易致细菌性脑膜炎。

(9) 常见的几种特殊生理状态:①生理性黄疸:参见本章第三节新生儿黄疸。②上皮珠和"马牙":新生儿上腭中线部位和齿龈边缘有散在黄白色、米粒大小颗粒隆起,系上皮细胞堆积或黏液分泌物积留所致,称上皮珠和"马牙",均属正常,于生后数周或数月自行消失,不必剔除,以免损伤感染。③假性月经及乳腺肿大:部分女婴出生后5~7d会出现阴道少量血性分泌物,类似月经来潮,持续1~3d自止。此现象与新生儿出生后从母体获得的雌激素突然中断有关。部分男、女婴皆可在生后4~7d发生乳腺增大,2~3周后自行消退,不需特殊处理。

【常见护理诊断/问题】

1. 有体温失调的风险 与体温调节中枢发育不完善有关。

2. 有窒息的危险 与吞咽功能不完善有关。

3. 有感染的危险 与新生儿免疫功能不足及皮肤黏膜屏障功能差有关。

【护理措施】

(一) 维持体温正常

1. 调节适宜环境温度 根据出生体重、日龄调节最佳中性温度,正常足月新生儿室内的中性温度为22~24℃,相对湿度在55%~65%。

2. 保暖 出生后迅速擦干身体,用加温后衣服或毛毯包裹身体,减少散热。避免空调直吹患儿。沐浴或操作时尽量减少身体暴露时间。

3. 监测体温 每4h监测体温1次,定时巡视患儿,观察末梢循环情况。

(二) 正确合理喂养,预防窒息的发生

1. 按需哺乳 提倡母乳喂养,无法母乳喂养者先试喂5%~10%糖水,如无消化道畸形,吸吮吞咽功能良好者可给予配方乳。

2. 人工喂养 喂养量以患儿体重计算热量,满足其生长需要量,无呕吐、腹胀症状为宜。喂奶后抱起患儿竖立轻拍背部,排出胃内气体。奶后体位予右侧卧位,抬高头肩部30°,防止溢奶或呕吐引起误吸或窒息。

3. 喂养观察 观察喂奶后患儿有无出现呕吐、腹胀情况,每天监测记录体重及大小便情况。

(三) 预防感染

1. 严格执行消毒隔离制度 严格限制入室人员,有传染性疾病工作人员不得进入病区。进入病室的工作人员须更换室内工作衣、佩戴口罩、帽子,严格执行手卫生。病人用物严格消毒,物体表面、地面每天清洁或消毒2次,每6h~8h空气消毒1次,每次2h。每月对空气、物表及工作人员的手等进行微生物监测。有感染性疾病患儿与普通患儿分开收治。所有侵入性操作均须严格执行无菌技术要求。垃圾处理严格按照感控要求分类处理。

2. 做好脐部护理 脐带残端为开放性创口,容易感染。应每天予清洁后用安尔碘消毒。每天观察脐部有无分泌物及肉芽,有肉芽形成者,可用硝酸银溶液点灼。并保持局部干燥,防止被大小便污染脐部。

3. 做好皮肤护理 体温稳定后每天沐浴一次,以保持皮肤清洁和促进血液循环。每次大便后用温水冲洗会阴及臀部,并保持干燥。选用柔软透气吸收性好的尿布并及时更换,防止肛周皮炎的发生。定时巡视患儿,及时更换汗湿衣服。调节适宜的环境温湿度,衣被合适,防止发生皮疹、汗疱疹。

(四)健康教育

1. 实施发展性照顾 鼓励母婴同室和母乳喂养,促进母婴感情。

2. 提供新生儿照顾指导 指导家属正确喂养、抚触、皮肤护理等方法。

二、早产儿的特点及护理

早产儿(preterm infant)又称未成熟儿,是指胎龄 <37 周(259d)的新生儿。

【早产儿的特点】

1. 外观特点 大部分早产儿体重 <2 500g,身长不足 47cm。囟门宽大,颅缝分离,头发呈绒毛状,耳郭软,软骨发育不良。皮肤薄嫩,皮卜脂肪少,毳毛多,趾(指)甲不达指端。乳腺结节木触及或结节 <3mm。胸廓呈圆桶状,肋骨软,吸气时易致凹陷。足底纹理少。

2. 生理特点

(1) 呼吸系统:呼吸中枢发育不成熟,早产儿呼吸浅促不规则,易出现周期性呼吸及呼吸暂停(apnea)或喂奶后一过性发绀。早产儿易发生原发性呼吸暂停,胎龄越小,发生率越高。因肺泡表面活性物质不足,容易发生呼吸窘迫综合征;由于早产儿咳嗽反射差,不能有效清理呼吸道分泌物,易致肺不张及吸入性肺炎。

(2) 循环系统:早产儿动脉导管关闭延迟,心脏负荷增加,引起心力衰竭。血容量不足,血压低。因毛细血管通透性大,缺氧时易致出血。

(3) 消化系统:早产儿吸吮力较差,吞咽反射弱,常出现哺乳困难或乳汁吸入引起吸入性肺炎。胃贲门括约肌松弛、容量小,易发生胃食管反流和溢乳。早产儿消化酶含量接近足月儿,但胆酸分泌较少,对脂肪的消化吸收较差,在缺氧、喂养不当时可引发坏死性小肠结肠炎。肝功能不成熟,黄疸程度重,持续时间长,易引起胆红素脑病。肝脏合成蛋白能力不足,糖原储存少,易发生低血糖、低蛋白血症和水肿。

(4) 泌尿系统:早产儿肾脏功能不成熟,易发生水、电解质紊乱。肾浓缩功能更差,肾小管对醛固酮反应低下,排钠分数高,易产生低钠血症。

(5) 血液系统:早产儿血容量为 85~110ml/kg,有核红细胞存在时间较长,红细胞生成素水平低下、先天性铁储备少,"生理性贫血"出现早,且胎龄越小,贫血持续时间越长,程度越严重。维生素 K 贮存不足,致凝血因子缺乏,血管脆性大,易引起出血,特别是肺出血和颅内出血。

(6) 神经系统:胎龄愈小,功能越差,原始反射越差,肌张力低。早产儿易发生缺氧,导致缺氧缺血性脑病。此外,早产儿脑室管膜下存在发达的胚胎生发层组织,在脑血流波动时,易发生脑室周围 - 脑室内出血及脑室周围白质软化。

(7) 免疫系统:早产儿体液免疫及细胞免疫功能均差,IgG 和补体水平较足月儿更低,加之皮肤屏障差,极易发生各种感染。

(8) 体温调节:早产儿体温中枢发育不完善,棕色脂肪少,基础代谢低,产热能力差,而体表面积相对较大,糖原及皮下脂肪不足,易散热,同时汗腺发育不成熟和缺乏寒冷颤抖反应。因此,早产儿的体温易受环境温度的变化影响,常因寒冷而导致寒冷损伤综合征。

Note:

(9) 能量及体液代谢:早产儿所需热量基本同足月儿,但由于吸吮力弱,消化功能差,在生后数周内常不能达到需要量,因此,需肠道外营养。

【常见护理诊断/问题】

1. **体温过低**　与体温调节功能不足有关。
2. **自主呼吸障碍**　与呼吸中枢不成熟、肺发育不良、呼吸肌无力有关。
3. **营养失调:低于机体需要量**　与吸吮、吞咽、消化吸收功能不足有关。
4. **有感染的危险**　与免疫功能不足及皮肤黏膜屏障功能差有关。

【护理措施】

(一) 维持体温正常

保持相对稳定的室温 24~26℃,湿度 55%~65%。根据早产儿的体重、成熟度及病情,给予不同的保暖措施。出生体重 <2 000g 或低体温者,应尽早置婴儿暖箱保暖,并根据体重、日龄选择中性环境温度。操作时尽量减少暴露时间。

(二) 维持有效呼吸

保持呼吸道通畅,抬高床头 30°,肩部及颈部垫软垫,呈轻度鼻吸体位,充分打开气道。有缺氧症状者立即给予氧气吸入,维持动脉血氧分压 6.7~9.3kPa(50~70mmHg) 或经皮血氧饱和度 90%~95% 为宜,控制吸氧浓度及时间,以防吸入高浓度氧或吸氧时间过长导致早产儿视网膜病(retinopathy of prematurity,ROP)和支气管肺发育不良(broncho-pulmonary dysplasia,BPD)。呼吸暂停者给予拍打足底、托背、刺激皮肤等处理,条件允许放置水囊床垫,利用水振动减少呼吸暂停发生。

(三) 合理喂养

早产儿宜及早肠内喂养,以防低血糖。首选母乳喂养,与足月人乳相比,早产儿的母乳含有更多的蛋白质、必需脂肪酸、IgA 等,可增加母乳强化剂,以补充母乳中蛋白质、矿物质、微量元素的不足。对于吸吮及吞咽能力不足者可管饲喂养。每次喂奶前,回抽胃液,了解吸收情况。哺乳量及喂奶间隔时间与出生体重相关,以不发生胃潴留及呕吐为原则。

早产儿缺乏维生素 K 依赖凝血因子,生后应补充维生素 K,预防出血症,此外,还应补充维生素 A、C、D、E 和铁剂等物质。

(四) 预防感染

实施更严密的消毒隔离措施,有条件者,予独立区域收治,实施保护性隔离措施。其余措施同足月儿护理。

(五) 密切观察病情变化

早产儿病情变化快,常出现呼吸暂停等生命体征的改变,故应密切观察体温、脉搏、呼吸的变化。此外,还需注意观察患儿进食情况、精神反应、哭声、反射、面色、皮肤颜色、肢体末梢温度及大小便等情况。合理安排输液顺序,保证用药准确,并严格控制液体量及输液速度,防止医源性高血糖、低血糖发生。

(六) 健康教育

指导家长有关育儿保健知识,如何喂养、保暖、皮肤护理,早产儿常见疾病的预防等,以使他们得到良好的信息支持和树立照顾婴儿的信心。做好发展性照顾。

第二节 新生儿窒息患儿的护理

案例导入与思考

患儿，男，因"脐血 pH 低，生后 31min"入院。系 G_1P_1，胎龄 40^{+1} 周，产科钳助产娩出。产前有宫内窘迫，羊水Ⅲ度混浊，脐带绕颈 2 周，胎膜早破 25h。

Apgar 评分：1min 为 5 分，5min 为 7 分。

体格检查：HR 123 次/min，R 52 次/min，SPO_2 55%~60%，头围 34cm，体重 4.17kg，身长 51cm。足月成熟儿外貌，反应一般。右眼外侧可见一钳印，大小约 2cm×4cm。前囟平软，大小 1.5cm×1.5cm。双侧鼻腔有胎粪，鼻翼翕动，唇周有发绀。颈无抵抗，胸廓对称无畸形，吸气三四征阳性。双肺呼吸音清，未闻及干、湿啰音。

辅助检查：脐血 pH 7.17，$PaCO_2$ 56mmHg，PaO_2 38mmHg，HCO_3^- 23.5mmol/L，BE −7.7mmol/L。

请思考：

1. 该患儿为哪个程度的窒息？

2. 该疾病主要临床表现有哪些？

3. 针对患儿作为责任护士应采取哪些护理措施？

学 习 目 标

知识目标：

1. 掌握新生儿窒息的定义、临床表现、常见护理诊断/问题及护理措施。

2. 熟悉新生儿窒息的临床特点及治疗原则。

3. 了解新生儿窒息的病因、病理生理。

能力目标：

能准确评估窒息患儿病情，并能应用所学知识为患儿提供整体护理。

素质目标：

培养护生关爱儿童、爱护儿童的职业道德以及认真负责的工作态度。

【概念】

新生儿窒息（neonatal asphyxia）是指由于胎儿在宫内发生窘迫，或在分娩过程或分娩后新生儿因各种病因不能建立正常呼吸，缺氧导致低氧血症及全身多器官功能障碍为主要特征。窒息是围生期新生儿死亡和伤残的重要原因之一。

【病因和发病机制】

凡是足以造成母体和胎儿间血液循环和气体交换障碍，使血氧浓度降低的任何因素皆可导致新生儿窒息。其原因可分以下三个方面：

（一）产前原因

1. 母亲疾病 妊娠糖尿病，妊娠高血压、严重贫血、妊娠毒血症、急慢性传染病及感染性疾病等，使胎盘血液灌注减少，引起胎儿缺氧。

2. 子宫因素 多胎及羊水过多、过少，巨大胎儿，使子宫过度膨胀；子宫痉挛出血，妨碍胎盘供血。

 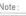

3. 胎盘因素　胎盘早剥、胎盘发育不良、胎盘钙化、前置胎盘等影响胎盘血液循环。

4. 脐带因素　脐带发育不良,脐带绕颈、打结脱垂、扭转,使脐带血流中断。

(二) 产时原因

1. 产伤　产程延长、急产、产力异常、羊膜早破、头盆不称及各种异常分娩,如产钳臀位、内回转术处理不当,使胎儿颅腔受压,引起脑组织水肿、出血,而抑制呼吸中枢。

2. 药物影响　分娩过程中应用麻醉药或镇静剂、催产药不妥,而抑制胎儿呼吸中枢。

3. 新生儿呼吸系统先天畸形,如肺不张、肺发育不良、自发性气胸、气管食管瘘等。

【病理生理】

窒息的本质是缺氧。当胎儿缺氧时,胎动增加,呼吸运动加深,心率一过性加快,逐渐减慢。严重时可导致心力衰竭、血压降低、肛门括约肌松弛,胎粪排出污染羊水。或由于新生儿出生后未能建立正常的呼吸,肺泡塌陷,气体交换功能受损,导致缺氧。随着 PCO_2 升高, PO_2 和 pH 迅速下降,血液分布发生了变化,肠、肾、肌肉及皮肤的血管收缩,减少供血,以保证心、脑、肾上腺等重要器官的供血。病理改变主要为缺氧、呼吸性酸中毒、代谢性酸中毒,引起器官的充血和出血,胸膜、心包膜、肾上腺、脑及脑膜均受累,常有脑水肿和出血。

【临床表现】

1. 宫内窘迫表现　胎动异常,前期胎动频繁,胎心率增快 ≥160 次 /min。后期,胎动减少,胎心率变慢 <100 次 /min。

2. Apgar 评分　在新生儿出生后 1min、5min、10min 进行 Apgar 评分,Apgar 评分 0~3 分为重度窒息,4~7 分为轻度窒息,若生后 5min Apgar 评分 <7 分,应在 5min 后再评一次。或者 8~10 分而数分钟后又降到 7 分及以下者亦属窒息,见表 5-1。

表 5-1　Apgar 评分

体征	出生后 1min 内			5min 评定	10min 评定
	0 分	1 分	2 分		
心跳 /(次·min^{-1})	0	< 100	>100		
呼吸	无	微弱,不规则	规则		
肌张力	松弛	四肢屈曲	四肢活动好		
弹足底或导管插管反应	无	反应及哭声弱	哭声响亮		
皮肤颜色	青紫或苍白	躯干红、四肢紫	全身红润		
总分					

3. 各器官表现　受损的表现与缺氧的严重程度密切相关。

(1) 循环系统:心率、血压下降,末梢循环差。

(2) 呼吸系统:呼吸从加速到后期减慢,甚至呼吸停止。肺动脉高压、羊水吸入综合征。氧合下降。

(3) 泌尿系统:肾功能受损,尿量减少。

(4) 中枢神经系统:缺氧缺血性脑病,颅内出血。

(5) 消化系统:应激性溃疡或坏死性小肠结肠炎。肝功能受损,病理性黄疸加重。

(6) 代谢情况:代谢性酸中毒,低血糖。电解质紊乱。

【辅助检查】

血气分析可显示呼吸性酸中毒或代谢性酸中毒,当胎儿血 pH≤7.25 时,提示胎儿有严重缺氧,需准备各种抢救措施。出生后应多次监测 pH、$PaCO_2$ 和 PaO_2,作为应用碱性溶液和供氧的依据。完善生化检查:监测血糖、血电解质、血尿素氨及肌酐等生化指标。

【治疗要点】

1. 预防及积极治疗孕母疾病。

2. 早期预测 评估胎儿娩出后有窒息危险时,应充分做好准备工作,包括人员、仪器、物品等。

3. 及时复苏 按 ABCD 复苏方案。A(airway):建立通畅的气道;B(breathing):建立呼吸,进行正压人工通气;C(circulation):进行胸外心脏按压,维持循环;D(drug):药物治疗。

4. 复苏后处理 评估和监测呼吸、心率、血压、尿量、肤色、经皮氧饱和度及窒息所致的神经系统症状等,注意维持内环境稳定,控制惊厥,治疗脑水肿。

知 识 链 接

新生儿复苏流程图

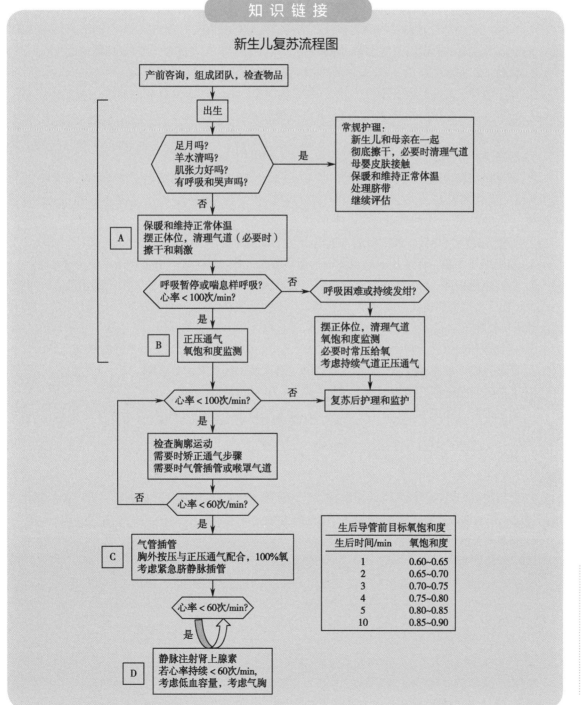

【常见护理诊断／问题】

1. **气体交换障碍** 与胎粪吸入、气道分泌物吸入有关。
2. **有感染的危险** 与免疫功能低下、污染的羊水吸入、气管插管有关。
3. **潜在并发症：颅内出血** 与钳产导致头部产伤有关。

【护理措施】

(一) 维持最佳呼吸功能

1. **复苏准备** 包括用物及抢救团队。
2. **快速评估** 迅速实施心肺复苏。
3. **复苏后监护** 密切监测生命体征、神志及血氧饱和度等氧合情况。
4. **观察** 监测重要脏器受损的表现：观察患儿神经系统表现，有无双眼凝视、四肢抖动、肌张力改变、颅内压增高等；有无腹胀、胃潴留、便血等坏死性小肠结肠炎表现等；了解肾功能情况。
5. **体位** 患儿取头高位，抬高头肩部，保持呼吸道的通畅。
6. **给予氧疗** 复苏后给予鼻导管吸氧，维持 PaO_2 60~80mmHg，$PaCO_2$ 40~mmHg，pH 7.35~7.45。
7. **记录** 患儿出生时情况，抢救过程，复苏后情况。

(二) 预防感染

1. **做好保护性隔离** 工作人员要穿入室衣、鞋，严格执行手卫生。
2. **严格执行探视制度** 平时使用探视摄像头，如出现病情变化，可适当安排直系亲属探视，探视人员须穿一次性隔离衣、戴隔离帽、一次性口罩、鞋套，洗手后方可入室探视，拒绝有传染性疾病的亲属探视。
3. **环境消毒** 病房紫外线空气消毒机消毒空气 q6h，每次 30min。
4. **监测患儿体温** 测体温 q4h，观察末梢循环情况，如体温异常、末梢循环异常应及时处理。
5. **做好基础护理** 予 2% 碳酸氢钠溶液口腔护理每天两次，予 0.5% 安尔碘脐部护理每天两次，每次大小便后做好臀部皮肤护理，如发现有鹅口疮、臀红、脐部发红、异常分泌物等异常情况及时报告医生并进行处理。
6. **保证营养** 留置胃管管饲喂养，保证每天热量。如出现喂养不耐受者予静脉补充营养。
7. **药物预防** 如有胎粪污染羊水或宫内窘迫者需使用抗生素预防感染。

(三) 密切观察病情变化

1. **绝对静卧** 保持安静，减少声、光干扰，避免对患儿的移动与刺激，各种操作集中进行，动作轻、稳、准。
2. **体位管理** 头肩部抬高 15°~30°，头偏向一侧，以保持头呈正中位，防止压迫颈部大血管。
3. **密切观察** 是否出现兴奋或抑制或兴奋与抑制交替的症状与体征，如烦躁、脑性尖叫、肌张力增高、抽搐、呼吸增快或嗜睡、肌张力低下、呼吸抑制等。
4. **止血剂及镇静剂的应用。**

(四) 健康教育

做好患儿母乳喂养宣教及出院后定期复查，追踪患儿生长发育情况。提供心理及信息支持。

第三节 新生儿黄疸患儿的护理

——————————————— 案例导入与思考 ———————————————

患儿,女,生后 17h,发现皮肤黄染 12h 入院,胎龄 38^{+5} 周,G$_2$P$_2$,顺产,Apgar 评分 1min 为 10 分,5min 为 10 分。生后 5h 患儿开始出现皮肤黄染,无发热,无呕吐及抽搐,吃奶尚可,排胎便 1 次,尿色深。

体格检查:T 37℃,R 35 次/min,心率 120 次/min,足月新生儿貌,哭声响,全身皮肤及黏膜中度黄染,未见皮疹及出血点,巩膜明显黄染,腹平软,肝右肋下 1.0cm,脾未及,脐干燥。

辅助检查:血常规:Hb 100g/L,WBC 14.0×10^9/L,N 0.35,L 0.45,PLT 350×10^9/L;血生化:肝功能正常,HbsAg(−),血清总胆红素 18mg/dl(307.8μmol/L),直接胆红素 0.4mg/dl(6.8μmol/L)。母亲血型 O 型,RhD(−),患儿血型 A 型,RhD(+)。

请思考:

1. 该患儿是生理性黄疸还是病理性黄疸?

2. 最可能的病因是什么?

3. 主要护理诊断是什么?

4. 主要护理措施是什么?

——————————————— 学 习 目 标 ———————————————

- 知识目标:

  1. 掌握新生儿黄疸的定义、分类、黄疸的临床表现、常见护理诊断/问题及护理措施。

  2. 熟悉新生儿黄疸的治疗原则。

  3. 了解新生儿黄疸的病因、病理生理。

- 能力目标:

  能准确评估黄疸患儿病情,并能应用所学知识为患儿提供整体护理。

- 素质目标:

  培养护生爱护儿童的职业道德以及科学严谨的工作态度。

【概念】

新生儿黄疸(neonatal jaundice)是因新生儿期胆红素在体内积聚引起的皮肤或其他器官黄染。当新生儿血中胆红素超过 5~7mg/dl,即可出现肉眼可见的黄疸。可分为生理性黄疸及病理性黄疸两大类。病理性黄疸可导致胆红素脑病(核黄疸),一般多留有不同程度的神经系统后遗症,重者甚至死亡。

【病因和发病机制】

病理性黄疸根据其发病原因分为以下三类,临床上患儿可有多种原因同时存在。

1. **胆红素生成过多** 因红细胞的破坏过快、过多及肠肝循环增加,血清间接胆红素增加。如红细胞增多症、血管外溶血、同族免疫性溶血(如 ABO 或 Rh 血型不合等)、肠肝循环增加、感染、血红蛋白病、红细胞酶缺陷、红细胞形态异常、药物:磺胺、呋喃唑酮、水杨酸盐等可诱发 G6PD 缺乏的患儿引起溶血、幽门肥大、巨结肠等因素引起胎粪排出延迟,胆红素吸收增加。

2. **肝脏胆红素代谢障碍** 肝细胞摄取和结合胆红素的能力不足,使血清中间接胆红素过高。如缺氧和感染、Crigler-Najjar 综合征(即先天性 UDPGT 缺乏)、Gilbert 综合征(即先天性非溶血性间接胆红素增高症)、Lucey-Driscoll 综合征(即家族性暂时性新生儿黄疸)、低体温、低血糖、低蛋白血症、药物:磺胺、水杨酸盐、维生素 K_3、吲哚美辛、毛花苷 C 等,可与胆红素竞争 Y、Z 蛋白的结合位点,影响胆红素的代谢,其他:先天性甲状腺功能低下、脑垂体功能低下和 21-三体综合征等常伴有血胆红素升高或生理性黄疸消退延迟。

3. **胆汁排泄异常** 肝细胞排泄直接胆红素不足或胆管受阻,可致高直接胆红素血症,但如伴有肝细胞功能受损,也可有间接胆红素增高。如新生儿肝炎,先天性代谢缺陷病:α_1-抗胰蛋白酶缺乏症、半乳糖血症、果糖不耐受症、酪氨酸血症、糖原累积病Ⅳ型及脂质累积病等;Dubin-Johnson 综合征,即先天性非溶血性直接胆红素增高症;胆管阻塞,如先天性胆道闭锁、胆汁黏稠综合征及肝和胆道肿瘤等。

4. **新生儿溶血病** 新生儿溶血病主要以 ABO 血型不合及 Rh 血型系统不合为主。由于母体在孕前已存在与胎儿血型不相容的血型抗体(IgG),妊娠后该抗体经胎盘进入胎儿循环,产生抗原抗体反应,引起胎儿红细胞凝集、变形、破裂而导致溶血。

(1) ABO 血型不合:发生在母亲 O 型,新生儿 A 型或 B 型;O 型母亲在孕前已受到 AB 血型物质的刺激而产生抗 A、抗 B 抗体(IgG),妊娠后抗体进入胎儿而发生抗原抗体反应,ABO 溶血病多发生在第一胎。

(2) Rh 血型不合:母为 Rh 阴性,子为 Rh 阳性发生溶血多见,多发生第二胎及以后。因为 Rh 溶血病必须由人类的红细胞作为抗原刺激才能产生抗体。当胎儿红细胞的 Rh 血型和母亲不合时,若胎儿红细胞所具有的抗原为母亲所缺少,一旦胎儿红细胞经胎盘进入母体循环,母体产生相应的血型抗体,由于初次致敏,免疫反应发展缓慢而且产生的是不能通过胎盘的 IgM 抗体,到以后产生 IgG 时,胎儿已经娩出而不致受累。当再次妊娠时,即使经胎盘进入母体的血量很少,亦能很快地发生免疫反应产生大量的 IgG 抗体,通过胎盘迅速使胎儿发生溶血。因此,Rh 溶血病症状随胎次增多而加重。

【病理生理】

1. **胆红素生成过多** 新生儿胆红素 80% 来源于血红蛋白,约 20% 来源于肝脏和其他组织中的血红素及骨髓中红细胞前体。新生儿每日生成的胆红素(8.8mg/kg)明显高于成人(3.8mg/kg)。

2. **血浆白蛋白联结胆红素的能力差** 新生儿常有不同程度的酸中毒,可减少胆红素与白蛋白联结;早产儿胎龄越小,蛋白含量越低,其联结胆红素的量也越少。与白蛋白联结的胆红素,不能透过细胞膜及血脑屏障而引起细胞和脑组织损伤。

3. **肝细胞处理胆红素能力不足**

(1) 新生儿肝细胞内摄取胆红素所必需的 Y 蛋白含量极微,使肝细胞对胆红素摄取能力不足。

(2) 新生儿肝细胞内尿苷二磷酸葡糖醛酸基转移酶(UDPGT)含量极低(生后 1 周接近正常),且活性差(仅为正常的 0~30%),直接胆红素形成较少。

(3) 新生儿肝细胞将直接胆红素排泄到肠道的能力低下,易致暂时性肝内胆汁淤积。

4. **肠肝循环增加** 新生儿肠道内 β-葡糖醛酸苷酶活性较高,能很快将直接胆红素转变成间接胆红素,加之肠道内缺乏细菌,不能将进入肠道的胆红素转化为尿胆原和粪胆原,间接胆红素又被肠壁重吸收经门静脉进入血液循环到达肝脏,导致间接胆红素的产生和吸收增加。

5. **其他** 当患儿饥饿或伴有缺氧、脱水、酸中毒、头颅血肿或颅内出血时更易出现黄疸,或使原有黄疸加重。

【临床表现】

1. **生理性黄疸** 由于新生儿胆红素代谢特点,约 50%~60% 的足月儿和 80% 的早产儿出现生理性黄疸。特点为:①一般情况良好;②足月儿生后 2~3d 开始出现,4~5d 达高峰,5~7d 消退,但最迟不超过 2 周;早产儿多于生后 3~5d 出现,5~7d 达高峰,7~9d 消退,最长可延迟到 3~4 周;③每日血清胆红素升高 <85μmol/L(5mg/dl)。除皮肤及巩膜黄染外,无其他临床症状,血中间接胆红素升高。

2. 病理性黄疸 ①黄疸出现早,一般在生后 24h 内出现;②黄疸程度重,血清胆红素足月儿 >221μmol/L(12.9mg/dl),早月儿 >257μmol/L(15mg/dl),或每日上升 >85μmol/L(5mg/dl);③黄疸持续时间长,足月儿 >2 周,早产儿 >4 周;④黄疸退而复现;⑤血清直接胆红素 >34μmol/L(2mg/dl)。具备上述任何一项者即可诊断为病理性黄疸。

3. 贫血 以 Rh 溶血者多见,严重者可出血水肿、肝脾肿大及心衰等。

4. 胆红素脑病 多发生于胆红素急剧升高或胆红素浓度过高患儿,临床上分为警告期、痉挛期、恢复期、后遗症期。

【辅助检查】

1. 血常规 红细胞计数、血红蛋白降低,网织红细胞有核红细胞显著增加。

2. 胆红素测定 血清胆红素升高,以间接胆红素升高为主。

3. 血型测定 检查母子 ABO 和 Rh 血型,证实有血型不合存在。

4. 抗体检查 新生儿溶血病患儿应进行致敏红细胞和血型抗体测定,包括①改良直接抗人球蛋白试验阳性;②患儿红细胞抗体释放试验阳性;③患儿血清中游离抗体试验阳性。

【治疗要点】

1. 生理性黄疸患儿给予及早、足量母乳喂养,一般可自行消退。

2. 尽早肠内喂养,建立肠道正常菌群,减少胆红素肠肝循环。

3. 降低血清胆红素,给予光照疗法或换血治疗。有消化道畸形者,及早诊断,及早手术。

4. 避免使用对肝脏有损害及可能引起溶血、黄疸的药物。

5. 控制感染、防止低体温、补充水分、及时纠正酸中毒和缺氧。

6. 使用酶诱导剂、输血浆和白蛋白,降低游离胆红素。

7. 加强产前监测和治疗,孕妇产前监测血 Rh 抗体滴定不断增高者,可采用反复血浆置换术,减少抗体,减轻婴儿溶血。胎儿有溶血,或胎儿 Hb<80g/L,肺未成熟者,可行宫内输血。重症 Rh 阴性孕妇既往有死胎、流产史,可提前分娩,减轻胎儿受累。

【护理评估】

1. 健康史 了解母亲既往妊娠史、分娩史等;了解妊娠期胎儿监测情况及母亲各项指标是否正常。了解患儿胎龄、分娩方式、母婴血型、喂养方式及出生后治疗情况等。

2. 身体状况 评估患儿的反应、生命体征、血中胆红素结果、大小便情况,皮肤巩膜黄疸情况,患儿有无贫血及神志情况。

3. 心理 - 社会状况 了解患儿家长对本病病因、治疗护理配合的掌握程度,对疾病预后的认知程度,了解家属的需求及心理状况,家庭社会支持情况。

【常见护理诊断 / 问题】

1. 潜在并发症:胆红素脑病。

2. 有皮肤完整性受损的危险 与光疗时患儿出现皮疹、大便次数增多等因素有关。

3. 知识缺乏:患儿家长缺乏黄疸护理的知识。

【预期目标】

1. 有效降低胆红素,无并发胆红素脑病。

Note:

2. 保持患儿皮肤完整性,住院期间不发生皮肤破损。

3. 家长焦虑减轻、恐惧消除。

【护理措施】

(一) 降低胆红素,防止核黄疸发生

1. 每班评估患儿黄疸进展和消退情况　观察皮肤黏膜、巩膜的黄疸程度、范围及其变化。胆红素的测量:日常可使用经皮胆红素测量仪测量,测量部位包括额部(眉弓连线中点上 1cm)、胸前区(乳头连线胸骨上)及下肢(股外侧中点)三处,测量时测量仪探头面与皮肤紧密垂直接触,不留空隙,待测量仪闪红光,读取显示屏上的数据;定时监测血清胆红素。

2. 病情观察

(1) 胆红素脑病早期表现:如一旦发现患儿出现反应低下,嗜睡,肌张力减弱,吸吮力弱等表现立即通知医生积极采取措施。

(2) 大小便次数、量及性质:如出现胎粪排出延迟,可给予腹部按摩、开塞露纳肛或灌肠处理。促进胆红素排出,减少肝肠循环及胆红素的再吸收。

(3) 按需喂养:保证 60~80kcal/(kg·d)热量供给,使血糖维持在 3.0~7.0mmol/L,必要时遵医嘱静脉补充热量。

3. 光疗的护理

(1) 光疗前的准备:①检查灯管是否全亮,灯管的使用时间要 <1 000h,灯管及反射板的清洁度,防止灰尘影响光照强度,温度传感器是否处于功能状态,开机进行预热;②调节室温至 22~24℃;③清洁皮肤,皮肤上忌涂油及爽身粉,以免影响光照效果,患儿全身皮肤裸露,遮盖会阴部,佩戴遮光眼罩,尽可能增加照射皮肤面积。戴防护手套,防止光疗期间患儿抓伤皮肤。

(2) 光疗过程护理:①注意保暖,每 2h 测体温,每 1h 记录箱温 1 次。如体温高于 37.8℃或低于 35℃,暂停光疗;②双面光疗时一般采用仰卧位,如单面蓝光照射时,采用仰卧、侧卧、俯卧等交替更换体位,每 2h 更换 1 次;③做好眼睛及会阴部保护,防止眼罩、尿布脱落;④保证水分和营养供给,详细记录出入量;⑤观察并及时处理光疗不良反应:发热、腹泻、呕吐、皮疹等。

(3) 光疗后护理:停止后彻底清洁消毒光疗设备,记录出箱时间及患儿情况。

(二) 保持皮肤完整性

1. 每班评估皮肤情况及危险因素　患儿皮肤无水肿、硬肿,无皮疹。

2. 光疗前戴防护手套,避免患儿抓伤自己皮肤。

3. 保持患儿皮肤清洁、干燥。每 2h 更换尿片一次,便后及时清理肛周。

4. 每小时巡视并记录一次皮肤情况,观察眼罩、尿片、手套是否松紧适宜,有无松脱,做好床边交接班。

(三) 健康教育

1. 向患儿家长解释病情、治疗效果及预后,取得家长的配合。

2. 对于新生儿溶血病,做好产前咨询及孕妇预防性用药。

3. 发生胆红素脑病可能留有后遗症者,指导家长早期进行康复治疗和护理。

【护理评价】

1. 经过治疗和护理,患儿黄疸消退;血清胆红素逐渐下降。

2. 皮肤完整,无破损。

3. 患儿家长情绪稳定,能给予正确的照护。

第四节　新生儿呼吸窘迫综合征患儿的护理

———————————————　案例导入与思考　———————————————

　　患儿，男，系 G_3P_1，胎龄 29^{+2} 周，剖宫产娩出。羊水清，胎膜早破 48h，无脐带绕颈。Apgar 评分：1min 为 5 分，予刺激足底、气管插管及复苏囊加压给氧，5min 为 9 分，10min 为 9 分。

　　体格检查：HR 170 次/min，R 72 次/min，T 35.8℃，SPO_2 55%~60%，头围 29cm，体重 1.32kg，身长 36cm。早产儿外貌，反应差，唇周发绀，呼吸浅促。吸气性三凹征阳性。双肺可闻及湿啰音。足跟毛细血管充盈时间大于 3s。

　　辅助检查：血糖 5.1mmol/L，血气分析：pH 7.12；PCO_2 59.5mmHg；PO_2 40.6mmHg；Lac 3.8mmol/L；BE −3.8mmol/L。Na^+ 128mmol/L；K^+ 3.8mmol/L。胃液泡沫试验阴性。生后 1h X 线检查：两肺透亮度降低，可见弥散性均匀的网状影。

　　该患儿的初步诊断是新生儿呼吸窘迫综合征。

　　请思考：

　　1. 该疾病主要临床表现有哪些？

　　2. 如何维持有效供氧，提高氧合能力？

———————————————　学 习 目 标　———————————————

- 知识目标：
  1. 掌握新生儿呼吸窘迫综合征的定义、临床表现、常见护理诊断/问题及护理措施。
  2. 熟悉新生儿呼吸窘迫综合征的治疗原则。
  3. 了解新生儿呼吸窘迫综合征的病因、病理生理。
- 能力目标：
  能准确评估呼吸窘迫患儿病情，并能应用所学知识为患儿提供整体护理。
- 素质目标：
  培养护生严谨认真的工作态度以及关爱儿童的职业素质。

【概念】

　　新生儿呼吸窘迫综合征（respiratory distress syndrome，RDS）又称新生儿肺透明膜病（hyaline membrane disease，HMD），是由于肺表面活性物质（pulmonary surfactant，PS）缺乏，导致新生儿在出生后短时间内出现进行性呼吸困难、发绀及呼吸衰竭的临床综合征。多见于早产儿，胎龄越小，发病率越高。

【病因和发病机制】

　　1. **早产**　PS 的合成不足，胎龄越小，PS 的合成越少，肺顺应性差，气道阻力增加，气体弥散障碍，从而导致缺氧与呼吸性酸中毒。并抑制 PS 合成，形成恶性循环。

　　2. **糖尿病母亲所分娩的新生儿**　由于母亲血中高浓度的胰岛素拮抗肾上腺皮质激素对 PS 合成的促进作用，引起 PS 合成不足。因此，糖尿病母亲婴儿比正常新生儿发生 RDS 的概率高 5~6 倍。

　　3. **围生期窒息、低体温**　PS 的合成受体液的 pH、体温和肺血流量的影响，因此，窒息、低体温均可诱发 RDS。

【病理生理】

PS 缺乏引起肺泡表面张力增加,肺泡塌陷,肺不张,气体交换功能障碍,导致缺氧,肺毛细血管通透性增加,血浆纤维蛋白渗出,形成肺透明膜性病变。肺呈暗红色。气道上皮水肿、坏死、脱落甚至断裂。

【临床表现】

1. **呼吸困难**　患儿多于出生后 6h 内即出现呼吸急促,并呈进行性加重,呼吸频率 >60 次 /min。随后出现呼吸不规则,吸气性三凹征,呻吟,青紫。最后可发展为呼吸暂停。听诊两肺呼吸音减低,可闻及细湿啰音。

2. **低氧血症**　血气分析出现 PaO_2 下降,$PaCO_2$ 升高,BE 负值增大。

3. **意识改变**　随着缺氧加重,患儿可出现反应减弱,肌张力下降或消失,哭声弱或意识丧失等。

4. **循环系统改变**　心率增快或减慢,心前区增强,胸骨左缘第 2 肋间可闻及收缩期或连续性杂音。

【辅助检查】

1. **实验室检查**

(1) 泡沫试验:取患儿胃液 1ml 加 95% 酒精 1ml,振荡 15s 后静置 15min,若沿管壁有多层泡沫形成即为阳性,可排除本病。

(2) 卵磷脂 / 鞘磷脂(L/S)测定:测定羊水或患儿气管吸引物中卵磷脂 / 鞘磷脂(L/S)比值,L/1S≥2 提示"肺成熟",1.5~1.9 为过渡期,<1.5 提示"肺未成熟"。

(3) 血气分析:PaO_2 下降,$PaCO_2$ 升高,pH 降低。

2. **X 线检查**　是目前确诊 NRDS 的最佳手段。

(1) 毛玻璃样改变:早期两肺透明度降低,可见弥漫性均匀细颗粒网状影,又称毛玻璃样改变。

(2) 支气管充气征:在弥漫性不张肺泡(白色)的背景下,可见充气的树枝状支气管(黑色)影。

(3) 白肺:严重者双肺野均呈白色,肺肝界及肺心界均消失。

3. **超声检查**　彩色 Doppler 超声有助于确定动脉导管开放和 PPHN 的诊断。

【治疗要点】

治疗目的是保证通换气功能的正常,减轻缺氧,尽快改善 RDS 症状。机械通气和应用 PS 是治疗的重要手段。

1. **氧疗及辅助通气**　根据患儿情况给予鼻导管或面罩吸氧、持续气道正压通气(CPAP)、常频机械通气。维持 PaO_2 50~80mmHg(6.7~10.6kPa),经皮血氧饱和度为 90%~95%。

2. **PS 替代疗法**　目前用于临床的表面活性物质制剂有天然型 PS、改进的天然型 PS、合成 PS、重组 PS。一旦确诊,尽快经气管内注入肺内。可多次用药。

3. **维持酸碱平衡**　呼吸性酸中毒以改善通气为主;代谢性酸中毒常用 5% 碳酸氢钠治疗,剂量根据酸中毒情况而定。

4. **支持治疗**　供给所需营养和水分,保证气道通畅。控制液体入量,防止出现肺水肿。

5. **防治肺部感染**　应用青霉素或头孢菌素等抗生素预防和治疗肺部感染。

6. **关闭动脉导管**　可通过保证肺氧合及限制液体量、维持适当的 PEEP,减少左向右分流等保守治疗方法。部分患儿可口服吲哚美辛或布洛芬等环氧化酶抑制剂,促进 PDA 关闭;手术结扎是关闭 PDA 的最后方法。

【护理评估】

1. **健康史** 详细询问病史,了解母亲的妊娠史、分娩史,了解母亲孕期健康状况,有无糖尿病、感染等病史,孕期有无引起早产的原因及前置胎盘、胎盘早剥等诱发 NRDS 的情况;了解胎儿分娩方式、分娩过程。

2. **身体状况** 评估患儿的生命体征及氧合,尤其是呼吸及血气分析结果情况。评估患儿反应、神志、肌张力以及 Apgar 评分情况。了解肺部听诊情况、循环各系统的改变。尤其是生后 24~48h 的病情。

3. **心理 - 社会状况** 了解家长对新生儿呼吸窘迫综合征治疗及预后的知晓程度;家长的社会支持情况及照顾需求。

【常见护理诊断/问题】

1. **有窒息的危险** 与呼吸道分泌物增多,咳嗽反射弱有关。
2. **气体交换障碍** 与 PS 缺乏,肺泡萎陷及肺透明膜形成有关。
3. **有感染的危险** 与免疫功能不足有关。
4. **体温过低** 与循环不足有关。

【预期目标】

1. 及时发现并处理窒息发生的风险,患儿不发生窒息。
2. 患儿能保持气体交换的有效性,改善缺氧状态,维持正常氧合。
3. 患儿住院期间感染指标正常,无发生感染。
4. 逐步恢复体温,并能维持在正常水平,无出现硬肿等并发症。

【护理措施】

(一)保持呼吸道通畅,预防窒息的发生

1. **体位管理** 保持头部轻度仰伸位,打开气道。抬高头肩部 30°。喂奶后不宜立即吸痰,防止刺激咽后壁引起呕吐、反流或误吸。定时改变体位、拍背。

2. **清理呼吸道** 加强呼吸道管理,及时清除呼吸道、口腔分泌物,采用导管内浅吸痰方法,防止损伤呼吸道黏膜。

(二)维持有效供氧,提高氧合

1. **氧疗护理**

(1) CPAP 给氧护理:在 CPAP 氧疗期间加强巡视,保证鼻塞的密封性,防止移位脱落。在放置人工鼻前先采用水凝胶敷料保护鼻中隔,每 2h 检查受压部位是否有压伤,防止压迫性损伤。观察并记录压力,血氧饱和度等用氧效果。

(2) 机械通气护理:定时观察并记录气管插管长度,检查管道通路的密封性及通畅性,防止脱管或管道受压。定时吸痰,防止气道堵塞,吸痰前后均应听诊呼吸音是否对称,防止非计划性拔管。记录呼吸机参数及用氧效果。

2. **PS 使用的护理**

(1) 使用前药物放入 37℃温水中约 3min 进行复温,复温时轻轻转动小瓶,使药液呈均匀状态。

(2) 注入 PS 前确保气管插管在气管隆嵴上 1~2cm,听诊双肺是否对称通气,清理呼吸道。

(3) 用细导管从气管插管内注入,注入速度不宜过快,分 2~3 次滴入,总时间 10~20min 为宜。滴完后用复苏囊加压给氧,保证药物均匀分布两肺。

(4) 给药后 6h 内尽量避免气管内吸引。

(5) 密切观察患儿生命体征及血氧情况。如出现呼吸暂停、心率减慢或 PaO_2 下降等情况,应暂停操作,立即实施抢救。

(6) 根据病情需要,6h 或 12h 后可重复给药。

（三）预防感染

1. 做好保护性隔离措施,接触患儿之前,落实手卫生。做好温箱、用物及环境消毒。

2. 做好口腔护理及皮肤护理。

3. 做好呼吸机管道护理,防止并发呼吸机相关性肺炎。

（四）维持体温正常

1. 根据患儿的胎龄、日龄、出生体重及实际情况设置适宜的箱温温度。复温时,每小时升高箱温 1℃,患儿体温每小时升高不超过 0.5℃至正常体温,防止因体温上升过快,导致肺出血。

2. 在升温期间,每小时记录箱温及体温 1 次。保持温箱温度、湿度恒定。

3. 观察患儿肢端温度及末梢循环情况。

4. 所有操作尽量在温箱内进行,防止过多暴露。

（五）健康教育

对家属做好患儿出院后喂养指导,定期回院复诊及生长发育追踪观察。

【护理评价】

1. 患儿住院期间未发生窒息和感染。

2. 经过治疗和护理,患儿呼吸改善,能进行有效气体交换,维持正常氧合。

3. 无并发感染。

4. 患儿体温恢复正常。

第五节　新生儿缺氧缺血性脑病患儿的护理

————————— 学 习 目 标 —————————

● 知识目标:

1. 掌握新生儿缺氧缺血性脑病的定义、临床表现、常见护理诊断／问题及护理措施。

2. 熟悉新生儿缺氧缺血性脑病治疗原则。

3. 了解新生儿缺氧缺血性脑病的病因、病理生理。

● 能力目标:

能准确评估缺氧缺血性脑病患儿病情,并能应用所学知识为患儿提供整体护理。

● 素质目标:

培养护生关爱儿童、爱护儿童的职业道德,以及认真负责的工作态度。

【概念】

新生儿缺氧缺血性脑病(hypoxic-ischemic encephalopathy,HIE)是指围生期因各种因素导致新生儿脑细胞缺氧,血供不足,脑细胞受损,引起临床上出现一系列脑部表现。多表现为病情重,存活者致残率高。多见于足月儿,是围生期足月儿脑损伤的常见原因。

【病因和发病机制】

（一）病因

新生儿 HIE 受多种因素相互作用而产生,各种原因引起的缺氧,例如胎儿宫内窘迫、胎盘、脐带

Note:

异常、窒息、呼吸暂停、先天性心脏病、宫内感染等。缺血：产伤、溶血、心力衰竭等。

（二）发病机制

1. 脑血流改变　当轻度缺氧时，出现全身血液重新分布，以保证重要器官的血供，脑血流减少。当缺氧加重，脑血流持续下降，自主调节功能障碍，大脑矢状旁区缺血受损。另外，受血压的变化影响，形成"压力被动性脑血流"，血压突然升高时，脑血管受高压灌注影响，过度膨胀破裂出血。

2. 脑组织代谢改变　重度缺氧缺血及酸中毒，可影响脑细胞能量代谢，细胞膜离子泵功能受损，细胞内水钠钙增多，激活各种酶的活性，使细胞膜发生水肿、坏死，细胞受损。

【临床表现】

主要表现以神经系统症状为主要特征。惊厥常发生在生后 24h 内，脑水肿颅内高压在 24~72h 内最明显，严重者可伴有脑干功能障碍。根据病情的严重程度可分为轻、中、重三度（表 5-2）。重度者常在 24~72h 病情恶化或死亡。

表 5-2　HIE 临床分度

临床表现	分度		
	轻度	中度	重度
意识	兴奋、激惹	嗜睡	昏迷
肌张力	正常或稍增高	减低	消失，或间歇性伸肌张力升高
拥抱反射	稍活跃	减弱	消失
吸吮反射	正常	减弱	消失
惊厥	可有肌阵挛	常有	频繁或持续发作
中枢性呼吸衰竭	无	有	明显
瞳孔改变	正常或扩大	缩小、对光反射迟钝	不对称或扩大、对光反射消失
前囟张力	正常	正常或稍高	高
病程及预后	症状在 72h 内消失，预后好	症状在 14d 内消失，可能有后遗症	症状可持续数周，病死率高，存活者多有后遗症

【治疗要点】

1. 支持疗法　给氧、改善通气、纠正低氧血症、纠正酸中毒、纠正低血糖。对症及支持疗法为主。

2. 控制惊厥、减轻脑水肿　首选苯巴比妥控制惊厥。负荷量为 20mg/kg，维持量每天 3~5mg/kg。控制液体入量，利尿剂呋塞米，严重者用甘露醇脱水，降低颅内压。

3. 维持血压稳定　保证充分的脑血流灌注，必要时可用多巴胺滴注。

4. 亚低温治疗　通过亚低温治疗的方法使患儿的脑温降低 2~5℃，降低患儿的脑代谢率及脑耗氧量，使患儿脑细胞结构破坏尽量减轻，并促进患儿脑组织细胞功能及结构修复。

【常见护理诊断/问题】

1. **低效性呼吸型态**　与缺氧缺血导致的呼吸中枢损伤有关。
2. **潜在并发症**：颅内压增高。
3. **有失用综合征的危险**　与缺血缺氧导致的脑损伤有关。

【护理措施】

（一）维持有效呼吸，纠正缺氧

1. 保持呼吸道通畅 及时清理呼吸道分泌物，抬高头肩部15°~30°，防止呕吐物误吸。

2. 氧疗 予低流量鼻导管或面罩吸氧，有呼吸衰竭者，予机械通气。维持动脉血氧分压60~80mmHg，二氧化碳分压低于40mmHg，pH 7.35~7.45。

3. 病情观察

（1）监测生命体征：氧饱和度、外周循环情况、血气分析、电解质等。

（2）监测血糖：维持血糖在3.0~7.0mmol/L水平。

4. 合理使用纳洛酮 对明显中枢性呼吸衰竭；瞳孔改变；心功能、循环明显改变，出现顽固性休克；频繁发作惊厥者；在出生48h可遵医嘱使用纳洛酮，注意观察生命体征的变化。

5. 加强保暖 保持温箱及周围环境温度恒定适宜，使体温维持在36~37℃之间，尽量减少氧耗。

6. 合理喂养 对无抽搐、惊厥的患儿可肠内母乳喂养。有窒息者或消化道出血患儿禁食72h，待肠鸣音恢复或大便隐血阴性后开始喂养。并观察有无腹胀、呕吐、喂养不耐受、血便等坏死性小肠结肠炎表现。

（二）颅内压增高的预防与处理

1. 静卧 保持安静，头高位，头偏向一侧，预防呕吐导致窒息。必要时使用镇静剂时，注意呼吸抑制。采用管饲喂养，必要时予静脉营养。

2. 加强巡视 观察患儿意识状态，有无出现激惹、肌张力改变、前囟张力增加、惊厥、抽搐，瞳孔对光反射消失等。

3. 降低颅内压 出现颅内压增高时，遵医嘱准确使用利尿剂脱水剂等药物。

（三）降低脑细胞受损，及早康复

1. 亚低温治疗

（1）降温：生后6h内开始治疗，持续72h。将患儿置于亚低温治疗仪中，将温度设定为34℃。1~2h达到目标温度，不宜降温过快。监测直肠温度达到34~35℃。

（2）维持：进行亚低温治疗过程中，维持核心温度恒定或小范围波动在0.2~0.5℃。做好心电监护和血氧饱和度监测，防止体温过低引起血压降低及心率减慢。用棉垫保护耳朵，防止冻伤。注意全身保暖，防止出现硬肿。

（3）复温：治疗结束后，缓慢复温，每小时复温不超过0.5℃，复温时间5~12h为宜。切忌快速复温引起肺出血及低血压。

2. 早期康复 在病情稳定后，进行各系统功能检查，拟定康复计划，及早进行干预。降低致残率。并告知家长病情，指导相关的康复训练。做好出院后延续指导及随访。

（四）健康教育

对家长做好患儿出院后喂养指导，定期回院复诊及生长发育追踪观察。

第六节　新生儿颅内出血患儿的护理

 —————— 案例导入与思考 ——————

患儿，男，G_1P_1，胎龄40^{+1}周，出生体重4.03kg。产科钳产娩出。Apgar评分1min为8分，5min为10分。产前有宫内窘迫，羊水清，脐带绕颈1周，无脐带扭转，无胎膜早破。母亲PLT $58×10^9$/L，产程中有发热。

体格检查：HR 130次/min，R 52次/min，T 36.4℃，头围35cm，体重4.06kg，身长53cm。足

月成熟儿外貌,反应好,哭声响。生后第二天,出现呼吸不规则,前囟饱满,大小 1.5cm×2.5cm,左部头顶可扪及一大小约 11cm×8cm×4.5cm 的包块,跨越颅缝,双眼结膜下出血,有惊厥,肌张力增高。

辅助检查:脐血 pH 7.167,PLT $68×10^9$/L,Hb 134g/L。

该患儿的初步诊断是新生儿颅内出血。

请思考:

1. 该疾病主要临床表现有哪些?

2. 主要护理措施有哪些?

学 习 目 标

- 知识目标:
  1. 掌握新生儿颅内出血的定义、临床表现、常见护理诊断/问题及护理措施。
  2. 熟悉新生儿颅内出血治疗要点及临床分型。
  3. 了解新生儿颅内出血的病因、发病机制。
- 能力目标:
  能准确评估颅内出血患儿病情,并能应用所学知识为患儿提供整体护理。
- 素质目标:
  培养护生科学严谨的工作态度以及体贴爱护患儿的职业精神。

【概念】

新生儿颅内出血(intracranialhemorrhage of the newborn,ICH),因缺氧或产伤等因素引起颅内血管破裂出血,导致严重的脑组织损伤,是新生儿早期死亡的重要原因之一。存活者部分留有不可逆的脑损伤,如癫痫、智力低下、脑性瘫痪,严重者常留有神经系统后遗症,预后不良,给社会和家庭带来极大的经济负担及精神压力。

【病因和发病机制】

1. **血管因素**　由于新生儿血管丰富,缺乏支撑组织,以及血管回路夹角较小,血流缓慢,尤其是早产儿,血管壁有单层细胞组成,容易破裂出血。

2. **血管内因素**　在机械通气、高碳酸血症、血容量不足、动脉导管未闭、短时间内输注高渗液体、缺氧、感染等因素情况下,患儿的颅内压及血管内压力的改变,新生儿尤其是早产儿脑血管自主调节功能不足,出现"压力被动性脑血流",诱发血管扩张或痉挛而出血。

3. **外伤**　以足月儿多见,主要为产伤所致。因胎位不正、巨大胎、头盆不称、产程过短或过长等使胎儿头部过分受压,或使用高位产钳、胎头吸引器、臀牵引等机械性损伤引起硬膜下出血。

4. **凝血机制异常**　早产儿肝功能不成熟,凝血因子不足或患其他出血性疾病,如母亲患有原发性血小板减少性紫癜或孕期使用苯妥英钠、苯巴比妥、利福平等药物导致血小板或凝血因子减少等。

【病理生理】

根据出血部位不同,临床上分为以下几型,不同部位出血其病理改变不一样。

1. **脑室周围-脑室内出血**　由于新生儿脑血管自主调节功能不完善,当各种原因引起的颅内压

Note:

力改变或脑血流不稳定时,使脑血流迅速加快或减少。加之早产儿管室膜下的基质毛细血管丰富,血管走向不规则,血管壁薄,当脑血流涨落 >10% 时,血管过度扩张或舒张,引发出血。脑脊液呈血性。临床上以梗阻性脑积水、白质损伤、脑梗死及基质损伤为主要病理改变。

2. 原发性蛛网膜下腔出血　缺氧、酸中毒及低血糖及产伤等因素,引起血管通透性改变,导致蛛网膜下毛细血管内的血液外渗。

3. 硬脑膜下出血　常因产伤或产程延长等机械性损伤硬膜下血窦及附近血管,常累及上矢状窦、下矢状窦、直窦和横窦,甚至大脑镰、小脑幕撕裂性损伤。

【临床表现】

缺氧所致的颅内出血多见于早产儿,产伤所致的颅内出血多见于足月儿及异常分娩新生儿,表现以生后 1~2d 出现神经系统改变,如意识、呼吸、肌张力改变、眼症状、颅内压增高为特征。

1. 脑室周围 - 脑室内出血　表现为头围急剧增大,前囟门饱满,颅缝分离、惊厥、尖叫、抽搐、呕吐,随着病情加重,出现意识障碍、肌张力下降、呼吸不规则甚至停止。

2. 原发性蛛网膜下腔出血　易激惹、间歇性惊厥、肌张力增高,大量出血时,表现为嗜睡、反应差,呼吸暂停。

3. 硬脑膜下出血　轻症患儿症状不明显,出血量多时,生后 24h 内可出现惊厥、抽搐、肌张力下降、双侧瞳孔不等大等神经系统症状,严重者颅内压升高可压迫脑干,引起呼吸暂停。

【辅助检查】

脑脊液检查、头颅 B 超和 CT 等检查有助于诊断和判断预后。及时发现颅内出血。

【治疗要点】

1. 止血　尽早使用维生素 K_1、血凝酶(立止血)等止血药物,必要时输注新鲜冰冻血浆。
2. 镇静、止惊　可使用地西泮和苯巴比妥等药物。
3. 降低颅内压　利尿及脱水剂的使用,可用呋塞米静脉注射,中枢性呼吸衰竭者可选用小剂量甘露醇。
4. 修复脑细胞　使用恢复脑细胞功能药物、纠正缺氧等。
5. 外科治疗　脑室穿刺、脑室外引流或脑室 - 腹腔分流。

【常见护理诊断 / 问题】

1. 潜在并发症:颅内压增高。
2. 有窒息的危险　与惊厥、昏迷有关。
3. 焦虑、恐惧　与家长担心疾病预后有关。

【护理措施】

(一) 避免颅内压增高

1. 保持安静　尽量避免一切的声光刺激,治疗操作集中进行。
2. 严密观察病情　注意生命体征,神志,呼吸形态,瞳孔变化,及时记录并与医生沟通。及时发现颅内压增高的神经系统症状征象,如前囟隆起、双眼斜视或凝视、瞳孔对光反射迟钝、激惹、烦躁不安等。
3. 合理喂养　留置胃管,减少频繁喂奶引起颅内压增高。
4. 止血及降低颅内压　按医嘱使用维生素 K、酚磺乙胺(止血敏)、血凝酶等止血药,使用呋塞米、甘露醇降低颅内压,但一般不宜快速静脉推注,以维持稳定的颅内压和脑血流范围。严密观察药物的

Note:

不良反应。

（二）保持呼吸道通畅，预防窒息的发生

1. 保持呼吸道通畅　及时清除呼吸道分泌物，避免外在因素如奶瓶、被子遮盖等压迫患儿，引起窒息。抬高头肩部 15°~30°，头偏向一侧，防止呕吐物误吸。

2. 镇静　出现惊厥、抽搐的患儿，可遵医嘱给予地西泮及苯巴比妥，用药时需密切观察患儿的呼吸型态，防止出现呼吸暂停。

（三）健康教育

做好心理支持与康复指导，根据患儿病情及时与家长进行沟通，并给予讲解治疗及护理配合要点，提供心理支持及安慰。鼓励家长坚持治疗及配合治疗的重要性。稳定家长情绪。

第七节　新生儿感染性疾病患儿的护理

—————————— 学 习 目 标 ——————————

● 知识目标：

1. 掌握新生儿感染性疾病的定义、临床表现、常见护理诊断／问题及护理措施。

2. 熟悉新生儿感染性疾病的病因、发病机制及治疗要点。

3. 了解新生儿感染性疾病的辅助检查、诊断标准。

● 能力目标：

能准确评估新生儿感染性疾病患儿病情，并能应用所学知识为患儿提供整体护理。

● 素质目标：

培养护生关爱患儿的职业精神以及科学严谨的工作态度。

一、新生儿败血症患儿的护理

 —————————— 案例导入与思考 ——————————

患儿，女，G_2P_2，胎龄 40^{+3} 周，产科急产娩出，总产程 1h48min。Apgar 评分 1min 为 10 分，5min 为 10 分。生后 72h 因反应差，哭声小，体温不升入住新生儿病区。

体格检查：T 35.8℃，HR 180 次 /min，R 60 次 /min，SPO_2 70%，BP 80/50mmHg。皮肤颜色灰白，脐部有黄色分泌物，脐轮红，肢端冷，全身皮肤黏膜灰白，可见花斑纹，腹部为甚，毛细血管再充盈时间大于 3s，动脉搏动弱，反应差，哭声小。瞳孔等大等圆，对光反射灵敏，口唇发绀。双侧呼吸音对称，呼吸节律不规则，伴呻吟样呼吸，吸气三凹征阳性。双肺闻及大量湿啰音。

辅助检查：WBC 27.25×10^9/L，N 15×10^9/L，淋巴细胞百分比 95%，中性粒细胞百分比 3%，超敏 C 反应蛋白 <2.5mg/L，C 反应蛋白 <5mg/L。

请思考：

1. 患儿目前主要的护理诊断／问题有哪些？

2. 作为责任护士应采取哪些护理措施？

新生儿败血症（neonatal septicemia）指病原体侵入新生儿血液循环并在其中生长、繁殖、产生毒素而造成的全身炎症性反应综合征。新生儿败血症是新生儿期重要的感染性疾病之一，发病率和死亡率较高。常见的病原体为细菌，也可为真菌、病毒或原虫等。

【病因和发病机制】

1. **病原体**　因不同地区和年代而异,我国多年来一直以葡萄球菌最多见,其次为大肠埃希菌等革兰氏阴性杆菌。近年来,由于 NICU 的发展,各种导管、气管插管和广谱抗生素的广泛使用以及极低出生体重儿存活率的显著提高,表皮葡萄球菌、肺炎克雷伯菌、铜绿假单胞菌、肠杆菌、厌氧菌及耐药菌株等条件致病菌所致的感染有增加趋势。空肠弯曲菌、幽门螺杆菌等已成为新的致病菌。

2. **非特异性免疫功能**　新生儿免疫系统功能不完善,皮肤黏膜屏障功能差,淋巴结发育不全,缺乏吞噬细菌的过滤作用,补体在血液中含量少,中性粒细胞产生及储备均少,吞噬和杀菌能力不足等。

3. **特异性免疫功能**　T 细胞对特异性抗原反应差,新生儿体内 IgG 主要来自母体,胎龄越小,含量越低,早产儿更易感染,巨噬细胞、自然杀伤细胞活性低。当新生儿被细菌侵袭后易致全身感染。

【病理生理】

细菌进入血液循环后,在生长、增殖的同时产生了大量毒素,革兰氏阴性杆菌释出的内毒素或革兰氏阳性细菌胞膜含有的脂质胞壁酸与肽聚糖形成的复合物首先造成机体组织受损,进而激活 TNF,IL-1、IL-6、IL-8,INFr 等细胞因子,由此触发机体对入侵细菌的阻抑反应,称为系统性炎症反应综合征。这些病理生理反应包括:补体系统、凝血系统和血管舒缓素 - 激肽系统被激活;糖皮质激素和 β-内啡肽被释出;这类介质最终使毛细血管通透性增加、发生渗漏,血容量不足以至心、肺、肝、肾等主要脏器灌注不足,随即发生休克和 DIC。

【临床表现】

早期症状、体征常不典型,无特异性,早产儿尤其如此。一般疾病早期可表现为反应差、食欲不佳、体重不增、哭声弱、体温异常等,而后发展为精神萎靡、嗜睡、不吃、不哭、不动,黄疸迅速加重、消退延迟或退而复现,严重者有核黄疸表现。少数严重患儿很快发展为中毒性肠麻痹、呼吸衰竭、循环衰竭、DIC 等。

根据发病时间分早发型和晚发型。早发型感染在生后 7d 内起病,大多数症状出现在生后 24h 内,为产前、产时感染,病原体以大肠埃希菌等革兰氏阴性杆菌为主,常呈暴发性多器官受累,尤以呼吸系统的症状最明显;晚发型感染多在出生 7d 后起病,病原体可来自产道、院内感染或周围环境等,以葡萄球菌、机会致病菌为主,常有脐炎、肺炎或脑膜炎等局灶性感染。

【辅助检查】

白细胞总数 $<5 \times 10^9/L$ 或 $>20 \times 10^9/L$,出现中毒颗粒或空泡;C 反应蛋白增加,其在感染 6~8h 内即上升,8~60h 达高峰,感染控制后可迅速下降;血培养阳性,血培养与病灶分泌物细菌培养一致更具有临床意义。

【治疗要点】

1. **选用合适的抗菌药物**　早期、联合、足量、静脉应用抗生素,疗程要足,一般应用 10~14d。病原体尚未明确前,结合当地菌种流行病学特点和耐药菌株情况选择两种抗生素联合使用。一旦有药敏结果,应作相应调整,尽量选用一种针对性强的抗生素。

2. **对症、支持治疗**　保暖、供氧、纠正酸中毒及电解质失衡;保证能量和水的供给;黄疸较重者应及时光疗以预防核黄疸;休克患儿应用血浆或白蛋白(1g/kg)扩容。

【常见护理诊断 / 问题】

1. **体温调节无效**　与感染有关。
2. **营养失调:低于机体需要量**　与吸吮无力、纳差及摄入量不足有关。
3. **皮肤完整性受损**　与脐部感染有关。

【护理措施】

(一) 维持体温正常

1. **保暖**　体温不升时及时予以保暖措施,减少暴露。当体温过高时,可予降低箱温或减少包被,补充水分。
2. **监测**　监测体温 q4h,降温处理 30min 后复测体温。观察患儿末梢循环情况。
3. **合理使用抗生素**　注意药物毒副作用。

(二) 营养支持

1. **供给足够热能和液体**　不能经口喂养者,可予管饲或静脉营养。监测有无腹胀、呕吐及体重增长情况。
2. **及时纠正休克、酸中毒和电解质紊乱**　维持血糖和电解质在正常水平。

(三) 清除局部病灶

1. **清洁脐部**　脐部每天清洁后用安尔碘消毒。观察脐部有无分泌物及肉芽,保持局部干燥,防止被大小便污染脐部。
2. **药敏试验**　必要时做细菌培养。
3. **病情观察**　如患儿出现面色青灰、呕吐、脑性尖叫、前囟饱满、两眼凝视即提示有脑膜炎的可能;如患儿面色青灰、皮肤发花、四肢厥冷、脉搏细弱、皮肤有出血点等则应考虑感染性休克或 DIC,应立即报告医生,积极处理。

(四) 健康教育

指导家长正确喂养和护理患儿,保持皮肤的清洁。同时做好家长的心理护理,减轻家长的焦虑及恐惧,向其讲解与败血症发生有关的护理知识及治疗过程,以取得家长合作。

二、新生儿感染性肺炎患儿的护理

新生儿感染性肺炎(neonatal infection pneumonia)是指新生儿在宫内、分娩过程或产后,由细菌、病毒、衣原体等不同病原体感染引起的肺部炎症。

【病因和发病机制】

细菌、病毒、衣原体等都可引起新生儿感染性肺炎。

1. **宫内感染**　母亲体内或产道内的病原体(细菌或支原体)经血行通过胎盘感染胎儿,也可能是胎儿吸入污染的羊水产生感染。
2. **分娩过程中感染**　胎膜早破 24h 以上,孕母产道的细菌上行感染或胎儿在分娩过程通过产道吸入污染的羊水等。
3. **出生后感染**　通过与呼吸道患儿接触后感染,也可以因败血症引起的血行感染及医疗器械、手卫生、气管插管等医源性感染。

【临床表现】

出生时常有窒息史,多在 12~24h 之内出现;产时感染性肺炎须经过一定的潜伏期才发病;产后感染性肺炎则多在生后 5~7d 内发病。体征:反应差、哭声弱、拒奶、口吐白沫、呼吸浅促、发绀、呼吸不规则、体温不稳定,病情严重者出现点头样呼吸或呼吸暂停;严重者出现呼吸衰竭;肺部体征不明显,有的表现为双肺呼吸音粗。合并心力衰竭者心脏扩大,心音低钝,心率快,肝脏增大。常并发DIC、休克、PPHN、肺出血等。

【治疗要点】

1. **控制感染** 针对病原体选择合适的抗生素;细菌性肺炎以早用抗生素为宜,静脉给药疗效较佳。原则上选用敏感药物,巨细胞病毒性肺炎可用更昔洛韦,单纯疱疹病毒性肺炎可选用阿昔洛韦,衣原体肺炎可选用红霉素。

2. **加强呼吸管理** 保持呼吸道通畅,注意保暖、合理喂养和氧疗。

3. **胸部物理治疗** 包括体位引流,胸部叩击/震动。

【常见护理诊断/问题】

1. **气体交换障碍** 与肺部感染有关。

2. **体温调节无效** 与感染引起的免疫反应有关。

3. **知识缺乏**:缺乏相关疾病知识,担心患儿预后。

【护理措施】

(一) 维持最佳呼吸功能

1. **保持呼吸道的通畅** 保持头部轻度仰伸位,头高位30°,及时清除口鼻分泌物,定时翻身、拍背。

2. **合理用氧,改善呼吸功能** 根据病情采用鼻导管、面罩等方法给氧,CPAP辅助通气者,保持CPAP各管道通畅、连接紧密。重症并发呼吸衰竭者,给予正压通气。使 PaO_2 维持在60~80mmHg(7.9~10.7kPa)。

3. **维持酸碱平衡** 合并有代谢性酸中毒者,给予碳酸氢钠纠正。

4. **观察病情** 注意患儿的反应、呼吸、心率等变化,做好急救准备。

(二) 维持体温正常

1. **维持中性温度** 调节合适环境温度及湿度。根据患儿体温设置合适的温箱温度及湿度,定时测量患儿体温。

2. 观察患儿肢体温度及末梢循环情况。

3. **合理喂养** 补充足够能量及水分,采用管饲奶,喂奶后半小时开放胃管,防止胃内积气,抬高头肩部30°,防止呕吐、误吸。必要时采用静脉营养。

4. **药物治疗** 遵医嘱予抗感染治疗。

(三) 健康教育

1. 讲解新生儿肺炎发生的常见原因、主要临床表现及具体预防措施。

2. 讲解新生儿发热观察要点及相关预防措施。

3. 安抚家长情绪,帮助家长树立能照顾好患儿的信心。

三、新生儿感染性腹泻患儿的护理

感染性腹泻(infectious diarrhea)又称肠炎(enteritis),由于新生儿免疫功能不成熟,肠道缺乏能中和大肠埃希菌的分泌型IgA,防御感染的功能低下,使新生儿易患感染性腹泻。可由多种细菌、病毒、真菌及寄生虫引起;感染源可由孕母阴道或经被污染的乳品、水、乳头、食具等直接进入消化道,也可由其他器官的感染经血行、淋巴组织直接蔓延进入肠道。

【病因和发病机制】

本病可由细菌(大肠埃希菌最常见,其他如鼠伤寒杆菌)、病毒(轮状病毒)、真菌(以白念珠菌为多,多发生于使用抗生素后继发)及寄生虫引起。病原体通过以下机制造成腹泻:

1. 侵犯肠黏膜,在黏膜细胞内复制或侵犯黏膜下层。
2. 产生细胞毒素,影响细胞功能。
3. 产生多肽类肠毒素,致使细胞水盐失衡。
4. 黏附于细胞表面,致使细胞丧失功能。

【临床表现】

由于引起肠炎的病原不同,病情表现和严重程度不一。轻型表现为一般消化道症状,腹泻每天数次至 10 次左右。可伴有低热、胃纳差、呕吐、精神稍萎靡、轻度腹胀、不安等;可出现轻度脱水和酸中毒。重型病例或急性起病,也可由轻型发展而成,腹泻一日 10 次以上,全身症状较重,可有明显发热或体温不升、拒食、呕吐、腹胀、尿少、嗜睡或不安、四肢发凉、皮肤发花等,可于短时间内出现脱水、酸中毒及电解质紊乱。应该注意新生儿(尤为早产儿)发生酸中毒时常表现为精神极度萎靡,反应差,口鼻周围发绀,面色苍白或发灰,皮肤花斑,四肢发凉等特点。常见的并发症有尿布皮炎、鹅口疮、泌尿道感染、中耳炎、营养不良、吸收不良、低钾血症、低钙低镁血症、多种维生素缺乏(包括维生素 A、K)、贫血等。

【辅助检查】

1. 粪便常规和细菌培养　感染性腹泻新生儿早期培养阳性率较高。
2. 血气分析、血生化　评价电解质代谢和酸碱平衡紊乱的状况。
3. 乳糖(或其他双糖)不耐受　测新鲜大便中的还原物质和大便 pH。
4. 粪便电解质的测定　协助诊断先天性失氯失钠性腹泻。

【治疗要点】

1. 饮食及营养维持　在腹泻的急性期,新生儿多不能耐受奶汁,需先禁食 8~12h,然后开始喂奶,遵循逐步增加奶量和浓度的原则。对于乳糖不耐受患儿可选用免乳糖配方奶。严重腹泻时为增加喂养耐受,可从稀释奶或水解蛋白奶、氨基酸奶进行喂养,逐步过渡到正常配方奶。禁食或入量不足期间,由肠道外补充液体和营养。

2. 纠正水和电解质紊乱　液体补充的总量包括三方面,即累积损失量、生理需要量和继续损失量。累积损失量根据脱水程度而定。予静脉补液:①第一天补液:补充累积损失量、生理需要量和继续损失量;②第二天以后的补液:脱水已基本纠正,只需要补充异常继续损失量及生理维持量。

3. 控制感染　专家们一致认为,70% 左右水样便腹泻多为病毒引起,不需要用抗生素。由细菌性痢疾、沙门菌肠炎、其他侵袭性细菌、非侵袭性细菌所致腹泻则需要抗菌药物治疗。

4. 微生态调节制剂　补充肠道益生菌,恢复微生态平衡。
5. 肠黏膜保护剂　吸附病原体和毒素,维持肠细胞的吸收与分泌功能,增强其屏障作用。

【常见护理诊断/问题】

1. 营养失调:低于机体需要量　与腹泻有关。
2. 体液不足　与腹泻丢失过多和摄入不足有关。
3. 皮肤完整性受损　与排便次数增多,大便刺激皮肤有关。
4. 知识缺乏:家长缺乏合理喂养知识及腹泻的护理知识。

【护理措施】

(一) 合理喂养

1. **正确选用奶制品** 对于乳糖不耐受患儿应遵医嘱选择免乳糖配方奶。逐渐增加浓度和剂量。严重腹泻时为增加喂养耐受,可从稀释奶或水解蛋白奶、氨基酸奶进行喂养,逐步过渡到正常配方奶。

2. **禁食** 如呕吐严重,可暂时禁食,待呕吐好转后继续喂养,禁食期间继续静脉补液。防止呕吐窒息等意外发生,观察呕吐物性质、量。

3. **病情观察** 观察患儿有无腹胀,及胃潴留情况。每天监测体重,记录大小便性状、频率、颜色等。

(二) 维持体液平衡

1. **快速建立静脉通道** 保证液体按计划输注。补液原则:先盐后糖、先快后慢、见尿补钾,严格控制补钾浓度及静脉通道,严禁直接静脉推注。

2. **精确记录每小时出入量** 观察前囟和眼眶变化适当调节补液速度。

3. **评估脱水情况** 观察患儿的精神、皮肤弹性、囟门张力、眼眶等客观因素,评估患儿脱水程度,监测生命体征及循环情况。

(三) 保持皮肤完整性

1. **臀部护理** 每次便后用温水清洗臀部并擦干,以保持皮肤清洁、干燥。选用吸水性强、柔软的布类或纸类,选用无任何刺激皮肤添加剂的湿纸巾,避免使用不透气、对皮肤有致敏的尿片,增加更换尿片频率,预防红臀的发生。

2. **破损糜烂皮肤护理** 每次便后用温水清洗臀部,清洗干净后用 0.1% 安多福局部消毒皮肤,用氧气局部创面治疗,以保持皮肤清洁、干燥,外涂液体敷料保护皮肤。每班观察记录皮肤情况。

3. **严格消毒隔离** 病室环境通风,保持清洁,每 12h 空气消毒 120min。按肠道传染病隔离,与非感染患儿分开收治。接触患儿前后洗手,所有垃圾按感染性废物分类处理,防止交叉感染。

(四) 健康教育

1. 指导家长合理喂养,宣传母乳喂养的优点。

2. 向家长讲解本病的护理要点及预防知识。指导家长遵医嘱按时服药,定期复诊。

第八节 新生儿坏死性小肠结肠炎患儿的护理

 案例导入与思考

患儿,男,3d,因"早产 35⁺⁵ 周"入院。患儿 G_2P_1,胎龄 35⁺⁵ 周,剖宫产娩出,Apgar 评分 1min 为 7 分,予刺激足底、气管内吸液后给氧,5min 为 8 分,10min 为 9 分。入院第 3d 出现反应欠佳,哭声弱,拒食。

体格检查:T 38.2℃,P 152 次/min,R 50 次/min,SPO₂ 90%~95%,头围 34cm,体重 2.3kg,身长 45cm。早产儿外貌。腹胀明显,肠鸣音减弱,呕吐带胆汁样物,排便带有血丝。

辅助检查:白细胞 $11.9×10^9$/L,大便隐血(++)。X 线腹部平片:肠胀气、肠壁积气、增厚。

请思考:

1. 护士对患儿进行病情观察的重点有哪些?

2. 患儿目前主要护理诊断/问题有哪些?

3. 针对患儿主要护理诊断/问题,作为责任护士应配合医生采取哪些护理措施?

学 习 目 标

知识目标：

1. 掌握新生儿坏死性小肠结肠炎的定义、临床表现、常见护理诊断／问题及护理措施。

2. 熟悉新生儿坏死性小肠结肠炎的治疗要点。

3. 了解新生儿坏死性小肠结肠炎的病因及发病机制。

能力目标：

能正确评估新生儿坏死性小肠结肠炎患儿病情，并能应用所学知识为患儿提供整体护理。

素质目标：

培养护生尊重患儿、爱护患儿、保护患儿的职业精神。

【概念】

新生儿坏死性小肠结肠炎（neonatal necrotizing enterocolitis，NEC）是多种致病因素导致的肠道疾病，多指发生在出生后两周内新生儿小肠黏膜损害和炎症，严重时小肠可能发生坏死，引起肠穿孔和腹膜炎，引起坏死性小肠结肠炎。肠缺血损害可破坏肠道产生黏液，导致肠道易受细菌侵袭。临床上以腹胀、呕吐、便血为主要表现，腹部 X 线以肠道产气、肠壁囊样积气为特点。

【分类】

1. **经典型 NEC**　具有 NEC 的典型临床表现和病程。应根据 Bell 等的方案进行分期，并说明散发或者流行。

2. **新生儿良性结肠壁囊样积气征**　见于较成熟新生儿，排鲜红色血便，有轻度腹胀或腹部压痛。X 线见乙状结肠或结肠壁囊样积气征。

3. **换血输血后 NEC**　患儿体重较典型 NEC 重，换血后 12~18h 出现肠壁囊样积气征或穿孔等。病理改变局限于结肠的一个小区，提示为栓塞现象。致病率低，罕见死亡。

4. **非感染因素引起的 NEC**　高渗奶、新生儿红细胞增多症和聚乙烯导管毒性引起的肠黏膜损伤，以及大豆或牛乳蛋白引起的抗原 - 抗体反应性肠病等均可引起 NEC。后者且易复发。

新生儿最常见的是经典型 NEC，故本节重点讲授经典型 NEC。

【病因和发病机制】

（一）病因

目前有关其确切机制尚不清楚，多认为与下列因素有关。

1. **早产儿胃肠道功能不成熟**　胃酸分泌少，胃肠动力差，消化酶活力不足，消化道黏膜通透性高，消化吸收能力及局部免疫反应低下。故不适当的喂养、感染及肠壁缺氧缺血等诸多因素，均可导致肠道损伤而引发 NEC。

2. **肠黏膜缺氧缺血**　机体缺氧缺血时将重新分配全身血液，以保证心、脑等重要脏器的血液供应，而此时肠系膜血管收缩、肠道血流可减少至正常的 35%~50%，若肠黏膜缺血持续存在或缺血后再灌注发生，均可导致肠黏膜损伤而发生 NEC。如围生期窒息、严重呼吸暂停、严重心肺疾病、休克、脐动脉插管、低体温、红细胞增多症等。

3. **感染**　败血症或肠道感染时，细菌及其毒素可直接损伤肠道黏膜或通过激活免疫细胞产生多种细胞因子，如血小板活化因子、白介素及肿瘤坏死因子等，从而介导肠黏膜的损伤。此外，因肠道内细菌的过度繁殖而造成的肠管胀气也导致肠道黏膜损伤。较常见的细菌有大肠埃希菌、梭状芽孢杆菌、铜绿假单胞菌、沙门菌、克雷伯菌、产气荚膜杆菌等。病毒和真菌也可引起本病。

4. 其他　摄入渗透压过高(>460mmol/L)的配方乳、渗透压较高的药物如维生素 E、茶碱、吲哚美辛等,使大量液体由血管渗入肠腔,减少肠黏膜的血流灌注。此外高渗乳或高渗液也可直接损伤尚未发育成熟的肠黏膜。

(二)发病机制

1964 年 Person 首次报道 NEC,至今对其病因及发病机制仍未完全明了。目前一般认为是由多因素综合作用所致。从而引发肠壁缺血缺氧、炎症损伤,进而导致肠黏膜出血、糜烂和坏死。

【病理生理】

1. 肠道病变轻重悬殊,轻者病变范围仅数厘米,重者甚至累及整个肠道。
2. 最常受累的是回肠末端和近端结肠。
3. 肠腔充气,黏膜呈斑片状或大片坏死,肠壁有不同程度的积气、出血及坏死。
4. 严重时整肠壁全层坏死并伴肠穿孔。

【临床表现】

NEC 的临床表现轻重差异很大,既可表现为全身非特异性败血症症状,也可表现为典型胃肠道症状如腹胀、呕吐、腹泻或便血三联症。腹胀一般最早出现且持续存在,一般先出现胃潴留增加,很快发展为全腹膨胀,肠鸣音减弱;但也有少数患儿不出现腹胀;尤其是有些早产儿 NEC 早期腹胀表现不明显,以呼吸暂停、反应差等全身感染中毒症状为主。呕吐先为奶液、逐渐可出现胆汁样或咖啡样物。腹泻或血便出现较晚,便血可为黑便或鲜血。其他可有呼吸暂停、心动过缓、嗜睡、休克等感染中毒症状。

1. 早产儿 NEC　NEC 多见于早产儿,发生时间和胎龄相关,胎龄越小,发病时间越晚,主要在生后 2~3 周发病,极低出生体重儿可迟至 2 个月。

(1)非特异性表现:早产儿 NEC 早期表现为非特异性表现,如喂养不耐受、胃潴留、反应差、精神萎靡、呼吸暂停等,呕吐和血便不明显。

(2)腹胀:一旦出现腹胀明显,常提示病情严重或发生肠穿孔,早产儿 NEC 肠穿孔发生率高达30%。

(3)全身症状:可出现呼吸暂停、心动过缓、嗜睡、休克等中毒症状。

2. 足月儿 NEC　发病稍早,可在生后 1 周内发病,病程进展快,全身症状较少,出现肠穿孔、肠壁坏死和典型 X 线征象的比率少,病死率也低于早产儿(分别为 5% 和 12%)。

3. 并发症　新生儿坏死性小肠结肠炎的并发症主要有胃肠道穿孔、腹膜炎、肠狭窄、肠瘘、肠溃疡、短肠综合征、吸收不良、多器官功能障碍等。

【辅助检查】

1. 实验室检查　WBC 增高或降低,核左移,可见血小板减少;降钙素原及 C- 反应蛋白升高(早期可能正常);血糖异常(低血糖或高血糖)、代谢性酸中毒、离子紊乱及凝血功能异常等;血细菌培养阳性更有助于诊断。

2. X 线腹部平片　对诊断本病有重要意义。主要表现为麻痹性肠梗阻、肠壁间隔增宽、肠壁积气、门静脉充气征,部分肠袢固定、腹水和气腹(图 5-1)。肠壁积气和门静脉充气征为本病的特征性表现。

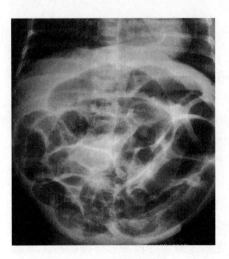

图 5-1　X 线腹部平片

3. **腹部超声** 可动态观察肠壁厚度、肠壁积气、肠蠕动、肠壁血运情况,以及有无肠粘连包块。

【治疗要点】

1. **禁食** 一经确诊立即禁食,同时进行胃肠减压,定期抽出胃液。

2. **静脉供给液体和高营养液** 禁食或进食不足时,应补充液体和其他营养液。有条件时可输全血、血浆或白蛋白。

3. **抗生素** 根据细菌培养和药敏试验选择。

4. **对症治疗** 合并休克、DIC 时,给予相应对症治疗。

5. **手术** 经内科治疗无效或有肠穿孔、腹膜炎、明显肠梗阻时,应做手术治疗。

【护理评估】

1. **健康史** 询问患儿有无围生期窒息、严重呼吸暂停、心肺疾病、休克、低体温及早产、感染、摄入渗透压过高的配方乳和药物等病史;了解新生儿胎龄、体重、喂养及保暖等情况。

2. **身体状况** 病初可表现为体温不升、呼吸暂停、心动过缓、拒乳及嗜睡等,同时或继之出现不同程度的胃潴留、腹胀、呕吐、腹泻及血便等。体格检查可见腹壁发红、肠型、腹部压痛,肠鸣音减弱或消失。严重者常并发败血症、肠穿孔和腹膜炎等。最后发展为呼吸衰竭、休克、DIC 而死亡。

3. **心理 - 社会状况** 了解患儿家长对本病病因、性质、护理认识程度,以及家长的心理状况,是否有恐惧、焦虑、担忧等不良心理反应。

【常见护理诊断 / 问题】

1. **体温过高** 与细菌毒素有关。

2. **腹泻** 与肠道炎症有关。

3. **潜在并发症**:肠穿孔、腹膜炎、DIC 等。

4. **体液不足** 与液体丢失过多有关。

【预期目标】

1. 患儿体温能保持在正常范围。

2. 腹泻症状缓解。

3. 患儿无其他并发症发生或发生时能及时发现与处理。

4. 患儿体液补充及时有效。

【护理措施】

(一) 维持体温正常

1. **监测体温** 及时发现体温变化,并根据体温给予相应的降温措施。可给予 20℃冷水枕垫头部。

2. **环境温度管理** 调节合适的环境温度及湿度。

(二) 减轻腹胀,控制腹泻

1. **禁食** 疑似患儿需禁食 3d,确诊者 7~10d,重症 14d 或更长。待临床表现好转,腹胀消失,大便隐血转阴后才可逐渐恢复进乳。恢复喂养应从水开始,再试喂糖水、稀释奶,而后根据病情逐步增加稀释奶浓度。禁食期间应予静脉营养供给。

2. **胃肠减压** 禁食期间需进行胃肠减压,并应观察腹胀消退情况和引流物的色、质、量。

3. **抗感染** 遵医嘱根据细菌培养及药敏试验结果选择敏感抗生素。细菌不明时可用氨苄西林、哌拉西林钠或第 3 代头孢菌素;若为厌氧菌首选甲硝唑。疗程一般 7~10d,重症可达 14d 或更长。

(三) 密切观察病情变化

1. 当患儿表现为脉搏细数、血压下降、末梢循环衰竭等中毒休克时,立即通知医生组织抢救。迅速补充循环血量,改善微循环。

2. 仔细观察、记录大便次数、性质、颜色及量,了解大便变化过程。及时、正确留取大便标本送检。

3. 如患儿出现呕吐血性液体、腹胀急剧增加、排血便、腹部及四肢花斑纹等症状应警惕肠穿孔或 DIC,立即通知医生抢救。

(四) 维持体液平衡

1. 合理补液　建立静脉通道,按照需求,合理安排输液顺序。

2. 纠正水电解质平衡　根据患儿体重及出入水量,补充水及电解质,液体量 120~150ml/kg,并注意补充必需氨基酸、脂肪酸和维生素。有凝血机制障碍者可输新鲜冰冻血浆或冷沉淀。休克者给予抗休克治疗。

(五) 健康教育

帮助家长掌握有关饮食的控制、皮肤和口腔卫生等的护理知识,并使其了解病情,以取得家长合作。同时做好家属的心理护理,减轻他们的焦虑和恐惧。

【护理评价】

1. 体温正常,维持在 36.5~37.5℃。
2. 患儿腹泻逐渐缓解,臀部皮肤完好。
3. 患儿经内科治疗后好转,无其他并发症发生。
4. 患儿住院期间维持足够体液,无出现体液不足现象。

第九节　新生儿低血糖患儿的护理

─── 学 习 目 标 ───

- 知识目标:
1. 掌握新生儿低血糖的定义、临床表现、常见护理诊断 / 问题及护理措施。
2. 熟悉新生儿低血糖的治疗要点。
3. 了解新生儿低血糖的病因及发病机制。
- 能力目标:
能准确评估低血糖患儿病情,并能应用所学知识为患儿提供整体护理。
- 素质目标:
培养护生尊重患儿、爱护患儿、保护患儿的职业精神。

【概念】

新生儿低血糖(neonatal hypoglycemia)是指新生儿血糖值低于正常新生儿的最低血糖值。长期以来新生儿低血糖症的定义一直存在争议,目前多数学者认为,全血血糖 <2.2mmol/L 应诊断为新生儿低血糖,而 <2.6mmol/L 为临床需要处理的临界值,而不考虑出生体重、胎龄和生后日龄等众多因素。

Note:

【临床表现】

1. **无症状性**　新生儿低血糖常无任何临床症状,相同血糖水平的新生儿症状差异也很大,无症状低血糖是症状性低血糖的 10~20 倍。诊断只能依靠血糖监测。

2. **症状性**　低血糖患儿可出现嗜睡、食欲缺乏、喂养困难、发绀、呼吸暂停、面色苍白、低体温甚至昏迷。也可能出现烦躁、激惹、震颤、反射亢进、高调哭声甚至抽搐。

【辅助检查】

1. **血糖测定**　床旁试纸条血糖分析仪:床旁快速测定通常从足后跟采取血标本。已经证实,试纸条检测结果与实际血糖浓度之间有很好的相关性,偏差不超过 10%~15%,这种偏差在血糖浓度低于 2.2mmol/L 时较为明显。试纸法一般用于动态监测血糖,确诊则需要标准的血糖浓度。

2. **血液学检查**　持续性低血糖患儿应酌情监测血胰岛素(血胰岛素/血糖比)、皮质醇、生长激素、ACTH、甲状腺素、血和尿氨基酸、尿酮体、尿有机酸、遗传代谢病检测等。

3. **其他检查**　必要时做脑脊液、X 线胸片、心电图或超声心动图等检查。

【治疗要点】

无症状低血糖者可给予进食葡萄糖,如无效改为静脉输注葡萄糖。对有症状患儿都应静脉输注葡萄糖。对持续或反复低血糖者除静脉输注葡萄糖外,结合病情给予氢化可的松静脉点滴、胰高糖素肌注或泼尼松口服,积极治疗原发疾病。

【常见护理诊断/问题】

1. **营养失调:低于机体需要量**　与摄入不足、消耗增加有关。

2. **潜在并发症**:呼吸暂停。

【护理措施】

(一) 保证能量供给

1. **低血糖的预防**　为保证能量供给,生后宜早期喂养,给予生后半小时内首先试喂 10% 葡萄糖水,每次 5~10ml/kg,连续 1~2 次后如无呕吐即开始喂奶,有母乳时给予母乳喂养,无母乳时使用配方奶喂养,每间隔 2~3h 喂奶 1 次。不能经胃肠道喂养者可给 10% 葡萄糖静脉滴注,足月适于胎龄儿按 3~5mg/(kg·min)、早产适于胎龄儿以 4~6mg/(kg·min)、小于胎龄儿以 6~8mg/(kg·min) 速率输注,可达到近似内源性肝糖原的产生率。

2. **低血糖的处理**　新生儿低血糖大多数缺乏临床症状,同样血糖水平的患儿症状轻重差异也很大,尽管无临床症状,仍可引起中枢神经系统损伤,因此,密切监测血糖值动态的变化。期间每 1h 监测微量血糖,如血糖正常 12~24h 可按医嘱逐渐减少至停止输注葡萄糖。

3. **输液通路管理**　外周静脉输注葡萄糖的最大浓度为 12.5%,如超过此最大糖浓度时,应放置中心静脉导管,如脐静脉导管、外周中心静脉导管等,防止输注的药液对患儿血管和周围组织刺激引起化学性的损伤。

4. **保持适宜的中性温度和湿度**　为了降低患儿自身热能的消耗,需保持环境温度在 24~26℃,相对湿度在 55%~65%,此环境温湿度在安静状态下能使患儿的体温保持在 36.7~37.3℃,此时的代谢率和耗氧量最低,减少热能消耗。

(二) 密切观察病情变化

除生命体征外,出生后即密切观察患儿有无出现低血糖的症状,如嗜睡、反应淡漠或激惹、苍白、多汗、哭声异常、体温不升、喂养困难、呼吸暂停、颤抖、眼球震颤、惊厥肌张力异常等。并与滴注葡萄糖以后的状况作比较。对呼吸暂停者立即进行刺激皮肤、托背、吸氧等处理。

（三）健康教育

做好心理支持与康复指导,根据患儿病情及时与家长进行沟通,并给予讲解治疗及护理配合要点,提供心理支持及安慰。鼓励家长坚持治疗及配合治疗的重要性,稳定家长情绪。

第十节 早产儿视网膜病患儿的护理

学习目标

- **知识目标：**
  1. 掌握早产儿视网膜病的定义、分期、临床表现、常见护理诊断／问题及护理措施。
  2. 熟悉早产儿视网膜病的临床特点及治疗原则。
  3. 了解早产儿视网膜病的病因、病理生理。
- **能力目标：**
  能准确评估早产儿视网膜病患儿病情,并能应用所学知识为患儿提供整体护理。
- **素质目标：**
  培养护生严谨求实的工作态度,以及关爱患儿的职业精神。

【概念】

早产儿视网膜病(retinopathy of prematurity,ROP)是指在各种因素引起的早产儿视网膜血管收缩、发育停止,缺氧导致早产儿血管生长因子大量产生,刺激血管异常增生并纤维化,使视网膜结构发生改变,造成眼球萎缩,失明。

【临床表现】

临床上以新生儿视力筛查发现视网膜病变为特征及后期视力下降为主要表现。按病情严重程度分为Ⅰ~Ⅴ期。

Ⅰ期:视网膜后极部有血管区与无血管区之间出现一条白色平坦的细分界线。

Ⅱ期:分界线进一步变宽且增高,形成高于视网膜表面的畸形隆起。

Ⅲ期:畸形隆起明显,粉红色,伴有纤维增殖,进入玻璃体。

Ⅳ期:部分视网膜脱离,如果未累计黄斑为Ⅳa级,如果累计黄斑为Ⅳb级。

Ⅴ期:视网膜全脱离,呈漏斗型,伴有结缔组织广泛增生,形成晶状体后纤维膜。

【辅助检查】

1. **视力筛查** 首次筛查时间为生后第4周或矫正胎龄32周为宜。检查方法以间接检眼镜检查、眼底数码相机检查。

2. **出院后随访** 如果第一次检查结果无异常,可隔周复查一次,至矫正胎龄至42周,视网膜血管长至锯齿缘为止。如第一次检查有病变,则每周复查一次。

【治疗要点】

早期预防是关键,包括:早期筛查、合理用氧、纠正酸中毒、该疾病以激光、冷凝及手术治疗为主要手段,包括:激光光凝治疗、冷凝治疗、巩膜环扎术、玻璃体切除术。

【常见护理诊断/问题】

1. 有失用综合征的可能 与视网膜受损有关。
2. 知识缺乏：家属缺乏相关知识及担心预后。

【护理措施】

(一)合理供氧,早期发现,早期处理

1. 控制吸氧浓度,减少吸氧时间 避免高浓度长时间供氧,氧浓度超过30%时,吸氧时间不宜超过4h。控制 $FiO_2 \leq 60\%$。

2. 密切观察患儿氧合情况 以维持患儿氧合达到 $PaO_2 > 7.98~10.64kPa$（60~80mmHg）、$PaCO_2$ 和 pH 在正常范围。防止管道脱落或堵塞。

3. 实现早产儿全面早期筛查 及早发现异常,及时处理。

(二)健康教育

向家长解释患儿治疗及护理要点,出院后坚持复查及按时治疗的重要性。并给予支持和安慰,减轻其焦虑心理,提高家庭应对能力。

第十一节 新生儿重症监护及护理

学习目标

- 知识目标：
  1. 掌握新生儿重症监护内容。
  2. 熟悉新生儿重症监护对象。
  3. 了解新生儿重症监护的定义。
- 能力目标：
  能准确评估重症患儿病情,并能应用所学知识为患儿提供整体护理。
- 素质目标：
  培养护生关爱重症患儿的职业精神以及严谨求实的工作态度。

【概念】

新生儿重症监护室（neonatal intensive care unit,NICU）是对危重新生儿进行集中监护、治疗的病室。是为对高危新生儿进行病情的连续监护和及时有效的抢救和护理而建立的,目的是减少新生儿的病死率,促进新生儿的生长发育。

【监护对象】

1. 需要进行呼吸管理的新生儿 如各种原因引起的急、慢性呼吸衰竭,需要氧疗、气管插管和机械通气治疗的患儿是NICU最主要的工作对象。

2. 感染性、低血容量性或心源性休克的患儿。

3. 中枢神经系统疾病 如惊厥、脑膜炎、脑水肿、缺氧缺血性脑病、颅内出血、呼吸暂停的患儿。

4. 低出生体重儿 如胎龄<30周、生后48h内或胎龄<28周、出生体重<1 500g的新生儿。

5. 重度窒息的患儿。

6. 严重感染、败血症、坏死性小肠结肠炎患儿。

7. 某些疾病外科手术前后　如先天性心脏病、食管气管瘘、膈疝、脑积水等。

8. 其他危重儿　如换血、多器官功能衰竭、需要全静脉营养、严重心律失常、严重贫血、重度脱水、酸中毒、低或高血糖等。

【监护内容】

危重新生儿随时都会有生命危险,须认真细致观察病情,并利用各种监护仪器、微量快速的检测手段,进行连续不断的监护,以便及早发现病情变化,及时处理。

1. 基本监护

(1) 体温监测:将新生儿放置于已预热的远红外辐射台上或暖箱内,用体温监测仪监测患儿体温。体温监测仪通过人工控制或自动控制的方法调节抢救台或暖箱内的温度,使之稳定在婴儿的中性温度。体温监测探头务必妥善固定,以防发生烫伤。

(2) 血糖监测:血糖监测目前常用方法为静脉血生化分析、床旁快速纸片血糖监测两类。前者所需血量较多、监测结果较慢,标本处理方法和放置时间会对血糖值产生影响,无法满足 NICU 中动态了解血糖波动情况、快速进行血糖纠正的要求。快速纸片血糖仪监测血糖值与生化分析仪监测血糖值一致性较好、痛感相对较小等优点,但是其测量值稳定性相对较差,需要定期对监测仪器进行校准及维护以保证监测结果的准确性。

(3) 出入量和生化监测:①记录出入量:可以评估液体平衡。入量应包括给予患儿的所有液体,包括药物和导管冲洗液;尿量可通过尿布称重的方法来评估,但应注意一旦尿湿就应称重,避免蒸发丢失。②血液生化监测:定期测定电解质、血糖、肌酐、胆红素和血钙,如果临床需要,则需多次测定。可以采用静脉血标本,测定值准确但需血量大;肝素涂层的注射器或毛细吸管进行血气分析时可同时测定电解质,测定值也较为准确。

2. 心血管监护

(1) 临床观察:有无发绀、皮肤花纹或发灰、四肢末梢冰凉、意识障碍、水肿、尿量等。注意心率、心律、心音、杂音、肤色、肝大小、股动脉搏动情况、毛细血管再充盈时间、四肢末梢温度、水肿等。

(2) 心脏监护:持续监测危重儿的心电活动,发现心率、心律及波形的变化,如心率急剧增快或下降;各种心律失常等。

(3) 组织灌注:皮肤的血流是全身灌注的标志,但可受到环境温度的影响。毛细血管再充盈时间(capillary refill time,CRT)正常值应 <3s。评估 CRT 的最好部位在前额或胸部,而不是四肢末端。

(4) 血压:分为无创和有创血压监测。无创监测时要注意血压袖带的宽度对测量值的影响。有创血压可以通过连接动脉测压管的传感器获得,需要校零定标,传感器和心脏需位置在同一水平线。由于有创血压监测有导致栓塞感染等并发症风险,故仅用于循环衰竭、明显水肿、严重低体温、外科手术后以及无创监测不理想等情况。

(5) 中心静脉压(central venous pressure,CVP):可通过脐静脉导管放置在右心房而测定。密切注意传感器与心脏位置关系非常重要,且在监测时经常需要校零。

(6) 乳酸:通常在血气分析时同时测定乳酸。乳酸的蓄积提示无氧代谢,多发生在缺氧或组织灌注不良时。

(7) 心排血量监测:是危重新生儿尤其血流动力学不稳定患儿抢救管理中非常重要的内容,监测方法有有创测量、无创测量,以及穿戴式或移动式动态测量等。目前临床上实时、连续无创监测新生儿心排血量多采用超声心排血量监测仪技术。通过监测心排血量,可较准确判断心功能及体循环灌注的情况,对评估病情、指导临床用药及判断预后有重要意义。

3. 呼吸系统监护

(1) 临床观察：早期以呼吸增快、三凹征、点头状呼吸等表现为主，晚期则出现极度呼吸困难、呻吟、口唇持续发绀、昏迷等症状。体格检查主要观察有无气促、呼吸不规则、吸气性凹陷、发绀、呼吸音是否对称、啰音等。

(2) 呼吸暂停监测：对于有屏气发作或有呼吸系统疾病可能合并呼吸暂停的自主呼吸的新生儿，必须给予呼吸暂停监测，监测指标必须包括心率和氧饱和度。

(3) 氧合监测：了解动脉氧分压（PaO_2）是重症监护中非常重要的内容，可通过动脉穿刺或留置导管采集动脉血标本进行血气分析间断测定；也可以使用放置在血管内的传感器连续测定。

(4) 氧饱和度监测：脉搏血氧计是目前氧合监测的主要方法，使用方便，不需要校零，并且即刻给予结果。

(5) 二氧化碳分压：二氧化碳分压（PCO_2）对于了解肺泡通气和解释酸碱平衡非常重要。①经皮二氧化碳分压监测：经皮二氧化碳分压（transcutaneous carbon dioxide tension，$TePCO_2$）一般和经皮氧分压[transcutaneous (partial) pressure of oxygen，$TePO_2$]监测使用同一个探头。②呼气末二氧化碳分压监测：由于新生儿潮气量小、呼吸频率快和肺泡通气 / 血流比值不恒定限制了呼气末二氧化碳分压（partial pressure of carbon dioxide in endexpiratory gas，$tpCO_2$）监测在新生儿领域的应用。

(6) 持续呼吸功能联机监护：目前大部分呼吸机都包含这些功能，持续呼吸功能监护可监测患儿的肺容量及气道阻力等。可监测的参数有功能残气量、潮气量（吸入和呼出）每分通气量、顺应性和阻力、频率、气漏、各种波形（压力、流量、通气量）及压力容量环和流速 - 容量环。

(7) 氧合状态评价指标：①肺泡 - 动脉氧分压差：肺泡·动脉氧分压差（alveolar-arterial PO_2 difference，pO_2）为肺泡腔和动脉血之间的氧分压差值，即呼吸膜两侧的氧分压差值，其结果间接反映肺内氧合功能。正常值为 10~30mmHg（吸纯氧时不高于 75mmHg），差值增高提示存在弥散功能障碍。②氧合指数：为呼吸衰竭机械通气患者评价肺换气障碍严重程度的指标，是目前临床最常用指标，可判断呼吸机治疗参数设置强度和病儿反应性两方面的变化。③动脉 / 肺泡氧分压比：为动脉氧分压与肺泡氧分压的比值，此测定值作为判断氧合改善的指标。

4. 神经功能监测

持续性神经系统监测的方法较少，神经系统的检查多是间断性的，评估也具有主观性。当患儿应用镇静药和神经肌肉阻滞药时，评价更为困难。①临床观察：有无窒息、复苏等病史，哭声、意识状态、反应、有无抽搐等。体格检查患儿的头围、前囟、瞳孔、肌力、肌张力、各种反射等。②脑电图和脑功能监护：连续视频脑电图（EEG）监测是新生儿惊厥诊断的金标准。背景电活动异常对新生儿脑病严重度及预后评估具有较大价值，对脑损伤高危儿神经功能检测也具有一定价值。③脑超声：超声提供了一种对新生儿脑进行成像的简便方法。多次检查有助于进一步监测，提供关于预后的信息。④颅内压监测：研究发现通过跨前囟间接测定颅内压是不可靠和不精确的。有创颅内压测定在一些特殊的监护中心应用，但是并不能改善新生儿 HIE 的预后。⑤红外光谱分析技术：能够了解脑组织氧饱和度、脑血流、脑血容量、脑氧输送、脑静脉血氧饱和度和脑氧获取利用的情况。

（李智英）

思 考 题

患儿，男，胎龄 34^{+5} 周，剖宫产娩出，Apgar 评分 1min 为 6 分，予刺激足底、长管吸液后予面罩给氧，5min 为 9 分，10min 为 10 分。生后第 3d，出现反应差，哭声弱，拒食。

体格检查：T 38.4℃，P 162 次 /min，R 62 次 /min，SPO_2 85%~91%，头围 33cm，体重 1.88kg，身长 38cm。早产儿外貌。腹胀明显，腹部皮肤有花斑纹，肠鸣音减弱，呕吐带胆汁样物，排便带有血丝。四肢肢端冷。

　　辅助检查:白细胞 17.4×10^9/L,大便隐血(+++)。X线腹部平片:肠腔胀气、可见液平面,肠壁水肿、增厚。

　　该患儿的初步诊断是新生儿坏死性小肠结肠炎。

　　(1) 该疾病常见的并发症有哪些?

　　(2) 如何做好该患儿的病情观察?

URSING

第六章

儿童营养及营养相关疾病患儿的护理

06章 数字内容

—— 章前导言 ——

　　儿童营养性疾病是指由于营养素的缺乏、过剩、偏离或与营养素有关的遗传代谢异常导致的各种全身的、各系统组织的急慢性疾病，主要包括营养素缺乏、营养素过多、食物不良反应、肥胖及遗传代谢异常、喂养问题及障碍、食物不耐受与食物过敏等。营养性疾病涉及全身多个系统，表现多种多样，以生长发育迟缓、新陈代谢异常、免疫功能下降为主要特征，影响儿童的智力、认知和行为，部分疾病甚至危及生命。

第一节　营养学基础

── 学习目标 ──

知识目标：

1. 掌握小儿能量代谢的构成、营养素的概念与分类。

2. 熟悉小儿能量代谢的特点。

3. 了解各类营养素的作用及特点。

能力目标：

能评估儿童营养需求，促进儿童科学喂养。

素质目标：

培养护生尊重儿童、关爱儿童的职业精神及主动学习的态度。

营养（nutrition）是指人体获得和利用食物维持生命活动的整个过程。食物中经过消化、吸收和代谢能够维持生命活动的物质称为营养素（nutrient）。经典的营养学中根据营养素生理功能将约 40 种营养素分为能量、宏量营养素（碳水化合物、脂类、蛋白质）、微量营养素（维生素、矿物质）及其他膳食成分（膳食纤维、水、其他生物活性物质）。人体维持生命活动所需能量主要来自食物中的宏量营养素。

【能量】

1. **能量代谢**　儿童总能量消耗包括基础代谢、食物热力作用、生长、活动、排泄 5 个方面。一般认为基础代谢占能量的 50%，排泄消耗占能量的 10%，生长和活动所需能量占 32%~35%，食物热力作用占 7%~8%。能量单位为千卡（kcal）或千焦耳（kJ），1kcal=4.18kJ 或 1kJ=0.239kcal。能量分布与年龄的关系见图 6-1。

（1）基础代谢：20℃（18~25℃）室温下，餐后 10~14h，清醒、安静状态下测量维持身体基本生命活动所需的最低能量为基础代谢。人体在单位时间内每平方米体表面积基础代谢所需的热量称为基础代谢率（basal metabolic rate，BMR）。BMR 与年龄、性别、环境温度、健康状况、肌肉组织多少、营养状况等因素有关。儿童基础代谢率较成人高 10%~15%，约占总能量的 50%。

（2）食物热力作用（thermic effect of feeding，TEF）：指人体摄取食物而引起的机体能量代谢额外增多，主要用于体内营养素的代谢。碳水化合物的 TEF 约为其能量的 6%，脂肪为 4%，蛋白质为 30%。食物的热力作用在进食不久即可出现，进食 2h 后达最高点，进食 3~4h 恢复正常。婴儿食物含蛋白质多，食物热力作用占总能量的 7%~8%，年长儿的膳食为混合食物，其食物热力作用为 5%。

（3）生长所需：为儿童特有的能量需要。生长所需能量与儿童生长速度成正比，生后 1 个月的婴儿其生长所需能量约占总能量摄入的 35%，12 月龄时下降至约 5%，出生后第 2 年约为总能量需要量的 3%，到青少年期约为总能量需要量的 1%~2%。

（4）活动消耗：儿童活动所需能量与活动类型、强度及持续时间有关，具有较大个体差异。儿童活动所需能量对儿童生长发育的意义在于可调节部分能量，当能量摄入不足时儿童首先表现为活动减少，以此减少能量消耗，保障机体基本功能和满足重要脏器的代谢。

（5）排泄丢失：每天摄取食物中的营养素不能完全被吸收，部分食物未经消化吸收就被排泄到体外。正常情况下未被完全消化吸收的食物排出体外损失的能量约占总能量的 10%。

2. **能量需要量**　儿童能量需要量（estimated energy requirement，EER）指一定年龄、体重、身高、性别（3 岁以上儿童）的个体维持能量平衡和正常生长发育所需要的膳食能量摄入量。儿童的 EER 主要包括每日总能量消耗量和组织生长的能量储存量。儿童能量的需要与年龄和生理状态相关。

Note:

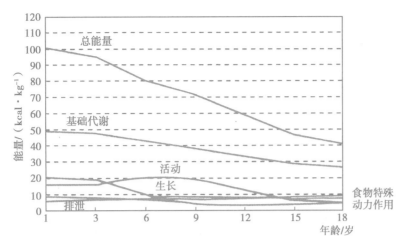

图 6-1　能量分布与年龄的关系

【宏量营养素】

1. **碳水化合物**　是能量的主要来源,1g 碳水化合物产能约 4kcal(16.8kJ)。糖类主要来源于谷类食物和薯类食物。0~6 个月婴儿食物中的碳水化合物主要是乳糖,其次为蔗糖和少量淀粉。2 岁以上儿童膳食中糖类所产能量应占总能量的 55%~65%。

2. **脂类**　是脂肪和类脂的总称。脂肪是人体能量的主要来源和贮存形式,有促进脂溶性维生素吸收、维持体温及保护脏器、提供必需脂肪酸的作用。1g 脂肪产能约 9kcal(37.8kJ),是热量密度最高的宏量营养素。脂肪供能约占婴儿摄入总能量的 35%~50%,年长儿约占 25%~30%。

3. **蛋白质**　主要功能是构成机体组织和器官的重要成分,其次是作为能量的来源(约占总能量的 8%~15%)。1g 蛋白质产能约 4kcal(16.8kJ)。组成蛋白质的 20 种氨基酸可分为必需氨基酸、半必需氨基酸(条件必需氨基酸)、非必需氨基酸。蛋白质主要来源于乳类、蛋、鱼、瘦肉及豆类食物,优质蛋白质主要来源于动物和大豆蛋白质。

【微量营养素】

1. **维生素**　维生素不能提供能量,也非构成人体组织的部分,但它是维持人体生命活动所必需的有机化合物,由食物供给。可分为脂溶性(如维生素 A、维生素 D、维生素 E、维生素 K)和水溶性(如维生素 B_1、维生素 B_2、烟酸、维生素 B_6、泛酸、叶酸、维生素 B_{12}、维生素 C)。维生素 A、D、C、B_1 是儿童容易缺乏的维生素。

2. **矿物质**　分为:①常量元素(macroelement,major element)指体内含量大于体重 0.01% 的各种元素,主要包括钙、磷、镁、钾、钠、氯、硫等,参与构成人体组织成分和体液成分,其中,钙元素最为重要,乳类是钙的最好来源,大豆是钙的较好来源,钙的补充应控制在可耐受最高摄入量 2g/d 以下;②微量元素(microelement,trace element)指体内含量低于体重 0.01% 的各种元素。1990 年,FAO/IAEA/WHO 重新界定必需微量元素的定义并按生物学的作用将其分为 3 类:人体必需微量元素,包括碘、锌、硒、铜、钼、铬、钴、铁等 8 种;可能必需的微量元素,包括锰、硅、硼、钒、镍等 5 种;具有潜在毒性但低剂量时可能具有人体必需功能的元素,包括氟、铅、镉、汞、砷、铝、锡等 7 种。微量元素在人体代谢中具有重要作用,是一些酶、维生素必需的活性因子,参与核酸代谢,构成或参与激素的作用。铁、碘、锌缺乏是全球最主要的微量营养素缺乏病。

【其他膳食成分】

成年人体内水的比例约占体重的 50%~60%,婴儿约为 70%~80%。WHO 建议纯母乳喂养的 0~6

月龄婴儿不需额外补充水分。1岁后除了继续摄入乳制品外需喝水、果汁和其他饮料。婴儿新陈代谢旺盛,水的需要量相对较多,为150ml/(kg·d),以后每3岁减少约25ml/(kg·d)。

膳食纤维是指不能被人体消化道酵素分解的多糖类及木质素,被称为人类的第七大营养素,分为水溶性和非水溶性,前者包括部分半纤维素、果胶和树胶等,后者包括纤维素、木质素和部分半纤维素等。主要功能包括维持正常肠道功能、降低血清胆固醇、维持正常血糖、防止能量过剩、促进正常结肠功能等。因儿童需要能量密度较高的食物,建议14岁以下儿童膳食纤维摄入量为10g/1 000kcal。

知 识 链 接

膳食营养素参考摄入量

膳食营养素参考摄入量(dietary reference intakes,DRIs)是为了保证人体合理摄入营养素而设定的每日平均膳食营养素摄入量的一组参考值。主要包括平均需要量(estimated average requirement,EAR)、推荐摄入量(recommended nutrient intake,RNI)、适宜摄入量(adequate intake,AI)、可耐受最高摄入量(tolerable upper intake level,UL)、宏量营养素可接受范围(acceptable macronutrient distribution ranges,AMDR)、预防非传染性慢性病的建议摄入量(proposed intakes for preventing non-communicable chronic diseases,PI-NCD)、特定建议值(specific proposed levels,SPL)。

第二节　儿童各时期营养膳食与营养状况评价

学 习 目 标

知识目标:
1. 掌握母乳喂养的优点及母乳喂养方法、食物转换的方法。
2. 熟悉婴儿喂养指南以及幼儿、儿童与青少年膳食安排。
3. 熟悉常用儿童营养状况评价方法分类。
4. 了解母乳代用品的种类、母乳的分期及特点。

能力目标:
能制订合理膳食安排并运用科学喂养方法。

素质目标:
1. 培养护生尊重儿童、关爱儿童的职业精神。
2. 树立以患儿及其家庭为中心的护理理念。

科学合理的营养膳食是保证儿童健康成长的关键。营养的核心是均衡、科学、合理,应根据儿童的特点制订个性化膳食计划,满足儿童生长发育的需求。

一、婴儿喂养

【婴儿的营养需求】

婴儿阶段生长发育快速,对能量与营养素的需求量很高,而自身消化吸收功能未臻完善。0~6月龄婴儿蛋白质RNI值为9g/d,脂肪RNI为45%~50%E,碳水化合物AI为60g/d。7~12月龄婴儿蛋白质RNI为20g/d,脂肪RNI为35%~40%E,碳水化合物AI为85g/d,见表6-1。

Note:

表 6-1　婴幼儿能量需要量（EER）

年龄	每日能量	
	男	女
出生 ~	90kcal/（kg·d）	90kcal/（kg·d）
6 个月 ~	80kcal/（kg·d）	80kcal/（kg·d）
1 岁 ~	900kcal	800kcal
2~3 岁	1 100kcal	1 000kcal

注：群体的能量推荐摄入量直接等同于该群体的能量需要量，而非像其他营养素在平均需要量的基础上 +2 倍标准差，能量的推荐摄入量不用 RNI 表示，而使用能量需要量（EER）表示人体能量摄入量。

【母乳喂养】

1. **母乳分期**　可分为：①初乳：指孕后期与分娩 4~5d 的乳汁，每日约 15~45ml。质稠而发黄，脂肪较少而蛋白质较多（主要为免疫球蛋白），富含维生素 A、牛磺酸、矿物质，具有营养和免疫的双重作用，被称为液体黄金；②过渡乳：指产后 5~14d 分泌的乳汁，脂肪和乳糖含量渐多，蛋白质和矿物质渐少；③成熟乳：指产后 14d 后分泌的乳汁，各种营养成分含量较稳定，乳量随婴儿生长而增加。

2. **母乳的特点**

（1）营养丰富：母乳的成分有 2 000 多种，其中有利于婴幼儿生长发育的有效成分有 300 多种，水占 87%，蛋白质占 0.3%，脂肪占 4%，其他脂肪球和细胞约占 90%。母乳中以乳清蛋白为主，虽然母乳中蛋白质含量约为牛乳的 1/3，但消化利用率比牛乳高，蛋白质质量优于牛乳且不易导致过敏。母乳中不饱和脂肪酸较多，脂肪颗粒小，含丰富的必需脂肪酸及解脂酶，有助于脂肪的消化吸收。乳糖含量高，可促进双歧杆菌的生长。母乳中除维生素 K 和 B 族维生素含量较低外，其他维生素均可满足婴儿生长发育所需，尤以维生素 A、尼克酸和维生素 C 含量较高。矿物质主要有钙、磷、镁、钠、钾、铁、锌等，虽然母乳中钙磷含量低于牛乳，但两者比例合适（钙磷比例为 2∶1），易于消化吸收。

（2）生物作用：母乳 pH 为 3.6（牛乳 pH=5.3），对酸碱的缓冲力小，不影响胃液酸度，有利于酶发挥作用。母乳中含有大量免疫物质，尤其初乳中含量更高，如 SIgA、大量免疫活性细胞、溶菌酶、乳铁蛋白等，故母乳喂养的婴儿较少发生消化道感染、呼吸道感染和皮肤感染。母乳中含有牛磺酸、激素样蛋白、某些酶和干扰素等，这些生长调节因子对细胞增殖和发育具有重要作用。

3. **母乳喂养的优点**

（1）对婴幼儿的益处主要包括：①母乳中含有充足的能量和营养素，生物利用率高，适合婴儿消化吸收。可以为 6 个月以下的婴儿提供所需的全部营养，为 6~12 月龄的婴儿提供 1/2 的营养，为 12~24 月龄的婴幼儿提供 1/3 的营养；②含有多种免疫活性物质，可保护儿童免受腹泻、肺炎等多种感染性疾病的影响。母乳喂养儿不易患糖尿病、心脏病、哮喘、湿疹、类风湿关节炎和其他过敏性疾病，还可以预防肥胖；③母乳喂养可增强大脑发育、视觉发育和视力，为学习做准备；④母乳喂养可增进亲子情感联系，有利于婴儿心理和智能发育。

（2）对母亲的益处主要包括：①母乳喂养可以减少产后出血和贫血，促进产后尽快康复；②纯母乳喂养具有避孕效果，可以抑制排卵并延缓生育力的恢复；③母乳喂养可降低乳腺癌、卵巢癌、2 型糖尿病等的发生风险；④母乳喂养的母亲较少肥胖，母乳喂养有助于母亲恢复正常身材。

（3）对家庭的益处：母乳喂养经济、安全、便捷，不易污染，温度适宜；可以减少婴幼儿疾病的发生，减轻家庭经济负担；可增进家庭的联系。

（4）对社会的益处：母乳喂养较人工喂养更环保；母乳喂养儿能发展成为更好的人力资源，从而提高国家生产力和促进经济发展;母乳喂养可降低成年时营养相关慢性病患病风险,可为国家节省大量医疗费用支出和社会资源。

4. 母乳喂养方法

(1) 开奶时间:分娩后第一次给新生儿哺喂人乳称为开奶。产后尽早开奶,健康的母亲在产后半小时即可开奶。

(2) 喂哺方法:哺乳前用肥皂清洁双手。哺喂姿势有斜抱式、卧式、抱球式。无论采用哪种姿势,应让婴儿的头和身体呈一条直线,身体贴近母亲,头和颈部得到支撑,尽量贴近乳房,鼻子面向乳头。正确进行含接,完成刺激、含乳、吸吮、离乳。两侧乳房轮流哺喂,吸尽一侧再吸另一侧,每侧乳房大约喂 15min。喂奶后将婴儿竖直抱起,头靠母亲肩上,轻拍背部排出胃里空气以防溢奶。在尚未建立良好的母乳喂养习惯前应避免让婴儿接触到奶瓶、安抚奶嘴及其他辅助喂哺装置。

(3) 哺乳次数:新生儿宜按需哺乳。24h 母乳喂哺次数为 8~10 次。通常 2 月龄后可逐渐规律哺乳。3 个月后夜间睡眠延长,夜间可不再喂乳,每天喂乳 6 次左右。6 个月以后随着辅食添加,哺乳次数相应减少至 3~4 次 /d。

(4) 断离母乳:从 6 月龄引入其他食物即断乳的开始,断乳首选配方奶,当配方奶(800ml/d)完全替代母乳时(12~18 月龄)为断离母乳。WHO 建议可继续母乳喂养至 2 岁。应避免夏季或小儿生病时断乳。断乳后仍应保证足量的奶及奶制品摄入。

(5) 母亲不宜哺乳的情况:母亲患传染病;严重心脏、肾脏、肝脏疾病,高血压及糖尿病伴重要器官功能损害,严重精神病、反复发作癫痫;接受化疗或放疗;患乳房疱疹;吸毒母亲未戒毒;艾滋病或感染艾滋病病毒。

(6) 母乳喂养有效性评估:使用生长曲线监测体重增长速率是评估母乳喂养有效性的重要依据。胎粪转黄时间、尿量可间接评估母乳喂养的有效性。有指南推荐通过观察婴儿行为、进食频率、大小便情况及体重、整体发育状况作为母乳喂养有效性的监控指标。为了早期发现需要哺乳支持的母亲,评估量表结果也可作为参考指标之一,如《母乳喂养自我效能简化量表》。

【部分母乳喂养】

母乳与配方奶或其他乳类同时喂养婴儿为部分母乳喂养,可分为:①补授法:6 月龄内婴儿母乳不足时仍应维持必要的吸吮次数,以刺激母乳分泌。每次哺喂时先喂母乳,再用配方奶补充母乳不足。补授的乳量根据婴儿食欲及母乳分泌量而定,即"缺多少补多少",此法有助于刺激母乳分泌;②代授法:一般用于 6 月龄以后无法坚持母乳喂养时,可逐渐减少母乳喂养次数,用配方奶替代母乳。进行部分母乳喂养应注意尽量保持母乳的分泌,定时喂奶,并注意休息、营养和良好的心态。选择适合婴幼儿月龄的奶嘴,注意消毒奶具。

【人工喂养】

人工喂养是指 4~6 个月以内的婴儿由于各种原因不能进行母乳喂养,而采用配方奶或其他代乳品完全替代母乳喂养的方法。母乳代用品包括乳基配方、豆基配方及特殊配方奶粉,通常利用牛奶、大豆等制品加工成婴幼儿配方食品(奶粉),并参照母乳成分调整营养素含量,添加多种微量营养素(如矿物质和维生素)。因母亲疾病等情况不能母乳喂养的婴儿可以用母乳代用品。人工喂养需注意正确的哺喂姿势、婴儿觉醒状态、适宜的奶具、奶液温度、哺喂时婴儿与照护者的互动等。

【食物转换】

1. 食物转换的时间及种类 随着生长发育,消化能力逐渐提高,单纯乳类喂养不能完全满足 6 月龄后婴儿生长发育的需求,需要由纯乳类的液体食物向固体食物逐渐转换,这个过程称为食物转换(旧称辅食添加)。辅食添加不仅为婴儿提供营养,还与饮食习惯、心理行为发展密切相关。辅助食品指婴儿满 6 月龄后,在继续母乳喂养的同时为了满足营养需要而添加的其他各种性状的食物,包括家庭配制的和工厂生产的。辅食添加时间为纯母乳喂养到 6 月龄且孩子健康时,进餐时间应逐渐与家人一日三餐时间一致,可参考国家卫生健康委员会《婴幼儿辅食添加营养指南(2020 版)》婴幼儿常见食物种类推荐量,见表 6-2。

表 6-2　婴幼儿常见食物种类推荐量

	6~8 月龄	9~12 月龄	1~2 岁
母乳喂养	坚持母乳喂养,随着固体食物添加,喂养频率逐步减少至每天 4~6 次	坚持母乳喂养,喂养频率减少至每天 4 次	喂养频率逐步减少至每天 2~3 次
米粉米面类	从满 6 月龄开始添加稠粥或面条,每餐 30~50g	从稠粥过渡到软饭,每天约 100g	逐渐过渡到与成人食物质地相同的饭、面等主食,每天约 100~150g
蔬菜水果类	从开始尝试菜泥到水果泥,逐步从泥状食物到碎末状的碎菜和水果	每天碎菜 50~100g,水果 50g,水果可为片块状或手指可拿的指状食物	每天蔬菜 200~250g,水果 100~150g
畜禽类	开始逐步添加蛋黄及猪肉、牛肉等动物性食物	蛋黄可逐渐增至每天 1 个,每天以红肉类为主的动物性食物 25~50g	每天动物性食物 50~80g,1 个鸡蛋

注:建议非母乳喂养儿摄入适量奶制品。

2. 食物转换的原则　添加食物遵循下列原则:由稀到稠、由少到多、由细到粗、由一种到多种,注意培养进食技能。随着月龄增加,逐渐增加食物种类及数量,并调整辅食次数。每引入一种新的食物应适应 2~3d,密切观察是否出现呕吐、腹泻、皮疹等不良反应,适应一种食物后再添加其他新食物。母乳喂养的婴儿应逐渐用配方奶或兽乳完全替代母乳,同时引入其他食物,部分母乳喂养和人工喂养的婴儿则逐渐引入其他食物。进食技能的发育成熟包括熟练使用餐具及成功地由被动进食向主动进食的转变,应正确判断 4~6 月龄婴儿具备的进食技能。用手抓(6 月龄)和拇、示指拾物(8 月龄)是学习自我进食的两个重要技能。

【6 月龄内婴儿喂养】

出生后 6 个月内是生长发育的第一个高峰期,对能量和营养素的需要高于其他任何时期。此期婴儿消化器官和排泄器官发育未成熟,且需完成从宫内依赖母体营养到宫外依赖食物营养的过渡,来自母体的乳汁是此期最好的食物。建议:①产后尽早开奶,母乳是婴儿出生后最佳的食物来源;②坚持 6 月龄内纯母乳喂养;③顺应喂养,培养良好的生活习惯。婴儿生后 2~4 周基本建立自己的进食规律,家长应明确感知其进食规律的时间信息;④生后数日开始补充维生素 D,不需补钙;⑤不能纯母乳喂养时可选择婴儿配方奶;⑥监测体格指标,保持健康生长。

【7~12 月龄婴儿喂养】

母乳仍是最重要的营养来源,但单一的母乳喂养已难以满足其对能量及营养素的需求,进入从以母乳为唯一营养到多样化膳食的过渡阶段。从被动接受喂养转变到自主进食,此过程从婴儿 7 月龄开始,到 24 月龄完成。建议:①继续母乳喂养至 2 岁,满 6 月龄起添加辅食;②从富铁泥糊状食物开始,逐步添加到食物多样;③提倡顺应喂养,鼓励但不强迫进食。顺应喂养(responsive feeding)是在顺应养育模式框架下发展起来的婴幼儿喂养模式。随着婴儿生长发育,应根据其营养需求变化提供多样化且与其发育水平相适应的食物。喂养过程中及时感知婴幼儿发出的饥饿和饱足信号,并做出恰当回应。加强培养进食技能,营造良好的进餐环境,每次进餐时间不超过 20min;④辅食不加调味品,

Note:

一般不建议 1 岁以内的婴儿食物制作过程添加糖、盐及其他调味料。不建议 1 岁以内婴儿喂果汁；⑤注重饮食卫生和进食安全。进食时须有成人守护，避免进食意外。不宜进食整粒花生、坚果、果冻等食物；⑥定期监测体格指标，保持健康生长。该阶段是缺铁性贫血的高发阶段，需重点关注铁营养状况。

二、儿童、青少年营养和膳食

膳食安排应遵循以下原则：满足生理需要，合理烹调制作，适合消化功能，保持良好食欲。

【幼儿膳食】

幼儿的体格生长速度相对婴儿期明显减慢，食欲波动很大，有时甚至比婴儿期进食量更少，但摄入食物质地更厚实，能量密度较婴儿期更高。乳牙陆续萌出，进食量有限，咀嚼和胃肠道消化吸收功能尚未发育成熟，喂养不当易致消化紊乱。心理上逐渐向个性化发展，表现出强烈的自我进食意愿及行为。此期儿童膳食更趋于成人化，每日 500ml 配方奶或鲜奶，逐渐以谷类为主食。幼儿食物摄入可参考中国居民膳食营养素参考推荐摄入量（2013 版）。幼儿膳食质地较成人食物软，但不宜过碎煮烂，少用调味品，注意食物多样化和色香味更换。自我进餐应有规律，定时、定点、适量进餐，每日 4~5 餐为宜（早、中、晚正餐，点心 1~2 次），进餐时间 20~25min/ 次为宜。注意进食技能的培养，2 岁后应自我、自由进食。15 月龄起应弃用奶瓶，用杯子饮奶或水。进餐环境轻松、愉悦，有适宜的餐桌椅及专用餐具，每日有机会与家人共进餐。遵守必要的进餐礼仪，逐渐形成健康的进餐模式。

【学龄前儿童膳食】

学龄前儿童机体的物质合成代谢大于分解代谢，新陈代谢旺盛，活动量多，所需能量和各种营养素高于成人。谷类所含的丰富碳水化合物是能量的主要来源。此期儿童膳食已接近成人，食物多样化，以谷类为主，粗细粮交替，每日"三餐两点制"为宜。进食的能量比例宜早餐 20%~30%、午餐 30%~35%、点心 10%~15%、晚餐 25%~30%。建议每日饮奶 300~400ml 或相当量的奶制品，每日饮水 1 000~1 500ml。正确选择零食，避免"限制食用"的零食。应保证获得充足的铁和钙，满足对锌和碘的需要。规律就餐，自主进食不挑食，培养良好的饮食习惯及进食礼仪。可让儿童参与食物选择与制作，增进对食物的认知与喜爱。

【学龄儿童膳食】

学龄儿童处于学习阶段，生长发育迅速，均衡的营养是儿童智力和体格正常发育乃至一生健康的基础，此期也是饮食行为和生活方式形成的关键时期，家庭、学校和社会对其开展饮食教育具有重要意义。学龄期儿童的蛋白质供能占总能量的 10%~15%，优质蛋白质占总蛋白质的 1/3 以上，脂肪占总能量的 20%~30%，其余 65% 左右的能量由碳水化合物提供。食物种类同成人，三餐合理，规律进餐，注意培养健康饮食行为。早餐、午餐、晚餐的能量比例为 25%~30%：30%~40%：30%~40%。合理选择零食，足量饮水，不喝含糖饮料，每日饮水 800~1 400ml。不偏食、节食，不暴饮暴食，保持适宜体重增长。可让儿童学认识食物，学习烹饪，提高营养科学素养。

【青少年膳食】

青春期为生长发育的第二高峰期，由于体格的增大和骨骼的矿化，青少年比儿童期需要更多的膳食能量和营养素，与生殖能力有关的生理变化及生活方式的改变均会引起青少年营养素需要的改变。应提供均衡的膳食，食物多样化，保障充足的热量和各种营养素。注重营养知识的健康教育，引导青少年合理选择食物搭配，预防营养不足和营养过剩。多吃富含铁、维生素 C、碘的食物。不抽烟，不饮酒。注意心理行为、生活方式有关的营养问题，如缺铁性贫血、神经性厌食、超重 / 肥胖等。

Note：

知识链接

儿童喂养困难

儿童喂养困难为描述临床提示喂养问题的总称,缺乏统一定义。目前多数学者认为喂养困难或障碍均指固体食物或流质食物在口腔处理阶段发生异常,包括喂养进食技巧不成熟、挑食、食欲低下及拒食等。约25%的母亲认为孩子至少有1个喂养问题,但其中估计仅1%~5%符合喂养障碍的标准。其诱因包括食物因素(如食物来源、品种、搭配与制作不当)、儿童特点(气质、进食技能发育不良、不良进食经历、器质性疾病)、儿童-家长互动不良。儿童喂养困难的症状表现主要包括食欲缺乏、挑食、恐惧进食及喂养互动不良,需要多学科合作进行诊治,包括消化科医生、儿科医生、心理行为学家及营养师、言语治疗师、社会工作者等对母亲及婴儿的不利因素进行干预,如病因治疗、营养支持、进食技能的康复训练、行为疗法等。

三、儿童营养状况评价方法和技术

营养状况评价是运用科学手段来了解某一人群或个体机体营养状态对健康的影响,帮助寻找相关健康问题的原因,寻求解决相关健康问题的手段或促进儿童健康生长和良好发育的措施。儿童营养状况评价的方法主要采用"A"(anthropometric measurement,人体测量)"B"(biochemical or laboratory tests,实验室或生化检查)"C"(clinical indicators,临床表现)"D"(dietary assessment,膳食评价)。

【体格测量与评价】

体格发育调查是运用人体测量学技术和方法,通过观察和测量个体或群体儿童的身体形态指标,研究体格发育的规律和各种内外因素对体格发育的影响,制订儿童青少年的卫生保健措施。体格发育监测儿童生长状态及生长速率变化是儿童营养状况评价最简单和直观的方法,是WHO推荐评价儿童营养状况的首选指标。儿童体格生长评价包括生长水平、生长速度、匀称程度。

【膳食调查与评价】

1. 膳食调查是全面、合理评价儿童营养状况的基础,可以了解儿童喂养史、饮食行为状态、对食物的偏好及通过膳食摄入的能量、各种营养素水平等情况。儿童膳食调查包括膳食摄入资料和分析评估,了解被调查儿童一定时间内通过膳食所摄取的能量和各种营养素的数量和质量,分析实际的膳食基础资料,评定调查对象正常营养需要能得到满足的程度,是儿童营养状况评价的重要内容之一。膳食摄入资料调查常用询问法、称重记录法、记账或查账法、即时性图像法。

2. 儿童膳食资料评价　包括:①食物结构评价:是将一定时间内调查获得的食物消费量资料按食物分类规则分类、折算后重量合计,获得各类食物日平均摄入量,将食物摄入状况结果与权威的膳食推荐量进行比较。主要方法有食物分类、食物量折算、可比较基本状态折算、权威组织推荐儿童膳食食物量;②膳食营养素摄入水平评价:是将调查获得的各种食物消费量资料按食物成分表计算获得儿童日膳食总能量及营养素摄入量,与膳食营养素参考摄入量进行比较,对儿童膳食营养状况予以判断。主要采用中国居民膳食营养素参考摄入量数值、食物成分表、膳食营养素摄入量评估、总能量水平与结构评估、进食行为评价。膳食调查结果的评价示例见图6-2。

【临床检查与评价】

临床检查是营养状况评价的重要手段,通过检查可以发现有无营养素缺乏的临床表现,通常采用病史询问、体格检查及治疗性试验。营养相关性体征的临床检查主要针对营养缺乏病的各种临床表现和体征进行检查和观察,与营养素缺乏的病理类型或病程有关。

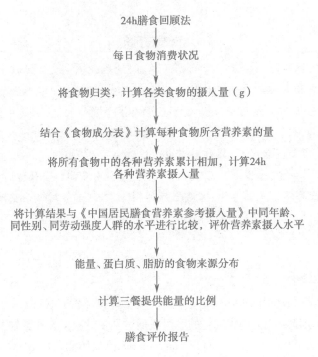

图 6-2　膳食调查结果的评价

【实验室检查与评价】

　　营养状况的实验室检查是指借助生物化学、生理实验手段,发现人体临床营养不足症、营养储备水平低下或营养过多,以便较早掌握营养失调征兆和变化动态,及时采取必要的常用预防措施。实验室检查在营养素缺乏中变化最敏感,可用于早期缺乏的诊断。

第三节　Ⅰ型营养素缺乏症患儿的护理

— 学 习 目 标 —

知识目标:
1. 掌握维生素 A 缺乏症、营养性维生素 D 缺乏性佝偻病、维生素 D 缺乏性手足搐搦症、碘缺乏症的定义、临床表现、常见护理诊断 / 问题及护理措施。
2. 熟悉维生素 A 缺乏症、营养性维生素 D 缺乏性佝偻病、碘缺乏症的病因及治疗要点。
3. 了解维生素 A 缺乏症、营养性维生素 D 缺乏性佝偻病及维生素 D 缺乏性手足搐搦症、碘缺乏症的发病机制、病理生理、辅助检查。
4. 了解维生素 A、维生素 D 及碘的生理功能及代谢。

能力目标:
1. 能准确评估维生素 A 缺乏症、营养性维生素 D 缺乏性佝偻病、碘缺乏症患儿病情,并能应用所学知识为患儿提供整体护理。
2. 制订并实施维生素 A 缺乏症、营养性维生素 D 缺乏性佝偻病、碘缺乏症的健康教育计划。

素质目标:
培养护生尊重儿童、关爱儿童的职业精神。

经典的营养素分类方法未显示营养素缺乏的病理生理反应特征,难以具体判断微量营养素缺乏的实际问题。根据营养素缺乏的不同病理生理反应将营养素分为Ⅰ型营养素和Ⅱ型营养素,Ⅰ型营养素为保护性营养素,Ⅱ型营养素为生长营养素。Ⅰ型营养素包括碘、铁、钙、氟、锰、硒及所有维生素,缺乏时机体首先表现的是组织中该营养素含量下降及相关的特殊临床征兆。Ⅰ型营养素缺乏主要包括维生素 A 缺乏、维生素 B 缺乏、维生素 C 缺乏、维生素 D 缺乏、维生素 K 缺乏、铁缺乏和碘缺乏。

一、维生素 A 缺乏症患儿的护理

维生素 A 是人体内重要的微量营养素之一,维生素 A 缺乏症是导致儿童可预防性失明的主要原因,并增加了严重感染导致疾病和死亡的风险。维生素 A 缺乏是全球范围最普遍存在的公共健康问题,是 WHO 确认的世界营养缺乏病之一。

【概念】

维生素 A 缺乏症(vitamin A deficiency,VAD)是指体内维生素 A 缺乏引起眼睛、生长、免疫等多系统损害的全身性疾病。按照缺乏的程度和阶段分为临床型维生素 A 缺乏($<0.7\mu mol/L$)、亚临床型维生素 A 缺乏及可疑亚临床型维生素 A 缺乏(边缘型维生素 A 缺乏)。边缘型维生素 A 缺乏是我国儿童最主要的缺乏形式。维生素 A 缺乏存在明显的地区差异和年龄差异,年龄越小缺乏率越高,农村地区缺乏率高于城市。

【病因】

1. 储存不足　维生素 A 和类胡萝卜素很难通过胎盘进入胎儿体内,母亲妊娠期维生素 A 摄入不足、早产/低出生体重、双胎/多胎等可造成婴儿出生早期维生素 A 缺乏。

2. 摄入不足　孕母维生素 A 缺乏致人乳维生素 A 浓度减少是发展中国家与地区婴儿维生素 A 摄入不足的常见原因,母乳中的维生素 A 含量不能满足婴儿体格日益增长的需要。食物中维生素 A 和维生素 A 原供应不足,如长期喂养淀粉类食物、脱脂乳类、缺乏动物性食物及富含 β- 胡萝卜素的蔬菜、水果等,均可导致维生素 A 缺乏。

3. 需求增加　婴幼儿生长发育较快,对维生素 A 需求量相对较多,追赶生长、超高、超重、肥胖儿童易出现维生素 A 缺乏。2 岁以下婴幼儿生长快速,对维生素 A 的需要量相对较高,是维生素 A 缺乏的高危人群。

4. 疾病影响　各种感染性疾病、急慢性消耗性疾病会导致体内维生素 A 排泄增加、合成不足、吸收不良、转运障碍,还会影响营养素的吸收和利用。长期服用新霉素、抗惊厥药、抗癫痫药、糖皮质激素等药物会对体内维生素 A 的吸收和代谢造成影响。

【生理功能与代谢】

维生素 A(类视黄醇)是属全反式视黄醇的一组有活性的 β- 紫香酮的衍生物,包括视黄醇、视黄酯、视黄醛、视黄酸,视黄酸是维生素 A 在体内发生多种生理作用的重要活性形式。维生素 A 主要有动物性食物的视黄酯和植物类的类胡萝卜素两大来源。类胡萝卜素广泛存在于自然界红色、橘黄色、黄色多种植物的动物中,人体不能合成类胡萝卜素,但可转换为维生素 A 原。维生素 A 的主要功能是在视网膜的视杆细胞内合成视紫红质,这是暗光下视物的必需物质。此外,维生素 A 对于维持上皮细胞完整性、促进生长与生殖、促进免疫功能、参与铁代谢影响造血等多方面也具有重要作用。

维生素 A 及其前体胡萝卜素均在小肠细胞中转化成棕榈酸酯后与乳糜微粒结合,通过淋巴系统进入血液循环而转运至肝脏并储存。肝脏中的维生素 A 棕榈酸酯经酯酶水解后与视黄醇结合蛋白结合,再与前白蛋白结合形成复合体,释放进入血液并经血液循环转运至人体不同组织器官。维生素 A 肠道吸收及代谢的分子机制见图 6-3。

Note:

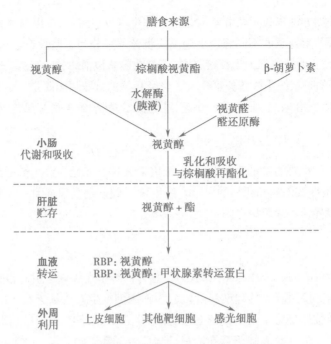

图6-3　维生素A肠道吸收及代谢的分子机制

【病理生理】

维生素A缺乏可导致全身上皮细胞萎缩,继而出现增生性反应,由原来的立方与柱状上皮细胞化生为复层鳞状上皮细胞。表皮过度角化并易脱落。病变的腺体细胞失去正常分泌功能。坏死脱落的细胞阻塞管腔,局部防御功能降低,细菌容易侵入体内而发生感染。上述病理变化主要累及眼结膜、角膜的上皮细胞,其次为呼吸道、泪腺、泌尿道的黏膜上皮细胞。皮肤有角化丘疹,皮脂腺和汗腺不同程度萎缩和减少。

【临床表现】

维生素A缺乏症的临床表现与缺乏阶段及程度密切相关,可疑和亚临床缺乏阶段主要表现为非特异临床表现,重度缺乏阶段表现为维生素A缺乏的特异表现——干眼症。根据有无眼部症状及体征分为:

1. **亚临床型维生素A缺乏**　包括可疑和亚临床维生素A缺乏,即维生素A摄入不足导致体内维生素A贮存下降或基本耗竭,血浆或组织中维生素A水平处于正常低值水平或略低于正常水平,无维生素A缺乏干眼症临床表现,可出现与维生素A有关的其他非特异症状,如反复上呼吸道、消化道感染、缺铁样贫血等。

2. **临床型维生素A缺乏**

(1) 眼部:夜盲症是最早出现的临床表现,表现为夜间视力减退、暗适应能力降低,多见于年长儿。维生素A持续缺乏可产生干眼症,出现眼部不适,眼结膜、角膜干燥,失去光泽,痒感,泪少,结膜近角膜边缘处干燥起皱褶,角化上皮堆积形成泡沫状白斑,即毕脱斑(Bitot's spots)。继而角膜干燥、混浊、软化、畏光、眼痛,可继发眼部感染。严重时可发生角膜溃疡、坏死、穿孔,虹膜、晶状体脱出导致失明。

(2) 皮肤:主要表现为毛囊角化与皮肤干燥,两者可单独发生或同时并存。皮肤变得干燥、脱屑、粗糙,毛囊角化过度形成丘疹,皮肤形似"鸡皮",触摸皮肤有粗砂样感觉,四肢伸面、肩部为多,可发展至颈背部甚至面部。皮损首先见于四肢伸面,以后累及其他部位。毛囊角化引起毛发干燥,失去光泽、易脱落,指(趾)甲变脆易折、多纹。

(3) 其他:长期、严重的维生素A缺乏可出现体格发育落后、龋齿、贫血、感染、营养不良等。

Note:

【辅助检查】

实验室检查结果表明血清维生素 A 低于正常水平有助于确诊和疗效随访。可疑亚临床型维生素 A 缺乏通常无特异临床表现,其诊断主要依靠实验室检查和流行病学资料。评价维生素 A 营养状况的实验室方法主要包括:

1. **血清视黄醇水平**　是目前最普遍采用的评估维生素 A 营养状况的血液生化指标。血清视黄醇正常水平为 $0.70\sim2.56\mu mol/L$,低于 $0.70\mu mol/L$ 视为维生素 A 缺乏高风险。临床型缺乏多 $\leqslant0.35\mu mol/L$ 且伴眼部和皮肤临床表现,可疑亚临床型缺乏(或边缘型缺乏)为 $0.70\sim1.05\mu mol/L$;亚临床型缺乏为 $0.35\sim0.70\mu mol/L$。

2. **血清视黄醇结合蛋白测定(RBP)**　与血清维生素 A 有较好相关性,低于 23.1mg/L 提示维生素 A 缺乏,需排除感染、蛋白质 - 能量营养不良,应同时检查 CRP。

3. **相对剂量反应(RDR)试验**　可反映肝维生素 A 储备状况,在高度怀疑亚临床型或边缘型维生素 A 缺乏时可用此方法进一步确定。测定前先测空腹血清维生素 A 水平(A0),然后口服维生素 A $450\mu g$,早餐进食低维生素 A 饮食,5h 后午餐前复查血清维生素 A 水平(A5),按公式 RDR=(A5-A0)/A5×100 计算。RDR 水平 >20% 为阳性,提示存在亚临床型维生素 A 缺乏。

4. **暗适应测定**　采用暗适应计和视网膜电流变化检查,如发现暗光视觉异常则可诊断。用于评估早期维生素 A 缺乏,需排除其他疾病影响因素,此方法不适用于婴幼儿。

5. **尿液脱落细胞检查**　取 10ml 新鲜、清洁中段尿,加 1% 甲紫溶液数滴。上皮细胞计数超过 3 个 /mm³,排除尿路感染后可认为有维生素 A 缺乏。有明确摄入不足或消耗增加的病史,以及明显的维生素 A 缺乏临床表现者即可作出临床诊断进行治疗。

【治疗要点】

1. **调整饮食、去除病因**　提供富含维生素 A 及维生素 A 原的食物,有条件者可采用维生素 A 强化食品。此外,应积极治疗原发病。

2. **维生素 A 治疗**　治疗维生素 A 缺乏的口服维生素 A 剂量为 7 500~15 000μg/d(25 000~50 000IU/d),2d 后减量为 1 500μg/d(4 500IU/d)。慢性腹泻或肠道吸收障碍患儿可先采用维生素 AD 深部肌注,连续 3~5d 后改为口服治疗,可参考常规与年龄相适宜的预防与治疗性维生素 A 大剂量补充建议方案,见表 6-3。

表 6-3　常规与年龄相适宜的预防与治疗性维生素 A 大剂量补充建议方案

年龄	治疗性	预防性	频率
<6 月龄	50 000IU	50 000IU	
6~11 月龄	100 000IU	100 000IU	每 4~6 个月 1 次
>1 岁	200 000IU	200 000IU	每 4~6 个月 1 次

注:同年龄段人群,干眼病确诊后立即给予单剂量,24h 后给 1 次,2 周后再给 1 次;确诊为麻疹者立即予以单剂量,24h 后再给 1 次;蛋白质 - 能量营养不良确诊时给予单剂量,此后每日补充维持需要量的补充量。

3. **眼部病变治疗**　采用抗生素眼药水(如 0.25% 氯霉素)或眼膏(如 0.5% 红霉素或金霉素)预防结膜和角膜继发感染。如果角膜出现软化和溃疡,可采用抗生素眼药水与消毒鱼肝油交替滴眼。

【常见护理诊断 / 问题】

1. **营养失调:低于机体需要量**　与维生素 A 摄入不足、吸收不良、消耗过多等有关。

2. 有感染的危险　与维生素 A 缺乏导致免疫功能下降有关。

3. 潜在并发症：角膜穿孔。

4. 知识缺乏：儿童家长缺乏科学喂养相关知识。

【护理措施】

(一) 维持营养均衡

鼓励母乳喂养，及时添加辅食，母乳不足或不能母乳喂养时应选择强化维生素 A 的配方奶。经常食用肝脏、牛奶、鸡蛋等富含维生素 A 的动物性食物，以及富含胡萝卜素的绿叶蔬菜和橙色或黄色水果和蔬菜。酌情给予强化维生素 A 或胡萝卜素的食品。

(二) 预防感染

注意保护性隔离，预防呼吸道感染、消化道感染。

(三) 保护眼睛

除全身治疗外，以抗生素眼药水滴眼减轻结膜和角膜干燥不适，并预防继发感染。用消毒鱼肝油滴眼促进上皮细胞修复。眼部护理时动作轻柔，切勿压迫眼球以免角膜穿孔。

(四) 健康教育

坚持母乳喂养，乳母多进食富含维生素 A 的食物或补充多种微量营养素，无法母乳喂养时应采用配方奶。指导患儿家长合理喂养，纠正不良饮食习惯，儿童应进食富含维生素 A 及胡萝卜素的食物。正确补充维生素 A 制剂，注意观察维生素 A 中毒反应。

二、营养性维生素 D 缺乏症患儿的护理

维生素 D 缺乏是一个世界性健康问题，全球约有 10 亿人维生素 D 缺乏或不足，涉及不同年龄的人群，婴儿、儿童及青少年是维生素缺乏的高危人群。

(一) 营养性维生素 D 缺乏性佝偻病患儿的护理

[概念]

营养性维生素 D 缺乏性佝偻病(rickets with nutritional vitamin D deficiency)是维生素 D 缺乏引起体内钙磷代谢异常，导致生长期骨组织矿化不全，产生以骨骼病变为特征的全身慢性营养性疾病，是维生素 D 缺乏的最严重阶段。典型的表现是生长中的长骨干骺端和骨组织矿化不全致软骨和骨骼畸形，成熟骨矿化不全则表现为骨质软化症。佝偻病多见于婴幼儿，严重影响儿童的骨骼发育和身体健康。

[病因]

1. 储存不足　维生素 D 很难通过胎盘进入胎儿体内，母亲妊娠期维生素 D 摄入不足、早产/低出生体重、双胎/多胎等可造成婴儿出生早期维生素 D 缺乏。

2. 光照不足　紫外线不能通过普通玻璃窗，婴幼儿缺乏户外活动，大城市高大建筑阻挡日光照射，大气污染如烟雾、尘埃可吸收部分紫外线，均可使内源性维生素 D 生成不足。此外，气候的影响如冬季日照短、紫外线较弱亦可影响内源性维生素 D 生成。

3. 摄入不足　天然食物及母乳中维生素 D 含量少，不能满足儿童生长发育的需要，如日光照射不足或未添加鱼肝油易患佝偻病。

4. 需求增加　骨骼生长速度与维生素 D 和钙的需要量成正比。早产、双胎、多胎婴儿体内维生素 D 贮存不足，生后生长发育快，如不及时补充易发生佝偻病。婴儿早期生长速度较快，维生素 D 需要量增加，也易发生佝偻病。

5. 疾病影响　腹泻、肝胆疾病时肠道维生素 D 吸收不良；患慢性肝脏、肾脏疾病时维生素 D 转化为 25-$(OH)D_3$ 及 25-$(OH)_2D_3$ 活性形式减少。利福平、异烟肼、抗癫痫药物等可加速体内 25-$(OH)D_3$ 降解，造成维生素 D 缺乏。

[维生素 D 的生理功能和代谢]

1. 维生素 D 的生理功能　主要功能是维持人体内钙的代谢平衡及骨骼形成。维生素 D 受体广泛分布于人体各组织系统,维生素 D 活性形式 1,25-$(OH)_2D_3$ 具有激素样作用。维生素 D 具有广泛的生理作用,其缺乏与人体免疫功能异常、心血管疾病、代谢性疾病、自身免疫性疾病、肿瘤等密切相关。

2. 维生素 D 的代谢　皮肤中的 7- 脱氢胆固醇经紫外线照射激发后可转变为维生素 D_3。阳光照射产生的维生素 D 与来自食物的维生素 D 均与血液中的维生素 D 结合蛋白结合而转到肝脏,并羟化成 25-$(OH)D_3$。25-$(OH)D_3$ 是维生素 D 在血液循环中的主要形式。25-$(OH)D_3$ 可在肾脏及其他组织中再次羟化成 1,25-$(OH)_2D_3$。1,25-$(OH)_2D_3$ 是维生素 D 的活性形式。

3. 维生素 D 的来源　维生素 D 是一组具有生物活性的脂溶性类固醇衍生物,包括维生素 D_2 和维生素 D_3,前者存在于植物中,后者由人体或动物皮肤中的 7- 脱氢胆固醇经日光紫外线的光化学作用转变而成,是体内维生素的主要来源。体内维生素 D 主要来源于母体 - 胎儿转运、食物维生素 D 和皮肤光照合成,其中,皮肤光照合成是人类维生素 D 的主要来源。

[发病机制]

维生素 D 缺乏性佝偻病的本质是甲状旁腺功能代偿性亢进的结果,可以看成是机体为维持正常血钙水平而对骨骼造成的损害。维生素 D 缺乏使肠道对钙磷吸收减少,血中钙磷水平下降,甲状旁腺功能代偿性亢进,PTH 分泌增加以动员骨钙释出维持正常血钙浓度。同时 PTH 抑制肾小管重吸收磷,使尿磷增加、血磷下降。血钙、血磷浓度改变使骨组织钙化障碍,成骨细胞代偿增生,碱性磷酸酶分泌增加,骨样组织堆积而出现一系列骨骼特征性变化及血生化改变,见图 6-4。

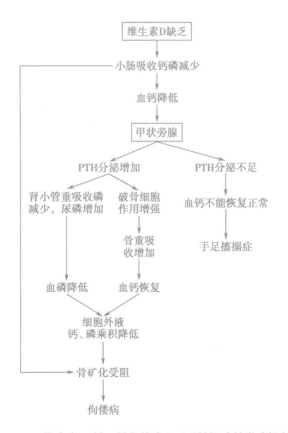

图 6-4　维生素 D 缺乏性佝偻病和手足搐搦症的发病机制

[临床表现]

维生素 D 缺乏性佝偻病的发生发展是一个连续的过程,依据年龄、生活史、病史、体征、X 线及血生化等综合资料可分为 4 期:

Note:

1. 初期(早期) 多见于 6 个月以内尤其是 3 个月以内的婴儿。早期常有非特异性的神经精神症状,如易激惹、烦躁、夜惊、与室温季节无关的多汗,头部多汗刺激小儿摇头擦枕形成枕秃(图 6-5),骨骼改变不明显。血生化改变轻微,血钙、血磷正常或稍低,碱性磷酸酶(AKP)正常或稍高,血 25-$(OH)D_3$ 降低。X 线片可无异常或见临时钙化带模糊变薄、干骺端稍增宽。此期可持续数周或数月,若未经治疗可发展至激期。

2. 活动期(激期) 常见于 3 个月至 2 岁的小儿,除初期症状外可出现骨骼改变和运动功能发育迟缓。

(1) 骨骼改变:①头部:6 个月以内的婴儿以颅骨改变为主,颅骨软化为佝偻病最早出现的体征。用双手固定婴儿头部,指尖稍用力压迫枕骨或顶骨后部可有乒乓球样的感觉。6 月龄以后,额骨和顶骨中心部分逐渐增厚,7~8 个月时变成"方盒样"头型即方颅(从上向下看)(图 6-6)。头围较正常增大,前囟增大或闭合晚;②胸部:胸廓畸形多见于 1 岁左右儿童。沿肋骨方向于肋骨与肋软骨交界处扪及圆形隆起,从上至下如串珠样突起,以第 7~10 肋骨最明显,称为佝偻病串珠(rachitic rosary)。胸骨和邻近的软骨向前突出呈鸡胸。膈肌附着处的肋骨受牵拉内陷于胸廓下缘形成水平凹陷,即肋膈沟或郝氏沟(Harrison's groove)(图 6-7);③四肢:6 月龄后手腕、足踝部呈钝圆形环状隆起形成手、足镯征(图 6-8)。由于骨质软化与肌肉关节松弛,小儿开始站立与行走后双下肢负重,出现股骨、胫骨、腓骨弯曲,形成严重膝内翻("O"形)(图 6-9)或膝外翻("X"形)(图 6-10);④脊柱:小儿在会坐和站立后,因韧带松弛可致脊柱畸形,出现脊柱侧弯或后突。

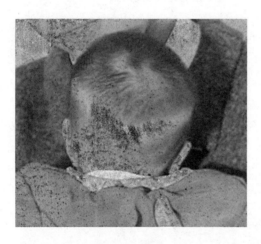

图 6-5　枕秃

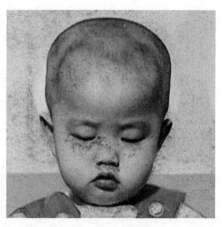

图 6-6　方颅

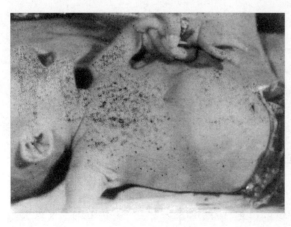

图 6-7　肋膈沟

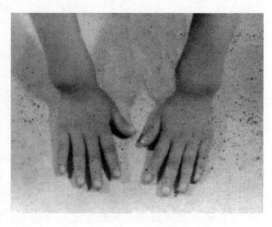

图 6-8　手镯征

Note:

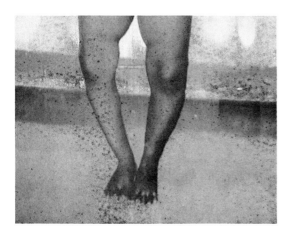

图 6-9　"O"形腿

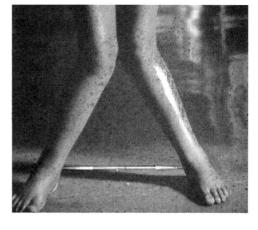

图 6-10　"X"形腿

（2）运动功能发育迟缓：严重低血磷使肌肉糖代谢障碍，引起全身肌肉松弛、肌张力和肌力减弱。儿童颈项软弱无力，运动发育落后。腹肌松弛使腹部膨隆如蛙腹。

（3）神经精神发育迟缓：重症患儿脑发育受累，表现为条件反射形成慢，情感、动作及语言发育落后。血钙、血磷均降低，碱性磷酸酶增高，血 25-（OH）D$_3$ 显著降低。X 线片可见临时钙化带模糊消失，干骺端增宽或杯口状，边缘不整呈云絮状、毛刷状，骨骺软骨增宽。

3. 恢复期　初期或活动期经维生素 D 治疗及日光照射后，临床症状和体征逐渐减轻或消失。血钙、血磷、AKP 和血 25-（OH）D$_3$ 逐渐恢复正常。X 线片可见临时钙化带重现、增宽、密度加厚。

4. 后遗症期　经治疗或自然恢复，症状消失，骨骼改变不再进展，仅遗留不同程度的骨骼畸形。多见于 3 岁以上儿童。X 线及血生化检查正常。

［辅助检查］

1. 实验室检查　疾病初期，血清 25-（OH）D$_3$ 降低，PTH 升高，血钙、血磷正常或稍低，碱性磷酸酶正常或稍高。活动期，各项生化指标除血清钙稍低外，其余指标改变更加显著。进入恢复期后，各项指标逐渐恢复正常，碱性磷酸酶约需 1~2 个月降至正常水平。血清 25-（OH）D$_3$ 是维生素 D 营养状况的最佳指标，是维生素 D 缺乏和佝偻病早期诊断的主要依据，目前认为血清维生素 D 水平达到 50~250nmol/L 为适宜的维生素 D 营养状况。

2. 影像学检查　佝偻病初期骨骼 X 线正常或钙化带稍模糊。活动期 X 线显示长骨钙化带消失，干骺端呈毛刷样、杯口状改变，骨骺软骨盘增宽（>2mm），骨质稀疏，骨皮质变薄，可有骨干弯曲畸形或青枝骨折。进入恢复期，骨骼 X 线改变有所改善，出现不规则钙化线，以后钙化带致密增厚，骨骺软骨盘 <2mm，逐渐恢复正常。至后遗症期，骨骼干骺端病变消失。

［治疗要点］

治疗旨在控制活动期，防止畸形和复发。早期发现、早期治疗、综合治疗很重要。

1. 维生素 D 治疗　以口服为主，强调个体化给药。活动期口服维生素 D 2 000~4 000IU/d，连服 1 个月后改为 400~800IU/d。有条件者应监测血清钙、磷、AKP 及 25-（OH）D$_3$ 水平。口服困难或腹泻等影响吸收时，可采用大剂量突击疗法，维生素 D 15 万~30 万 IU（3.75~7.5mg）/ 次，肌内注射，1 个月后再以维生素 D 400~800IU/ 天（10μg/d）维持。用药 1 个月后应随访，如症状、体征、实验室检查均无改善应考虑其他疾病，注意鉴别诊断。

2. 其他治疗　补充维生素 D 的同时给予适量钙剂。调整膳食结构，增加膳食钙的摄入。适量补充微量元素，有利于骨骼健康成长。严重骨骼畸形可采取外科手术予以矫正。

［护理评估］

1. 健康史　询问孕母妊娠期是否补充维生素 D 和钙剂；了解患儿出生情况，是否为早产、双胎、多胎;了解患儿喂养史及户外活动情况;有无摄入维生素 D 和钙剂、服用影响钙磷吸收和降解维生素 D 的药物;是否罹患影响维生素 D 吸收的疾病。

2. **身体状况**　评估患儿有无多汗、夜惊、易激惹等非特异性症状,有无颅骨软化、方颅、肋骨串珠、"O"形腿等骨骼病变,了解实验室检查如血钙、血磷、AKP 以及骨骼 X 线片有无异常。

3. **心理 - 社会状况**　了解患儿居住生活地区;评估患儿家长对佝偻病病因、预防措施及预后的认识程度;了解家长对佝偻病骨骼改变的心理反应。年长患儿可因骨骼改变导致自身形象变化而产生自卑等不良心理。

［**常见护理诊断 / 问题**］

1. **营养失调:低于机体需要量**　与日照不足和维生素 D 摄入不足有关。

2. **有受伤的危险**　与骨质疏松、肌肉松弛有关。

3. **潜在并发症**:维生素 D 中毒。

4. **知识缺乏**:患儿家长缺乏维生素 D 缺乏性佝偻病的预防及护理知识。

［**预期目标**］

1. 患儿能维持恰当营养摄入,佝偻病症状减轻或消失。

2. 患儿无受伤发生。

3. 患儿无维生素 D 中毒发生,若发生能及时发现和处理。

4. 患儿家长知晓维生素 D 缺乏性佝偻病的预防和护理要点并正确运用。

【**护理措施**】

1. **维持营养均衡**　鼓励母乳喂养,及时添加辅食。给予富含维生素 D 及钙磷的食物,如牛奶、蛋黄、肝、肉类等。遵医嘱补充维生素 D,严格掌握剂量。

2. **坚持户外活动**　让儿童直接接受日光照射(6 月龄内婴儿应避免直晒)。循序渐进,活动时间每次可从 100min 开始渐延长至 1h 以上,平均户外活动每日 1~2h。夏季阳光充足,可在上午和傍晚户外活动,注意避免太阳直射以防皮肤灼伤或中暑。冬季如在室内活动应开窗,使紫外线能够直接射入室内。

3. **预防骨骼畸形和骨折**　避免早坐、久坐,以防脊柱畸形。避免早站、久站、早行走,以防下肢负重形成"O"形或"X"形腿。护理操作时动作轻柔,不可用力过大或过猛,以防发生骨折。对已有骨骼畸形患儿可采取主动和被动运动的方法矫正。胸廓畸形可作俯卧位抬头展胸运动;下肢畸形可施行肌肉按摩,"O"形腿按摩外侧肌,"X"形腿按摩内侧肌,以增加肌张力,矫正畸形。严重骨骼畸形可考虑外科手术矫治。

4. **健康教育**

(1) 维生素 D 缺乏性佝偻病的预防

1) 围生期:鼓励孕母多进行户外活动,食用富含钙、磷、维生素 D 的食物。妊娠期适量补充维生素 D(800IU/d)有益于胎儿贮存维生素 D 以满足出生后的需要。

2) 婴幼儿期:预防的关键在于日光照射和适当补充维生素 D。婴儿出生 1 个月后可逐渐进行户外活动,每日 1~2h。早产儿、低出生体重儿、双胎儿生后即应补充维生素 D 800~1 000IU/d,连用 3 个月后改为 400~800IU/d,足月儿生后 2 周开始补充维生素 D 400IU/d,均补充至 2 岁。夏季阳光充足、户外活动多,可暂停或减量服用维生素 D。一般可不加服钙剂,但乳类摄入不足和营养欠佳时可适量补充微量营养素和钙剂。

(2) 对患儿家长讲解维生素 D 缺乏性佝偻病的疾病知识及护理措施,指导维生素 D 用药注意事项、按摩肌肉矫正畸形的方法、观察佝偻病的表现及小儿生长发育监测等。注意观察维生素 D 中毒表现,如出现畏食、恶心、倦怠、呕吐、顽固性便秘、体重下降等表现应立即停药并及时就医。

【护理评价】

1. 患儿维生素 D 缺乏性佝偻病的表现减轻或消失。

2. 患儿无骨折等受伤发生。

3. 无维生素 D 中毒发生。

4. 家长能正确进行维生素 D 缺乏性佝偻病的预防和护理。

(二) 维生素 D 缺乏性手足搐搦症患儿的护理

[概念]

维生素 D 缺乏性手足搐搦症(tetany of vitamin D deficiency)又称佝偻病性低钙惊厥,是由于维生素 D 缺乏、血钙降低而引起神经肌肉兴奋性增高,出现惊厥、手足搐搦等症状。该症为维生素 D 缺乏性佝偻病的伴发症状之一,多见于 6 个月以内的小婴儿。

[病因和发病机制]

1. 病因　此病的病因与维生素 D 缺乏性佝偻病相同,主要是维生素 D 摄入和皮肤合成不足、羟化障碍等。有些患儿出现感染、饥饿、代谢紊乱、酸碱失衡等情况时即可发病。

2. 发病机制　维生素 D 缺乏时,血钙下降而甲状旁腺不能代偿性分泌增加,若血清总钙浓度低于 1.75~1.88mmol/L(7~7.5mg/dl)或钙离子低于 1mmol/L(4mg/dl),失去钙离子对神经 - 肌肉接头处的抑制作用,引起神经肌肉兴奋性增高,可出现手足搐搦、喉痉挛甚至全身性惊厥。维生素 D 缺乏时机体出现甲状旁腺功能低下的原因尚未阐明,可能与维生素 D 缺乏早期甲状旁腺急剧代偿分泌增加及后期甲状旁腺功能因反应过度而耗竭有关。另外,发热、感染、饥饿时组织细胞分解释放磷,使血磷增加、血钙降低。

[临床表现]

小婴儿主要表现为惊厥、喉痉挛,较大婴幼儿多表现为手足抽搐。患儿可有佝偻病的症状和体征。

1. 典型症状

(1) 惊厥:最常见。一般为无热惊厥,突然发作,出现四肢抽动、两眼上翻、面肌颤动、意识丧失。发作停止后多入睡,醒后活泼如常。每日发作次数不等,每次持续数秒或长达数分钟以上。发作轻时仅有短暂的眼球上窜和面肌抽动,神志清楚。

(2) 手足搐搦:双手腕屈曲,手指僵直,拇指内收贴紧掌心(图 6-11)。足踝关节僵直,足趾弯曲向下,足底呈弓状(图 6-12)。发作时意识清楚,停止后活动自如。

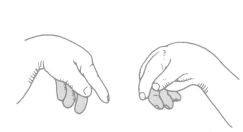

图 6-11　手搐搦

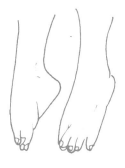

图 6-12　芭蕾舞足

(3) 喉痉挛:喉部肌肉和声门突发痉挛引起吸气性呼吸困难和喉鸣。如果喉痉挛严重,可出现发绀甚至窒息死亡。6 个月以内的小婴儿有时可表现为无热阵发性青紫。

2. 隐性体征　血清钙多在 1.75~1.88mmol/L,症状不明显,但可通过刺激神经肌肉而引出以下体征:①面神经征(Chvostek 征):用手指尖或叩诊锤轻击患儿颧弓与口角间的面颊部(第Ⅶ对脑神经孔处),引起眼睑和口角抽动为阳性;②手痉挛征(Trousseau 征):以血压计袖带包裹上臂,使血压维持在收缩压和舒张压之间,5min 内该手出现痉挛症状为陶瑟征阳性;③腓反射(peroneal 征):以叩诊锤骤然叩击膝盖下侧腓骨小头上腓神经处,引起足向外侧收缩者为阳性。

[辅助检查]

血清总钙量低于 1.75~1.88mmol/L(7~7.5mg/dl),钙离子低于 1mmol/L,血磷正常或升高。

[治疗要点]

迅速控制惊厥、解除喉痉挛、补充钙剂,急性期后给予维生素 D 治疗。

1. 控制惊厥或喉痉挛　保持呼吸道通畅,给予氧气吸入。迅速镇静止惊,地西泮每次 0.1~0.3mg/kg 缓慢静脉注射或肌内注射,或 10% 水合氯醛保留灌肠每次 40~50mg/kg。喉痉挛时将舌拉出口外,予人工呼吸或加压给氧,必要时行气管插管。

2. 钙剂治疗　10% 葡萄糖酸钙 5~10ml 加 10% 葡萄糖溶液 10~20ml 静脉输注或静脉缓推。惊厥停止后改为口服钙剂。

3. 维生素 D 治疗　急诊情况控制后按照维生素 D 缺乏性佝偻病给予维生素 D 治疗。

[常见护理诊断/问题]

1. 有窒息的危险　与惊厥、喉痉挛发作有关。

2. 有受伤的危险　与惊厥、手足搐搦有关。

3. 营养失调:低于机体需要量　与维生素 D 缺乏有关。

【护理措施】

1. 保持呼吸道通畅,预防窒息　惊厥发作时患儿平卧,解开衣领。惊厥停止后侧卧,清除气道分泌物及呕吐物。喉痉挛发作时将患儿舌体拉出口外。备好气管插管、吸引器及氧气等物品。观察呼吸状况、惊厥发作类型及持续时间等。

2. 安全防护,避免受伤　惊厥发作时就地抢救,不可移动患儿、强按及约束患儿肢体。移开周围可能伤害患儿的物品。勿将物品塞入患儿口中或强力撬开紧闭的牙关。注意观察手足搐搦、喉痉挛等发作的时间、症状及体征等。

3. 用药护理　遵医嘱给予镇静止惊药,地西泮缓慢静脉推注,每分钟 1mg 为宜,以免抑制呼吸引起呼吸骤停。应用钙剂时缓慢静脉注射(>10min),以防血钙骤升发生心搏骤停,注意监测患儿心率。钙剂不能采用肌内或皮下给药,避免使用头皮静脉,应选择大血管静脉注射,防止外渗致局部坏死。

4. 健康教育　向患儿家长讲解维生素 D 缺乏的相关知识及抽搐的急救措施。指导正确补充维生素 D 和钙剂。鼓励母乳喂养。进食富含维生素 D 及钙磷的食物如肝、蛋黄、新鲜蔬菜及水果等。加强体格锻炼,坚持户外活动,让患儿多晒太阳。

三、碘缺乏症患儿的护理

碘是人体不可缺少的营养素,是甲状腺合成甲状腺素的主要原料之一,缺乏时机体会出现一系列的障碍。碘缺乏症是一种严重危害人类健康的疾病,成为国际十分关注的公共卫生问题之一。

【概念】

碘缺乏症(iodine deficiency disorders,IDD)是由于自然环境碘缺乏或机体碘营养不良所表现的一组有关联疾病的总称。机体缺碘会引起甲状腺素合成减少、血中甲状腺素水平下降、儿童生长发育落后和智能发育迟滞、甲状腺肿大等系列表现,统称为碘缺乏症。机体缺碘的时期、程度不同其表现的障碍性质与程度亦不同。0~2 岁婴幼儿、儿童和孕妇及哺乳期妇女是高危人群。人体碘的摄入主要来源于食物和水,食物和水中碘缺乏与自然环境中碘缺乏有关,碘缺乏症主要发生于特定的碘缺乏地理环境,具有明显的地方性。碘缺乏症是由于甲状腺激素合成不足而导致的病理障碍,也属于内分泌疾病。

【病因】

1. 环境碘缺乏　是碘缺乏症的主要原因。碘化物存在于海水和土壤中,某些特定的地理环境由于土壤或水源的碘不足,可致人群碘摄入不足而发生碘缺乏及 IDD。

2. 膳食因素　其他营养物质不足时可加重碘缺乏症病情。与碘缺乏症相关的营养素主要包括蛋白质、维生素(如维生素 A、B、C)、微量元素(如锌、硒)等。低蛋白膳食可影响碘的吸收和利用,钙、磷含量高的食物可妨碍碘的吸收,抑制甲状腺素的合成,加速碘的排泄。致甲状腺肿物质是指存在于饮食中的某些物质,能够作用于甲状腺,阻断甲状腺激素的合成或增加肾脏对碘化物的排出而引起甲状腺肿的物质,增加碘的摄入通常能克服其影响。

3. 储存不足　除甲状腺外,人体其他组织储备碘的能力很差,摄入的碘除部分被甲状腺摄入外,多余的都从尿中排出。如果不继续摄入碘,甲状腺中储备的碘能仅供机体 2~3 个月之用。妊娠期妇女如碘摄入不足,甲状腺合成 T_3、T_4 减少,通过胎盘进入胎儿体内的 T_3、T_4 减少,不能满足胎儿生长发育对甲状腺素合成的需要,胎儿的智力及体格生长发育可出现双重障碍。

4. 其他因素　环境污染对甲状腺功能形态及碘缺乏症流行方面的影响受到关注。四环素、磺胺类、咪唑类等药物可干扰络氨酸的碘化过程,也有一定导致甲状腺肿的作用。

【生理功能与代谢】

碘在人体唯一的生理功能是合成甲状腺激素,人体利用碘在甲状腺内合成甲状腺素以调节机体的新陈代谢。甲状腺素的主要功能是参与能量代谢、促进 DNA 及蛋白质的合成、维生素的吸收和利用、活化多种重要酶、促进神经系统发育、参与垂体调节。

人体碘 80%~90% 来自食物,10%~20% 来自饮水,极少量来自空气,食物是碘的主要来源,如海鱼、海藻。食物和水中的碘主要是无机碘化物,在胃和小肠上段迅速完全吸收。有机碘在肠道降解释放出碘化物后方可被吸收,与氨基酸结合的碘可直接被吸收,与脂肪酸结合的有机碘可不经肝脏由乳糜管进入血液。消化道吸收的碘进入门静脉后,部分进入血液循环,输送至甲状腺、心、肺、肾、肌肉、皮肤及其他组织,部分则经肝脏转入胆汁,再进入消化道,其中部分经再吸收重新进入门静脉到肝,称为碘的肠肝循环。碘主要通过肾脏排泄,部分经肠道排出。食物中碘的需要由甲状腺素(T_4)决定,甲状腺从血液中摄取碘的能力很强,长期缺碘时由血液进入甲状腺的碘可达 80% 或更多,而碘摄入充足时肠道吸收的碘约 10% 进入甲状腺。甲状腺是人体储存碘的最主要组织,TSH 促进甲状腺收集碘。

【病理生理】

食物摄入碘不足,T_4 水平下降,反馈性引起 TSH 升高,高 TSH 促进甲状腺肿的发生和发展。甲状腺的 TSH 水平增高,碘贮存下降使 T_3 代偿性合成增加,以维持身体正常生理功能。同时,甲状腺激素在肝脏脱碘增加,碘释放回血液循环被甲状腺摄取,肾脏、肠道排碘减少,甲状腺代偿性的结果是甲状腺增大,弥漫性肿大继而出现小结。弥漫性甲状腺肿在补碘后数月至数年可恢复,但甲状腺结节则不能再复原,即甲状腺肿进入不可逆阶段。部分小结可自动分泌甲状腺素以维持甲状腺正常功能。若碘缺乏继续加重,甲状腺失代偿,甲状腺素合成下降,出现甲状腺功能减低。因甲状腺素在胎儿 15 周龄 ~3 岁婴儿脑、中枢神经系统的生长发育中有重要作用,故先天性甲状腺功能减低的 T_4 下降主要影响胎儿和婴儿中枢神经系统发育和成熟,可伴严重生长迟缓。

【临床表现】

临床表现取决于缺碘程度、持续时间和患病年龄。胎儿期缺碘可致死胎、早产、先天畸形。新生儿期可表现为甲状腺功能低下；儿童和青春期可引起地方性甲状腺肿、地方性甲状腺功能减退症，出现儿童智力损害和体格发育障碍。儿童长期轻度缺碘可出现亚临床型功能减退症，常伴有体格生长落后。

【辅助检查】

甲状腺肿率、尿碘、血浆 TSH 等可用于个体和群体的碘营养状况评估。可采用触诊法和 B 超法检测甲状腺肿，如两者诊断结果不一致则以 B 超法的诊断结果为准。尿碘浓度是评估人群碘营养状况较好的指标，<20μg/L 为重度碘缺乏，20~49μg/L 为中度碘缺乏，50~99μg/L 为轻度碘缺乏，100~199μg/L 为正常，200~299μg/L 大于正常值，≥300μg/L 碘过量。全血 TSH 可作为评价碘营养状况的间接指标，并用于筛查新生儿甲状腺功能低下，全血 TSH 正常值为 0.17~2.90μU/ml。

【治疗要点】

1. 碘剂治疗　主要用于缺碘所引起的弥漫型重度甲状腺肿大且病程短者。复方碘溶液每日 1~2 滴，或碘化钾（钠）每日 10~15mg，连服 2 周为 1 个疗程，2 个疗程之间停药 3 个月，反复治疗 1 年。长期大剂量服用碘剂应注意甲状腺功能亢进的发生。

2. 甲状腺素制剂　确诊 IDD 的婴儿应给予 L- 甲状腺素，每天 3μg/kg，1 周加 50μg 碘化物以尽快恢复甲状腺功能，随后继续补充碘化物。监测血浆 TSH 水平直至正常。

【常见护理诊断 / 问题】

1. 营养失调：低于机体需要量　与碘摄入不足有关。
2. 生长发育迟缓　与碘缺乏影响甲状腺素合成有关。
3. 知识缺乏：患儿家长缺乏合理喂养相关知识。

【护理措施】

（一）维持营养均衡

增加富碘食物的摄入，如海带、紫菜、海参、鲜带鱼等海产品。此外，蛋类、瘦肉、奶制品、蕈类的含碘量也相对较高。菠菜和芹菜的碘含量较高。每千克可达到 1.64mg 和 1.60mg。预防缺碘的有效途径是补充碘，碘盐是最有效的预防碘缺乏的措施。

（二）促进生长发育

加强体格锻炼。监测患儿智力发育及体格生长并做好记录。遵医嘱给予碘制剂及甲状腺素，严格掌握剂量，定期进行复查，注意观察用药反应。

（三）健康教育

向患儿家长讲解碘缺乏症的相关知识，指导家长做好碘缺乏症的预防。选择富含碘的食物，培养儿童良好的饮食习惯，纠正挑食、偏食等不良习惯。此外，应指导家长正确服用碘制剂及甲状腺素制剂，注意观察药物不良反应。加强儿童体格锻炼，做好生长发育监测。

第四节　Ⅱ型营养素缺乏症患儿的护理

　　　　　　　　　　　　　案例导入与思考

　　患儿,女,9个月,因"生长缓慢、体重不增2个月"就诊。近3个月反复腹泻,解稀水样或蛋花样大便,每日10余次,食欲欠佳、进食即泻。近2个月主要以米粉为主食。患儿为G_1P_1,足月顺产,出生体重3.5kg,母乳喂养至4个月,添加米粉和牛奶。

　　体格检查:T 36.3℃,P 105次/min,R 30次/min,体重5.5kg,身高69cm。精神欠佳,消瘦,皮下脂肪少,无水肿,皮肤松弛、弹性差、无黄染。前囟1cm×1cm,稍凹陷,发稀少、干枯。心肺(−),腹软,腹壁皮下脂肪0.2cm,肝脏肋下2cm,质软,肠鸣音亢进。

　　辅助检查:血常规:WBC $5.4×10^9$/L,N 0.45,L 0.53,Hb 87g/L。大便常规:黄色稀水便,余(−)。血生化:ALT 55IU/L,AST 58IU/L,GGT 87/L,LDH 619 IU/L,TP 49g/L,ALB 29g/L,肾功能正常。血K^+ 3.5mmol/L,Na^+ 131mmol/L,Cl^- 96mmol/L,空腹血糖3.5mmol/L。

　　该患儿的初步诊断是蛋白质-能量营养不良、婴幼儿腹泻。

　　请思考:

　　1. 应如何进行护理评估?

　　2. 主要护理诊断是什么?

　　3. 主要护理措施是什么?

学 习 目 标

- **知识目标:**
  1. 掌握锌缺乏症、蛋白质-能量营养不良的定义、临床表现、常见护理诊断/问题及护理措施。
  2. 熟悉锌缺乏症、蛋白质-能量营养不良的病因及治疗要点。
  3. 了解锌缺乏症、蛋白质-能量营养不良的发病机制、病理生理、辅助检查。
- **能力目标:**
  1. 能准确评估锌缺乏症、蛋白质-能量营养不良患儿病情,并能应用所学知识为患儿提供整体护理。
  2. 能制订并实施锌缺乏症、蛋白质-能量营养不良患儿的健康教育计划。
- **素质目标:**
  培养护生尊重儿童、关爱儿童的职业精神。

　　Ⅱ型营养素包括锌、氮、钾、磷、硫、镁、必需氨基酸及能量(脂肪和碳水化合物),缺乏时可表现为身长/身高、体重生长速度下降,但组织中含量正常,无特殊临床症状与体征。Ⅱ型营养素缺乏主要包括蛋白质-能量营养不良和锌缺乏。

一、锌缺乏症患儿的护理

【概念】

　　锌缺乏症(zinc deficiency)是由于锌摄入不足或代谢障碍导致体内锌缺乏,引起食欲减退、生长发育迟缓、皮炎和异食癖等临床表现的营养素缺乏性疾病。

【病因】

1. 储存不足 母亲妊娠期缺锌、早产/出生体重、双胎/多胎致使胎儿期储存锌不足。

2. 摄入不足 多见于6~12月龄婴儿。长期摄入不足是导致锌缺乏的主要原因。动物性食物的锌含量及生物利用率均高于植物性食物,膳食以植物性食物为主、缺乏肉类等富锌的动物性食物、膳食锌摄入不足而致植酸摄入过多,是造成贫困地区及素食儿童锌缺乏的重要因素。

3. 需求增加 处于辅食添加期的6~24个月的婴幼儿因生长快速,对锌的需要量相对较高,是锌缺乏的高危人群。早产儿/低出生体重儿由于出生时体内锌储备不足及出生后的追赶性生长,对锌的需要量高于正常足月儿,可能在出生早期就存在锌缺乏。

4. 疾病影响 长期、反复罹患腹泻、呼吸道感染及长期服用青霉胺等金属螯合剂均可引起锌丢失增加及吸收不良。

【锌的生理功能与代谢】

动物性食物的锌含量高,且具有高生物活性。牛肉、瘦猪肉、肝脏等是最容易获得的富锌食物。鱼类的锌含量不及瘦肉的1/2,牡蛎等贝类食物的锌含量高但不易获得。植物性食物的锌含量低,且因植酸含量高而影响锌的生物活性。植酸是影响膳食锌吸收的主要因素。锌在人体内含量仅次于铁,主要存在于骨、牙齿、毛发、皮肤、肝脏和肌肉中,对儿童的体格、免疫、中枢神经系统生长和发展均具有重要作用。锌在小肠内以主动转运方式吸收,膳食摄入和肠道锌排出两者调节着体内锌的代谢平衡。锌与铁的代谢关系密切。

【病理生理】

1. 蛋白质合成障碍 锌参与各种蛋白质核酸合成和分解代谢的活性和构成。缺锌会引起生长迟缓,影响细胞分裂再生。

2. 免疫功能受损 锌能促进免疫功能,缺锌会导致免疫受损。研究表明,锌摄入量减少可引起动物胸腺萎缩,T细胞功能下降。锌可改善营养不良儿童的各项免疫指标。

3. 食欲减退 锌能促进食欲,缺锌的小儿出现食欲减退、畏食,可能的机制是味觉功能下降。

4. 内分泌功能 锌极易与胰岛素形成复合物,延迟或延长其降血糖作用。在细胞水平上,锌可能与胰岛素的释放有关。研究发现,缺锌动物性腺发育不良,可能与垂体促性腺激素的分泌减少或睾酮生成障碍有关,其他激素如雌激素、甲状旁腺素等分泌的改变均可对血锌浓度产生影响。

【临床表现】

锌缺乏体征是一种或多种锌的生物学功能降低的结果,在儿童以慢性长期锌缺乏多见。主要表现为食欲下降、嗜睡、体格生长迟缓、味觉减退、消瘦、反复感染、年长儿性发育延迟等。查体可见毛发稀疏脱落、暗适应能力差、贫血和皮炎等表现。但这些症状和体征缺乏特异性,需要实验室检查进一步明确诊断。

【辅助检查】

1. 血清(浆)锌 可部分反映人体锌营养状况,但该指标缺乏敏感性。目前建议10岁以下儿童血清(浆)锌的正常值下限为 $10.07\mu mol/L(65\mu g/dl)$。

2. 餐后血清锌浓度反应试验(PICR) 测空腹血清锌浓度(A_0)作为基础水平,然后给予标准饮食(按全天总热量的20%计算,其中蛋白质10%~15%,脂肪30%~35%,碳水化合物50%~60%),2h后复查血清锌(A_2),按公式 $PICR=(A_0-A_2)/A_0\times100\%$ 计算,若PICR>15%提示缺锌。

3. 尿锌、发锌 可反映人体锌营养状况,但个体差异较大,至今无法确定正常值范围,故不能用

Note：

于临床对个体锌营养状况的判断。

【治疗要点】

1. **病因治疗** 积极查找导致锌缺乏的高危因素和基础疾病,并采取有效干预措施。
2. **饮食治疗** 调整饮食,增加膳食锌摄入。
3. **补充锌剂** 以口服锌剂为首选,较符合人体的正常过程。疗程根据病情及症状而定。婴幼儿、学龄前期及青春期前儿童可给予元素锌 0.5~1mg/(kg·d),疗程 1~2 个月。硫酸锌、葡萄糖酸锌或醋酸锌皆可。如锌缺乏高危因素长期存在,建议小剂量长期口服元素锌 5~10mg/d。如患儿伴有呕吐、腹泻、手术后禁食或消化道疾病不能口服治疗时可经静脉补充锌。

【常见护理诊断/问题】

1. **营养失调:低于机体需要量** 与锌摄入不足、需要增加、吸收障碍、丢失过多有关。
2. **生长发育迟缓** 与锌缺乏影响核酸及蛋白质合成、妨碍生长激素轴功能以及性腺轴成熟有关。
3. **有感染的危险** 与锌缺乏致免疫功能低下有关。
4. **知识缺乏**:患儿家长缺乏疾病相关知识及喂养知识。

【护理措施】

(一)维持营养均衡

鼓励母乳喂养,尤其初乳含锌丰富,母乳不足或无法母乳喂养时应选择强化锌的配方奶。婴儿 6 月龄后应及时添加辅食。进食富含锌的动物性食物,如肝、鱼、瘦肉、禽蛋等。强化锌的食品有助于增加锌的摄入。

(二)促进生长发育

培养良好生活作息,保障充足睡眠。加强体格锻炼。定期监测患儿生长发育并做好记录。

(三)用药护理

遵医嘱给予锌制剂,严格掌握剂量,避免锌中毒的发生。为了利于锌的吸收,最好在饭前 1~2h 口服锌剂。用药过程中注意观察疗效及中毒反应。目前 WHO 对儿童口服锌的可耐受最大摄入量为元素锌 23mg/d。锌剂量过大可引起消化道刺激症状,甚至脱水和电解质紊乱。锌中毒可干扰铜代谢,引起低铜血症、贫血、中性粒细胞减少、肝细胞中细胞色素氧化酶活力降低等中毒表现。

(四)预防感染

保持居室空气清新,加强个人清洁卫生,做好食具消毒,避免机体受凉,防止呼吸道感染及消化道感染的发生。

(五)健康教育

向患儿家长讲解锌缺乏症的相关知识,做好锌缺乏症的预防。鼓励母乳喂养,及时添加辅食。选择含锌高且易吸收的食物。注意钙、纤维素、植酸、草盐酸、鞣酸、铁可抑制锌的吸收。纠正儿童挑食、偏食、吃零食等不良习惯。指导正确服用锌制剂,注意观察药物不良反应。加强儿童体格锻炼,做好生长发育监测。

二、蛋白质-能量营养不良患儿的护理

蛋白质-能量营养不良(protein-energy malnutrition,PEM)是指由于多种原因引起能量和/或蛋白质缺乏所致的一种营养缺乏症。多见于 3 岁以下婴幼儿。由于蛋白质-能量营养不良过于简化营养不良的多种复杂原因,近年国外开始使用急性严重营养不良(severe acute malnutrition,SAM)替代 PEM。

【病因】

1. 食物供给不足（原发性营养不良）　多见于婴幼儿。喂养不当是导致婴幼儿营养不良的重要原因，较大儿童的营养不良多因不良饮食习惯引起。此外，贫穷、战争、自然灾害等造成食物短缺，儿童长期处于饥饿状态也可导致营养不良。

2. 疾病因素（继发性营养不良）　如消化系统疾病、先天畸形、大量蛋白尿、发热性疾病、烧伤、甲状腺功能亢进、恶性肿瘤、急慢性传染病等可导致能量摄入不足或消耗过多。

【病理生理】

（一）新陈代谢异常

1. 蛋白质　蛋白质摄入不足或丢失过多使机体蛋白质代谢处于负氮平衡，血浆及肌肉蛋白含量减少，以白蛋白下降为主，引起低蛋白血症。血清总蛋白浓度 <40g/L、白蛋白 <20g/L 时可发生低蛋白水肿。

2. 脂肪　体内脂肪大量消耗致血清胆固醇浓度降低。肝脏是脂肪代谢的主要器官，如脂肪消耗过多超过肝脏代偿能力可导致肝脏脂肪浸润及变性。

3. 糖类　摄入不足和消耗增多致体内糖原不足、血糖偏低。轻者症状不明显，重者可引起昏迷甚至猝死。

4. 水和电解质代谢　脂肪大量消耗和低蛋白血症致细胞外液容量增加；ATP 合成减少可影响细胞膜上钠 - 钾 -ATP 酶的运转，引起细胞内钠潴留、低渗性脱水、酸中毒、低血钾、低血钙、低血镁等。

5. 体温调节　营养不良患儿体温偏低，可能与热能摄入不足、皮下脂肪菲薄、血糖降低、氧耗量低、脉率和周围血液循环量减少等有关。

（二）各系统功能低下

1. 消化系统　受累最为突出。肠壁变薄，黏膜皱襞减少甚至消失，上皮细胞及绒毛萎缩；消化液和酶分泌减少、酶活力降低，肠蠕动减弱，肠道菌群失调，消化功能低下，易发生腹泻。

2. 循环系统　心肌收缩力减弱，心搏出量减少，血压偏低，脉细弱。

3. 泌尿系统　肾小管混浊肿胀、脂肪变性，重吸收功能下降致尿比重下降。

4. 神经系统　脑体积变小、重量减轻，脑细胞数量减少、成分改变。如营养不良发生在脑发育的关键期可导致不可逆的改变，甚至影响日后的智力及行为。

5. 免疫系统　非特异性免疫和特异性免疫功能明显降低，易并发各种感染。

【临床表现】

1. 轻症营养不良　仅见皮下脂肪减少，肌肉松弛。病初主要表现为体重不增，继而出现体重下降、身高低于正常。皮下脂肪消减首先从腹部开始，其次为躯干、臀部、四肢，最后为面颊部。最初患儿多烦躁、睡眠不安，继而转为表情淡漠或抑郁、烦躁交替出现；食欲减退，常伴呕吐或腹泻；体温低于正常，脉搏柔弱、低慢。基础代谢通常减低。

2. 中度营养不良　体格生长 $-3SD<W/H\leqslant-2SD$。体重不增是中度营养不良的早期临床表现。患儿可出现免疫力低下。

3. 重度营养不良　可分为：①消瘦型（marasmus）：能量缺乏为主，主要表现为消瘦。患儿外观呈"皮包骨样"，皮下脂肪减少，皮肤干皱无弹性，肌肉萎缩，肌张力低下。头发干细、稀疏、无光泽，体弱乏力、精神萎靡。②水肿型（kwashiorkor）：又称恶性营养不良，蛋白质缺乏为主，水肿为其特征。皮下脂肪减少不明显，皮肤干燥萎缩、色素沉着，头发脆弱易断和脱落。严重时下肢或全身出现凹陷性水肿。多数患儿体重下降，身高正常。肌肉萎缩、肌张力低而不能站立或行走。③混合型（marasmic-kwashiorkor）：兼有以上两型特征，体重明显下降且伴水肿。因缺乏维生素而出现各种感染。皮下脂肪减少或消失,下肢凹陷性水肿,肝大。

4. 并发症　以营养性贫血最常见,尤以营养性缺铁性贫血多见。还可出现维生素和微量元素缺乏、自发性低血糖、各种感染等。成年期可出现劳动能力下降,易发高血压、糖尿病、肥胖等慢性非感染性疾病。

5. 儿童营养不良的分型及分度

(1) 体重低下(underweight):体重低于同年龄、同性别参照人群值的均值减 2SD。如低于同年龄、同性别参照人群值的均值减 2~3SD 为中度,低于均值减 3SD 为重度。主要反映过去和/或现在有急性和/或慢性营养不良。

(2) 生长迟缓(stunting):身长(高)低于同年龄、同性别参照人群值的均值减 2SD。如低于同年龄、同性别参照人群值的均值减 2~3SD 为中度,低于均值减 3SD 为重度。主要反映过去或长期慢性营养不良。

(3) 消瘦(wasting):体重低于同性别、同身高参照人群值的均数减 2SD。如低于同年龄、同性别参照人群值的均值减 2~3SD 为中度,低于均值减 3SD 为重度。主要反映近期、急性营养不良。

【辅助检查】

营养不良的早期往往缺乏特异、敏感的诊断指标。血浆白蛋白浓度降低为其特征性改变,但其半衰期较长而不够灵敏。前白蛋白和视黄醇结合蛋白较敏感。胰岛素样生长因子(IGF1)反应灵敏且受其他因素影响较小,被认为是早期诊断营养不良的较好指标。血清淀粉酶、脂肪酶、转氨酶、碱性磷酸酶等多种酶活性降低,血清锌、铁、铜、镁等微量元素含量降低。

【治疗要点】

主要采取综合治疗措施。积极治疗并发症,去除病因,调整饮食,促进消化功能。

(一) 病因治疗

治疗原发病,去除病因,如反复呼吸道感染、肠道感染。

(二) 营养治疗

1. 调整饮食　根据营养不良的程度、消化功能及对食物的耐受力逐步调整饮食种类和量。轻度营养不良通过营养管理可治愈,补充高于正常需要量的蛋白质和能量,同时补充多种维生素。中度营养不良儿童营养素需要量的推荐意见多数介于正常儿童膳食参考摄入量和严重营养不良儿童之间。WHO 建议补充特殊配制的食物,如 F75、F100 配方,同时采用当地食物,使儿童食物摄入能满足身体需要,加速生长至正常水平。

2. 促进消化　应用蛋白同化类固醇如苯丙酸诺龙促进蛋白质合成及增加食欲,每次肌内注射 0.5~1.0mg/kg,每周 1~2 次,连续 2~3 周。对食欲差者可给予胰岛素注射。补充维生素制剂及各种消化酶。也可采用中医治疗调整脾胃功能,改善食欲。

3. 静脉营养治疗　病情严重者可给予静脉营养支持。营养液的成分和量以维持儿童的液体需要为基础,一般 100ml/(kg·d),蛋白质一般 2g/(kg·d)。应用静脉营养注意监测血糖以防高血糖的发生,每周监测肝功能。明显低蛋白血症者可补充白蛋白。注意控制液体入量以防心力衰竭。

(三) 对症治疗

积极治疗合并症和并发症,如腹泻、电解质紊乱、酸中毒、继发感染、贫血及各种维生素缺乏等。

(四) 重症处理

由于严重营养不良患儿多伴有不同程度的感染及肝、胃肠功能损伤、电解质紊乱等问题,不能承受正常剂量的膳食蛋白质、脂肪及钠,故治疗初期应给予低蛋白、低脂肪及低钠饮食(参阅 WHO 严重营养不良患儿治疗初期营养素适宜摄入量)。F75(75kcal/100ml)适用于治疗初期,F100(100kcal/100ml)适用于食欲恢复后的康复阶段。WHO 建议 <5 岁严重营养不良儿童能量补充计算方法如下:

①第一步(早期治疗):需维持儿童现有体重,即获得的食物能量至少应达现有体重的能量需要量;②第二步(治疗中期或稳定期):逐渐增加能量使体重达实际体重/身高的P_{50}或均值,因营养不良儿童多伴有感染,能量需要较正常儿童增加 8kcal/kg;③第三步(恢复期):儿童的能量摄入按实际年龄的体重(P_{50}或均值)计算。可参考儿童严重营养不良治疗时间表,见表 6-4。

表 6-4 儿童严重营养不良的治疗时间表

阶段	起始治疗		康复治疗	出院后巩固治疗
	第 1~2d	第 3~7d	第 2~6 周	第 7~26 周
1. 预防/治疗低血糖	→			
2. 预防/治疗低体温	→			
3. 治疗/预防脱水	→			
4. 纠正电解质紊乱			→	
5. 抗感染		→		
6. 纠正微量元素缺乏		无铁 →	补铁	
7. 初始喂养		→		
8. 增加喂养量以便追赶生长			→	
9. 情感和感知刺激训练		→		
10. 出院准备			→	

注:铁剂补充应在进入恢复期后开始,过早补铁会干扰蛋白防御机制,还会加剧组织细胞氧化损伤。

【常见护理诊断/问题】

1. **营养失调:低于机体需要量** 与能量、蛋白质缺乏有关。
2. **生长发育迟缓** 与营养素缺乏,不能满足生长发育需要有关。
3. **有感染的危险** 与免疫功能下降有关。
4. **潜在并发症:**营养性贫血、维生素与矿物质缺乏、自发性低血糖等。
5. **知识缺乏:**家长缺乏正确的喂养知识。

【护理措施】

(一) 维持营养均衡

遵循由少到多、由稀到稠、循序渐进、逐步补充的原则,直到小儿恢复正常饮食及营养改善为止。提供足量的能量和蛋白质极为重要,计算热能和蛋白质需要量时应按相应年龄的平均体重计算,而非小儿的实际体重。经消化道供给应少量多餐,选择适合患儿消化能力和符合营养需要的食物,如患儿极度畏食可给予管饲。详细记录患儿治疗期间的喂养类型、喂养量、喂养时间、呕吐量等,以评价营养摄入。严重营养不良患儿宜采用营养素/能量密度比指导高蛋白、高能量的食物治疗,其中 1/2 的蛋白质宜从奶制品中获得,可使用提供能量、营养素和抗生素类药物的特别配方食物。严密监测电解质、心脏功能及喂养耐受性。注意避免再喂养综合征(refeeding syndrome)的发生,其特征是营养治疗开始 1 周内,蛋白质合成增加同时摄入碳水化合物引发的胰岛素分泌释放,使血浆磷、钾、镁大量进入细胞内而出现低磷、低镁、低钾血症,表现为溶血性贫血、肌肉无力、呼吸循环衰竭、心律失常、低血压、休克、昏迷甚至死亡等。

(二) 促进生长发育

提供舒适的环境,合理安排生活,保障充足睡眠,适当户外活动和体格锻炼。定期监测体重、身高,

Note:

每日评估、每周记录体重增长情况,制作体重增长曲线,如发现体重增长缓慢或不增应及时查明原因并予以纠正。

（三）预防感染

实行保护性隔离,保持室内空气新鲜,预防呼吸道感染。注意饮食卫生,做好食具消毒,养成饭前便后洗手、餐后漱口等良好生活习惯,做好口腔护理,预防消化道感染;保持皮肤清洁干燥,防止皮肤破损。勤换内衣、尿布,勤晒被褥,预防皮肤感染。

（四）密切观察病情变化

观察患儿有无贫血的早期征兆,遵医嘱根据贫血类型和程度酌情补充造血原料、输成分血。自发性低血糖易在夜间或早晨出现,若患儿出现低血糖需及时补充葡萄糖溶液。干眼病者可用生理盐水湿润角膜及涂抗生素眼膏,同时口服或注射维生素 A 制剂。腹泻、呕吐患儿易引起代谢性酸中毒,应及时报告医生并遵医嘱予碱性溶液静脉滴注。

（五）健康教育

向患儿家长讲解营养不良相关疾病知识。鼓励母乳喂养,及时添加辅食及维生素、矿物质,尤其应补充优质蛋白。指导合理喂养,纠正儿童挑食、偏食等不良饮食习惯。合理安排生活作息,纠正不良生活习惯。加强体格锻炼,坚持户外活动。按时预防接种,做好生长发育监测,及时发现生长发育不良。

第五节 单纯性肥胖患儿的护理

────── 学 习 目 标 ──────

- 知识目标:
1. 掌握儿童单纯性肥胖的定义、临床表现、常见护理问题及护理措施。
2. 熟悉儿童单纯性肥胖的病因、辅助检查及治疗要点。
3. 了解儿童单纯性肥胖的病理生理及辅助检查。
- 能力目标:
1. 能准确评估单纯性肥胖患儿病情,并能应用所学知识为患儿提供整体护理。
2. 能制订并实施儿童单纯性肥胖的健康教育计划。
- 素质目标:
培养护生尊重儿童、关爱儿童的职业精神。

WHO 定义肥胖为慢性病,儿童肥胖在发达国家或发展中国家呈流行趋势。肥胖导致一系列代谢异常、严重损害儿童青少年身心健康,增加成年后罹患糖尿病、心血管病和某些肿瘤等慢性病的风险,应引起社会和家庭的重视。

【概念】

肥胖(obesity)是由多因素引起、因能量摄入超过能量消耗,导致体内脂肪积聚过多达到危害健康程度的一种慢性代谢性疾病。根据病因不同可分为原发性肥胖和继发性肥胖,儿童肥胖约95%以上为单纯性肥胖。肥胖可发生于任何年龄,但常见于婴儿期、5~6岁和青春期。儿童肥胖诊断标准:①BMI在同性别、同年龄段参考值的 $P_{85} \sim P_{95}$ 为超重,超过 P_{95} 为肥胖;②用身高(长)的体重评价肥胖,当身高(长)的体重在同性别、同年龄段的 $P_{85} \sim P_{97}$ 为超重,$>P_{97}$ 为肥胖。

【病因】

肥胖是由遗传和环境因素相互作用所致的多基因复杂性疾病,遗传因素约占 1/3,环境因素占 2/3。

1. **遗传因素**　肥胖属于多基因遗传,与肥胖有关的调节体重的基因主要由位于 2、10、11、20 号染色体上的基因组共同决定。目前已发现 600 余种基因位点与肥胖的发生有关。人群中约有 10% 的人的肥胖发生由遗传因素决定。父母 BMI 为超重或肥胖的儿童较父母 BMI 为消瘦或正常的儿童更易发生肥胖。

2. **饮食因素**　儿童肥胖的基础原因是营养摄入失衡,每天热量总摄入量大于消耗量。摄入营养超过机体能量消耗和代谢需要,多余的能量转化为脂肪贮存体内导致肥胖。营养摄入失衡是导致儿童肥胖症最主要的因素。

3. **生活方式**　活动过少和缺乏适当的体育锻炼是发生单纯性肥胖的重要因素。即使摄食不多也可引起肥胖。肥胖儿童大多不喜爱运动,形成恶性循环。

4. **环境因素**　包括家庭因素和社会因素。儿童的膳食和生活方式受家庭模式的影响,父母对食物的选择、进食方式、进食量及家长的运动习惯等都对孩子有极大影响。此外,食品加工业的发展、户外运动场地的减少、电视节目和电子产品的吸引等可影响儿童形成不良的饮食和行为习惯。

5. **母亲孕期营养及儿童早期营养状况**　母亲孕期营养与其子女的肥胖密切相关。妊娠期间摄入过多能量可导致新生儿体重过大,巨大胎儿长大后发生肥胖的危险增加。儿童早期营养影响生长发育,早期蛋白质过多摄入可程序化调控肥胖的发生,因此,儿童肥胖可能是婴幼儿期营养程序化调控的结果。

【病理生理】

肥胖的基本病理特征是体脂增加。肥胖儿童少年的脂肪细胞变化通常有两种形式:脂肪细胞数目增多为主要特征,可有不同程度的细胞体积增大;脂肪细胞体积增大为特征,脂肪细胞数量不增加,仅出现体积增大。人体脂肪细胞数量的增多主要在出生前 3 个月、生后第 1 年和 11~13 岁三个阶段。若肥胖发生在这三个阶段,即可引起脂肪细胞增多性肥胖,治疗较困难且易复发;而不在此脂肪细胞增殖时期发生的肥胖,脂肪细胞体积增大但数目正常,治疗较易奏效。肥胖患儿存在不同程度的脂肪代谢紊乱,通常出现血清甘油三酯、低密度脂蛋白胆固醇、总胆固醇等一系列脂类代谢指标异常。肥胖还可引发一系列内分泌代谢紊乱,包括胰岛素抵抗、高胰岛素血症和性激素代谢紊乱等。

【临床表现】

患儿食欲旺盛且喜吃甜食和高脂肪食物。常因行动不便或有疲劳感而不喜活动,致活动量少,明显肥胖者用力时易出现气短或腿痛。极度肥胖者由于脂肪的过度堆积限制了胸廓和膈肌运动,使肺通气量不足、呼吸浅快,故肺泡换气量减少,造成低氧血症、气急、发绀、红细胞增多、心脏扩大或出现充血性心力衰竭甚至死亡,称肥胖-换氧不良综合征(Pickwickian syndrome)。

体格检查可见皮下脂肪丰满而分布均匀,腹部膨隆下垂。严重肥胖者可因皮下脂肪过多,使腹、臀及大腿皮肤出现白纹或紫纹。因体重过重,走路时双下肢负荷过重可致膝外翻或扁平足。女孩胸部脂肪堆积应与乳房发育相鉴别,后者可触到乳腺组织硬结。男孩因大腿和会阴部脂肪堆积,阴茎可隐匿在阴阜脂肪垫中而被误诊为阴茎发育不良。患儿体格生长发育往往较正常儿迅速。骨龄、性发育正常或较早。

【辅助检查】

1. **实验室检查**　血甘油三酯、胆固醇增高;常有高胰岛素血症;血生长激素水平减低,生长激素刺激试验较低。

2. **影像学检查**　肝脏 B 超声检查常有脂肪肝。

Note:

【治疗要点】

任何治疗首先不应妨碍儿童的正常生长发育,故成人使用的手术去脂、药物减肥、饥饿疗法等不宜用于儿童。理想的治疗应改善肥胖儿童生理和心理方面的异常,纠正不良饮食和运动行为,建立并保持新的健康行为模式。目前国内外公认儿童肥胖的治疗方法有行为矫正、饮食和运动的综合治疗。

儿童期体重控制应达到的目标包括:①2~5 岁:超重儿童尽量保持体重不增长,肥胖儿童尝试维持体重不增,并可以尝试在保证均衡饮食、提供足够能量的前提下,每个月减重 0.5kg;②6~11 岁:超重儿童维持体重不增,肥胖儿童每个月减重 0.5kg,如果 BMI 达到 P_{99},每周体重减轻不超过 1kg;③12~18 岁:超重的青少年充分控制体重不增,肥胖的青少年适度减重,尝试每周减重不超过 1kg。

【常见护理诊断 / 问题】

1. **营养失调:高于机体需要量**　与摄入高能食物过多和 / 或运动过少有关。
2. **情境性低自尊**　与肥胖引起自身形体改变有关。
3. **知识缺乏:**患儿及家长对合理营养和运动认识不足。

【护理措施】

（一）维持营养均衡

给予低能量、低脂肪、低碳水化合物、高蛋白、微量元素和维生素丰富的膳食。开始控制饮食时不能使体重急剧下降,应以体重不增加为目标,再根据体重情况逐渐减少能量摄入。能量控制一般 5 岁以下 600~800kcal/kg,5~10 岁 800~1 000kcal/kg,10~14 岁 1 000~1 200kcal/kg,蛋白质、脂肪、碳水化合物的供能比例分别为 12%~14%、25%~30%、55%~65%,其中优质蛋白质占 50% 以上。制订个性化膳食干预方案,一日三餐,两餐间隔 4~5h,三餐能量分别占全天总能量的比例为 30%、40%、30%。饮食多样化,与口味相适应,尽量采用蒸、煮、熬、烩、凉拌等烹调方式,避免煎炸等方式。

知 识 链 接

交通灯饮食

交通灯饮食的目标是在最低能量摄入量的同时提供最多的营养素,6~12 岁儿童的能量摄入量为 900~1 300kcal/d。食物分为 3 类:①绿灯食物:低能量、高纤维素食物,摄入不限制,如新鲜水果、不含淀粉的蔬菜、脱脂牛奶、瘦肉、不含糖添加剂的全谷类;②黄灯食物:中等能量密度的食物,可以适度食用,如香蕉、果脯、加糖的酸奶、面条和米饭;③红灯食物:高脂或高糖食物,每周不超过 1 顿,少吃或不吃,如冰激凌、煎炸食物、糖等。每日三餐安排:早餐可选择黄灯区食物中的谷类 1~2 种、动物性食物 1~2 种、绿灯区食物中的豆类及奶类。午餐可选择黄灯区食物和绿灯区食物,少量红灯区食物。以绿灯区的蔬菜为主,减少黄灯区的主食(即米面)量,佐以黄灯区和绿灯区的动物性食物适量,注意荤素搭配,荤素菜比例一般为 1:(2~3)。晚餐应控制主食量,米面等主食量约占午餐主食量的一半,以绿灯区食物为主,不吃红灯区食物。

（二）增加运动

1. **运动方式**　注意兼顾减少脂肪的有效性、儿童长期坚持的可行性和乐于参加的趣味性。采用一些既能增加能量消耗又容易坚持的有氧运动项目,也可采用力量运动和柔韧性训练。如慢跑、散步、爬山、游泳、健身操、骑自行车和娱乐性比赛等。

2. **运动强度**　肥胖儿童由于自身体重大、心肺功能差,运动强度不宜过大。要求运动强度达到最大心率的 50%~60%,约每分钟 110~130 次。开始运动时心率可稍低,如 100~110 次 /min,随适应能力的提高应逐渐增加运动时间和运动次数。

3. 运动频率和时间 每天运动 60min,分散的运动时间可以累加。也可以通过每天进行 6 次,每次 10min 的短时间运动累积。运动量宜循序渐进,开始时每天运动时间可以为 30min,两周后逐渐增至 60min。坚持每天锻炼,每周至少运动 5d 才可起到控制体重或减轻体重的作用。

(三) 行为矫正

1. 行为干预 是肥胖症治疗成功的关键,尤其饮食和生活行为的调整极为重要。通过与患儿沟通,找出主要危险因素,确定行为矫正的目标,制订行为矫正的速度、奖惩等具体内容。了解患儿的生活、学习环境、个人特点,创造有利于患儿坚持体重训练的环境。可让患儿参与制订饮食控制和运动计划,建立减肥日记记录进食和运动情况,做好进食及运动行为的自我监测,确定应改变或强化的行为。

2. 心理护理 鼓励患儿表达个人感受,引导其正视自我,消除因肥胖带来的不良心态。帮助患儿培养开朗自信、积极向上的品格,适应正常生活和人际关系的改变。鼓励患儿参加力所能及的活动,及时表扬进步,使其由被动到主动参与社交活动。

(四) 健康教育

向患儿及家长讲解肥胖相关知识及科学的营养知识,提高自我保健意识,养成自觉行为。帮助患儿树立信心,启发自我观察、自我发现不良饮食方式,合理控制膳食,养成良好进食习惯。父母可帮助患儿评价治疗情况和建立良好饮食及行为习惯,并制订奖励标准,但不可将食物作为奖励。指导家长做好患儿生长发育监测。

(彭文涛)

思 考 题

患儿,女,9 个月,因"夜间易哭闹、多汗 3 月余"于门诊检查。

体格检查:T 36.5℃,P 115 次 /min,R 35 次 /min,W 6kg,枕秃、未出牙、呈"O"形腿。全身肌肉松弛,肌张力降低,坐、翻身等发育落后,目前仍未添加辅食,一直母乳喂养。

辅助检查:血常规提示 Hb 95g/L,RBC 4.5×10^9/L,WBC 2×10^9/L。大小便常规未见异常。血清钙、磷降低,X 线长骨片显示钙化带消失、干骺端呈毛刷样改变。

该患儿的初步诊断是维生素 D 缺乏性佝偻病。

(1) 该患儿的临床诊断依据是什么?

(2) 患儿处于疾病哪个分期?

(3) 该患儿主要的护理诊断是什么?

(4) 该患儿主要的护理措施是什么?

NURSING

第七章

呼吸系统疾病患儿的护理

07章　数字内容

—— 章 前 导 言 ——

　　呼吸系统疾病是儿童常见病,包括上、下呼吸道急慢性感染性疾病、呼吸道异物、呼吸道变态反应性疾病等。其中急性呼吸道感染最为多见,约占儿科门诊患儿的 60% 以上;儿童肺炎在住院患儿中最为多见,是我国 5 岁以下儿童死亡的首要原因,也是儿童保健工作中重点防治的"四大疾病"之一。患儿年龄越小,病情越重,并发症越多,死亡率也越高。因此,积极做好呼吸系统疾病患儿的防治和护理工作,降低其发病率与死亡率,是儿科护理工作的重要任务。

第一节　儿童呼吸系统解剖生理特点

学习目标

- **知识目标：**
  1. 掌握儿童呼吸系统解剖生理特点及其与呼吸系统疾病的关系。
  2. 熟悉各年龄儿童的呼吸频率、节律、呼吸型态及儿童呼吸道免疫特点。
  3. 了解儿童血气分析的结果与意义。
- **能力目标：**
  能准确观察儿童呼吸存在的问题并能分析儿童血气检查结果。
- **素质目标：**
  培养护生科学严谨的工作态度。

儿童时期易患呼吸系统疾病，与其呼吸系统的解剖、生理、免疫特点密切相关。呼吸系统以环状软骨为界，分为上、下呼吸道。上呼吸道包括鼻、鼻窦、咽、咽鼓管、会厌及喉；下呼吸道包括气管、支气管、毛细支气管、呼吸性细支气管、肺泡管、肺泡。

一、解剖特点

由于儿童处于生长发育阶段，其呼吸系统也与成人有不同之处，具体解剖特点及临床意义见表 7-1。

表 7-1　儿童呼吸系统解剖特点及临床意义

部位	特点	临床意义
鼻	鼻腔短小、无鼻毛，后鼻道狭窄，黏膜柔嫩，血管丰富	易感染，并易引起鼻塞而导致呼吸困难，影响吸吮
鼻窦	鼻窦口相对较大，且鼻窦黏膜与鼻腔黏膜相连	急性鼻炎易致鼻窦炎，以上颌窦及筛窦最易感染
鼻泪管	鼻泪管较短，开口处靠近内眦，瓣膜发育不全	上呼吸道感染时易致结膜炎
咽部	咽部狭窄且垂直，咽鼓管宽、短、直，呈水平位，腭扁桃体在 1 岁内发育差，4~10 岁时发育高峰，14~15 岁后逐渐退化，咽扁桃体位于鼻咽顶部与后壁交界处	鼻咽炎时易致中耳炎；扁桃体炎多见于年长儿，1 岁以内少见，咽扁桃体严重肥大易引起儿童阻塞性睡眠呼吸暂停综合征
喉	喉部呈漏斗状，相对狭窄，软骨柔软，黏膜柔嫩而富有血管及淋巴组织	炎症时出现局部充血、水肿，易引起吸气性呼吸困难和声音嘶哑
气管、支气管	气管、支气管较成人短且管腔相对狭窄，黏膜柔嫩、血管丰富，缺乏弹力组织；黏液腺分泌不足，纤毛运动差，清除能力弱，右支气管粗短，为气管的直接延伸	气管、支气管易于感染，并可导致呼吸道阻塞，且感染后痰液黏稠不易咳出；发生气管异物时易入右支气管，引起肺炎和右肺不张
肺	肺泡小且数量少，弹力纤维发育差，血管丰富，间质发育旺盛，使肺含血量相对多而含气量少	肺部易感染，引起间质性炎症、肺气肿或肺不张等
胸廓、纵隔	胸廓呈桶状，肋骨呈水平位，膈肌位置较高；胸腔较小而肺相对较大，呼吸肌发育差，耐疲劳的肌纤维数量少；儿童纵隔相对较大，纵隔周围组织松软、富于弹性	肺的扩张受到一定的限制，不能充分通气、换气，易出现呼吸困难甚至呼吸衰竭；胸腔积液或积气时易致纵隔移位

二、生理特点

1. **呼吸频率和节律**　儿童生长发育快,需氧量高,但肺组织发育尚未完善,通气换气不充分,通过增加呼吸频率满足机体代谢需要。且年龄越小,呼吸频率越快(表7-2)。新生儿(尤其早产儿)及生后数月的婴儿,由于呼吸中枢发育未成熟,呼吸极不稳定,可出现深、浅呼吸交替,或呼吸节律不规则、间歇、暂停等现象。

表7-2　各年龄儿童呼吸、脉搏频率及其比例

年龄	呼吸/(次·min⁻¹)	脉搏/(次·min⁻¹)	呼吸:脉搏
新生儿	40~44	120~140	1:3
~1岁	30	110~130	1:3~1:4
~3岁	24	100~120	1:3~1:4
~7岁	22	80~100	1:4
~14岁	20	70~90	1:4
~18岁	16~18	70~90	1:4

2. **呼吸类型**　婴幼儿呼吸肌发育不完善,肌纤维较细且耐疲劳的肌纤维所占比例少,膈肌较肋间肌发达,肋骨呈水平位,肋间隙较小,因此,婴幼儿呈腹式呼吸(abdominal respiration);随着年龄的增长,呼吸肌逐渐发育,膈肌下降,肋骨由水平位转变为斜位,开始出现胸腹式呼吸(thoracic and abdominal respiration)。7岁以后逐渐接近于成人。

3. **呼吸功能**　儿童肺活量、潮气量、每分通气量和气体弥散量较成人小,而气道阻力较成人大,故呼吸储能能力较低,当患呼吸系统疾病时,易发生呼吸衰竭。

4. **血气分析**　通过血气分析了解氧饱和度水平及血液酸碱平衡状态。儿童动脉血气分析正常值见表7-3。

表7-3　儿童动脉血气分析正常值

项目	新生儿	~2岁	>2岁
pH	7.35~7.45	7.35~7.45	7.35~7.45
PaO_2/kPa	8~12	10.6~13.3	10.6~13.3
$PaCO_2$/kPa	4.00~4.67	4.00~4.67	4.67~6.00
HCO_3^-/(mmol·L⁻¹)	20~22	20~22	22~24
BE/(mmol·L⁻¹)	−6~+2	−6~+2	−4~+2
SaO_2/%	90~97	95~97	96~98

三、免疫特点

儿童呼吸道的非特异性及特异性免疫功能均较差。咳嗽反射及纤毛运动功能差,难以有效清除吸入的尘埃和异物颗粒。肺泡巨噬细胞功能不足,体内的免疫球蛋白含量低,分泌型IgA、IgG,尤其IgG亚类含量低微。此外,乳铁蛋白、干扰素、溶菌酶、补体等数量和活性均不足,故易患呼吸系统感染。

Note:

第二节 急性上呼吸道感染患儿的护理

—— 学习目标 ——

- 知识目标：
  1. 掌握上呼吸道感染患儿的两种特殊类型上呼吸道感染的临床表现、常见护理诊断/问题及相应的护理措施。
  2. 熟悉上呼吸道感染的概念、病因、护理评估。
  3. 了解上呼吸道感染的辅助检查、治疗原则。
- 能力目标：
  能准确评估急性上呼吸道感染患儿病情，并能应用所学知识为患儿提供整体护理。
- 素质目标：
  提升护生职业精神和职业素养。

【概念】

急性上呼吸道感染（acute upper respiratory infection，AURI）简称"上感"，俗称"感冒"，是由各种病原体感染所致的以侵犯鼻、鼻咽和咽部为主的急性炎症，根据感染部位不同可诊断为急性鼻炎、急性咽炎、急性扁桃体炎等，如炎症向下蔓延可并发气管炎、支气管炎或肺炎。本病是儿童时期最常见的急性感染性疾病，一年四季均可发病，以冬春季及气候骤变时发病率高，多为散发，偶可流行，以空气飞沫传播为主。

【病因】

引起上感的病原体包括病毒、细菌、支原体及衣原体等，其中病毒所致占 90% 以上，常见病毒有流感病毒（influenza virus）、副流感病毒（parainfluenza virus）、呼吸道合胞病毒（respiratory syncytial virus，RSV）、腺病毒（adenovirus，ADV）、鼻病毒（rhinovirus，RV）、冠状病毒（coronal virus）等。病毒感染后可继发细菌感染，最常见的细菌是溶血性链球菌，其次为肺炎链球菌、流感嗜血杆菌等。

婴幼儿时期由于上呼吸道的解剖生理和免疫特点使其易患上感，若患儿伴有营养障碍性疾病如维生素 D 缺乏性佝偻病、营养不良、锌或铁缺乏症等，或居住环境不良如居室拥挤、通风不良、阳光不足、被动吸烟及护理不当致冷暖失宜等因素，易导致病情迁延或反复发作。

【临床表现】

潜伏期 1~3d，起病多较急。由于年龄、体质、病原体及病变部位的不同，病情的缓急、轻重程度也不同。年长儿症状较轻，婴幼儿则较重。

1. 一般类型急性上呼吸道感染

（1）症状：①局部症状：鼻塞、喷嚏、流涕、干咳、咽部不适和咽痛等，多于 3~4d 内痊愈。新生儿和小婴儿常可因鼻塞而出现张口呼吸或拒乳。②全身症状：发热、头痛、烦躁不安、全身不适、乏力等。部分患儿有食欲减退、呕吐、腹痛、腹泻等消化道症状，腹痛以脐周阵发性疼痛多见，多为暂时性，无压痛，其原因可能是发热引起射性肠蠕动亢进或蛔虫骚动所致。如腹痛持续存在，多并发急性肠系膜淋巴结炎，注意与急性阑尾炎相鉴别。

婴幼儿起病急，以全身症状为主，多有发热，体温可高达 39~40℃，热程 2~3d 至 1 周不等，突发高热可引起惊厥，退热后，惊厥及其他神经症状消失，一般情况良好。年长儿以局部症状为主，全身症状较轻,无发热或轻度发热。

(2) 体征:查体时可见咽部充血,扁桃体充血肿大,可有脓性分泌物,有时可见颈部及颌下淋巴结肿大且有触痛。肺部听诊一般正常。肠道病毒感染者可出现不同形态的皮疹。

2. 特殊类型急性上呼吸道感染

(1) 疱疹性咽峡炎(herpangina):由柯萨奇病毒 A 组引起,好发于夏秋季,可散发或流行,传染性强,潜伏期约 4d。起病急骤,临床表现为高热、咽痛、流涎、畏食、呕吐等。主要体征咽部充血,在腭咽弓、悬雍垂、软腭的黏膜上可见数个至数十个直径 2~4mm 大小灰白色疱疹,周围有红晕,1~2d 破溃后形成小溃疡。疱疹也可发生于口腔的其他部位。病程约 1 周。

(2) 咽 - 结膜热(pharyngo-conjunctival fever):由腺病毒 3、7 型引起,好发于春夏季,散发或小流行。临床表现以高热、咽炎和滤泡性眼结膜炎三联症同时存在为特征,但不必都具备。主要体征为咽部充血,可见白色点块状分泌物,周围无红晕,易于剥离;一侧或双侧滤泡性眼结膜炎,可伴球结膜出血,但分泌物不多;颈及耳后淋巴结增大。病程 1~2 周。

3. 并发症　急性上呼吸道感染可并发鼻窦炎、中耳炎、喉炎、咽后壁脓肿、扁桃体周围脓肿、颈淋巴结炎、喉炎、支气管炎及肺炎等。年长儿若患 A 组乙型溶血性链球菌咽峡炎,可引起急性肾小球肾炎和风湿热。

【辅助检查】

1. 血常规　病毒感染时周围血白细胞计数多正常或偏低,中性粒细胞减少,淋巴细胞计数相对增高。细菌感染时白细胞总数及中性粒细胞多增高,但体弱儿或严重病例可减少。

2. 病原学检查　可作病毒分离或细菌培养,以明确病原体。近年来免疫荧光、免疫酶及分子生物技术可对病原体作出早期诊断。C- 反应蛋白(CRP)和前降钙素原(PCT)有助于鉴别细菌感染。

【治疗要点】

治疗原则以支持治疗和对症治疗为主,防止并发症。

1. 支持治疗　注意休息、多饮水;居室通风换气;注意呼吸道隔离;预防并发症的发生。

2. 病因治疗　抗病毒药物常用利巴韦林(病毒唑),也可使用银翘散、大青叶、板蓝根冲剂等中药治疗;若为流感病毒感染,可口服磷酸奥司他韦。细菌性上呼吸道感染或病毒性上呼吸道感染继发细菌感染者可选用抗生素治疗,常选用青霉素类、头孢菌素类或大环内酯类抗生素。如为链球菌感染或既往有肾炎或风湿热病史者,青霉素类或红霉素类疗程为 10~14d。

3. 对症治疗　高热者给予物理降温(如冷敷或温水浴)或药物降温(如对乙酰氨基酚或布洛芬);高热惊厥者给予镇静、止惊等处理;咽痛者含服咽喉片;鼻塞者给予减充血剂。

【常见护理诊断 / 问题】

1. 舒适度减弱　与咽痛、鼻塞等有关。

2. 体温过高　与上呼吸道炎症有关。

3. 潜在并发症:高热惊厥、中耳炎、鼻窦炎、咽后壁脓肿、急性肾炎等。

【护理措施】

(一) 促进舒适

1. 保持室内空气清新,室温维持在 18~22℃,湿度 50%~60%,要避免空气对流对患儿呼吸道的刺激。

2. 婴幼儿餐后可喂少量温开水以清洗口腔,年长儿饭后及时漱口,口唇涂润唇膏或油类以避免干燥。

3. 保持呼吸道通畅，及时清除鼻腔及咽喉部分泌物与干痂，保持鼻孔周围清洁，可用凡士林或液状石蜡等涂抹鼻周皮肤及鼻部黏膜，以减轻分泌物的刺激。咽部不适时可给予润喉片或雾化吸入。鼻塞严重患儿可先清除鼻腔分泌物后用 0.5% 麻黄碱液滴鼻，每天 2~3 次，每次 1~2 滴；因鼻塞妨碍患儿吸吮，宜在哺乳前 15min 用滴鼻液滴鼻，保证鼻腔通畅，维持正常吸吮。嘱患儿不要用力擤鼻，以免炎症经咽鼓管向中耳发展引起中耳炎。

（二）维持体温正常

1. 一般发热患儿每 4h 测量体温 1 次，超高热或有高热惊厥史患儿每 1~2h 测体温 1 次，并准确记录。当体温不超过 38.5℃时给予正确、合理的物理降温措施，如头部冷湿敷、腋下及腹股沟放置冰袋，温水擦浴，冷盐水回流灌肠。当体温超过 38.5℃时遵医嘱给予降温药物，防止高热惊厥的发生，特别是既往有高热惊厥史的患儿，使用降温药物后要多饮水，避免大量出汗引起虚脱。高热惊厥患儿使用镇静剂时，应注意观察疗效及药物的不良反应。遵医嘱使用抗病毒药物，合并细菌感染者使用抗生素，抗生素使用前应询问有无过敏史，严格进行皮试，并观察有无过敏反应。

2. 保证患儿有足够的休息时间，尽量减少活动，如有高热者应卧床休息，并经常更换体位。衣被不可过厚，以免影响散热。保持皮肤清洁，被汗液浸湿的衣被要及时更换。做好呼吸道隔离，呼吸道感染患儿要与非感染患儿分室居住。

3. 给予易消化和富含维生素（特别是维生素 C）的清淡饮食，少量多餐并经常变换食物种类。哺乳时需采取头高位或抱起半卧位哺喂，呛咳严重者用滴管或小勺缓慢喂食，以免用力进食或呛咳加重病情。鼓励患儿多饮水，特别是大量出汗后应补足水分，必要时进行静脉补充营养和水分。

（三）密切观察病情变化

密切观察病情变化，警惕高热惊厥的发生。经常检查口腔黏膜及皮肤有无皮疹，注意咳嗽的性质及神经系统症状等，以便能及早发现麻疹、百日咳、猩红热及流行性脑脊髓膜炎等急性传染病。观察咽部充血、水肿、化脓情况，怀疑有咽后壁脓肿时，应及时报告医师，同时要预防脓肿破溃后脓液流入气管引起窒息。

（四）健康教育

1. 向患儿家长介绍有关上呼吸道感染的知识，如上呼吸道感染的病因、临床表现、预防措施和护理要点。

2. 指导家长科学合理喂养患儿，提倡母乳喂养，及时添加辅食，保证足量的蛋白质和维生素摄入，纠正挑食、偏食等不良饮食习惯。

3. 做好出院健康指导及预防宣传：嘱家长出院后遵医嘱继续给患儿用药，定期进行健康检查，按时预防接种。伴有营养不良、佝偻病、营养性贫血等疾病的患儿要积极治疗原发病，同时多进行户外活动，多晒太阳，加强体格锻炼，增强体质。气候骤变时及时增减衣服，既要避免着凉，又要避免穿衣过多。在上呼吸道感染的高发季节应避免带儿童去人多拥挤空气不流通的公共场所，避免交叉感染。

知识链接

儿童流行性感冒的临床特点及预防策略

流行性感冒（以下简称流感）是由流感病毒引起的严重威胁人类健康的重要呼吸道传染病，具有发病率高、传播速度快、流行范围广的特点，多见于儿童和青少年。常见临床表现为骤起高热、乏力、全身疼痛，之后很快出现干咳、咽痛，10%~30% 患儿可出现恶心、呕吐等消化道症状。流感一般采用综合性预防策略，包括加强锻炼与营养、隔离感染患儿、对高危人群进行疫苗接种、预防性用药等，其中疫苗预防是控制流感的主要措施。对流感儿童的治疗，主张 48h 内应尽早予抗病毒药物治疗，合理使用对症治疗药物，避免滥用抗生素，同时多饮水、多休息。

第三节 肺炎患儿的护理

―――――――――――――――――――― 案例导入与思考 ――――――――――――――――――――

患儿,男,11 个月,因"发热、咳嗽、咳痰 5d,加重 1d"入院。查体:体温 39.7℃,呼吸急促,精神差,咽部充血明显。呼吸 45 次 /min,双肺呼吸音粗,可闻及散在干啰音和细湿啰音,心率 140 次 /min,律齐,腹软,肝肋下 1cm,质软。急诊胸片提示支气管肺炎。

请思考:

1. 护理评估和病情观察的内容包括哪些?

2. 该患儿目前主要的护理诊断 / 问题有哪些?

3. 分管护士接诊后,针对患儿的病情应配合医生采取哪些护理措施?

――――――――――――――――――― 学 习 目 标 ―――――――――――――――――――

● 知识目标:

1. 掌握支气管肺炎患儿的临床表现、常见护理诊断 / 问题及相应的护理措施。

2. 熟悉肺炎的概念、分类、支气管肺炎的病因、病理生理及治疗原则。

3. 了解不同病原体所致肺炎的主要临床表现。

● 能力目标:

能按护理程序为支气管肺炎患儿实施整体护理和健康教育。

● 素质目标:

提升职业素养,护理工作中态度和蔼,语气亲切,关心爱护患儿。

【概念】

肺炎(pneumonia)是由不同病原体及其他因素(如吸入羊水、油类或过敏等)所引起的肺部炎症。以发热、咳嗽、气促、呼吸困难和肺部固定中细湿啰音为主要临床表现。严重者可累及循环、神经、消化等系统出现相应临床症状。肺炎是婴幼儿时期的常见病,一年四季均可发病,以冬春寒冷季节及气候骤变时候多见。本病是我国住院儿童死亡的第一位原因,被列为儿童重点防治的"四大疾病"之一。

【分类】

目前,儿童肺炎的分类方法尚未统一,常用分类方法如下:

1. **病理分类** 大叶性肺炎、支气管肺炎和间质性肺炎。儿童以支气管肺炎多见。

2. **病因分类**

(1)感染性肺炎:病毒性肺炎(呼吸道合胞病毒占首位,其次为腺病毒、流感病毒、副流感病毒、鼻病毒、巨细胞病毒等)、细菌性肺炎(肺炎链球菌、金黄色葡萄球菌、肺炎克雷伯菌、流感嗜血杆菌等)、支原体肺炎、衣原体肺炎、原虫性肺炎、真菌性肺炎等。

(2)非感染性肺炎:吸入性肺炎、坠积性肺炎、过敏性肺炎等。

3. **病程分类** 急性肺炎(病程 <1 个月)、迁延性肺炎(病程 1~3 个月)、慢性肺炎(病程 >3 个月)。

4. **病情分类** 轻症肺炎(主要以呼吸系统症状为主)、重症肺炎(除呼吸系统表现外,其他系统亦受累,且全身中毒症状明显)。

5. 临床表现典型与否分类

(1) 典型肺炎：由肺炎链球菌、金黄色葡萄球菌、肺炎克雷伯菌、流感嗜血杆菌、大肠埃希菌等引起的肺炎。

(2) 非典型肺炎：由肺炎支原体、衣原体、军团菌、病毒等引起的肺炎。2002 年冬季至 2003 年春季我国发生的一种传染性非典型肺炎，经认定是新型冠状病毒引起，WHO 将其命名为严重急性呼吸道综合征（severe acute respiratory syndrome，SARS）。近年也有高致病性禽流感病毒所致的肺炎。

6. 肺炎发生的地点分类

(1) 社区获得性肺炎（community acquired pneumonia，CAP）：指无明显免疫抑制的患儿在院外获得的感染性肺炎，包括具有明确潜伏期的病原体感染而在入院后潜伏期内发病的肺炎。

(2) 医院获得性肺炎（hospital acquired pneumonia，HAP）：指患儿入院时不存在，也不处于潜伏期而在入院≥48h 发生的感染性肺炎，包括在医院内感染而于出院 48h 内发生的肺炎。

一、支气管肺炎患儿的护理

支气管肺炎（bronchopneumonia）是累及支气管壁和肺泡的炎症，为儿童时期最常见的肺炎，2 岁以内儿童多发。

【病因和病理生理】

（一）病因

1. 病原体　最常见为病毒和细菌感染，也可由病毒、细菌"混合感染"。发达国家儿童肺炎病原体以病毒为主，发展中国家以细菌为主。病毒中以呼吸道合胞病毒常见，其次为腺病毒、流感病毒等。细菌中以肺炎链球菌多见，其次为流感嗜血杆菌、金黄色葡萄球菌、表皮葡萄球菌等。近年来支原体、衣原体和流感嗜血杆菌引起的肺炎日渐增多。肺炎的病原体也与发病年龄、季节、区域等有关。病原体常由呼吸道入侵，少数经血行入肺。

2. 易感因素　居住环境差、免疫功能低下、低出生体重儿以及合并营养不良、维生素 D 缺乏性佝偻病、先天性心脏病的患儿对病原体的易感性增加，更易发生肺炎，且病情严重，常迁延不愈，病死率较高。

（二）病理生理

病原体经呼吸道或血行入肺，引起支气管、肺泡和肺间质炎症，通气和换气功能障碍，导致缺氧和二氧化碳潴留，从而产生一系列病理生理改变见图 7-1。

1. 呼吸功能不全　由于通气和换气障碍，氧进入肺泡以及氧自肺泡弥散至血液和二氧化碳排出均发生障碍，通气不足致低氧血症和高碳酸血症，换气功能障碍主要引起低氧血症。为代偿缺氧，呼吸和心率加快，每分通气量和改善通气血流比增加；为吸入更多的氧气，呼吸深度增加，辅助

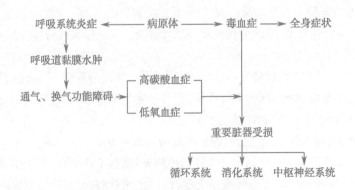

图 7-1　**支气管肺炎的发病机制**

呼吸肌参与活动,出现鼻翼扇动和三凹征。严重者可出现呼吸衰竭($PaO_2<60mmHg$ 和 / 或 $PaCO_2>50mmHg$)。

2. **循环系统** 缺氧和二氧化碳潴留可引起肺小动脉反射性收缩,致肺动脉高压,使右心负荷增加;病原体和毒素侵袭心肌,致中毒性心肌炎。肺动脉高压和中毒性心肌炎是诱发心力衰竭的主要原因。重症者常出现微循环障碍、休克甚至弥散性血管内凝血(DIC)。

3. **神经系统** 高碳酸血症使脑血管扩张、血流减慢、血管通透性增加,引起脑水肿、颅内压升高。严重缺氧致脑细胞供氧不足,无氧代谢增加,造成乳酸堆积、ATP 生成减少和 Na^+-K^+ 离子泵转运功能障碍,引起脑细胞内水钠潴留,导致脑水肿、颅内压升高。病原体毒素亦可直接损害脑组织引起脑水肿、中毒性脑病。

4. **消化系统** 低氧血症和病原体毒素可使胃肠黏膜糜烂、出血,上皮细胞坏死脱落,导致黏膜屏障功能破坏,使胃肠功能紊乱,出现拒食、呕吐、腹泻,严重缺氧者可发生中毒性肠麻痹。若毛细血管通透性增高,可致消化道出血。

5. **酸碱平衡失调与电解质紊乱** 严重缺氧时,体内需氧代谢发生障碍,无氧酵解增加,酸性代谢产物堆积,加上高热、进食少、吐泻、脂肪分解等因素,常引起代谢性酸中毒;同时由于二氧化碳排出受阻,可导致呼吸性酸中毒。因此,重症肺炎患儿可存在不同程度的混合性酸中毒。缺氧和二氧化碳潴留导致肾小动脉痉挛,严重缺氧还会使抗利尿激素(ADH)分泌增加,可引起水钠潴留;且缺氧使钠泵功能失调致 Na^+ 进入细胞内,加之患儿因摄入不足、呕吐等致排钠增多,可发生低钠血症。因酸中毒,H^+ 进入细胞内,K^+ 向细胞外转移,血钾增高(或正常);若伴吐泻及营养不良致 K^+ 丢失过多、摄入减少,可出现低钾血症。

【临床表现】

支气管肺炎起病多数较急,发病前数日多有上呼吸道感染症状。

1. **轻症肺炎** 仅表现为呼吸系统症状和相应的肺部体征,主要包括发热、咳嗽、气促、肺部固定中细湿啰音。

(1)发热:热型不定,多为不规则热,亦可为弛张热或稽留热。新生儿、重度营养不良患儿体温可不升,甚至低于正常。

(2)咳嗽:较频,初为刺激性干咳,以后有痰,新生儿、早产儿仅表现为口吐白沫。

(3)气促及呼吸困难:多发生在发热、咳嗽之后。患儿呼吸加快达 40~80 次 /min,可伴有呼气时间延长、鼻翼扇动。重者出现点头呼吸、三凹征,伴有口周、鼻唇沟和指(趾)端发绀。

(4)全身症状:精神不振、烦躁不安、食欲减退、轻度呕吐或腹泻。

(5)肺部体征:早期不明显或仅呼吸音粗糙、减低,随病情的进展可闻及固定的中细湿啰音,以背部两侧下方及脊柱两旁较多,于深吸气末最为明显。新生儿、小婴儿常不易闻及湿啰音。若病灶融合可出现实变体征,如语音增强、叩诊浊音、听诊呼吸音减弱或出现支气管呼吸音。

2. **重症肺炎** 除呼吸系统症状和全身中毒症状加重外,常出现循环、神经和消化等系统功能障碍,出现相应的临床表现。

(1)循环系统:可发生心肌炎、心力衰竭。心肌炎主要表现为面色苍白、心动过速、心音低钝、心律不齐,心电图显示 ST 段下移、T 波低平或倒置。心力衰竭主要表现为:①安静状态下呼吸突然加快 >60 次 /min;②安静状态下心率突然增快 >180 次 /min;③突然极度烦躁不安,明显发绀,面色苍白或发灰,指(趾)甲微血管再充盈时间延长;④心音低钝、奔马律,颈静脉怒张;⑤肝脏迅速增大;⑥少尿或无尿,眼睑或双下肢水肿。其中前 3 项不能用发热、肺炎本身或其他并发症解释。若出现前 5 项者即可考虑心力衰竭。

(2)神经系统:由于颅内压升高和 / 或中毒性脑病,表现为:烦躁、嗜睡,眼球上窜、凝视;前囟隆起、球结膜水肿;昏睡、昏迷、惊厥;瞳孔对光反应迟钝或消失;呼吸节律不规则,呼吸心搏解离(有心跳,无呼吸);脑膜刺激征,脑脊液检查除压力增高外,其他均正常。

(3) 消化系统:表现为食欲减退、呕吐或腹泻。重症患儿可出现中毒性肠麻痹(腹胀明显,膈肌升高导致呼吸困难加重,肠鸣音消失)和消化道出血(呕吐咖啡样物,大便隐血阳性或柏油样便)。

3. 并发症 早期合理治疗者并发症少见,若延误诊断或病原体致病力强者可引起脓胸、脓气胸、肺大疱、肺不张、支气管扩张等并发症,表现为在治疗过程中中毒症状或呼吸困难突然加重,体温持续不退或退而复升。以上并发症多见于金黄色葡萄球菌肺炎、耐药链球菌肺炎和某些革兰氏阴性杆菌肺炎。

【辅助检查】

1. 外周血检查 细菌性肺炎白细胞总数及中性粒细胞常增高,可见核左移,胞浆中可有中毒颗粒,C-反应蛋白(CRP)多上升,前降钙素(PCT)可升高;病毒性肺炎白细胞总数大多正常或降低,CRP则升高不明显。

2. 病原学检查 可作病毒分离或细菌培养,以明确病原体,但需时较长,难以用于早期诊断。病原特异性抗体和特异性抗原检测以及聚合酶链反应(PCR)有助于快速诊断。血清冷凝集试验可作为支原体肺炎的过筛试验。

3. 胸部X线检查 早期肺纹理增粗,以后出现大小不等的点状或斑片状阴影,可融合成片,甚至波及节段,以双肺下野、中内带多见。可伴有肺不张或肺气肿。

【治疗要点】

通常采取综合治疗,原则为改善通气、对症治疗、控制感染、防治并发症。

1. 一般处理 包括止咳、平喘、保持呼吸道通畅,必要时给予吸氧和半卧位以缓解缺氧和焦虑。给予营养丰富易消化的饮食,重症患儿进食困难,可给予静脉补充营养。

2. 控制感染 抗菌药物使用原则为安全、有效、早期、联合、足量、足疗程,重症患儿宜静脉联合给药。根据不同病原体选择抗菌药物:①肺炎链球菌:青霉素敏感者首选青霉素或阿莫西林;青霉素中介者,首选大剂量青霉素或阿莫西林;耐药者首选头孢曲松、头孢噻肟、万古霉素;青霉素过敏者选用大环内酯类抗生素,如红霉素等。②金黄色葡萄球菌:甲氧西林敏感者首选苯唑西林钠或氯唑西林,耐药者选用万古霉素或联用利福平。③流感嗜血杆菌:首选阿莫西林/克拉维酸、氨苄西林/舒巴坦。④大肠埃希菌和肺炎克雷伯菌:不产超广谱β内酰胺酶(ESBLs)菌首选头孢他啶、头孢哌酮;产ESBLs菌首选亚胺培南、美罗培南。⑤铜绿假单胞菌(绿脓杆菌)首选替卡西林/克拉维酸。⑥卡他莫拉菌:首选阿莫西林/克拉维酸。⑦肺炎支原体和衣原体:首选大环内酯类抗生素,如阿奇霉素、红霉素及罗红霉素。用药时间一般持续至体温正常后5~7d,症状、体征消失后3d停药;支原体肺炎至少用药2~3周;葡萄球菌肺炎在体温正常后2~3周可停药,一般总疗程≥6周。抗病毒可选用利巴韦林、干扰素等。若为流感病毒感染,可口服磷酸奥司他韦。

3. 防治并发症 脓胸、脓气胸、肺大疱为重症肺炎最常见的并发症,需及时进行胸腔穿刺。

【护理评估】

1. 健康史 评估患儿的年龄、营养状态及生长发育史;了解患儿既往有无呼吸道传染病接触史,有无反复呼吸道感染史,有无维生素D缺乏性佝偻病、营养不良、缺铁性贫血、先天性心脏病等基础疾病;了解患儿的预防接种史。

2. 身体状况 评估患儿有无发热、程度、热型;呼吸频率、节律,有无气促,端坐呼吸、鼻翼扇动、三凹征及唇周发绀等症状和体征;咳嗽有无痰液、痰液黏稠度;有无心率增快、肺部啰音;有无循环、神经、消化系统受累的临床表现。评估血常规、胸部X线、病原学、血气分析等检查结果。

3. 心理-社会状况 评估患儿及家长对肺炎病因和防护知识的了解程度,居住环境、家庭经济

Note:

状况及有无住院经历;评估患儿有无因发热、缺氧等不适及陌生环境而产生焦虑和恐惧,如有哭闹、易激惹等表现;评估家长对肺炎的心理反应,有无因患儿住院而产生焦虑不安、抱怨的情绪。

【常见护理诊断/问题】

1. **气体交换障碍**　与肺部炎症致通气、换气功能障碍有关。
2. **清理呼吸道无效**　与呼吸道分泌物过多、痰液黏稠、咳嗽无力有关。
3. **体温过高**　与肺部感染有关。
4. **营养失调:低于机体需要量**　与摄入不足、消耗增加有关。
5. **活动无耐力**　与摄入不足、消耗增加及机体缺氧有关。
6. **潜在并发症:**心力衰竭、中毒性脑病、中毒性肠麻痹、脓胸等。
7. **焦虑/恐惧**　与呼吸困难、环境陌生等有关。

【预期目标】

1. 患儿缺氧得到纠正,呼吸平稳。
2. 患儿能充分排出呼吸道分泌物,保持呼吸道通畅。
3. 患儿体温恢复和维持正常。
4. 患儿住院期间能得到充足的营养。
5. 患儿营养充足,缺氧状况得到纠正,恢复活动耐力。
6. 患儿无并发症发生或发生时能够得到及时有效地处理。
7. 患儿能较好地表达自己的感受,保持安静,较少出现焦虑/恐惧。

【护理措施】

(一)维持最佳呼吸功能

1. 保持室内空气清新,室温维持在 18~20℃,湿度以 60% 为宜,病室定时通风换气(应避免对流)。做好呼吸道隔离,不同病原体引起的肺炎或病情轻重应分室居住,防止交叉感染。

2. 保证患儿安静休息,以减少氧耗。采取舒适体位来维持良好的呼吸功能,如半卧位或抬高床头 30°~40°,经常更换体位,以利于呼吸和分泌物排出;护理操作应集中完成,以减少刺激,避免哭闹。

3. 出现缺氧表现如呼吸困难、口唇发绀、烦躁、面色灰白等情况应立即给氧,以改善低氧血症。多采用鼻前庭导管给氧,氧流量为 0.5~1L/min,氧浓度不超过 40%;缺氧明显者可用面罩给氧,氧流量 2~4L/min,氧浓度不超过 50%~60%。氧疗时氧气应湿化,以免损伤呼吸道黏膜。若出现呼吸衰竭,应及时给予气管插管和人工呼吸器。吸氧过程中应经常检查鼻导管是否通畅,缺氧症状是否改善,如有异常及时处理。

(二)保持呼吸道通畅

1. 及时清除患儿口鼻分泌物,嘱患儿多饮水,避免呼吸道干燥。协助患儿每 2h 更换一次体位,并用手轻拍患儿背部(五指并拢,稍向内合掌,由下向上、由外向内地轻拍背部),边叩背边指导和鼓励患儿进行有效地咳嗽,以促进痰液排出,防止坠积性肺炎的发生。

2. 病情允许可根据病变部位进行体位引流,头低足高位可以引流上肺叶和支气管分泌物;仰卧位时,引流靠近前胸部的支气管分泌物;俯卧时,引流靠近背部的支气管分泌物。

3. 痰液黏稠不易咳出者可配合超声雾化吸入以稀释痰液,每日 2 次,每次 20min,雾化吸入嘱患儿深呼吸以达到最佳效果。必要时给予吸痰,吸痰不宜在进食后 1h 内进行,以免引起恶心、呕吐。

4. 遵医嘱给予祛痰剂如复方甘草合剂等;对严重喘憋者遵医嘱给予支气管解痉剂。

Note:

(三) 维持体温正常

密切监测体温变化,低热不需特殊处理,体温超过 38.5℃时给予物理降温,必要时给予药物降温,以防高热惊厥;及时更换被汗液浸湿的衣被,保持皮肤清洁干燥;如有虚脱,应予保暖、补液。

(四) 维持营养均衡

1. 鼓励患儿进食高热量、高蛋白、高维生素易消化的流质、半流质饮食,少量多餐,以免过饱影响呼吸。喂养时应耐心细心,每次喂食时将患儿头部抬起或抱起,防止呛咳。

2. 重症患儿不能进食时,遵医嘱给予静脉营养,需严格控制输注量及速度,最好使用输液泵,保持均匀滴入,以免发生心力衰竭。

3. 鼓励患儿多饮水,以稀释痰液,易于痰液咳出,同时也可补充因发热、腹泻、呕吐等损失的水分。

(五) 合理安排活动与休息

评估患儿的病情程度和活动耐力,指导患儿合理安排作息时间和活动量。注意减少患儿的氧耗量,保持安静,避免哭闹,减轻心脏负担,降低代谢。

(六) 密切观察病情变化

1. 若患儿突然出现烦躁不安、面色苍白、呼吸加快(>60 次/min)、心率增快(>180 次/min)、心率低钝或奔马律、肝在短期内迅速增大,考虑肺炎合并心力衰竭,应及时报告医师,同时给予半卧位、吸氧、减慢输液速度,遵医嘱给予强心剂、利尿剂、镇静剂、血管活性剂等药物。

2. 若患儿出现烦躁、嗜睡、惊厥、昏迷、呼吸不规则等,提示颅内压增高,考虑中毒性脑病,应立即报告医师并配合抢救,给予脱水剂、镇静剂、血管活性剂、糖皮质激素等药物。

3. 若患儿出现严重腹胀、呕吐,肠鸣音消失,胃内容物为咖啡样或黑便等表现,考虑中毒性肠麻痹或胃肠道出血,遵医嘱给予禁食、胃肠减压等治疗。

4. 若患儿病情突然加重,出现体温持续不降或退而复升、剧烈咳嗽、烦躁不安、呼吸困难、面色青紫、胸痛、患侧呼吸运动受限等症状,考虑并发脓胸或脓气胸,及时报告医师并配合进行胸穿或胸腔闭式引流等准备工作。

(七) 减轻焦虑/恐惧

1. 理解患儿因身体不适、环境陌生及治疗性痛苦而哭闹,鼓励父母陪伴患儿,预防分离性焦虑。

2. 尽量用患儿能够理解的语言解释治疗和创伤性操作,多倾听患儿的心声,鼓励用画画或其他方式表达自己的感受。尽量避免侵入性操作,必要时遵医嘱给予减轻疼痛治疗。

(八) 健康教育

1. **住院期间疾病知识健康教育** 向患儿家长介绍有关肺炎的知识,如病因、临床表现、治疗和预后。教会家长叩背排痰的方法。

2. **合理营养知识宣教** 指导家长合理喂养,提倡母乳喂养;鼓励患儿多饮水;若病情允许,患儿可选择或决定食物的种类和数量,少食多餐,耐心喂养。

3. **预防感染** 婴幼儿应少去人多的公共场所,接触呼吸道感染患儿前后应洗手;指导患儿保护环境,养成良好的习惯,如咳嗽时用手帕或纸捂嘴,不随地吐痰,防止病原体经空气传染给他人。在秋冬季注意室内通风,保持室内空气清新。平时应加强体格锻炼,以增强体质、提高其抵抗能力。

4. **出院健康指导** 嘱家长出院后按医嘱继续给患儿用药,按时预防接种和定期进行健康检查;患有营养不良、佝偻病、营养性贫血、先天性心脏病等基础疾病的患儿应积极治疗。

【护理评价】

1. 患儿能维持正常的呼吸功能,呼吸平稳。

2. 患儿能有效咳嗽,呼吸道通畅。

3. 患儿体温维持在 36.0~37.0℃。

4. 患儿营养状况良好,体重恢复正常。

5. 活动有耐力。

6. 患儿能维持足够的心排血量,无其他并发症发生。

7. 患儿住院过程中患儿得到有效的照顾,焦虑、恐惧情绪减轻,能配合治疗。

二、不同病原体所致肺炎的特点

不同病原体所致肺炎的特点见表 7-4。

表 7-4　几种不同病原体所致肺炎的特点

	呼吸道合胞病毒肺炎	腺病毒肺炎	金黄色葡萄球菌肺炎	肺炎支原体肺炎
病原体	呼吸道合胞病毒	腺病毒(3、7 型最常见)	金黄色葡萄球菌	肺炎支原体
好发年龄	多见于婴幼儿,尤多见于 1 岁以内儿童	6 个月 ~2 岁多见	新生儿、婴幼儿多见	学龄儿童及青年常见,婴幼儿亦不少见
主要临床表现	起病急,干咳,低中度发热;喘憋为突出表现,很快出现呼吸困难及缺氧症状;肺部听诊以喘鸣音为主,肺底可闻及细湿啰音	起病急骤,发热呈稽留热型或弛张热,热程长;咳嗽频繁,呈阵发性喘憋、呼吸困难、发绀等;全身中毒症状明显;肺部啰音出现较迟,多于高热 3~7d 后才出现,肺部病变融合时可出现实变体征	起病急、发展快,全身中毒症状明显;发热呈弛张热型,但早产儿和体弱儿有时可无发热或仅有低热。患儿烦躁不安、面色苍白、呻吟、呼吸浅快和发绀,时有呕吐、腹胀;皮肤常见猩红热样或荨麻疹样皮疹;严重时出现惊厥甚至休克,易并发脓胸、脓气胸等。肺部体征出现较早,可闻及中、细湿啰音	起病缓慢,常有发热,可持续 1~3 周;以刺激性咳嗽为突出表现,初为干咳,后转为顽固性剧咳,可持续 1~4 周;肺部体征不明显,少数可闻及干、湿啰音,故体征与剧咳及发热等临床表现不一致,为本病特点之一
胸部 X 线	两肺可见小点片状、斑片状阴影,部分患儿有不同程度的肺气肿	肺部 X 线改变较肺部啰音出现早;可见大小不等的片状阴影或融合成大病灶,甚至一个大叶	小片浸润阴影、病变发展迅速,甚至数小时内可出现肺脓肿、肺大疱或胸腔积液	支气管肺炎改变;间质性肺炎改变;均一实变影;肺门阴影增浓。体征轻而 X 线改变明显为本病特点之一
血常规检查	白细胞总数大多正常	白细胞数正常或偏低	白细胞总数及中性粒细胞增多伴核左移	白细胞数正常或增多
治疗	抗病毒	抗病毒	选用苯唑西林钠等抗生素,耐药者选用万古霉素或联用利福平	选用大环内酯类抗生素

第四节 支气管哮喘患儿的护理

--- 学 习 目 标 ---

- 知识目标：
  1. 掌握支气管哮喘患儿的临床表现、常见护理诊断/问题及相应的护理措施。
  2. 熟悉支气管哮喘的治疗要点。
  3. 了解支气管哮喘的病因、发病机制。
- 能力目标：
  能按护理程序为支气管哮喘患儿实施整体护理和健康教育。
- 素质目标：
  培养护生尊重患儿、爱护患儿、保护患儿隐私的职业精神。

【概念】

支气管哮喘(bronchial asthma)简称哮喘，是儿童时期最常见的慢性呼吸道过敏性疾病，是由多种炎性细胞(肥大细胞、嗜酸性细胞、T淋巴细胞、中性粒细胞)、气道结构细胞(气道平滑肌细胞、上皮细胞)和细胞组分共同参与的气道慢性炎症性疾病。这种慢性炎症易导致患儿气道高反应性，当接触物理、化学、生物等刺激因素时，可发生不同程度的广泛多变的可逆性气流受限，从而引起反复发作性喘息、咳嗽、气促、胸闷或呼吸困难，常在夜间和/或清晨发作或加剧，多数患儿可自行缓解或经治疗缓解。儿童哮喘如诊治不及时，随病程的延长可产生气道不可逆性狭窄和气道重塑，因此，早期防治非常重要。世界卫生组织与美国国立卫生研究院心肺血液研究所制定了全球哮喘防治创议(Global Initiative For Asthma，GINA)方案，目前该方案不断更新，已成为全球防治哮喘的重要指南。

【病因和发病机制】

(一)病因

哮喘的病因尚未完全明确，受遗传因素和环境因素的双重影响。

1. **遗传因素** 哮喘儿童常为特异性体质或过敏体质，如湿疹、过敏性鼻炎、食物或药物等过敏史，且家族成员常有类似病史。

2. **环境因素** 为哮喘的激发因素，包括：①呼吸道感染：如呼吸道合胞病毒、鼻病毒、流感病毒等。此外一些局部感染灶，如鼻窦炎、扁桃体炎等也可成为诱因。②吸入物和刺激物：如灰尘、花粉、螨、冷空气、化学气体等。③食物和食物添加剂：如牛奶、鸡蛋、海产品、冰冻食物、香料、防腐剂及色素等。④药物：如阿司匹林和其他非甾体类抗压药等。⑤其他：强烈的情绪变化、寒冷空气、职业粉尘及气体、运动或过度通气等。

(二)发病机制

哮喘的发病机制复杂，主要病理改变为慢性气道炎症、气道高反应性及气流受限。哮喘的炎症反应是由多种炎性细胞、炎症介质(白三烯、组胺、前列腺素、内皮素等)和细胞因子(黏附分子等)共同参与、相互作用的结果。气道炎症是哮喘发病的本质，气道高反应性是哮喘的重要特征，而气流受限是哮喘病理生理改变的核心，支气管痉挛、管壁炎症性肿胀、黏液栓形成和慢性炎症所致的气道重塑是造成患儿气流受限的原因。

Note:

【临床表现】

起病或急或慢,婴幼儿哮喘发病前常有 1~2d 的上呼吸道感染症状,如鼻痒、喷嚏、流清涕、揉眼睛、揉鼻子等表现,并可有明显的咳嗽、喘息。年长儿起病往往较突然,突发阵发性咳嗽,继而出现喘息、呼吸困难等。

1. **急性发作时症状**　急性发作时,患儿烦躁不安,端坐呼吸,耸肩喘息,以呼气性困难更为显著,面色苍白,鼻翼扇动,口唇及甲床发绀,全身冒冷汗,辅助呼吸肌收缩,自诉胸闷、气短。经过适当处理,如果咳嗽后能排出白色黏稠痰液,症状可稍为减轻。婴幼儿以腹式呼吸为主,因其胸廓柔软,常不出现端坐呼吸,但常喜家长抱着,头部俯贴于家长肩上,情绪不安、烦躁等。吸气时出现"三凹征",即胸骨上窝、锁骨上窝、肋弓下部呈现凹陷,而在呼气时因胸腔内压增高,胸骨上下部可见凸出。年长儿可见颈静脉怒张。听诊可有哮鸣音或湿啰音,有时呼吸音可被其掩盖,如气道梗阻严重,呼吸音可明显减弱。心率常加快,出现肺气肿时肝脾于肋下可触及,严重病例可并发心力衰竭。

2. **发作间歇期症状**　在此期患儿常自觉胸闷不适,肺部听诊呼吸音减弱,无哮鸣音,但多数患儿症状和体征全部消失。

3. **缓解期的表现**　在缓解期,哮喘患儿可无任何症状和体征,对活动无影响,或仅表现为过敏性鼻炎和咽炎的症状。少数患儿可有胸部不适,肺内哮鸣音或有或无。长期反复发作者可有肺气肿等表现。

【辅助检查】

1. **肺功能检查**　肺功能检查主要用于 5 岁以上的患儿,其有助于确诊哮喘,也是评估哮喘病情严重程度和控制水平的重要依据之一。对于 $FEV_1 \geqslant$ 正常预计值 70% 的疑似哮喘患儿,可选择支气管激发试验测定气道反应性,对于 $FEV_1 <$ 正常预计值 70% 的疑似哮喘患儿,选择支气管舒张试验评估气流受限的可逆性,支气管激发试验阳性、支气管舒张试验阳性或 PEF 每日变异率(连续监测 1~2 周)$\geqslant 20\%$ 均有助于确诊哮喘。

2. **胸部 X 线检查**　通常是正常的,少数患儿可出现肺气肿征象。

3. **过敏原测试**　用多种吸入性过敏原或食物性过敏原提取液所做的过敏原皮肤试验是诊断变态反应的首要工具,可提示患儿是否对该过敏原过敏,特别适合所有反复喘息怀疑哮喘尤其是无法配合进行肺功能检测的学龄前儿童。目前常用皮肤点刺试验法和皮内试验法。另外血清特异性 IgE 测定也有一定价值。

【治疗要点】

治疗越早效果越好,要坚持长期、规范、个性化的治疗原则。急性发作期治疗重点是抗炎、平喘,快速缓解症状;慢性持续期和临床缓解期治疗目的是防止症状加重和预防复发。

1. **脱离变应原**　避免接触变应原是防治哮喘最有效的方法,去除各种诱发因素,积极治疗和清楚感染病灶。

2. **药物治疗**　哮喘治疗药物可分为控制药物和缓解药物两大类。

(1) 控制药物:用于哮喘慢性持续期,是抑制气道炎症的药物,需要每日用药并长期使用,主要包括糖皮质激素(如布地奈德)、白三烯调节剂、长效 β_2 受体激动剂(如沙美特罗)、缓释茶碱及抗 IgE 抗体等。其中糖皮质激素是哮喘长期控制的首选药物。

(2) 缓解药物:用于哮喘急性发作期,能快速解除支气管痉挛、缓解症状,按需使用,常用的药物有 β_2 受体激动剂(如沙丁胺醇)、抗胆碱能药物(如异丙托溴铵)、短效茶碱及短效口服 β_2 受体激动剂等。其中 β_2 受体激动剂是目前最有效、临床应用最广的支气管舒张剂,是治疗急性哮喘的首选药物。

(3) 用药方法:可通过吸入、口服或肠道外给药。其中吸入给药是哮喘治疗最常用的方法,吸入治

Note：

疗时进入肺内的药物量与年龄密切相关,年龄越小,吸入的药量越少。

3. 哮喘持续状态的治疗 给氧、补液、纠正酸中毒。早期静脉给予糖皮质激素,亦可吸入 β₂ 受体激动剂、静脉滴注氨茶碱、皮下注射肾上腺素,以缓解支气管痉挛。经以上治疗病情继续恶化的患儿,需及时给予辅助机械通气。

【常见护理诊断 / 问题】

1. **低效性呼吸型态** 与支气管痉挛、气道阻力增加有关。
2. **清理呼吸道无效** 与呼吸道分泌物增多有关。
3. **潜在并发症**:呼吸衰竭、心力衰竭。
4. **焦虑** 与哮喘反复发作有关。
5. **知识缺乏**:患儿及家长缺乏支气管哮喘相关知识。

【护理措施】

(一) 维持有效呼吸

1. 保持室内安静舒适、空气对流,室温维持在 18~22℃,湿度 50%~60%,避免有害气味、花草、皮毛、地毯、烟、羽绒或蚕丝织物等。护理操作应尽可能集中进行。

2. 发作期应绝对卧床,置患儿于坐位或半卧位。根据病情给予鼻导管或面罩给氧,氧浓度以40% 为宜。定期监测动脉血气分析值以便及时调整氧浓度,保持 PaO₂ 在 9.3~12.0kPa(70~90mmHg)。

3. 遵医嘱给予糖皮质激素和支气管扩张剂,使用时可嘱患儿在按压喷药于咽喉部的同时深吸气,然后闭口屏气 10s 将获较好效果。

4. 教会并鼓励患儿做深而慢的呼吸运动。在进行呼吸运动前,应先清除患儿鼻腔内的分泌物。

(1) 腹部呼吸(abdominal breathing):①平躺,双手平放在身体两侧,膝弯曲,脚平放于地板上;②用鼻连续吸气,但胸部不扩张;③缩紧双唇,慢慢吐气直到吐完;重复以上动作 10 次。

(2) 向前弯曲运动(forward bending):①坐在椅子上,背伸直,头向前倾,双手放在膝上;②由鼻吸气,扩张上腹部,胸部保持直立不动,由口将气慢慢吹出。

(3) 侧扩张运动(side expansion):①坐在椅上,将手掌放在左右两侧的最下肋骨;②吸气,扩张下肋骨,然后由嘴吐气,收缩上胸部和下肋骨;③用手掌下压肋骨,可将肺底部的空气排出;④重复以上动作 10 次。

(二) 保持呼吸道通畅

1. 遵医嘱给予祛痰药和雾化吸入。根据患儿情况采取不同的物理方法,如体位引流、胸部震动或背部叩击,并指导患儿进行有效地咳嗽咳痰,以促进痰液的排出,预防肺不张和肺部感染。无效者可用负压吸引器吸痰。

2. 保证能量和水分的供给,哮喘急性发作时,患儿呼吸增快、出汗,常伴脱水、痰液黏稠,形成痰栓阻塞小支气管而加重呼吸困难。鼓励患儿多饮水以补充丢失的水分和稀释痰液。重症患儿应建立静脉通道,纠正水、电解质和酸碱平衡失调。

(三) 密切观察病情变化

持续观察患儿的哮喘情况,若出现呼吸困难加剧、呼气性呻吟、血压下降、脉搏细数,并伴有昏睡等意识障碍应考虑呼吸衰竭的可能;若出现烦躁不安、气喘加剧、心律加快、肝脏在短时间内急剧增大等情况应警惕心力衰竭;若严重哮喘经有效支气管扩张药物治疗后仍持续 24h(或以上)不缓解者,应警惕哮喘持续状态的发生。应立即报告医生并协助进行抢救。

(四) 减轻焦虑

1. 理解患儿的心理状态,对其进行安慰和鼓励,消除紧张和焦虑,如通过讲故事、做游戏、画画等方式转移患儿的注意力。

Note:

2. 患儿因不舒适哭闹时,家庭成员应避免对患儿产生厌烦与歧视。

3. 让家长了解哮喘虽不能治愈,但只要坚持正规治疗,可以完全有效地控制哮喘的发作,以缓解其紧张焦虑情绪。

（五）健康教育

1. 向患儿家长介绍有关哮喘的知识　如讲解哮喘病因及诱因、临床特点、药物治疗及预后,指导患儿家长识别哮喘发作的先兆表现(流鼻涕、打喷嚏等)和病情加重的征象,学会使用峰流速仪在家中进行自我监测及哮喘紧急情况的处理等。

2. 避免诱因　评估家庭及生活环境的过敏原,避免暴露于危险因素,去除各种诱发因素,如避免摄入过敏的食物;在花粉数量高峰期时应关好门窗待在室内;不养宠物;避免主动和被动吸烟;每周用热水洗涤床单和毛毯,室内使用木地板或仿亚麻油地毯,以减少尘螨变应原;避免强烈的精神刺激和剧烈运动;戴围巾或口罩避免冷空气刺激;缓解期加强体育锻炼提高机体抵抗力。

3. 做好出院指导　嘱家长应了解患儿所用药物的名称、用法、用量、注意事项、不良反应如应对措施,如吸入糖皮质激素后应漱口以防口腔念珠菌感染,β_2受体激动剂不宜过量使用以免引起心律失常。指导患儿及家长掌握正确的药物吸入技术,遵医嘱使用 β_2 受体激动剂和 / 或糖皮质激素。

【附】 儿童哮喘诊断标准

（一）儿童哮喘诊断标准

1. 反复发作喘息、咳嗽、气促、胸闷,多与接触变应原、冷空气、物理、化学性刺激、呼吸道感染以及运动等有关,常在夜间和 / 或清晨发作或加剧。

2. 发作时双肺可闻及散在或弥漫性以呼气相为主的哮鸣音,呼气相延长。

3. 上述症状和体征经抗哮喘治疗有效或自行缓解。

4. 除外其他疾病所引起的喘息、咳嗽、气促和胸闷。

5. 临床表现不典型者(如无明显喘息或哮鸣音),应至少具备以下 1 项:

(1) 支气管激发试验或运动激发试验阳性。

(2) 证实存在可逆性气流受限:

1) 支气管舒张试验阳性:吸入速效 β_2 受体激动剂(如沙丁胺醇)后 15min 第一秒用力呼气量(FEV_1)增加 $\geq 12\%$;

2) 抗哮喘治疗有效:使用支气管舒张剂和口服(或吸入)糖皮质激素治疗 1~2 周后,FEV_1 增加 $\geq 12\%$。

(3) 最大呼气流量(PEF)每日变异率(连续监测 1~2 周) $\geq 20\%$。

符合第 1~4 条或第 4、5 条者,可以诊断为哮喘。

（二）咳嗽变异性哮喘的诊断

1. 咳嗽持续 >4 周,常在夜间和 / 或清晨发作或加重,以干咳为主。

2. 临床上无感染征象,或经较长时间抗生素治疗无效。

3. 抗哮喘药物诊断性治疗有效。

4. 排除其他原因引起的慢性咳嗽。

5. 支气管激发试验阳性和 / 或 PEF 每日变异率(连续监测 1~2 周) $\geq 20\%$。

6. 个人或一、二级亲属特应性疾病史,或变应原检测阳性。

以上 1~4 项为诊断基本条件。

（三）哮喘的分期

1. 急性发作期（acute exacerbation）　突然发生喘息、咳嗽、气促、胸闷等症状,或原有症状急剧加重。

2. 慢性持续期（chronic persistent）　指慢性持续期是指近 3 个月内不同频度和 / 或不同程

度地出现过喘息、咳嗽、气促、胸闷等症状。

3. 临床缓解期（clinical remission）　经过治疗或未经治疗症状、体征消失，肺功能（FEV$_1$ 或 PEF）≥80%，并维持 3 个月以上。

（张晓丽）

思　考　题

---

1. 患儿，男，4 岁，因"咳嗽、咳痰 1d、喘息 3h"入院。患儿 1d 前无明显诱因出现打喷嚏、流眼泪、咳嗽、咳白色黏痰，未引起家长注意。3h 前在咳嗽后出现明显喘息。患儿婴儿期有湿疹史，既往有反复咳嗽、喘息史，以冬、春季节多发。

体格检查：T 36.8℃，P 110 次 /min，R 36 次 /min。患儿精神状态尚可，胸廓饱满，叩诊呈鼓音，听诊两肺呼吸音减弱，可闻及广泛呼气相哮喘音。

辅助检查：WBC 10.0×10^9/L，N 0.75，E 0.06。胸片显示：双肺透亮度增加。初步诊断为支气管哮喘。

(1) 目前该患儿存在的主要护理诊断 / 问题是什么？

(2) 作为责任护士，针对该患儿应采取哪些护理措施？

2. 患儿，女，6 个月。发热、咳嗽 3d，伴气急，烦躁不安 2d 入院。体检：体温 39.1℃，体重 8kg。精神萎靡，阵发性烦躁气急，面色苍白，口周发绀，鼻翼扇动、三凹征明显。呼吸 72 次 /min，两肺闻及广泛中细湿啰音。心音低钝，心率 180 次 /min。腹软，肝肋下 3.5cm。四肢活动无力。该患儿的初步诊断为肺炎合并心力衰竭。

(1) 目前该患儿存在的主要护理诊断 / 问题是什么？

(2) 作为责任护士，针对该患儿目前病情应采取的救护措施有哪些？

URSING

第八章

循环系统疾病患儿的护理

08章 数字内容

章前导言

　　儿童循环系统疾病主要是指心脏和与其相连的大血管的病变,其病理生理改变要追溯到心脏的胚胎发育,胎儿出生后的循环与胎儿期有所不同,在生理和解剖上会发生很大的变化。先天性心脏病是儿童最常见的心脏病,中国每年新增先天性心脏病患儿约有 9 万 ~15 万,它是除了早产以外 1 岁以内儿童死亡的主要原因。病毒性心肌炎在儿童期的发病率尚不确切。心律失常是心血管疾病中重要的一组疾病,可单独发病亦可与心血管疾病伴发,可急性发作而引起晕厥或猝死,但大多数并无生命危险。

第一节 儿童循环系统解剖生理特点

学 习 目 标

知识目标：

1. 掌握儿童心血管系统的解剖生理特点和重要生理指标。

2. 熟悉胎儿血液循环和出生后的改变。

3. 了解心脏胚胎发育。

能力目标：

能将儿童循环系统疾病与其解剖特点、生理特点等紧密联系。

素质目标：

培养护生的整体观和辩证思维。

儿童循环系统的解剖生理特点与胚胎发育息息相关。

一、心脏的胚胎发育

胚胎发育第 2 周开始形成原始心脏，原始心脏是一个纵直管道，由外表收缩环分为三部分，由前至后为心球、心室和心房。由于遗传基因的作用，心管逐渐扭曲生长，从上到下构成静脉窦（以后发育成上、下腔静脉及冠状窦）、共同心房、共同心室、心球（以后形成心室的流出道）和动脉总干（以后分隔为主动脉和肺动脉）。

房和室的划分最早是在房室交界处的背、腹面各长出一心内膜垫，最后两垫相接。心房隔形成于胚胎第 3 周末，先是心房腔的背部向心内膜垫长出第 1 房间隔，尚未愈合前，其间留下第 1 房间孔。第 1 房间孔闭合前，其上部组织吸收而形成第 2 房间孔，这样左右心房仍保持相通。至胚胎第 5、6 周，第 1 房间隔右侧长出第 2 房间隔。此隔向心内膜延伸过程中，其游离缘留下一个孔道为卵圆孔。随着生长，两个房间隔逐渐接近粘合，房间孔被掩盖闭合，而第 1 房间隔成为卵圆孔的帘膜，阻止血液从左房流入右房（图 8-1）。原始心室底壁向上生长的肌膈，心内膜垫向下生长的膈膜和心球膈的融合，共同构成心室隔（图 8-2）。胎儿心脏在胚胎的第 4 周开始有循环作用，第 8 周房室中隔完全形成，此时即成为具有 4 腔的心脏。

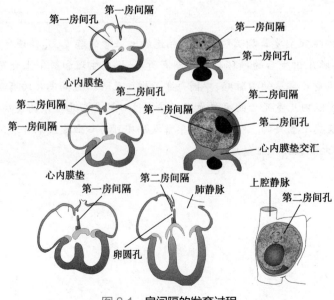

图 8-1 房间隔的发育过程

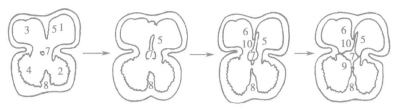

1. 左心房；2. 左心室；3. 右心房；4. 右心室；5. 第一房间隔；6. 第二房间隔；7. 心内膜垫；8. 室隔肌部；9. 室隔膜部；10. 卵圆孔。

图 8-2　室间隔的发育过程

原始心脏的出口是一根动脉总干，随着胎儿心脏的发育，总干内侧逐渐长出纵隔并螺旋向心室生长，使主动脉向左、向后旋转与左心室连接，肺动脉向前、向右旋转与右心室连接。如在此期间纵隔发育受到影响，分隔发生偏差或扭转不全，则可造成主动脉骑跨或大动脉错位等大血管畸形。

综上所述，心脏胚胎发育的关键时期是在第 2~8 周。在此期间母体如受到外界不良因素影响，易导致心血管发生畸形。因此，加强妊娠早期的保健，对预防先天性心脏病具有积极意义。另外，产前诊断能减少先天性心脏病的漏诊率。

知 识 链 接

胎儿超声心动图

胎儿超声心动图诊断先天性心脏病的敏感度、特异度、准确度显著优于普通彩色多普勒超声（$P<0.05$）；四腔心显示胎儿心脏畸形率显著高于其他切面（$P<0.05$）。因此，产前胎儿超声心动图对先天性心脏病产前的诊断效能较高，诊断结果明确，可显著减少先天性心脏病的漏诊率。

二、胎儿血液循环及出生后的改变

（一）正常胎儿血液循环

胎儿时期的气体交换和营养代谢都是通过脐血管和胎盘与母体之间以弥散方式进行。来自胎盘含氧较高的血液，经脐静脉进入胎儿体内，在肝脏下缘分为两支：一支入肝脏与门静脉汇合后经肝静脉进入下腔静脉；另一支经静脉导管直接进入下腔静脉，与来自下半身的静脉血混合，流入右心房，来自下腔静脉的血液（以动脉血为主）进入右心房后，1/3 血量经卵圆孔流入左心房，再通过左心室流入升主动脉，主要供应心脏、头部和上肢（上半身）；2/3 血量流入右心室，再转入肺动脉。由于胎儿肺脏无呼吸功能，肺血管阻力高，故肺动脉的血只有小部分进入肺，大部分进入右心室的血液通过动脉导管汇入降主动脉（以静脉血为主），与来自升主动脉的血汇合，供应腹腔器官和下肢（下半身），最后经脐动脉回流至胎盘，再次进行营养和气体交换。由此可见胎儿期供应上半身血液的氧气含量远比下半身为高（图 8-3）。

（二）出生后血液循环的改变

1. 脐 - 胎循环终止　出生后由于脐带结扎，脐 - 胎循环终止，脐血管于生后 6~8 周完全闭锁形成韧带。

2. 肺脏开始气体交换　随着新生儿的第一声啼哭，呼吸建立，肺脏开始进行气体交换，由于肺泡的扩张和氧分压的增加，使肺小动脉管壁肌层逐渐退化、管壁变薄、扩张，肺循环压力降低，故肺血流量逐渐增多。

3. 卵圆孔关闭　由于胎盘血液循环中止，脐静脉不再有血液流入右心房，肺膨胀后肺血流量明显增多，由肺静脉回流到左心房的血量增多，左心房压力因而增高，当左心房压力超过右心房时，卵圆孔瓣膜发生功能上的关闭。到生后 5~7 个月，解剖上大多闭合。

Note:

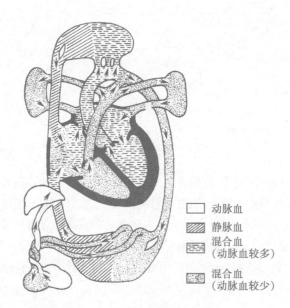

图 8-3　胎儿血液循环过程

4. 动脉导管关闭　由于肺循环压力降低和体循环压力升高,右心室血流经肺动脉入肺进行气体交换,而不再经动脉导管,使流经动脉导管内的血流逐渐减少,最后停止,形成功能性关闭。另外,自主呼吸使体循环血氧饱和度增高,导致动脉导管壁平滑肌收缩,前列腺素 E 浓度下降,故导管逐渐闭合。80% 婴儿于生后 3~4 个月、95% 婴儿于生后 1 年内形成解剖上关闭。

三、儿童心脏、心率、血压的特点

(一) 心脏大小和位置

儿童心脏体积相对地比成人大,随着年龄的增长,心脏重量与体重的比值下降。新生儿心脏重量约 20~25g,占体重的 0.8%,而成人只占 0.5%。除青春早期外,各年龄男孩的心脏均比同龄女孩重。儿童心脏的位置随年龄增长而发生变化,2 岁以下幼儿多呈横位,2 岁以后随着直立行走、肺及胸部的发育和横膈的下降等,心脏由横位逐渐转为斜位。新生儿和小于 2 岁婴幼儿心尖搏动位于左侧第 4 肋间、锁骨中线外侧,心尖部主要为右心室。3~7 岁心尖搏动已位于左侧第 5 肋间、锁骨中线处,心脏由横位转为斜位,左心室形成心尖部。7 岁以后心尖位置逐渐移到锁骨中线以内 0.5~1cm。

(二) 房室增长速度和心腔容积

生后第 1 年心房增长速度比心室快,第 2 年两者增长速度接近,10 岁之后心室生长速度超过心房。左、右心室增长也不平衡,胎儿期右室负荷大,左室负荷小而右心占优势。随着年龄增长,体循环量日趋增大,左室负荷明显增加,6 岁时,左室壁厚达 10mm,右室则为 6mm,15 岁时左室壁厚度增长到出生时 2.5 倍,但右室仅增长原厚度的 1/3。自出生至成人四个心腔容积发展的速度是不均衡的,如出生时心腔容积为 20~22ml,7 岁时为出生时的 5 倍,约为 100~120ml,青春期为 140ml,18~20 岁达 240~250ml,为出生时容积的 12 倍。

(三) 心率

由于儿童新陈代谢旺盛和交感神经兴奋性较高,故心率较快。随着年龄增长而逐渐减慢(表 8-1)。进食、活动、哭闹和发热可使心率加快,一般体温每增高 1℃,心率增加 10~15 次 /min。睡眠时心率可减少 20 次 /min 左右。因此,应在儿童安静或睡眠时测量心率和脉搏。

(四) 血压

儿童由于心搏出量较少,动脉壁弹性较好和血管口径相对较大,故血压偏低,但随着年龄的增长血压逐渐升高。新生儿收缩压平均 60~70mmHg(8.0~9.3kPa),1 岁时 70~80mmHg(9.3~10.7kPa),2 岁

Note:

表 8-1 各年龄段儿童正常心率、血压参考值

年龄	心率/(次·min⁻¹)	收缩压/mmHg	舒张压/mmHg
新生儿	120~140	60~70	40 左右
<1 岁	110~130	70~80	50 左右
2~3 岁	100~120	80~90	50
4~7 岁	80~100	85~95	50~60
8~14 岁	70~90	90~130	60~90

以后收缩压可按公式计算,收缩压(mmHg)=年龄×2+80mmHg(年龄×0.26+10.7kPa)。舒张压为收缩压的 2/3。收缩压高于此标准 20mmHg(2.6kPa)为高血压;低于此标准 20mmHg(2.6kPa)为低血压。下肢血压比上肢约高 20mmHg(2.6kPa)。婴儿期下肢血压较上肢低。儿童血压受诸多外界因素的影响,如哭叫、体位变动、情绪紧张皆可使血压暂时升高。故测量血压应保持绝对安静,并注意测量时的体位和血压计、时间等。

第二节 常见的先天性心脏病

—— 案例导入与思考 ——

患儿女,11 个月,生后口唇青紫,之后青紫渐明显,喂养困难。以"法洛四联症"收入院。

体格检查:T 36.6℃,R 30 次/min,P 120 次/min,BP 70/50mmHg,生长发育明显落后,口唇、鼻尖、耳垂、指趾青紫明显,伴杵状指(趾),双肺呼吸音清,胸骨左缘第 3 肋间闻及Ⅲ级收缩期杂音,肺动脉第二音减弱。

辅助检查:血常规示血红蛋白 210g/L;胸部 X 线显示心影呈"靴形",双肺纹理减少;心电图提示右心室肥大。超声心动图显示主动脉骑跨于室间隔之上,内径增宽;右心室内径增大,流出道狭窄;左心室内径缩小;多普勒彩色血流显像可见右心室直接将血液注入骑跨的主动脉。

请思考:

1. 先天性心脏病根据心脏左、右两侧及大血管之间有无分流分三类,该案例属于哪种类型?

2. 该患儿喜体前下肢屈曲位抱的原因是什么?

—— 学 习 目 标 ——

● 知识目标:

1. 掌握先天性心脏病的分类。

2. 熟悉常见先天性心脏病的病因。

3. 了解常见先天性心脏病的血流动力学改变、病理生理改变及治疗要点。

● 能力目标:

能够区分各种常见的先天性心脏病的临床表现。

● 素质目标:

培养护生的整体观和辩证思维。

先天性心脏病的种类很多,根据左、右两侧及大血管之间有无分流可分为三大类。

【概念】

先天性心脏病(congenital heart disease,CHD)简称先心病,指胎儿时期心脏血管发育异常所致的畸形,是儿童最常见的心脏病,发病率约占活产婴儿的 6‰~9‰,如未经治疗,约 1/3 的患儿在出生 1 年内可死亡。先天性心脏病患儿轻者无症状,重者可有活动后呼吸困难、晕厥、发绀等,甚至心功能不全。

近年来,随着超声心动图、心血管造影术和心导管检查的应用,先天性心脏病的诊治取得了跨越式的发展。多数先天性心脏病患儿能得到准确的诊断及根治,部分类型先天性疾病干预治疗已从胎儿期开始。随着心脏微创介入技术和外科体外循环、深低温麻醉下心脏直视手术等发展,术后监护技术的提高,先天性心脏病手术成功率不断提高,预后大为改观。

知 识 链 接

CHD 发病率及患病情况

根据《中国出生缺陷防治报告(2012)》中数据显示,我国 2000~2011 年围生期 CHD 发病率呈上升趋势,2011 年围生期 CHD 发病率约为 4.1‰。但受限于我国基层卫生服务能力不足,CHD 早期诊断率可能被低估。《中国心血管健康与疾病报告(2019)》总结了近年多个数据来源的 CHD 筛查及监测资料,指出 CHD 检出率多在 2.4‰~10.4‰,地区间存在差异。这与国内外文献普遍报道的约为 6‰~9‰ 的 CHD 发病率相近。

《中国心血管健康与疾病报告(2019)》中提到,我国现有 CHD 患病人数约 200 万人。根据国家统计局数据显示:2019 年出生人口 1 465 万人,由此推算我国近年每年出生 CHD 患者约9 万~15 万,近 4 年来每年出生 CHD 患者数量呈下降趋势,与出生人口总数下降有关。

【病因】

目前病因尚未完全明确,目前认为其发病主要是由遗传和环境因素及两者相互作用的结果。

1. 环境因素(外在因素)　主要为宫内感染,尤其是妊娠早期病毒感染,如风疹、柯萨奇病毒感染、流行性感冒、流行性腮腺炎等。其他如母体营养障碍、维生素缺乏(如缺乏叶酸等)及代谢病(如糖尿病、苯丙酮尿症、高钙血症等),药物(抗癌、抗癫痫等)、大剂量放射线接触史、妊娠早期饮酒、吸毒、食用锂盐等均可能与本病发生有关。

2. 遗传因素(内在因素)　主要包括染色体易位与畸变、单一基因突变、多基因病变以及先天性代谢紊乱等。15% 的先天性心脏病患儿中有单基因和染色体异常,5% 先天性心脏病患儿发生于同一家族,其疾病类型相同或近似。

另外,某些类型的先天性心脏病与孕母所处环境的气候、海拔有关,居住在海拔高地区,因氧浓度低,易发生动脉导管未闭。某些类型的先天性心脏病还与胎儿性别有关。

【分类】

先天性心脏病的分类方法很多,根据左、右两侧及大血管之间有无分流可分为三大类。

1. 左向右分流型(left-to-right shunt lesions)(潜伏青紫型)　在左、右心之间或主动脉与肺动脉之间有异常通路,正常情况下,由于体循环压力大于肺循环压力,所以血流从左向右分流而不出现青紫。当患儿啼哭、屏气或任何病理情况致使肺动脉或右心室压力增高,并超过左心压力时,则可出现血液自右向左分流而出现暂时性青紫。如房间隔缺损、动脉导管未闭以及室间隔缺损等。

2. 右向左分流型(right-to-left shunt lesions)(青紫型)　为先天性心脏病中最严重的一组,

由于畸形存在,使右心压力增高超过左心,使血流经常从右向左分流,或因大动脉起源异常导致大量静脉血混入体循环时,患儿可出现持续性青紫。常见有法洛四联症、完全型大动脉转位、永存动脉干和右心室双出口等。

3. 无分流型(non-shunt lesions)(无青紫型) 即心脏左右两侧或动静脉之间无异常通路和分流,患儿不出现青紫。常见有肺动脉瓣狭窄、主动脉缩窄、主动脉瓣狭窄,以及原发性肺动脉高压等。

一、室间隔缺损

室间隔缺损(ventricular septal defect, VSD)是胚胎时期室间隔(流入道、小梁部和流出道)发育不全,形成左右心室异常交通,致使血流产生左向右分流的一种心脏结构畸形。它是最常见的先天性心脏病,约占先天性心脏病的30%~50%。它可单独存在,约40%的室间隔缺损合并其他先天性心血管畸形,如法洛四联症等。

【分型】

1. 根据缺损解剖位置不同及其与房室瓣、主动脉瓣的关系分为3种类型。

(1)膜周型:最为常见,占总数60%~70%。又分为单纯膜部缺损、嵴下型缺损、隔瓣后型缺损。

(2)肌部型:占10%~20%,缺损边缘均为肌部,而膜部完整,分为窦部肌肉(即肌部流入道)缺损、漏斗隔肌肉缺损及肌部小梁部缺损。

(3)双动脉下型:较少见,缺损位于流出道部,上缘为主动脉瓣环和肺动脉瓣环连接部。

2. 根据缺损大小分类(表8-2)。

表8-2　室间隔缺损的分类

	小型室缺 (Roger病)	中型室缺	大型室缺
缺损直径/mm	<5	5~10	>10
缺损面积/(cm²/m² 体表面积)	<0.5	0.5~1.0	>1.0
分流量	少	中等	大
症状	无或轻微	有	明显
肺血管	可无影响	有影响	肺高压 Eisenmenger 综合征

【病理生理】

疾病早期因左室压力高于右室压力,血液左向右分流,导致肺循环血量增加,回流至左心房和左心室的血量增多,加重左心房和左心室的负荷,导致左心房和左心室肥大。随着病情发展或分流量大时,可产生肺动脉高压,此时左向右分流量减少,晚期可导致肺小动脉肌层及内膜改变,管腔壁增厚,管腔狭窄,出现左向右分流减少,甚至右向左分流。右心压力增加,逐渐出现左右心之间双向分流,甚至持续地右向左分流,这时患儿表现为持久性发绀,右心衰竭征象,如肝肿大、周围组织水肿、颈静脉怒张等,即艾森门格综合征(Eisenmenger syndrome)(图8-4)。

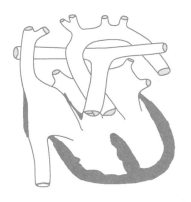

【临床表现】

1. 症状 多取决于缺损大小及肺循环的阻力。缺损小者,多无临床症状,生长发育正常。缺损大者,症状出现早且明显,新生儿

图8-4　室间隔缺损示意图

后期及婴儿期即可出现气急、多汗、苍白、乏力,尤在活动或哭闹时明显,易反复出现肺部感染,甚至心衰。疾病晚期分流量大的室间隔缺损患儿可出现阻塞性肺动脉高压,表现为青紫、活动能力下降,即艾森门格综合征。室间隔缺损常见并发症为感染性心内膜炎、支气管炎、支气管肺炎、充血性心力衰竭和肺水肿。

2. **体征** 症状明显患儿可表现为生长发育落后,胸廓畸形,心尖搏动增强并向左下移位,心界向左下扩大等。其听诊典型心脏杂音为胸骨左缘Ⅲ~Ⅳ肋间有 4~5 级粗糙收缩期杂音,向心前区传导,伴收缩期细震颤,肺动脉瓣第二心音增强。明显肺动脉高压者,肺动脉第二音显著亢进而心脏杂音较轻。

【辅助检查】

1. **心电图** 小型缺损心电图可正常或电轴左偏;中缺损者左心室肥大;大缺损可表现出左、右心室肥大,并可出现不全性束支传导阻滞和心肌劳损等表现。

2. **超声心动图** 为诊断先天性心血管畸形的主要手段。二维超声可从多个切面显示缺损的直接征象;彩色多普勒超声可显示分流束的起源、部位、数目、大小及方向;频谱多普勒超声可测量分流速度,估测肺动脉压,还可间接测量肺循环血流量(Qp)和体循环血流量(Qs),正常时 $Qp/Qs \approx 1$,此值增高≥1.5 提示为中等量左向右分流,≥2.0 为大量左向右分流。

3. **胸部X线** 小型缺损可无明显改变。中度以上缺损心影轻度到中度扩大,左心缘向左向下延长,肺动脉圆锥隆出,主动脉结变小,肺门充血。晚期病例,心影反见变小,右心室增大或合并右心房扩大,肺动脉段明显膨大,肺门血管影扩大,肺野血管影接近正常或稀疏(图 8-5)。

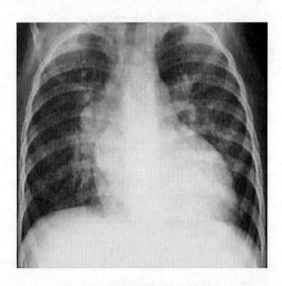

图 8-5 室间隔缺损的X线特征

4. **心脏导管** 了解心腔及大血管不同部位的血氧含量和压力变化,明确有无分流及分流的部位。是先天性心脏病进一步明确诊断和决定手术前的重要检查方法之一。

5. **心血管造影** 通过导管检查仍不能明确诊断而又需考虑手术治疗的患儿,可作心血管造影。特别对复杂性先天性心脏病及血管畸形,心导管造影仍是主要检查手段。可明确室间隔缺损的部位、大小、是否合并左心室流出道狭窄、是否伴有主动脉瓣脱垂(关闭不全)等。

6. **磁共振显影检查** 能够准确地判断血流情况和心脏的状况。

【治疗要点】

小型室缺可门诊随访至学龄前期,膜周部和肌部小梁部缺损在 5 岁以内有自然闭合可能,大多发生在 1 岁内。双动脉下型和流出道肌部缺损易发生主动脉脱垂致主动脉瓣关闭不全,宜早期处理。有反复呼吸道感染和充血性心力衰竭时,应及时就诊。大中型缺损和有难以控制的充血性心力衰竭者,肺动脉压持续升高超过体循环压的 1/2 或肺循环/体循环量之比大于 2∶1 时,或年长的儿童合并主动脉瓣脱垂或反流等应及时手术。心导管封堵对关闭肌部、部分膜部室缺是安全有效的。

二、房间隔缺损

房间隔缺损(atrial septal defect,ASD)是由于原始心房间隔发育、融合、吸收等异常所致,为儿童时期常见的先天性心脏病类型之一,多见于女性,男∶女约为 1∶2。小儿时期症状常被忽视,故临床病例数大约只占先天性心脏病发病总数的 10%,不少患者到成年后才被发现。房间隔缺损可单独存在,也可合并其他畸形,如肺动脉闭锁、肺静脉异位引流等。

【分型】

分型方法较多,根据病理解剖部位不同分为四型。

1. **原发孔型**　约占 15%,也称Ⅰ孔型房间隔缺损,缺损位于心内膜垫与房间隔交接处。

2. **继发孔型**　约占 75%,也称中央型,缺损位于房间隔中心卵圆窝部位。

3. **静脉窦型**　约占 5%,分上腔型和下腔型。

4. **冠状静脉窦型**　约占 2%,缺损位于冠状静脉窦上端与左心房之间,致左心房血流经冠状静脉窦缺口分流入右心房。

【病理生理】

出生后由于左房压力高于右房压力,房缺存在时则出现左向右分流,分流量大小与两侧心房压力差、缺损大小和心室的顺应性有关。刚出生时,左右心室壁厚度相似,顺应性也相差不大,故分流量不多。随着年龄增长,右心室压力及肺血管阻力下降,左心室壁增厚,左右心室间压力差增大,分流量增加。分流造成右心房和右心室负荷过重而产生右房和右室增大、肺循环血量增多而体循环血量减少。如不及时治疗,部分房间隔缺损患儿可以发展成为不可逆的肺动脉高压,晚期右心房压力高于左心房压力时,则可产生右向左分流,出现持续性青紫,即艾森门格综合征(图 8-6)。

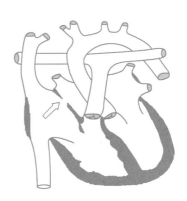

图 8-6　房间隔缺损示意图

【临床表现】

1. **症状**　根据缺损大小而定。缺损小者可无症状。缺损大者可表现为活动后心悸、气短、疲劳、反复呼吸道感染和生长发育迟缓。肺动脉高压出现右向左分流者,表现出发绀,最常见于鼻尖、口唇、指(趾)甲床。部分患儿可出现支气管肺炎、肺水肿、充血性心力衰竭及亚急性细菌性心内膜炎等并发症。

2. **体征**　患儿可表现为消瘦、体格发育落后,心前区隆起,心尖搏动弥散,心浊音界扩大。典型心脏杂音为:第一心音正常或分裂,胸骨左缘第 2、3 肋间产生收缩期Ⅱ~Ⅲ级喷射性杂音,肺动脉瓣区第二音增强或亢进,呈固定分裂。

【辅助检查】

1. **胸部 X 线检查**　可见心脏扩大,以右心房、右心室增大明显。肺动脉段明显突出,可见"肺门舞蹈"征,肺野充血和主动脉影缩小(图 8-7)。

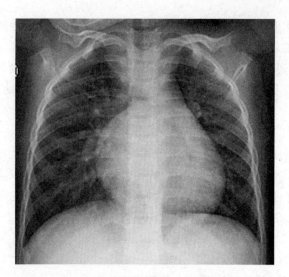

图 8-7　房间隔缺损的 X 线特征

2. **心电图检查**　典型表现为电轴右偏,右房、右心室肥大,不完全性或完全性右束支传导阻滞,1/4 病例可有 P 波升高。

3. **超声心动图检查**　右心房、右心室、右室流出道扩大。

4. **心导管检查**　可有右心房血氧含量高于上、下腔静脉平均血氧含量。心导管可通过缺损由右心房进入左心房。

5. **磁共振显影检查**　能够准确地判断血流情况和心脏的状况。

【治疗原则】

1. 小型继发孔型房缺在 4 岁内有 15% 的自然闭合率。鉴于成年后发生心力衰竭和肺动脉高压,宜在儿童时期进行修补。

2. 介入治疗或外科手术修补　介入治疗常用于年龄 >2 岁、体重 >8kg,缺损边缘至上腔静脉、下腔静脉、冠状静脉窦、右上肺静脉之间距离 ≥5mm,至房室瓣距离 ≥7mm 的患儿。最佳手术年龄为 3~5 岁,房间隔缺损的唯一手术禁忌证是不可逆肺动脉高压。

三、动脉导管未闭

动脉导管未闭(patent ductus arteriosus,PDA)指动脉导管异常持续开放导致的病理生理改变,为小儿先天性心脏病常见类型之一,占先天性心脏病发病总数的 15%。大都单独存在,约有 10% 的病例合并其他心脏畸形,如主动脉缩窄等。

【分型】

根据未闭动脉导管大小、形态和长短,可分为三型:

1. **管型**　导管长度多在 1cm 左右,直径粗细不等。

2. **漏斗型**　导管一端直径大于另一端,常为近主动脉端粗大,至肺动脉端逐渐变窄,长度与管型相似。

3. **窗型**　主动脉与肺动脉紧贴。

【病理生理】

动脉导管未闭患儿分流量大小与主、肺动脉之间的压差和导管的粗细有关。由于主动脉压力高于肺动脉压力,主动脉血流持续流入肺动脉,肺循环血量增加,回流至左心房和左心室的血量增加,导

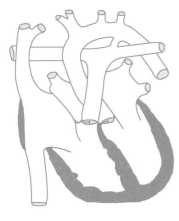

图8-8 动脉导管未闭示意图

致左心房和左心室压力和负荷加重而肥厚和扩大,严重者出现左心功能衰竭。长期左向右分流,还可导致肺动脉收缩,压力增高,出现肺动脉高压、右心室肥大甚至衰竭。当肺动脉压力超过主动脉时,即产生右向左分流,患儿表现出下半身青紫,左上肢轻度青紫,右上肢正常,称为差异性青紫(differential cyanosis)(图8-8)。

【临床表现】

1. **症状** 分流量小者,常无症状,仅在体检时发现心脏杂音。分流量大者,患儿表现为活动后气急、疲劳、多汗,易合并呼吸道感染等。偶尔因扩大的肺动脉压迫喉返神经而引起声嘶。患儿还可出现生长发育迟缓,晚期出现肺动脉高压者可有发绀或差异性青紫,甚至发展为艾森门格综合征。

2. **体征** 患儿多消瘦,轻度胸廓畸形。心尖搏动增强并向左下移位,心浊音界向左下扩大。典型心脏杂音为胸骨左缘第2肋间偏外侧有响亮的连续性"机器样"杂音,向左上颈背部、腋下传导,可伴有收缩期或连续性细震颤。当肺血管阻力增高时,杂音的舒张期成分可能减弱或消失。肺动脉瓣区第二音增强。分流量大者,因相对二尖瓣狭窄可在心尖部闻及较短的舒张期杂音。合并肺动脉高压或心力衰竭时,主动脉与肺动脉舒张期压力差很小,往往只闻及收缩期杂音。

由于肺动脉分流使舒张压降低,收缩压多正常,脉压增大,大于40mmHg(5.3kPa),可有周围血管征,如水冲脉、毛细血管搏动、股动脉枪击音和杜氏征等。

动脉导管未闭常见并发症为感染性心内膜炎、充血性心力衰竭、肺血管病变等。

【辅助检查】

1. **心电图** 导管细、分流量小者心电图正常,分流量大者可有不同程度的左心室肥大,偶有左心房肥大,显著肺动脉高压者右心室肥大。

2. **X线检查** 小分流量者心血管影可正常。大分流量者心胸比率增大,左心增大,心尖向下扩张。肺多血,肺动脉段突出,肺门血管影增粗。肺动脉高压时,肺门处肺动脉总干及分支扩张,远端肺野肺小动脉狭小,左心室有扩大肥厚征象。主动脉结正常或突出(图8-9)。

3. **超声心动图** 可探查到未闭合的导管及收缩期和舒张期的连续湍流。

4. **心导管检查** 可发现肺动脉血氧含量较右心室为高。

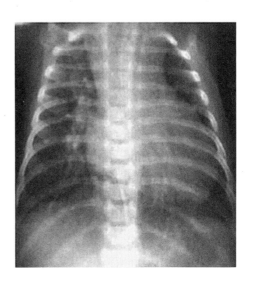

图8-9 动脉导管未闭的X线特征

5. **心血管造影** 对复杂病例的诊断有重要价值。

6. **磁共振显影检查** 能够准确地判断血流情况和心脏的状况。

【治疗要点】

经诊断明确,除禁忌证(如右向左分流)外,均应及时手术或经介入方法进行关闭。早产儿动脉导管未闭的处理视分流大小、呼吸窘迫程度而定,生后1周内使用前列腺素合成酶抑制剂(如吲哚美辛)或阿司匹林诱导自然闭合,但仍有10%的患儿需手术治疗。

四、法洛四联症

法洛四联症(tetralogy of fallot,TOF)是存活婴儿中最常见的青紫型先天性心脏病,其发病率占先天性心脏病的 10%~15%。由以下 4 种畸形组成:①肺动脉狭窄:以漏斗部狭窄多见,其次为漏斗部和瓣膜合并狭窄,狭窄程度可随年龄而加重;②室间隔缺损;③主动脉骑跨:主动脉骑跨于室间隔上;④右心室肥厚。其中以肺动脉狭窄最重要,对患儿的病理生理和临床表现有重要影响。

【病理生理】

法洛四联症畸形是由于室间隔漏斗部的前移所致,室间隔缺损通常较大。主动脉根部骑跨因室间隔缺损位于主动脉瓣下所致,为继发性。

肺动脉血流梗阻的程度决定了临床症状出现的时间、发绀的严重程度和右心室肥厚程度。血流动力学变化主要取决于心室灌注主动脉及肺循环阻力的关系,因此,右心室流出道的梗阻程度具有决定意义。由于右心室流出道梗阻,血液进入肺循环受阻,右心室代偿性肥厚,右心室压力增高,超过左心室压力时出现右向左分流,血液大部分进入骑跨的主动脉,主动脉同时接受来自右心室和左心室血液,因而出现青紫(图 8-10)。

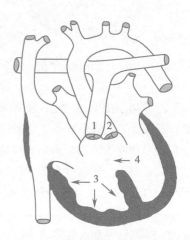

1. 右室漏斗部及肺动脉瓣狭窄;2. 主动脉骑跨;3. 右室肥厚;4. 室间隔缺损。

图 8-10 **法洛四联症示意图**

【临床表现】

1. 症状

(1) 发绀:青紫为最主要表现,其发绀程度和出现的早晚与肺动脉狭窄程度有关。青紫常见于唇、指(趾)甲床、球结膜等。患儿啼哭、活动、情绪激动、天气寒冷刺激等,可出现气急及青紫加重,这是因为血氧含量下降,活动耐力差而导致。

(2) 蹲踞:法洛四联症患儿每于行走、游戏时,常主动下蹲片刻,即出现蹲踞。此时下肢屈曲,使静脉回心血量减少,可减轻心脏负荷,同时下肢动脉受压,体循环阻力增加,使右向左分流量减少,可以暂时缓解缺氧症状。

(3) 阵发性缺氧发作:患有法洛四联症的小儿在吃奶或哭闹后可出现阵发性呼吸困难,严重者突然昏厥、抽搐,这是由于在肺动脉漏斗部狭窄的基础上,突然发生该处肌肉痉挛,引起一时性肺动脉梗阻,使脑缺氧加重所致,即缺氧发作。年长儿常诉头痛、头昏。

(4) 杵状指(趾):患儿由于长期缺氧,指、趾端毛细血管扩张增生,局部软组织和骨组织也增生肥大,出现杵状指(趾)(图 8-11)。

(5) 血液黏稠:法洛四联症患儿因红细胞增加,血黏稠度高,血流变慢,易引起脑血栓,若为细菌性血栓,则易形成脑脓肿。

(6) 常见并发症:脑血栓、脑脓肿及亚急性细菌性心内膜炎。

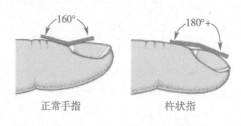

160° 180°+

正常手指 杵状指

图 8-11 **正常手指与杵状指**

Note:

2. 体征 体格发育落后,心前区可稍隆起。听诊:胸骨左缘第 2~4 肋间常听到 Ⅱ ~ Ⅲ 级吹风样喷射性收缩杂音,其响度取决于肺动脉狭窄程度。漏斗部痉挛时,杂音暂时消失。肺动脉第二音均减弱或消失。有时可闻及侧支循环的连续性杂音。

【辅助检查】

1. X 线检查 心脏大小正常或稍增大,"靴形"心影。侧支循环丰富者两肺野呈现网状肺(图 8-12)。

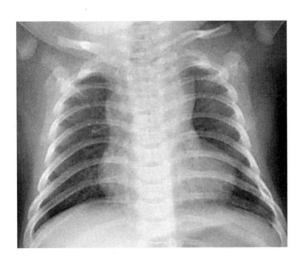

图 8-12 **法洛四联症的 X 线特征**

2. 心电图 电轴右偏,右心室肥大,右侧心前区各导联的 R 波明显增高,T 波倒置。部分患儿标准导联和右侧胸导联中 P 波高而尖,示右心房肥大。

3. 超声心动图 主动脉骑跨于室间隔之上,内径增宽。右心室内径增大,流出道狭窄。左心室内径缩小。多普勒彩色血流显像可见右心室直接将血液注入骑跨的主动脉。

4. 心导管检查 导管不易进入肺动脉,提示肺动脉狭窄较重。导管较容易从右心室进入主动脉,说明主动脉骑跨。导管若从右室进入左室,说明有室间隔缺损。导管若能进入肺动脉,连续压力曲线可以帮助辨明狭窄的类型,测量肺动脉和右心室之间的压力阶差。

5. 心血管造影 造影剂注入右心室,主动脉与肺动脉几乎同时显影。主动脉阴影增粗且位置偏前、稍偏右。造影也可显示肺动脉狭窄的部位和程度以及肺动脉分支的形态。造影对制订手术方案有较大帮助。必要时还需作左室或冠状动脉造影。

6. 血常规检查 红细胞计数、血红蛋白含量和血细胞比容均显著增高。

【治疗要点】

轻症患儿可考虑于学龄前期行一期根治手术,但临床症状明显者应在生后 6 个月后行根治术;重症患儿可先行姑息手术,待一般情况改善再行根治术。

目前常用的姑息术有:①BT-Shunt 术(锁骨下动脉与肺动脉吻合术),适用于 6 个月以内的婴儿;②Glenn 术(上腔静脉与右肺动脉吻合术),适用于 1 岁到 1 岁半患儿,其适用范围更广,可以适用于没有肺动脉高压的患儿;③Rastelli 术(外管道连接右心室和肺动脉术),适用于肺动脉发育极差(闭锁状态)的患儿。

五、肺动脉瓣狭窄

肺动脉瓣狭窄(pulmonary stenosis,PS)指肺动脉瓣结构改变,右心室收缩时肺动脉瓣无法完全张开而出现的一系列病理生理改变。单纯性肺动脉瓣狭窄约占先天性心脏病的 10%，约有 20% 的先天性心脏病合并有肺动脉瓣狭窄。

【分型】

根据病变累及部位不同分两型。

1. **典型**　三个瓣叶交界处互相融合，瓣膜开放受限，瓣口狭窄，瓣叶结构完整，瓣环正常，肺动脉干呈狭窄后扩张，其扩张程度与狭窄的严重程度不完全成比例。如肺动脉瓣二瓣化畸形即为两个瓣叶的交界处融合，肺动脉瓣单瓣化畸形即瓣叶无交界处仅中心部留一小孔。

2. **发育不良型**　肺动脉瓣叶明显增厚或呈结节状，形态不规则，瓣叶间无粘连，瓣叶开闭不灵活，瓣环发育不良，肺动脉干发育不良或不扩张。此型常有家族史，如 Noonan 综合征常合并此畸形。

【病理生理】

胎儿期总动脉干在胚胎 6~9 周分隔成主动脉和肺动脉。肺动脉狭窄是由于妊娠中晚期瓣叶融合而致。临床表现取决于肺动脉口的狭窄程度及右心室、右心室流出道的发育情况。

由于肺动脉狭窄，右室血流流出受阻，导致右室后负荷增加，右心室肥厚。当右心室失代偿时，患儿可出现右心衰竭。儿童期瓣膜型狭窄患儿，由于血流从高压的右心室通过狭窄的肺动脉瓣摄入压力骤降的肺动脉内，使肺动脉主干形成狭窄后扩张。

【临床表现】

1. **症状**　轻度肺动脉瓣狭窄可无症状；中重度狭窄，日常体力劳动可引起呼吸困难、心悸、乏力，甚至晕厥、猝死。部分患儿出现胸痛及上腹痛提示预后不良。狭窄严重者，合并其他畸形，可有青紫，如法洛四联症。

2. **体征**　心界向左、上扩大，胸骨左缘第 2 肋间可触及收缩期震颤。典型心脏杂音：胸骨左缘第 2 肋间有 Ⅱ ~Ⅴ 级粗糙收缩期杂音，呈喷射性，向左锁骨下区传导，肺动脉瓣区第二心音减轻并分裂。

【辅助检查】

1. **X 线检查**　肺血管影细小，右室和右房扩大。

2. **心电图**　右房扩大，P 波增高；右室肥大，电轴右偏。狭窄严重时，出现 T 波倒置，ST 段压低。

3. **超声心动图**　肺动脉瓣狭窄、右心室肥大。

4. **心血管造影**　右心室造影可见明显"射流征"。

5. **心导管检查**　右心室压力明显增高，肺动脉压明显降低，连续压力曲线显示两者之间明显压力阶差。

【治疗要点】

轻度肺动脉瓣狭窄患儿的手术标准目前尚有争议，中、重度肺动脉瓣狭窄患儿均需解除梗阻，球囊扩张肺动脉瓣膜成形术为大多数患儿的首选方法。当肺动脉瓣膜增厚或合并其他心脏结构异常时，宜选择外科手术治疗。新生儿严重肺动脉瓣狭窄者，术前可用前列腺素静脉滴入以维持动脉导管开放，维持生命，一旦时机成熟，及早手术。

第三节　先天性心脏病患儿的护理

案例导入与思考

患儿女,11个月,生后口唇青紫,之后青紫渐明显,喂养困难。以"法洛四联症"收入院。

体格检查:T 36.6℃,R 30次/min,P 120次/min,BP 70/50mmHg,生长发育明显落后,口唇、鼻尖、耳垂、指(趾)青紫明显,伴杵状指(趾),双肺呼吸音清,胸骨左缘第3肋间闻及Ⅲ级收缩期杂音,肺动脉第二音减弱。

辅助检查:血常规示血红蛋白210g/L;胸部X线显示心影呈"靴形",双肺纹理减少;心电图提示右心室肥大。超声心动图显示主动脉骑跨于室间隔之上,内径增宽;右心室内径增大,流出道狭窄;左心室内径缩小;多普勒彩色血流显像可见右心室直接将血液注入骑跨的主动脉。

请思考:

1. 该患儿目前主要的护理诊断/问题是什么?

2. 应给予该患儿哪些护理措施?

学习目标

● 知识目标:

掌握先天性心脏病患儿的常见护理诊断/问题及相应的护理措施。

● 能力目标:

能准确评估先天性心脏病患儿病情,并能应用所学知识为患儿提供整体护理。

● 素质目标:

培养护生耐心、细心照料患儿,促进儿童健康的职业精神。

【护理评估】

1. **健康史**　了解家族中有无先天性心脏病病史、母亲妊娠史(尤其妊娠初期2~3个月内)、患儿出生情况,询问发现患儿心脏病的时间,有无发生过青紫及其出现的时间,食欲情况,活动耐力情况,既往有无反复呼吸道感染史,有无阵发性呼吸困难或突然晕厥发作,是否喜欢蹲踞。

2. **身体状况**　测量生长发育指标,观察患儿的精神状态、皮肤黏膜有无发绀及其程度、有无杵状指,检查有无呼吸急促、心率增快、鼻翼扇动、肺部啰音等,检查胸廓有无畸形,有无震颤,听诊心脏杂音位置、时间、性质和程度,了解X线、心电图、超声心动图、血液检查、心导管检查和心血管造影的结果和临床意义。评估室间隔缺损患儿有无声音嘶哑,动脉导管未闭患儿周围血管征情况,法洛四联症患儿是否有阵发性缺氧发作,肺动脉瓣狭窄患儿有无胸痛及上腹痛。评估患儿有无心力衰竭、感染性心内膜炎、脑血栓等并发症的症状、体征。

3. **心理-社会状况**　了解患儿既往有无住院经历,家长对疾病的病因和治疗、居家护理知识的了解程度,患儿居住环境及家庭经济状况如何,患儿及家长是否有恐惧、焦虑等不良心理反应。

Note:

【常见护理诊断/问题】

1. **活动无耐力** 与血氧饱和度下降或体循环血量减少有关。
2. **有发育迟缓的危险** 与血氧饱和度下降或体循环血量减少影响生长发育有关。
3. **有感染的危险** 与疾病易导致心内膜损伤或肺血量增多有关。
4. **潜在并发症**:缺氧发作、感染性心内膜炎、心力衰竭、脑血栓。
5. **焦虑** 与家长或患儿对疾病的知识缺乏和疾病预后有关。

【预期目标】

1. 患儿合理休息和活动,维持正常的血氧饱和度及体循环血量。
2. 患儿及时得到正确的治疗方式和充足的营养,满足其生长发育的需要。
3. 患儿住院期间不发生再次感染。
4. 患儿不发生并发症,或发生并发症能及时发现,及时处理。
5. 患儿及家长能获得相关疾病知识和及时的心理支持。

【护理措施】

(一) 合理安排活动与休息

根据患儿病情指导适当活动和休息,严重者应卧床休息,减少心脏负担。根据心功能情况制定活动量,以不感到疲惫为宜。集中护理,避免患儿大哭大闹。保持大便通畅,避免加重心脏负担。对于介入治疗患儿在治疗当天术肢制动,行动脉导管穿刺患儿卧床休息24h以上,行静脉导管穿刺患儿至少卧床休息12h。术后3d合理床旁活动,3个月内避免剧烈活动。

(二) 合理营养,促进生长发育

1. 保证充足的能量、蛋白质和维生素,可根据患儿病情选择经口喂食、鼻饲管喂食或必要时静脉补充,注意营养搭配,保证每日热能和营养素供给。

2. 患儿可先吸氧再进食,婴儿给予斜抱位间歇喂乳。对喂养困难的小儿要耐心喂养,可少量多餐,避免呛咳和呼吸困难。

3. 心功能不全伴水肿时,可根据心功能情况短时间限制钠盐摄入,行低盐或无盐饮食。一旦心功能改善,及时补充钠盐,以免影响患儿食欲。

(三) 预防感染

1. **监测体温变化** 住院患儿严格按照儿科护理常规规定,每日测量体温2~4次,及时发现感染征象。

2. **保护性隔离,防止交叉感染** 对于有条件的医院,非感染性的先天性心脏病患儿应尽量与非感染疾病患儿收治一室,注意手卫生,适时手消毒,防止院内交叉感染。

3. **注意个人卫生,病室空气流通** 保持病房空气清新,每日定时开窗通风,保持空气流通。指导患儿及家长注意保持衣物整洁,饮食器具清洁,做好个人卫生防护。

4. **严格无菌技术操作** 所有护理操作或侵入性操作均应严格按照无菌技术规范执行,保证患儿的医疗安全。

5. **做好预防接种** 及时给患儿接种疫苗。

(四) 密切观察病情变化

1. 防止发绀型先天性心脏病患儿晨起吃奶、大便、哭闹、活动时缺氧发作的发生。一旦出现,轻者采取膝胸卧位即可缓解,重者立即吸氧,并与医生合作及时给予普萘洛尔每次0.1mg/kg或去甲肾上腺素每次0.05mg/kg静脉注射,必要时也可皮下注射吗啡每次0.1~0.2mg/kg,同时给予静脉注射5%碳酸氢钠1.5~5.0ml/kg纠正酸中毒。

Note:

2. 做介入治疗或各种小手术时(如拔牙、摘除扁桃体等),应在术前给予足量抗生素预防感染,防止感染性心内膜炎发生,一旦发生感染应积极治疗。

3. 观察有无心衰表现。注意观察患儿在住院期间有无面色发绀、呼吸增快、尿量突然减少等心衰早期表现,及时报告医师,并按心衰处理。

4. 对青紫型先天性心脏病患儿须给予足够的饮水量,以免脱水而导致血栓形成。平时应注意常饮水,发热、汗多或吐泻时及时补液。

5. 对于介入治疗或接受手术治疗的患儿,观察有无治疗后并发症,一旦发现及时告知医生,正确处理。对于年幼儿或体重较轻患儿,预计手术时间长时,术前应送血样备血。

（五）减轻焦虑

患儿的患病是个长期的过程,家长可能缺乏这方面的信息支持,护士应在建立良好护患关系的基础上,向家长及患儿提供心理支持,主动提供信息,消除患儿及家长的焦虑和紧张。在医疗诊治活动中配合医生解释相关治疗、检查,取得家长及患儿的认同。比如,介入治疗患儿手术当天给予造影剂试敏后,才能用药,并告知家长部分患儿使用造影剂后可能会出现短暂的体温升高。

（六）健康教育

1. 日常护理指导　向家长及患儿提供居家护理知识,指导家长及患儿勿到人口多的地方,防止交叉感染,气候变化时注意预防感冒。根据患儿的病情、先天性心脏病的种类选择合适的治疗方式和手术时机。

2. 定期复查,用药指导　已接受手术治疗的患儿指导其按期到院复查心电图、心脏超声等相关检查,按时服药,门诊调整剂量。

【护理评价】

1. 患儿活动耐力是否增加,能否满足基本生活所需。

2. 患儿生长发育指标是否稳定并有所增长。

3. 患儿有无发生再次感染。

4. 患儿有无发生各种并发症,发生并发症后能否得到及时处理。

5. 患儿或家长能够获得相关疾病知识、心理支持并是否积极配合诊疗和护理。

第四节　病毒性心肌炎患儿的护理

 ——————————　案例导入与思考　——————————

患儿,女,8岁,主诉因"感冒后感乏力、胸前区隐痛",以"病毒性心肌炎"入院。患儿精神不振,营养状态差。

体格检查:有室性期前收缩,心尖区有舒张期杂音。

辅助检查:心电图显示室上性心动过速,T波降低;血液检查:白细胞总数增高,血沉轻度增快;血清心肌酶谱测定:血清肌酸激酶(CK)、同工酶(CK-MB)、乳酸脱氢酶(LDH)、同工酶(LDH_1)、血清谷草转氨酶(SGOT)都增高。

请思考:

1. 临床确诊患儿中,90% 患儿的主诉或首发症状是什么?

2. 该患儿目前主要的护理诊断／问题是什么?

3. 护士接诊后,针对患儿的病情应配合医生采取哪些护理措施?

─── 学 习 目 标 ───

知识目标：
1. 掌握病毒性心肌炎的定义、临床表现、常见护理诊断/问题及护理措施。
2. 熟悉病毒性心肌炎的辅助检查。
3. 了解病毒性心肌炎的病因及发病机制。
能力目标：
能准确评估病毒性心肌炎患儿病情，并能应用所学知识为患儿提供整体护理。
素质目标：
培养护生换位感受的能力及爱护、尊重患儿的职业精神。

病毒性心肌炎临床表现轻重不一，取决于年龄和感染的急性或慢性过程。儿童期病毒性心肌炎的发病率不确切。

【概念】

病毒性心肌炎（viral myocarditis）是指病毒侵犯心肌所引起的以心肌炎性病变为主的疾病，病变也可累及心包或心内膜。大部分患儿无不适不必用药。大多数病毒性心肌炎患儿经适当治疗、休息后能痊愈。急性病毒性心肌炎很少因严重心律失常、急性心衰和心源性休克而猝死，部分慢性病毒性心肌炎可演变为心肌病，心肌瘢痕明显形成的患儿可表现出心律失常或心电图的持续异常、心脏扩大、心功能减退。

【病因及发病机制】

很多病毒感染可引起心肌炎。常见病毒有柯萨奇病毒（B 组和 A 组）、埃可病毒、脊髓灰质炎病毒、腺病毒、传染性肝炎病毒、流感和副流感病毒、麻疹病毒、单纯疱疹病毒以及流行性腮腺炎病毒等。其中，新生儿期柯萨奇病毒 B 组感染可导致群体流行，死亡率高达 50% 以上。本病发病机制尚不清楚，一般认为与病毒及其毒素早期经血液循环直接侵犯心肌细胞有关，病毒感染后的变态反应和自身免疫也与发病有关。

【临床表现】

1. 症状　取决于病变的广泛程度与部位。重者可猝死，轻者可无症状，仅表现心电图异常。临床确诊患儿中，90% 以心律失常为主诉或首见症状。当心肌受累时，常诉心前区隐痛、胸闷、心悸、恶心、乏力、头晕；心脏轻度扩张，心动过速、心音低钝及奔马律，少数患儿起病后迅速发展为心力衰竭或心源性休克。部分隐匿型心肌炎患儿，常无明显的呼吸道和肠道感染的前驱症状，只在劳累后出现身体不适，检查时发现心脏已扩大。部分患儿呈慢性进程，演变为扩张型心肌病。

2. 体征　轻者无心脏扩大，心肌炎广泛而严重者心脏扩大显著；心尖区第一音低钝，部分可有奔马律、心包摩擦音。可有心律失常，以房性与室性期前收缩最常见，为猝死的原因之一。心尖区可能有收缩期吹风样杂音或舒张期杂音。

【辅助检查】

1. 心电图　可见心律失常、T 波降低或 ST-T 改变。缺乏特异性，应动态观察。

2. 实验室检查　急性期白细胞总数多增高，以中性粒细胞为主。部分患儿血沉轻度增快。病毒学依据：血清病毒中和抗体测定阳性结果；咽、肛拭病毒分离出病毒有辅助意义。血清心肌酶谱测定：病程早期血清肌酸激酶（CK）及其同工酶（CK-MB）在早期多有增高，血清乳酸脱氢酶（SLDH）及其同工酶(LDH1)增高有提示意义,心肌肌钙蛋白(cTnI 或 cTnT)阳性的特异性更强,但敏感度相对不高。

3. **X 线检查或超声心动图检查**　可见心脏扩大,无特异性。

4. **心脏磁共振检查**　是近几年发现的诊断心肌炎最有价值的检查手段。可以发现早期心肌炎的心肌水肿和晚期心肌纤维化。在儿科的应用价值尚需进一步研究。

5. **心肌活体组织检查**　是诊断心肌炎的金标准。有研究发现,它不仅具有诊断价值,还可以预测预后,但在取样部位和患儿依从性方面存在局限性。

【治疗要点】

治疗原则:主要为控制感染、对症治疗和防治并发症。

1. **休息**　急性期需卧床休息,可减轻心脏负荷。

2. **加强心肌营养、改善心肌功能**　1,6- 二磷酸果糖(FDP),大剂量维生素 C 和能量合剂较常用。在常规治疗的基础上加用中药生脉饮、丹参或黄芪等中药。

3. **保护心肌和清除自由基**　常用辅酶 Q_{10}。

4. **应用大剂量免疫球蛋白**　通过免疫调节作用减轻心肌细胞损害。

5. **应用肾上腺皮质激素**　通常不使用,多用于急重病例。有改善心肌功能、减轻心肌炎性反应和抗休克作用。

6. **控制心力衰竭**　控制液体的摄入量。常用的强心药有地高辛、毛花苷 C。重症患儿加用利尿剂时,尤应注意电解质平衡,以免引起心律失常。注意补充氯化钾。

7. **治疗心律失常**　参见本章第四节。

8. **救治心源性休克**　一般应用肾上腺皮质激素静脉大剂量滴注或大剂量维生素 C 静脉推注可取得较好的效果,如效果不满意可应用调节血管紧张度的药物如多巴胺、异丙肾上腺素和间羟胺等。

【常见护理诊断/问题】

1. **活动无耐力**　与心肌收缩力下降,组织供氧不足有关。

2. **潜在并发症**:心律失常、心力衰竭、心源性休克。

3. **焦虑**　与病程长,活动受限制和休学等有关。

【护理措施】

(一)合理安排活动与休息

急性期应卧床休息,至少至热退后 3~4 周,基本恢复正常时逐渐增加活动量。恢复期避免剧烈运动,继续限制活动,一般总休息时间不少于半年。心功能不全或心脏扩大者,应绝对卧床休息,并延长卧床时间,到心衰控制、心脏功能好转再逐渐开始活动。

(二)密切观察病情变化

1. **心律失常患儿的处理**　对严重心律失常的患儿应持续进行心电监护,发现多源性期前收缩、频发期前收缩、心动过速、心动过缓、完全性房室传导阻滞或扑动、颤动时应立即报告医师,采取紧急处理措施。

2. 严密观察生命体征、意识、皮肤黏膜颜色、尿量。

3. **预防心力衰竭**　尽量避免呼吸道感染、剧烈运动、情绪激动、饱餐、寒冷、用力排便等。一旦发现患儿有呼吸困难、咳嗽、颈静脉怒张、水肿、奔马律、肺部湿啰音等征象应立即给氧,置患儿于半卧位,保持安静,通知医生并协助处理。

4. 控制输液速度,不应过快,以免诱发心力衰竭,尤其使用血管活性药物时,准确控制滴速。

5. 使用洋地黄类药物时,注意药物毒副作用,观察用药反应,避免洋地黄中毒。心源性休克使用血管活性药物时,注意单位时间准确用药,保护静脉通道,避免组织损伤。大剂量使用丙球时,注意用

Note:

药反应,先慢速滴入,待患儿无不良反应时,再匀速输入。

(三)减轻焦虑

患儿的病程长,给患儿及家长信息支持,介绍本病知识,在医疗诊治活动中配合医生解释相关治疗、检查,取得家长及患儿的认同。护士应在建立良好护患关系的基础上,主动向家长及患儿提供心理支持,尽量用患儿能够理解的语言解释治疗和创伤性操作,鼓励患儿用画画或其他方式表达自己的感受,减少患儿和家长紧张、焦虑、恐惧心理。

知 识 链 接

音 乐 疗 法

由心理治疗师提供指导,结合患儿具体性格为其挑选适宜的音乐。针对沉默寡言、性格内向的患儿,为其选择如《喜洋洋》《春天来了》《步步高》《歌声与微笑》等振奋精神、活泼明快的音乐;针对易躁易怒、性格外向的患儿,为其选择如《舒伯特小夜曲》《二泉映月》《摇篮曲》《天鹅湖组曲》等旋律轻柔、宁静柔和的音乐;针对情绪低落、疲乏无力的患儿,为其选择如《梦幻曲》《杜鹃圆舞曲》《让我们荡起双桨》《荷塘月色》等旋律愉快轻松的音乐。选定好音乐类型后,每天 10:00—11:00 为患儿播放 1h 音乐,音量设置在 50dB 左右。同时,确保病房环境舒适,空气清新,在病房适当位置粘贴卡通贴纸、卡通指示牌,放置几盆绿萝、多肉等植物,每个床单元安装隔帘、床头灯和防护栏,卫生间铺设防滑垫、护栏,对陪护人员进出进行限制等。

(四)健康教育

1. 向患儿及其家长说明休息的重要性,使患儿及家长能自觉配合治疗。

2. 教会患儿和家长测脉率、节律,若发现异常或出现心悸、胸闷等不适应及时复诊。

3. 带抗心律失常药物出院的患儿,告知家长用药的名称、剂量、使用方法、用药后可能的不良反应。

4. 指导患儿进食高蛋白、高维生素、易消化的饮食,尤其注意补充富含维生素 C 的食物。

5. 指导患儿及家长出院后预防感冒,门诊定期复查。出院后分别在 1 个月、3 个月、6 个月、1 年时到医院复查。

第五节 心律失常患儿的护理

学 习 目 标

● 知识目标:

1. 掌握心律失常的定义、常见护理诊断 / 问题及相应的护理措施。

2. 熟悉常见心律失常的临床表现及心电图检查。

3. 了解心律失常的病因及发病机制。

● 能力目标:

能准确评估心律失常患儿病情,并能应用所学知识为患儿提供整体护理。

● 素质目标:

培养护生换位感受的能力及爱护、尊重患儿的职业精神。

心律失常可以是先天性的,也可以是获得性的。可单独发病,亦可与心血管疾病伴发。可突然发作而致猝死,也可以持续累及心脏而衰竭。

Note:

【概念】

心律失常(cardiac arrhythmia)是指心脏冲动的频率、节律、起源部位、传导速度与激动次序的异常。新生儿及婴儿期的心律失常，以窦性心动过速和窦性心律不齐最为常见，也可以发生室性心动过速及各种期前收缩；儿童期以期前收缩、房室传导阻滞、室上性心动过速多见，期前收缩以室性期前收缩占首位。心律失常可导致严重心动过缓或心动过速，可能引起晕厥或猝死，但大多数心律失常并无生命危险。

【病因和发病机制】

病因可以分为先天性的和后天获得性的。常见的后天获得的心源性疾病，包括各种心肌病、病毒性心肌炎、风湿性心脏病、先天性心脏病(为主)等；非心源性疾病，常见有支气管肺炎、上呼吸道感染、胃肠道感染、小儿肺炎等。

发病机制有激动起源失常；激动传导失常，包括有传导阻滞和折返；激动起源失常伴传导失常。

【临床表现】

(一) 期前收缩(premature beat)

由心脏激动起源异位所致，为小儿时期最常见的心律失常。小儿症状较轻，常缺乏主诉，个别年长儿可诉心悸、胸闷。期前收缩的次数因人而异，同一患儿在不同时间亦可有较大的差别。根据心电图有无 P′ 波、P′ 波的形态、PR 间期的长短以及 QRS 波的形态来判断期前收缩，分为房性期前收缩、交界性期前收缩和室性期前收缩三种。小儿以室性期前收缩最为多见。

(二) 阵发性室上性心动过速(paroxysmal supraventricular tachycardia)

是指异位激动在希氏束以上的心动过速，是小儿最常见的异位快速心律失常。本病可发生于任何年龄，容易反复发作，但初次发病以婴儿多见。小儿常突然烦躁不安、面色青灰、皮肤湿冷、呼吸增快、脉搏微弱，常伴有干咳，有时呕吐；年长儿可自诉心前区不适、头晕等。发作时心率会突然增快至 160~300 次/min，一次发作可持续数秒至数日。发作停止时，心率突然减慢，恢复正常。发作持续时间超过 24h 易引发心力衰竭。

(三) 室性心动过速(ventricular tachycardia)

是指起源于希氏束分叉处以下的 3~5 个宽大畸形 QRS 波组成的心动过速。症状较阵发性室上性心动过速严重。小儿面色苍白、烦躁不安、呼吸急促，年长儿可主诉心前区疼痛，可有晕厥、休克、充血性心力衰竭等。发作持续 24h 以上者则可发生显著的血流动力学改变。体检发现心率增快，常在 150 次/min 以上，心音可有强弱不等。

(四) 房室传导阻滞(atrioventricular block)

是指房室传导系统某部位的不应期延长，激动心房向心室传播过程中传导延缓或部分甚至全部不能正常下传的现象，临床将它分为三度。

一度房室传导阻滞：除听诊第一心音较低顿外，并无其他特殊体征。

二度房室传导阻滞：患儿可有胸闷、心悸，甚至产生眩晕和晕厥，听诊时，除原有心脏疾患所产生的听诊改变，可有心律不齐，脱漏搏动。莫氏Ⅰ型比莫氏Ⅱ型常见，莫氏Ⅱ型的预后则比较严重，容易发展为阿-斯综合征。

三度房室传导阻滞：部分小儿并无主诉，重者自觉乏力、眩晕、活动时气短，最严重的表现为阿-斯综合征发作，甚至死亡。还可表现为心力衰竭以及对应激状态耐受力下降。听诊时脉率缓慢而规则，第一心音强弱不一，有时可闻及第三心音或第四心音，绝大多数患儿心底部可闻及Ⅰ~Ⅱ级喷射性杂音，还可闻及舒张中期杂音。

Note:

【辅助检查】

1. 心电图检查　是最主要的检查方法。

(1) 室性期前收缩：①QRS 波提前，其前无异位 P 波；②QRS 波宽大、畸形，T 波与主波方向相反；③期前收缩后多伴有完全代偿间歇(图 8-13)。

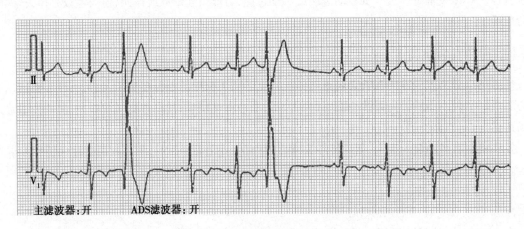

图 8-13　室性期前收缩心电图特征

(2) 阵发性室上性心动过速：P 波形态异常，往往较正常时小，常与前一 T 波重叠。QRS 波形同窦性(图 8-14)。发作持续时间较久者，可暂时性 ST 段及 T 波改变。

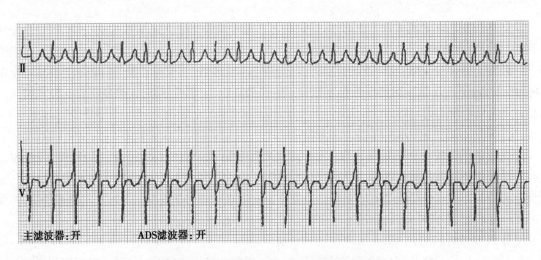

图 8-14　阵发性室上性心动过速心电图特征

(3) 室性心动过速：①心室率常在 150~250 次 /min 之间，QRS 波宽大畸形，时限增宽；②T 波方向与 QRS 波主波方向相反，P 波与 QRS 波间无固定关系；③QT 间期多正常，可伴有 QT 间期延长，多见于多形性室速(图 8-15)；④心房率较心室率慢，有时可见到室性融合波或心室夺获。

(4) 一度房室传导阻滞：PR 间期延长，但每个心房激动都能传到心室(图 8-16)。

2. 24h 动态心电图　又称 Holter 监测，是一种在活动情况下连续 24~72h 记录心电图的方法。

3. 运动心电图　可诱发安静时未能出现的心律失常，或使静息时的心律失常加重。用于检查窦房结功能，评估完全性房室传导阻滞的部位，评价室性期前收缩的性质，诊断长 Q-T 综合征。

4. 心内电生理检查　采用电极导管插入心腔内记录和 / 或刺激心脏不同部位进行电生理研究，用于判断传导阻滞的精确位置和心动过速的发生机制。

Note:

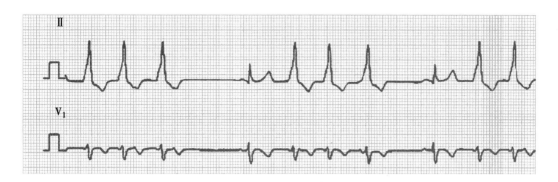

图 8-15　室性心动过速心电图特征

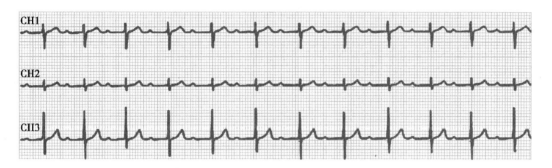

图 8-16　一度房室传导阻滞心电图特征

【治疗要点】

1. **一般治疗**　心电监护,卧床休息,限制活动,低流量吸氧。
2. **药物治疗**　抗快速心律失常的药物分为四类:Ⅰ类(ⅠA:以奎尼丁和普鲁卡因胺为代表;ⅠB:有利多卡因、苯妥英钠等;ⅠC有普罗帕酮、劳卡尼等)。Ⅱ类:β受体阻断药,如普萘洛尔、美托洛尔等。Ⅲ类:如胺碘酮等。Ⅳ类:为钙拮抗剂,如维拉帕米等。其他治疗快速心律失常的药物还有洋地黄类、去甲肾上腺素、氯化钾、硫酸镁、腺苷、三磷腺苷以及中药等。
3. **手术治疗**　常用于预激综合征并发阵发性室上性心动过速的患儿,通过射频消融术不能取得成功或副束在心外膜下的患儿。
4. **电学治疗方法**　该治疗方法较安全,起效迅速,不良反应少,近年来发展很快。主要有三种方法:电击复律、射频消融和电起搏。射频消融术经导管射频消融(RFCA)已成为治疗儿童快速型心律失常的首选治疗方案。

【常见护理诊断/问题】

1. **活动无耐力**　与心肌收缩力下降,组织供氧不足有关。
2. **潜在并发症**:室颤、阿-斯综合征、心力衰竭。
3. **知识缺乏**:家长和患儿缺乏有关疾病的认识及家长缺乏护理知识。

【护理措施】

(一) 合理安排活动与休息

维持适宜的病房环境,清洁、安静和空气流通,维持合适的室温和相对湿度,室内光线不宜过强。护理人员操作宜轻稳,尽量避免引起患儿情绪波动,加重病情。对于偶发、无器质性心脏病的患儿,不需卧床休息,注意劳逸结合;对有血流动力学改变的轻症患儿,适当休息,避免劳累;严重心律失常者

Note:

应绝对卧床休息,直至病情好转后,再逐渐起床活动。尽量避免左侧卧位。

(二) 密切观察病情变化

严密观察患儿神志、肤色、血压及呼吸等变化,注意心率、心律及脉搏等,尤其加强夜间巡视。发现患儿呼吸困难、唇色发绀、出汗肢冷等情况,应给予吸氧,同时报告医生及时处理。严重心律失常患儿应进行心电监护,注意并记录心率,心率的变化,一旦发现异常,及时报告医生,做好对症处理。准备抢救仪器(除颤仪、心电图机、心电监护仪、临时心脏起搏器等)、各种抗心律失常药物和其他抢救药品,做好抢救准备。

(三) 健康教育

向家长提供有关心律失常及其防治的知识,解释心律不齐产生的原因。教会家长及患儿 1min 测量脉搏的方法。指导家长及患儿按医生要求服用抗心律失常药物,了解药物的作用,不良反应及用法,不得随意增减或中断治疗。对于曾发生过室颤、严重房室传导阻滞的患儿,应教会家长紧急情况下的处置方法,如心肺复苏术。患儿应避免情绪波动,养成按时作息的生活习惯,不宜饮浓茶、咖啡等,适度锻炼,预防感染,定期随访监测,遵医嘱随时调整治疗方案。安装人工起搏器的患儿应随身携带诊断卡和急救药物(异丙肾上腺素或阿托品)。

(吴心琦)

思 考 题

患儿,女,5 个月,体重 5.5kg,身长 60cm,因"上呼吸道感染后出现口唇青紫"入院。患儿面色苍白,喂养困难。患儿家长不知道患儿疾病严重程度很担忧。

体格检查:可在胸骨左缘第 3、4 肋间可闻及 Ⅲ ~ Ⅳ 级粗糙的全收缩期杂音,可扪及震颤;心尖搏动增强并向左下移位。

(1) 该患儿最可能是哪一种先天性心脏病?

(2) 请列出本病例主要护理诊断 / 问题。

(3) 针对该患儿应给予哪些护理措施?

URSING

第九章

消化系统疾病患儿的护理

09章 数字内容

章 前 导 言

　　消化系统疾病是儿童最常见的疾病之一,此类疾病会影响到营养物质的摄取、消化和吸收。由于儿童的消化功能尚未完善,易发生消化功能紊乱、水电解质和酸碱平衡失调,从而导致慢性营养障碍甚至影响儿童的生长发育,同时也会造成儿童机体抵抗力下降而导致感染。因此,全面评估消化系统疾病非常重要。

第一节　儿童消化系统解剖生理特点

---学习目标---

- **知识目标：**
  1. 掌握儿童消化系统的解剖生理特点。
  2. 熟悉儿童消化系统常见疾病与解剖生理特点的关系。
  3. 了解正常粪便与异常粪便的区别。
- **能力目标：**
  能将儿童消化系统疾病与其解剖生理特点紧密联系。
- **素质目标：**
  培养护生的整体观和辩证思维。

(一) 口腔

足月新生儿出生时已有舌乳头、唇肌、咀嚼肌、两颊脂肪垫发育良好，故出生后即具有较好的吸吮能力和吞咽功能，早产儿则较差。新生儿出生时口腔黏膜薄嫩，唾液腺发育不够成熟，导致口腔黏膜干燥，易受损伤和细菌感染。此外，5~6 个月婴儿唾液分泌增多，但口底浅，不能及时吞咽所分泌的全部唾液，常出现生理性流涎。

(二) 食管

新生儿和婴儿食管似漏斗状，黏膜纤弱，腺体缺乏，弹力组织及肌层尚未发育成熟，食管下端贲门括约肌发育不成熟，控制能力差，不能有效地控制反流，常发生胃食管反流，一般在 8~10 个月时症状消失。

(三) 胃

婴儿胃呈水平位，当会站立行走时其位置逐渐变为垂直位。由于贲门括约肌发育较差，而幽门括约肌发育良好，故易发生溢乳和呕吐。婴幼儿分泌的胃酸和各种酶较少、活性低，因此，消化功能差。胃容量在新生儿时约为 30~60ml，1~3 个月 90~150ml，1 岁时 250~300ml。因哺乳不久幽门即开放，胃内容物逐渐流入十二指肠，故实际哺乳量常超过上述胃容量。胃排空时间随食物种类不同而有差异，稠厚含凝乳块的乳汁排空慢，水为 1.5~2h，母乳 2~3h，牛乳为 3~4h，早产儿胃排空慢，易发生胃潴留。

(四) 肠

婴儿肠道相对比成人长，一般为身长的 5~7 倍，分泌及吸收面积较大，利于消化吸收，但固定差，肠活动度大，易患肠套叠及肠扭转。早产儿肠乳糖酶活性低、易发生乳糖吸收不良；肠壁屏障功能差，因此，细菌易经肠黏膜吸收引起全身性感染或变态反应性疾病；肠蠕动协调能力差，易导致粪便滞留或功能性肠梗阻。

(五) 肝

儿童年龄越小，肝脏相对越大。正常婴幼儿肝脏可在肋缘下 1~2cm 处触及，柔软而无压痛，6 岁后肋下触不到。儿童肝脏血管丰富，肝细胞再生能力强，不易发生肝硬化。但肝细胞发育尚未完善，肝功能也不成熟，解毒能力较差，在感染、缺氧、心力衰竭、中毒等情况下易发生肝充血肿大和变性。婴儿期胆汁分泌较少，故对脂肪的消化、吸收能力较差。

(六) 消化酶

婴幼儿胰脂肪酶和胰蛋白酶的活性均较低，对脂肪和蛋白质的消化和吸收功能较差；出生时胰液分泌量少，3~4 个月时增多，胰液及其消化酶的分泌易受炎热天气和各种疾病的影响而被抑制，容易引起消化不良；唾液及唾液中淀粉酶分泌不足，故生后 3~4 个月以前不宜过早添加淀粉类食物。

(七) 婴儿粪便

1. 正常粪便

(1) 胎便：新生儿最初 3d 内排出的大便称胎便，呈墨绿色、黏稠、无臭味，总量为 100~200g。它由胎儿肠道脱落的上皮细胞、浓缩的消化液及吞下的羊水组成,多数于生后 12h 内开始排出,若喂乳充分,2~3d 后逐渐过渡为正常粪便。若生后 24h 内无胎便排出,应注意检查有无肛门闭锁等消化道畸形。

(2) 母乳喂养儿的粪便:呈黄色或金黄色,多为均匀糊状或带有少许细小乳凝块,可呈绿色,较稀薄,不臭,呈酸性(pH 4.7~5.1),每日排便 2~4 次,辅食添加后次数减少,1 岁后减至每日排便 1~2 次。

(3) 牛、羊乳喂养儿的粪便:呈淡黄色,较干稠,多成形,量多且含较多白色酪蛋白乳凝块,味臭,呈中性或碱性(pH 6~8),每日排便 1~2 次,易发生便秘。

(4) 混合喂养儿的粪便:与牛、羊乳喂养者相似,但较软、黄。添加淀粉类、蛋、肉、蔬菜等辅食后,粪便外观与成人粪便相似,每日排便 1 次左右,臭味加重。

2. 异常粪便

(1) 次数改变:在食物量及种类没变的情况下,大便次数突然增加、变稀,应考虑异常。若平时大便一直保持在每日 4~5 次甚至 5~6 次,儿童一般情况好,无不适,体重增加正常,属生理现象。

(2) 性状改变:粪便臭味明显,提示蛋白质消化不良,带有酸味、多泡沫反映碳水化合物消化不良,外观呈奶油状表示脂肪消化不良;粪中带奶瓣(乳凝块)多是未消化吸收的脂肪与钙或镁形成的皂块,如量不多则无临床意义;若大便干结,多因进食蛋白质偏多、淀粉或糖过少、肠蠕动能力弱、水分被吸收所致;大便呈黑色,系肠上部、胃出血或用铁剂药物所致;若大便带新鲜血丝,多系肛门破裂、直肠息肉所致;若大便呈灰白色,则提示胆道梗阻。

第二节　口炎患儿的护理

案例导入与思考

患儿,女,16 个月,以"发热两天、流涎 1d"入院。患儿烦躁不安,哭闹,拒食,曾用过抗生素及退热药,效果不佳。

体格检查:T:39.2℃,脉搏 129 次/min,呼吸 39 次/min,咽部充血,颊黏膜、舌尖可见成簇的小疱疹,疼痛较明显,周围红晕,有的已破溃形成溃疡,齿龈红肿,触之出血,并伴有颌下淋巴结肿大。

辅助检查:血象白细胞总数和中性粒细胞计数均在正常值范围。

请思考:

1. 疱疹性口炎病原体是什么?

2. 口腔护理时,宜选择哪种溶液清洁口腔?

3. 该患儿目前主要的护理诊断/问题是什么?

学习目标

● 知识目标:

1. 掌握鹅口疮及疱疹性口炎的病因、常见护理诊断/问题及相应的护理措施。

2. 熟悉常见口炎的辅助检查及临床特点。

3. 了解口炎患儿健康指导及护理评价。

● 能力目标:

能准确评估口炎患儿病情,并能应用所学知识为患儿提供整体护理。

● 素质目标:

培养护生尊重患儿、爱护患儿、保护患儿隐私的职业精神。

【概念】

口炎(stomatitis)是指口腔黏膜的炎症,若病变仅局限于舌、齿龈、口角亦可称为舌炎、齿龈炎或口角炎,多由病毒、真菌、细菌引起。本病多见于婴幼儿,可单独发病亦可继发于全身疾病,如急性感染、腹泻、营养不良、维生素B或C缺乏、久病体弱等。食具不洁、口腔卫生不良或因疾病导致机体抵抗力下降等因素均有利于口炎的发生。

【病因】

1. 婴幼儿口腔黏膜柔嫩、血管丰富,唾液腺分泌少,口腔黏膜比较干燥,易于微生物繁殖。

2. 食具不洁、口腔卫生不良或由于各种疾病导致机体抵抗力下降等因素均易引起口炎的发生。

3. 营养不良、腹泻、长期应用广谱抗生素或糖皮质激素的患儿。

4. 机械(如布或棉花擦伤口腔)、物理(如饮食过烫)等因素。

【临床表现】

1. **鹅口疮**(thrush,oral candidiasis) 又名雪口病,为白念珠菌感染所致,多发生在新生儿、营养不良、腹泻、长期使用广谱抗生素或糖皮质激素的患儿。新生儿多因哺乳时乳头不洁、奶具污染导致感染,也可在出生时经产道感染。

本病特征是在口腔黏膜上出现点状白色乳凝块状物,可融合成片,不易擦去,强行剥离后局部口腔黏膜潮红、粗糙,可有溢血,以颊黏膜多见,齿龈、舌面、上腭亦可受累。患儿一般无全身症状,有时拒乳,免疫功能低下者可累及食管、肠道、肺等部位导致全身症状。诊断困难时,可取口腔白膜少许放在玻片上,加10%氢氧化钠1滴,在显微镜下可见真菌菌丝和孢子。

2. **疱疹性口炎**(herpetic stomatitis) 又称疱疹性齿龈口炎,为单纯疱疹病毒Ⅰ型原发性感染引起,多见于1~3岁儿童,无明显季节性,传染性较强,常在卫生条件差的家庭和集体托幼机构中感染传播引起流行。

本病特征是起病时发热,体温达38~40℃,有烦躁、拒食、流涎、局部疼痛等症状。在舌、颊内、唇内或齿龈黏膜出现单个或成簇的小疱疹,直径2~3mm,周围有红晕,迅速破溃后形成小溃疡,上面覆盖黄白色纤维素性渗出物,有时累及上腭及咽部,常伴有颌下淋巴结肿大及齿龈红肿。病程1~2周,局部淋巴结肿大可持续2~3周。本病需与疱疹性咽峡炎鉴别,后者为柯萨奇病毒引起,多发生于夏秋季。疱疹主要发生在咽部及软腭,有时可见于舌,常伴有齿龈红肿及颌下淋巴结肿大。

3. **溃疡性口炎**(ulcerative stomatitis) 又称急性球菌性口炎,主要由金黄色葡萄球菌、肺炎链球菌、铜绿假单胞菌或大肠埃希菌等引起,多见于婴幼儿,常发生于急性感染、长期腹泻等抵抗力下降时,口腔不洁时更利于细菌繁殖而致病。

本病特征是口腔的各部位均可发生,初起时口腔黏膜充血水肿,继而形成大小不等的糜烂面或浅溃疡,边界清楚,表面有纤维素性炎性渗出物形成的灰白色假膜,拭去假膜可见渗血现象,不久又被假膜覆盖。涂片染色可见大量细菌,局部疼痛、烦躁、拒食、流涎、哭闹、常伴发热,体温可达39~40℃,患儿局部淋巴结肿大,白细胞总数和中性粒细胞数增多。症状轻者约一周体温可恢复正常,溃疡逐渐愈合;严重者可因进食过少出现脱水和酸中毒。

【辅助检查】

1. 显微镜下可见真菌的菌丝和孢子。

2. 病原学涂片染色可见大量细菌。

3. 血象白细胞总数和中性粒细胞数显著增多。

【治疗要点】

加强口腔护理,局部合理用药;调整饮食,减轻疼痛;监测体温,做好皮肤护理和健康指导。

【常见护理诊断/问题】

1. **口腔黏膜受损**　与口腔不洁、护理不当、抵抗力下降有关。
2. **营养失调:低于身体需要量**　与疼痛引起拒食有关。
3. **体温过高**　与口腔感染有关。
4. **疼痛**　与口腔黏膜感染、溃疡有关。
5. **知识缺乏**:家长缺乏预防和护理知识。

【护理措施】

(一) 加强口腔护理

1. 鼓励多饮水,可少量多次,进食后漱口,保持口腔黏膜湿润和清洁,减少细菌在口腔内繁殖。对流涎者,及时清除流出物,保持皮肤干燥、清洁,避免因流出物刺激而引起皮肤湿疹或糜烂。

2. 鹅口疮的患儿用 2% 碳酸氢钠溶液于哺乳前后清洁口腔,局部涂抹 10 万 ~20 万 U/ml 制霉菌素鱼肝油混悬溶液,每口 2~3 次;可口服肠道微生态制剂,纠正肠道菌群失调;适当补充维生素 B_1 和维生素 C。疱疹性口炎的患儿,可用 3% 过氧化氢溶液清洁口腔,局部可涂碘苷、锡类散、冰硼散等,也可喷西瓜霜;为预防感染可涂 2.5%~5% 金霉素鱼肝油。溃疡性口炎的患儿用 0.1% 利凡诺溶液漱口,每日 1~2 次;1%~3% 过氧化氢溶液清洗溃疡面,涂锡类散、抗生素软膏等。

3. 局部涂药时应采用正确的方法

(1) 涂药前应先将纱布或干棉球放在颊黏膜腮腺管口处或舌系带两侧,以隔断唾液,再用棉球将病变部位黏膜表面水分吸干后方能涂药,以达到局部用药的目的。

(2) 涂药后嘱患儿闭口 10min,然后将隔离唾液的纱布或棉球取出,并叮嘱患儿和/或家长不可立即漱口、饮水或进食。

4. 护理时动作要轻、快、准,以免引起患儿口腔疼痛,从而减少对护理操作产生恐惧。

(二) 合理喂养

1. 以微温或凉的高热量、高蛋白、富含维生素流质或半流质饮食为宜,少量多餐。

2. 食物的温度应适宜,减少对口腔黏膜的刺激。

3. 对不能进食者,应给予肠道外营养,以确保能量及水分供给。

4. 患儿使用的食具应煮沸消毒或高压灭菌消毒。

(三) 维持体温正常

1. 每 2~4h 测一次体温,必要时随时监测。体温超过 38.5℃时给予物理降温,如冷敷、冰敷、温水浴及酒精擦浴,小婴儿可通过松开包被、衣服等降温,必要时遵医嘱予以药物降温。

2. 观察退热效果,做好皮肤护理。

(四) 减轻疼痛

对于口腔疼痛严重者可遵医嘱在进食前、口腔涂药前用 2% 利多卡因涂抹局部,同时避免摄入刺激性食物。

(五) 健康教育

1. 向家长讲解口炎发生的原因,影响因素以及护理知识,指导家长保持口腔卫生、饮水、进食、食具消毒和局部涂药时的护理方法。

2. 教育患儿养成良好的卫生习惯,纠正吮指、不刷牙等不良习惯,鼓励患儿多饮水,培养其进食后漱口的习惯。

3. 培养患儿良好的饮食习惯,均衡营养,避免偏食、挑食,宣传提高机体抵抗力的重要性。

Note：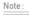

第三节　胃食管反流患儿的护理

---------- 学习目标 ----------

- 知识目标：
  1. 掌握胃食管反流的定义,常见护理诊断／问题及相关护理措施。
  2. 熟悉胃食管反流的临床特点。
  3. 了解胃食管反流的治疗原则及健康指导。
- 能力目标：
  能准确评估胃食管反流患儿病情,并能应用所学知识为患儿提供整体护理。
- 素质目标：
  培养护生尊重患儿、爱护患儿、保护患儿隐私的职业精神。

【概念】

胃食管反流(gastroesophageal reflux,GER)是指胃内容物,包括从十二指肠流入胃的胆盐和胰酶等反流入食管甚至口咽部,分生理性和病理性两种。婴儿时期,因食管下端括约肌(lower esophageal sphincter,LES)发育不成熟或神经肌肉协调功能差引起的反流,为生理性反流,常出现于哺乳后,又称"溢乳"。病理性反流,即胃食管反流病,是由于 LES 的功能障碍和／或与其功能有关的组织结构异常而出现的反流,常常发生于睡眠、仰卧位及空腹时,常伴随相应的临床症状和并发症。脑瘫、21- 三体综合征以及发育迟缓患儿,GER 发生率较高。

【病因和发病机制】

1. 抗反流屏障功能低下

(1) LES 压力降低:是引起 GER 的主要原因。正常吞咽时,LES 反射性松弛,压力下降,通过食管蠕动推动食物进入胃内,然后压力又恢复到正常水平,并出现一个反应性的压力增高,从而防止食物反流。当胃内压和腹内压升高时,LES 会反应性主动收缩,使其压力超过增高的胃内压,起到抗反流作用。当正常功能发生紊乱时,LES 短暂性松弛,即可导致胃内容物反流入食管。

(2) LES 周围组织薄弱或缺陷:例如缺少腹腔段食管,腹内压增高时其传导受限,使 LES 不能反应性收缩达到抗反流的作用;膈肌食管裂孔钳夹作用减弱;膈食管韧带和食管下端黏膜瓣解剖结构存在器质性或功能性病变;小婴儿食管角(由食管和胃贲门形成的夹角,即 His 角)较大;胃压低、腹内压增高等,均可破坏正常的抗反流作用。

2. 食管廓清能力降低　正常情况下,食管廓清能力是依靠唾液的冲洗、食丸的重力、食管的推动性蠕动、对酸的中和作用和食管黏膜细胞分泌的碳酸氢盐等多种因素共同完成对反流物的清除,以缩短反流物和食管黏膜的接触时间。当食管蠕动减弱、消失或出现病理性蠕动时,食管清除反流物的能力下降,延长了反流物质在食管内停留时间,增加了有害的反流物质对黏膜的损伤。

3. 食管黏膜的屏障功能破坏　屏障作用是由细胞内的缓冲液、黏液层、细胞代谢及血液供应共同构成。反流物中胃酸、胃蛋白酶以及来自十二指肠的胆盐和胰酶等可以损伤食管黏膜的屏障功能,引起食管黏膜炎症。

4. 胃、十二指肠功能失常　胃排空能力低下时,胃内容物及其压力增加,当胃内压增高超过 LES 压力时可使 LES 开放。同时胃容量增加又可导致胃扩张,致贲门食管段缩短,使其抗反流屏障功能降低。十二指肠病变时,幽门括约肌关闭不全可导致十二指肠胃反流。

Note:

【临床表现】

食管上皮细胞暴露于反流的胃内容物中,是产生症状和体征的主要原因。

1. **呕吐** 婴幼儿以呕吐为主要表现。大部分患儿于生后第 1 周即出现呕吐,程度轻重不一,多发生在进食后,可表现为溢乳、反刍或吐泡沫,严重者呈喷射状。呕吐物为胃内容物,有时含少量胆汁。年长儿以反酸、烧胃、嗳气等症状多见。

2. **反流性食管炎** 常见症状有:①烧灼感:见于有表达能力的年长儿,位于胸骨下端,饮用酸性饮料可使症状加重,服用抗酸剂症状减轻;②吞咽疼痛:婴幼儿表现为喂奶困难、烦躁,年长儿诉吞咽时疼痛,如并发食管狭窄则出现严重呕吐和持续性咽下困难;③呕血和便血:食管炎严重者可发生糜烂或溃疡,出现呕血或黑便症状。严重的反流性食管炎可导致缺铁性贫血。

3. **Barrett 食管** 由于慢性 GER,食管下段的鳞状上皮被增生的柱状上皮所替代,抗酸能力增强,但更容易发生食管溃疡、狭窄和腺癌。溃疡较深者可发生食管气管瘘。

知 识 链 接

Barrett 食管

Barrett 食管是食管下段的鳞状上皮细胞被胃的柱状上皮细胞所取代的一种病理现象,是反流性食管炎的并发症之一。其诊断主要依赖于内镜和病理学检查:内镜下,在苍白色食管黏膜的背景下出现舌状或岛状的启平红色柔软光滑的组织,或表现为红色柔软光滑的环状黏膜带。病理学检查发现食管鳞状上皮被含有杯状细胞的柱状上皮细胞取代。Barrett 食管是一种癌前病变,有文献报道约 8%~15% 的 Barrett 食管发生食管腺癌。通常,Barrett 食管区域越大,发生癌的危险也越大。如发现有重度异型增生或早期癌变,应手术治疗,其他非手术疗法包括激光消融术、电凝疗法、光动力学疗法等。

---

4. **食管外症状**

(1) 呼吸系统症状:反复呼吸道感染、哮喘、窒息和呼吸暂停等。

(2) 营养不良:主要表现为体重不增和生长发育迟缓。

(3) 其他:如声音嘶哑、鼻窦炎、反复口腔溃疡、龋齿、中耳炎等。部分患儿可出现精神、神经症状,例如 Sandifer 综合征、婴儿哭吵综合征等。

【辅助检查】

1. **食管钡剂造影** 可对食管形态、运动状况、钡剂的反流、食管与胃连接部的组织结构作出判断,可观察到是否存在食管裂孔疝以及食管黏膜炎症等改变。

2. **食管 pH 动态监测** 是目前最可靠的诊断方法,通过 24h 连续监测食管下端 pH,计算机软件进行分析,可区分生理性或病理性反流。

3. **其他检查** 如食管动力功能检查、食管胆汁反流动态监测、食管内镜检查及黏膜活体组织检查等,均有助于诊断。

【治疗要点】

凡诊断为 GER 的患儿,特别是有合并症或影响生长发育者必须及时进行治疗,包括药物治疗、手术治疗、体位治疗、饮食治疗等。

1. 药物治疗主要作用是降低胃内容物酸度和促进上消化道动力。

(1) 促胃肠动力药:如多潘立酮(吗丁啉),每日 3 次,饭前半小时及睡前口服,疗程 4 周。

(2) 抑酸和抗酸药：①抑酸药有西咪替丁、奥美拉唑（格赛克）等；②中和胃酸药有氢氧化铝凝胶，疗程 8~12 周。

(3) 黏膜保护剂：硅酸铝盐、硫糖铝、磷酸铝等，疗程 4~8 周。

2. 手术治疗手术指征　①经内科治疗 6~8 周无效，有严重并发症者；②严重食管炎伴溃疡、狭窄或食管裂孔疝者；③有严重的呼吸道并发症者；④合并严重神经系统疾病者。

【常见护理诊断 / 问题】

1. **有窒息的危险**　与溢乳和呕吐有关。
2. **营养失调：低于机体需要量**　与反复呕吐致能量和各种营养素摄入不足有关。
3. **疼痛**　与胃内容物反流致反流性食管炎有关。
4. **知识缺乏**：患儿家长缺乏本病护理的相关知识。

【护理措施】

(一) 保持呼吸道通畅，预防窒息的发生

1. 小婴儿以前倾俯卧位为佳，床头抬高 30°，睡眠时宜采取左侧卧位及仰卧位，密切监测，防止发生婴儿猝死综合征。

2. 年长儿在清醒状态下以直立位和坐位为最佳，睡眠时宜采取左侧卧位，能够显著降低短暂性下食管括约肌松弛发生的次数，床头宜抬高 20~30cm，以促进胃排空，减少反流频率及反流物误吸。

(二) 合理喂养

1. 采用少量多餐喂养，母乳喂养儿增加哺乳次数，人工喂养儿可在牛奶中加入米粉或进食谷类食物，严重反流以及生长发育迟缓者可管饲喂养，以减少呕吐、缓冲胃酸。

2. 年长儿以高蛋白低脂肪饮食为主，睡前 2h 不予进食，保持胃处于非充盈状态，避免食用碳酸饮料、巧克力、高脂饮食和辛辣食品等降低 LES 张力和增加胃酸分泌的食物。

(三) 减轻疼痛

遵医嘱给药，同时密切观察药物疗效和不良反应。多潘立酮应饭前半小时或睡前口服；服用西沙必利时，不宜饮用橘子汁，同时加强观察心率和心律，出现心率加快或心律不齐时应及时联系和上报主治医师；西咪替丁应在进餐时或睡前服用。

(四) 手术护理

术前配合做好各项检查和支持疗法；术后根据手术方式做好术后护理，应保持胃肠减压，做好引流管护理，注意观察有无腹部切口大出血、裂开、穿孔等并发症。

(五) 健康教育

对新生儿和小婴儿，告知家长体位及饮食护理的方法及其重要性。指导家长对患儿进行日常观察，如有无发绀、反应状况、喂养耐受、体重监测及基本护理措施。带药出院时，详细说明用药方法和注意事项，尤其是用药剂量和不良反应。

第四节　腹泻病患儿的护理

———————————————————— 案例导入与思考 ————————————————————

患儿，男，10 个月，因"腹泻 3d 伴呕吐"入院。3d 前，患儿开始腹泻，1d 前加重，大便每日 10 次左右，为黄色蛋花汤样，量中等。有时伴有呕吐，为胃内容物，量少。患儿系足月顺产，部分母乳喂养，5 个月开始添加辅食。诊断为"婴儿腹泻"。

体格检查：T 37.8℃，P 129 次 /min，R 38 次 /min，体重 8.5kg，神志清楚，精神萎靡，哭时泪少，前囟、眼窝凹陷明显，皮肤弹性差，口腔黏膜干燥，入院前有 4h 无尿。

辅助检查:大便常规无白细胞,有脂肪球。查血钠 136mmol/L,血钾 3.4mmol/L。

请思考:

1. 护士应从哪些方面对该患儿进行重点评估?

2. 该患儿目前主要的护理诊断 / 问题有哪些?

3. 该患儿治疗过程中,应重点注意观察哪些内容?

--- 学 习 目 标 ---

知识目标:

1. 掌握儿童腹泻、急性腹泻、迁延性腹泻、慢性腹泻的定义、常见护理诊断 / 问题及相应的护理
   措施。

2. 熟悉腹泻的病因及发病机制。

3. 了解腹泻的分类及临床特点。

能力目标:

能准确评估腹泻病患儿病情,并能应用所学知识为患儿提供整体护理。

素质目标:

培养护生尊重患儿、爱护患儿、保护患儿隐私的职业精神。

【概念】

腹泻病(diarrhea)或称儿童腹泻,是由多病原、多因素引起的以大便次数增多和大便性状改变为特点的消化道综合征。本症是儿科常见病,6 个月至 2 岁婴幼儿发病率高,1 岁以下者约占半数,一年四季均可发病,但夏秋季发病率最高。是造成小儿营养不良、生长发育障碍的主要原因之一。

【分类】

1. 病因分类　可分为感染性腹泻和非感染性腹泻两大类,以感染性腹泻多见。感染性腹泻包括病毒性、细菌性、真菌性、原虫性腹泻等;非感染性腹泻如喂养不当、过敏、双糖酶缺乏、气候因素引起的腹泻等。

2. 病程分类　急性腹泻(病程 <2 周),迁延性腹泻(病程 2 周 ~2 个月),慢性腹泻(病程 >2 个月)。

3. 病情分类　轻型腹泻和重型腹泻。

【病因】

1. 易感因素

(1) 消化系统特点:婴幼儿消化系统发育未成熟,胃酸和消化酶分泌不足,且消化酶活性低,对食物质和量的较大变化适应性差;同时由于婴幼儿生长发育迅速,所需营养物质相对较多,消化道负担较重,因此,容易发生消化系统功能紊乱。

(2) 机体防御能力较差:新生儿出生后正常肠道菌群尚未建立,或因使用抗生素等因素引起肠道菌群失调,正常肠道菌群对入侵致病微生物的拮抗作用丧失,故易患肠道感染。婴儿胃酸、血清免疫球蛋白、胃肠道 SIgA 水平均较低,免疫功能差。

(3) 人工喂养:母乳中含有大量体液因子(SIgA、乳铁蛋白等)、巨噬细胞和粒细胞等,有很强的抗肠道感染功能。牛乳加热过程中上述成分被破坏,且食物、食具易被污染,故人工喂养儿肠道感染发生率明显高于母乳喂养儿。

Note:

2. 感染因素

(1) 肠道内感染：可由病毒、细菌、真菌、寄生虫引起，以前两者多见，80% 儿童腹泻由病毒感染引起，尤其以轮状病毒引起的秋冬季腹泻最为常见，其次为埃可病毒、柯萨奇病毒、腺病毒、冠状病毒等。细菌感染（不包括法定传染病）以致腹泻的大肠埃希菌为主要病原，包括致病性大肠埃希菌（EPEC）、产毒性大肠埃希菌（ETEC）、侵袭性大肠埃希菌（EIEC）、出血性大肠埃希菌（EGEC）和黏附 - 集聚性大肠埃希菌（EAEC），其他如空肠弯曲菌、耶尔森菌、沙门氏菌、变形杆菌、金黄色葡萄球菌等也可致病。真菌感染以白念珠菌多见。寄生虫感染常见有蓝氏贾第鞭毛虫、阿米巴原虫和隐孢子虫等。

(2) 肠道外感染：中耳炎、上呼吸道感染、肺炎、泌尿道感染、皮肤感染或急性传染病时也可引起腹泻。

(3) 肠道菌群紊乱：长期大量应用广谱抗生素易导致肠道正常菌群减少，耐药性金黄色葡萄球菌、变形杆菌、铜绿假单胞菌或白念珠菌等大量繁殖，引起药物较难控制的肠炎。

知 识 链 接

抗生素相关性腹泻

抗生素相关性腹泻（antibiotic-associated diarrhea，AAD），是指应用抗生素后发生的、与抗生素有关的腹泻。AAD 的发病率因人群及抗生素种类的差异而不同，一般为 5%~25%。

抗生素相关性腹泻的病因、发病机制复杂。除一些抗生素可降低碳水化合物的运转和乳糖酶水平外，多数研究者认为，抗生素的使用破坏了肠道的正常菌群，是引起腹泻的主要原因。抗生素会破坏肠道正常菌群，引起肠道菌群失调。肠道菌群紊乱时益生菌数量明显下降，条件致病菌数量异常增多，肠道黏膜屏障损伤，消化吸收代谢受到影响，从而导致 AAD。

杜绝滥用抗生素是预防 AAD 的关键。

---

3. 非感染因素

(1) 饮食因素：引起食物性腹泻的原因有喂养不定时、食物质和量不适宜、过早给予淀粉或脂肪类食物等。过敏性腹泻是个别婴儿对诸如牛奶、豆浆及某些食物成分过敏或不耐受而引起的腹泻，其中以牛奶过敏者多见。其他腹泻还包括原发性或继发性双糖酶缺乏，肠道对糖的消化吸收不良，使乳糖积滞引起腹泻；口服某些高渗性药物如 20% 甘露醇、50% 硫酸镁也可引起腹泻。

(2) 气候因素：气温骤降，腹部受凉导致肠蠕动增加；天气过热使消化液分泌减少，都可诱发腹泻。

【病理生理】

1. 非感染性腹泻　主要是饮食性腹泻，由饮食不当引起。当进食过量或食物成分不恰当时，消化吸收不良的食物积滞于小肠上部，使局部酸度减低，有利于肠道下部细菌上移和繁殖，造成内源性感染和消化功能紊乱，肠蠕动功能增加，引起腹泻，甚至出现水电解质紊乱及中毒症状（图 9-1）。

2. 感染性腹泻　大多数病原微生物随污染的水或饮食进入消化道，亦可通过污染的日用品、手、玩具或带菌者传播。病原微生物能否引起肠道感染，决定于宿主防御功能的强弱，感染剂量的大小和微生物的毒力（黏附力、产毒力、侵袭力、细胞毒性等），其中以黏附力最为重要。

(1) 病毒性肠炎：病毒侵入肠道后，侵袭小肠绒毛上成熟的上皮细胞，小肠黏膜回收水电解质能力下降，肠液在肠腔内大量积聚而引起腹泻。同时继发的双糖酶分泌不足，使食物中的糖类消化不完全而积滞在肠腔内，肠道内细菌分解，使肠液的渗透压增高，进一步造成水和电解质的丢失，加重腹泻。

(2) 细菌性肠炎：肠毒素性肠炎，主要是产生肠毒素的细菌侵入肠道后黏附于小肠黏膜上皮细胞上，进行繁殖和产生肠毒素，使小肠液总量增多，超过结肠吸收的限度而产生腹泻，排出大量无脓血的水样便；侵袭性肠炎，主要是侵袭性细菌侵入肠黏膜组织，引起充血、水肿、炎症细胞浸润、溃疡和渗出等病变，排出含有大量白细胞和红细胞的菌痢样粪便。

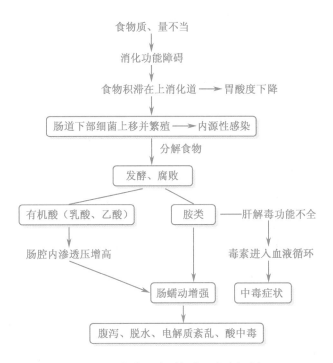

图 9-1　**饮食不当引起腹泻发生机制**

【临床表现】

(一) 急性腹泻

1. 共同临床特点

(1) 轻型腹泻:多因饮食因素或肠道外感染引起,也可由肠道内病毒或非侵袭性细菌感染引起。起病可急可缓,以胃肠道症状为主。患儿表现为食欲减退,偶有恶心、呕吐或溢乳,大便呈黄色或黄绿色,稀薄或带水,常伴白色或黄白色奶瓣和泡沫,可混有少量黏液,有酸味,次数增多,每日在 10 次以内,每次量少。一般情况稳定,无脱水及全身中毒症状。

(2) 重型腹泻:多为肠道内感染所致,起病较急,有较重的胃肠道症状,还有脱水、电解质紊乱及发热等明显的全身中毒症状。

1) 严重的胃肠道症状:大便每日十余次至数十次,多呈黄绿色水样便或蛋花汤样便,量多,可有少量黏液。少数患儿也可有少量血便。食欲低下并伴有呕吐,严重者可吐咖啡渣样物。

2) 全身中毒症状:高热或体温不升,烦躁不安,精神萎靡,嗜睡,甚至昏迷、惊厥。

3) 水、电解质和酸碱平衡紊乱症状:常见有脱水、代谢性酸中毒、低钾、低钙、低镁血症等(详见第九章第五节)。

2. 几种常见急性感染性肠炎的临床特点

(1) 轮状病毒肠炎:又称秋季腹泻,多发生在秋、冬季节。多见于 6 个月 ~2 岁的婴幼儿,4 岁以上者少见,潜伏期 1~3d。起病急,常伴有发热和上呼吸道感染症状,发病初期即出现呕吐,大便次数多、量大、水分多,呈黄色或淡黄色,水样或蛋花汤样便带少量黏液,无腥臭味,常并发脱水、酸中毒。本病为自限性疾病,自然病程 3~8d。

(2) 大肠埃希菌肠炎:多发生在 5~8 月气温较高季节。产毒性大肠埃希菌和致病性大肠埃希菌所引起的肠炎在临床表现上基本相似,主要为腹泻大量绿色水样便伴恶心、呕吐,可发生水、电解质及酸碱失衡。出血性大肠埃希菌肠炎表现为发热、腹泻黏液血便或血性便、腹痛,体温多正常,严重者可出现溶血尿毒综合征。侵袭性大肠埃希菌肠炎其临床表现与菌痢极其相似,可表现为发热、腹痛、腹泻频繁、里急后重、大便为黏液脓血便、可伴有严重的全身中毒症状甚至休克。

(3) 真菌性肠炎:常见于营养不良或长期使用广谱抗生素的患儿。2岁以下婴幼儿多见,多由白念珠菌所致,主要症状为大便次数增多,黄色稀便,泡沫较多带黏液,有时可见豆腐渣样细块(菌落);大便镜检可见真菌孢子体和假菌丝。婴幼儿病情多较重,常并发于其他感染。

(二)迁延性腹泻和慢性腹泻

迁延性腹泻和慢性腹泻多与营养不良和急性期未彻底治疗有关。迁延性腹泻病程2周至2个月,超过2个月为慢性腹泻。以人工喂养儿多见,表现为腹泻迁延不愈,病情反复,大便次数和性质极不稳定,严重时可出现水、电解质紊乱。由于营养不良患儿腹泻时易迁延不愈,持续腹泻又加重了营养不良,最终引起免疫功能低下,继发感染,形成恶性循环,导致多脏器功能异常。

(三)非病理性腹泻

1. 生理性腹泻 多见于6个月以内的婴儿。小儿外观虚胖,常伴湿疹,生后不久即出现腹泻。一般无其他症状,食欲好,生长发育正常,添加辅食后,大便即逐渐转为正常。

2. 饥饿性腹泻 发生于急性腹泻恢复期,因控制饮食使患儿大便缺少食物残渣而呈黏冻状,而被误认为腹泻未愈,仍继续限食。患儿因有饥饿感而哭闹,粪便水分少、量少,只要逐渐增加饮食,粪便即可转为正常。

【辅助检查】

1. 血常规 白细胞总数及中性粒细胞增多提示细菌感染,降低则提示病毒感染(也有例外);嗜酸性粒细胞增多提示寄生虫感染或过敏性病变。

2. 血液生化 血液电解质和血气分析测定可了解水电解质和体内酸碱平衡状况。重症患儿应同时测尿素氮,必要时查血钙和血镁。

3. 大便检查 肉眼检查大便的形状,镜下检查有无脂肪球、白细胞、红细胞等。大便无或偶见白细胞者常为侵袭性细菌以外的病因引起,有较多白细胞者常由于各种侵袭性细菌感染所致。大便培养可检出致病菌,大便涂片发现念珠菌孢子及假菌丝有助于诊断真菌性肠炎。

【治疗要点】

腹泻的治疗原则:调整饮食;合理用药,控制感染;纠正水、电解质和酸碱平衡紊乱;预防并发症。

1. 调整饮食 无论哪种类型的腹泻,继续进食是必要的治疗措施。根据腹泻的类型、个体消化吸收功能和平时的饮食习惯进行合理调整。

2. 药物治疗

(1) 控制感染:病毒和非侵袭型细菌所致的急性肠炎以饮食疗法和支持疗法为主,一般不需应用抗生素。但对重症、新生儿、营养不良和免疫功能低下的患儿应酌情选用抗生素;真菌性肠炎停用抗生素,服用制霉菌素或克霉唑;病毒性肠炎合并细菌感染和其他类型肠道感染者需抗生素治疗,可针对病原,根据药物敏感试验结果选用敏感的抗生素治疗。

(2) 微生态疗法:常用双歧杆菌、嗜酸乳杆菌和粪链球菌制剂。

(3) 肠黏膜保护剂:能吸附病原体和毒素,维持肠细胞的吸收和分泌功能;与肠道黏液糖蛋白相互作用可增强其屏障功能,阻止病原体的侵入,如蒙脱石散。

(4) 止泻剂:急性腹泻一般不用止泻剂,但经治疗后如一般情况好,中毒症状消失的患儿,可酌情选用鞣酸蛋白和次碳酸铋等。

3. 纠正水、电解质紊乱和酸碱失衡(详见第九章第五节)。

4. 及时发现并发症 迁延性、慢性腹泻常伴有营养不良和其他并发症,病情复杂,必须寻找其原因,采取综合治疗措施。

5. 对症治疗 腹胀明显者可用肛管排气,用新斯的明皮下或穴位注射;呕吐严重者可针刺足三里、内关或肌注氯丙嗪等;高热者给予物理降温或退热药。

【护理评估】

1. **健康史** 评估患儿的年龄、营养状态及喂养史,详细了解喂养的方式,人工喂养儿乳品的种类及配制方法,喂哺次数、量,添加辅食及断奶情况;了解腹泻开始时间,大便颜色、次数、性状、量、气味,有无发热、呕吐、腹胀、腹痛、里急后重等不适。询问既往有无腹泻史;注意有无不洁饮食史和食物过敏史;有无其他疾病及长期使用抗生素史。

2. **身体状况** 评估患儿生命体征;仔细观察粪便性状;评估患儿体重、前囟、眼窝、皮肤黏膜、尿量以及有无低钾血症和代谢性酸中毒症状等;评估脱水程度和性质;检查肛周皮肤有无发红、糜烂、破损等。了解血常规、血液生化、大便检查等检查结果及临床意义。

3. **心理 - 社会状况** 评估患儿和 / 或家长的心理状况,对疾病的认识程度,对儿童喂养和卫生保健知识掌握的程度;评估患儿家庭卫生条件、卫生习惯,以及家庭生活环境、经济状况、家长的文化程度等。

【常见护理诊断 / 问题】

1. **腹泻** 与喂养不当、感染导致胃肠道功能紊乱等因素有关。
2. **体液不足** 与腹泻、呕吐去失过多和摄入量不足有关。
3. **体温过高** 与肠道感染有关。
4. **有皮肤完整性受损的危险** 与大便次数增多刺激臀部皮肤有关。
5. **知识缺乏**:患儿家长缺乏合理喂养知识、卫生知识以及腹泻患儿的护理知识。

【预期目标】

1. 患儿腹泻次数减少,大便性状正常。
2. 患儿脱水和电解质紊乱得以改善,体重恢复正常。
3. 患儿体温恢复和维持正常。
4. 患儿臀部皮肤完整、无破损。
5. 患儿家长掌握儿童喂养知识及腹泻的预防、护理知识。

【护理措施】

(一) 控制腹泻

1. 继续进食是必要的治疗与护理措施。根据患儿病情适当调整饮食,达到减轻胃肠道负担,恢复消化功能之目的。

2. 停止食用可能被污染的食物和饮料,以及可能引起消化不良的食物及富含脂肪类食物。禁食生、冷、硬、粗纤维含量高的食物。

3. 因辅食添加不当而引起腹泻者应暂停辅食,继续母乳喂养。人工喂养者,可喂等量米汤、稀释的牛奶或其他代乳品,随病情的稳定和好转,逐步过渡到正常饮食。

4. 疑为双糖酶缺乏者不宜用蔗糖,并暂停乳类喂养,改为豆制代用品或发酵奶等。

5. 腹泻停止后,逐渐恢复营养丰富的饮食,并每日加餐 1 次,共 2 周,以满足生长发育的需求。恢复期应为患儿提供良好的进食环境和喜爱的食物,少量多餐,以保证营养的摄入。

(二) 维持体液平衡

根据病情可选择口服补液和 / 或静脉补液。口服 ORS 补液时应指导家长让患儿多饮水,预防高钠血症发生;静脉补液时准确调整输液速度,并记录第一次排尿时间及 24h 出入量,以此作为调整补液方案的依据。

（三）维持体温正常

密切观察患儿体温变化，鼓励多饮水，做好口腔护理。体温过高者可给予物理降温或药物降温，及时擦干汗液，必要时更换衣物，做好皮肤护理。严格按肠道传染病消毒隔离，护理患儿前后需认真洗手，防止交叉感染。对患儿的衣物、尿布、用具及便盆分类消毒。遵医嘱使用抗生素。

（四）保持皮肤完整性

1. 评估并记录患儿皮肤状况，观察皮肤的颜色及表皮有无破溃。

2. 指导家长保持患儿臀部清洁干燥，勤换尿布，每次便后用温水清洗臀部及会阴部并吸干，女婴尿道口接近肛门，故会阴部的清洁要特别注意，防止上行性尿路感染。

3. 宜选用柔软、吸水性强的纯棉织品做尿布，避免使用不透气塑料布或橡皮布，防止尿布皮炎的发生。

4. 及时更换体位并给予良好的皮肤护理，以预防可能因脱水而产生的损伤。如局部皮肤发红，应涂以 5% 鞣酸软膏或 40% 氧化锌油并按摩片刻，促进局部血液循环；如局部皮肤发生溃疡可用红外线灯局部烘照，每日 2 次，每次 15~20min，灯距离臀部患处 30~40cm，并派专人看护，以防意外。

（五）密切观察病情变化

1. 严密监测患儿的体温。

2. 观察并记录大便颜色、次数、气味、性状、量，及时送检，采集标本时注意采集黏液脓血部分。做好动态比较，为输液方案和治疗提供可靠依据。

3. 观察并记录患儿的精神状态、皮肤弹性、前囟和眼窝的凹陷程度、尿量、有无口渴、末梢循环等，评估脱水的程度，记录 24h 出入量，同时动态观察补液后脱水症状是否得以改善。

4. 观察酸中毒表现，如患儿出现精神萎靡、烦躁不安、呼吸深长，口唇樱桃红色，应立即通知医生，遵医嘱纠正酸中毒。

5. 观察低血钾表现，如患儿出现乏力、拒乳、哭声低下、心音低钝、腹胀、肠鸣音减弱等症状，或患儿脱水纠正、尿量正常后出现心音低钝、腹胀，应考虑低钾血症，需遵医嘱补钾，严格遵循补钾的原则，绝对不可静脉推入。

6. 观察低血钙、低血镁表现，特别是酸中毒纠正后，如出现抽搐，应首先考虑低钙血症，遵医嘱予以补钙治疗。可用 10% 葡萄糖酸钙 5~10ml 加等量葡萄糖稀释后缓慢静脉滴注，必要时可重复使用；补钙无效时应考虑低血镁，遵医嘱予以补镁治疗，每次用 25% 硫酸镁按 0.1mg/kg，深部肌内注射，每日 3~4 次，症状缓解后停用。

（六）健康教育

提倡母乳喂养，避免在夏季断奶，按时逐步添加辅食，防止过食、偏食及饮食结构突然变动。注意食物新鲜，食具、奶具及玩具等定期消毒，避免肠道内感染。教育儿童饭前便后洗手，勤剪指甲。避免长期滥用广谱抗生素，指导患儿家长正确配制和使用 ORS 溶液。注意气候变化，防止受凉或过热，冬天注意保暖，夏天多喝水，居室要通风。加强体格锻炼，积极参加户外活动。

【护理评价】

1. 经过治疗和护理，患儿腹泻、呕吐次数减少或停止，大便恢复正常。

2. 脱水得以纠正、体重恢复正常。

3. 体温维持正常。

4. 皮肤完整，住院期间无并发症的发生。

5. 患儿家长能掌握腹泻的相关护理和预防知识。

第五节　儿童体液平衡及液体疗法

—— 学 习 目 标 ——

- **知识目标：**
  1. 掌握水、电解质和酸碱平衡紊乱的临床表现。
  2. 熟悉儿童体液平衡特点。
  3. 了解腹泻病患儿的静脉液体疗法。
- **能力目标：**
  能运用液体疗法纠正患儿的水、电解质和酸碱平衡紊乱。
- **素质目标：**
  培养护生尊重患儿、爱护患儿、保护患儿隐私的职业精神。

一、儿童体液平衡的特点

体液平衡是维持生命的重要条件。儿童时期，各器官系统处于发育阶段，功能不成熟，受不良因素的影响，极易出现水、电解质及酸碱平衡紊乱，如处理不当，可危及生命。因此，液体疗法是儿科治疗中的重要内容。

（一）体液的总量及分布

体液包括细胞内液和细胞外液两大部分，血浆和间质液合称为细胞外液。年龄越小，体液总量相对越多，主要变化的是间质液，血浆和细胞内液的比例基本稳定，与成人相近。不同年龄的体液分布见表 9-1。

表 9-1　不同年龄的体液分布（占体重的 %）

年龄	细胞内液	细胞外液		体液总量
		血浆	间质液	
足月新生儿	35	6	37	78
1 岁	40	5	25	70
2~14 岁	40	5	20	65
成人	40~45	5	10~15	55~60

（二）体液的电解质组成

儿童体液的电解质成分大致与成人相似，生后数日的新生儿血中钾、氯、磷及乳酸偏高，血钠、钙、碳酸氢盐含量偏低。但细胞内液与细胞外液的电解质组成差别显著，细胞内液以 K^+、Ca^{2+}、Mg^{2+}、HPO_4^{2-} 和蛋白质为主；细胞外液以 Na^+、Cl^- 和 HCO_3^- 为主，其中 Na^+ 含量占该区阳离子总量的 90% 以上，对维持细胞外液的渗透压起主要作用，临床上常可通过测定血钠来估算血浆渗透压，即血浆渗透压（mmol/L）=（血钠 +10）× 2。

（三）水的代谢

1. 水的需要量大　年龄越小，需水量相对越多，人体每日的需水量和热量消耗成正比，儿童新陈代谢旺盛，需热量多，对水的需要量相对较多，可参考不同年龄儿童每日需水量，见表 9-2。

2. 水的交换率高　婴儿每日水的交换量为细胞外液的 1/2，而成人仅为 1/7，水的交换率为成人的 3~4 倍。由于婴儿对缺水的耐受力差，若不能及时满足其机体对水的需求，极易出现脱水，所以儿童较成人更容易脱水。

Note：

表9-2 儿童每日水的需要量

年龄/岁	水的需要量/(ml·kg⁻¹)	年龄/岁	水的需要量/(ml·kg⁻¹)
<1	120~160	4~9	70~110
1~3	100~140	10~14	50~90

3. 不显性失水量多 儿童体表面积相对较大,生长发育快,活动量大,组织细胞增长时水分需要量大,不显性失水约是成人的2倍。同时儿童从皮肤和肺蒸发的不显性失水量易受环境温度增高、体温升高等影响,两者均可增加不显性失水量,亦增加了发生脱水的可能性。

4. 体液平衡调节功能不成熟 肾脏在维持机体水、电解质、酸碱平衡方面起重要作用。年龄越小,肾脏的浓缩、稀释功能、酸化尿液和保留碱基的能力越差,越容易发生水、电解质及酸碱平衡紊乱。

二、水、电解质和酸碱平衡紊乱

(一)脱水

脱水(dehydration)是指机体水分摄入不足和/或丢失过多,导致体液总量尤其是细胞外液量的减少,并有钠、钾和其他电解质的丢失。

1. 脱水程度 指患病后的累积体液损失量。临床常根据病史、前囟、眼窝、皮肤弹性、循环情况、尿量等综合估计。不同性质的脱水其临床表现不尽相同,等渗性脱水的临床表现及分度,见表9-3。

表9-3 不同程度脱水的临床表现

临床特点	轻度	中度	重度
意识	清楚	精神萎靡或烦躁	昏睡甚至昏迷
眼窝和前囟	稍凹陷	明显凹陷	深度凹陷
皮肤和皮肤弹性	稍干燥、弹性可	明显干燥、弹性差	极度干燥、弹性极差
眼泪	有	少	无
口渴	轻	明显	烦渴
尿量	稍减少	明显减少	极少或无尿
黏膜	略干燥	干燥	极干燥或干裂
周围循环衰竭	无	无	有
失水量占体重比例	<5%(50ml/kg)	5%~10%(50~100ml/kg)	>10%(100~120ml/kg)

2. 脱水性质 根据脱水时水与电解质丢失比例不同,导致体液渗透压改变的不同,将脱水分为等渗、低渗和高渗性脱水三种类型(表9-4)。

表9-4 不同性质脱水的临床特点

临床特点	等渗	低渗	高渗
水、电解质丢失比例	水、电解质成比例丢失	电解质丢失多于水	水丢失多于电解质
血钠浓度	130~150mmol/L	<130mmol/L	>150mmol/L
渗透压	280~320mmol/L	<280mmol/L	>320mmol/L
主要丧失液区	细胞外液	细胞外液	细胞内脱水
口渴	有	不明显	明显
皮肤湿度	干燥	黏湿	干燥

Note:

续表

临床特点	等渗	低渗	高渗
皮肤弹性	差	极差	变化不明显
循环衰竭	有	易有	少有
神志改变	较少	易有	易有
尿量	减少	增加→减少	明显减少
比重	正常	减低	增高
常见病因	腹泻病	营养不良伴腹泻	高热脱水 不显性脱水

等渗性脱水最常见,高渗性脱水较少见。钠是决定细胞外液渗透压的主要成分,通常用血钠浓度判定细胞外液的渗透压。

(1) 等渗性脱水(isotonic dehydration):水和电解质成比例丢失,血清钠浓度 130~150mmol/L,血浆渗透压正常。主要是循环血量和间质液减少,细胞内液量无明显变化,细胞内外无渗透压变化,临床表现为一般脱水症状。呕吐、腹泻所致的脱水属于此类。

(2) 低渗性脱水(hypotonic dehydration):电解质丢失比例大于水的丢失,血清钠浓度 <130mmol/L,血浆渗透压低于正常。由于细胞外液渗透压低于正常,水从细胞外进入细胞内,细胞外液进一步减少,所以在失水量相同的情况下,其脱水症状较其他两种脱水严重。初期无口渴症状,除一般脱水体征如皮肤弹性降低、眼窝和前囟凹陷外,因循环血容量明显减少,多有四肢厥冷、皮肤发花、血压下降、尿量减少等休克症状,低钠严重者可发生脑水肿,出现嗜睡、惊厥和昏迷等。营养不良伴慢性腹泻、腹泻时补充非电解质溶液过多等情况时容易发生。

(3) 高渗性脱水(hypertonic dehydration):水丢失比例大于电解质的丢失,血清钠浓度 >150mmol/L,血浆渗透压高于正常。由于细胞外液为高渗状态,水向细胞外转移,细胞内液减少,所以在失水量相同的情况下,其脱水症状较其他两种脱水轻。因细胞内缺水,表现为剧烈口渴、高热、烦躁不安、肌张力增高等,甚至发生惊厥。严重高渗性脱水可致神经细胞脱水、脑血管破裂出血等,引起脑部损伤。高热进水量少、大量出汗或腹泻时补充电解质溶液过多等情况容易发生。

(二) 低钾血症

儿童正常血清钾浓度为 3.5~5.5mmol/L,当血清钾低于 3.5mmol/L 时称为低钾血症(hypokalemia)。

1. 病因　低钾血症在临床上较为多见,由于钾的摄入不足、排出过多,钾在细胞内外异常分布引起。长期禁食或进食量小,消化道丢失过多,如呕吐、腹泻,长期应用脱水、利尿剂等,碱中毒、胰岛素治疗时钾向细胞内转移等,均可使血钾过低。

2. 临床表现　神经肌肉兴奋性降低,肌肉软弱无力,严重者出现肌腱反射减弱或消失、弛缓性瘫痪、肠麻痹等。心肌兴奋性增高,心律失常,心电图改变。长期缺钾可出现多尿、夜尿、口渴、多饮,还可并发低钾、低氯性碱中毒,伴有反常性酸性尿。

3. 治疗原则　积极治疗原发病,控制钾的进一步丢失。轻症可多食含钾丰富的食物,必要时口服氯化钾,每日 3~4mmol/kg(220~300mg/kg)。重症患儿需静脉补钾,每日剂量为 4~6mmol/kg(300~450mg/kg),静脉补钾时间不少于 8h。原则为见尿补钾,一般补钾需持续 4~6d,能经口进食时,应将静脉补钾改为口服补钾。补钾时应监测血清钾水平,有条件时给予心电监护。

(三) 酸碱平衡紊乱

正常体液 pH 为 7.35~7.45,平均 7.40。发生酸碱平衡紊乱时,机体如能通过体液的缓冲系统及肺、肾的代偿调节,使血 pH 保持在正常范围内,称为代偿性酸中毒或碱中毒,反之称为失代偿性酸中毒或碱中毒。由于代谢因素引起者称为代谢性酸中毒或碱中毒,由肺部排出 CO_2 减少或过多引起者称为呼吸性酸中毒或碱中毒。

1. **代谢性酸中毒（metabolic acidosis）** 是儿童最常见的酸碱平衡紊乱，主要是由于细胞外液中 H^+ 增加或 HCO_3^- 丢失所致。

（1）病因：儿童腹泻、小肠和胆管引流或瘘管等造成体内碱性物质大量丢失；糖尿病酮症酸中毒、进食不足所致的饥饿性酮症等使体内产生过多的酸性代谢产物；氯化钙、氯化镁等酸性物质摄入过多等。

（2）临床表现：根据 HCO_3^- 测定结果不同，将酸中毒分为轻度（18~13mmol/L）、中度（13~9mmol/L）及重度（<9mmol/L）。轻度酸中毒症状不明显，仅有呼吸稍快，多通过血气分析发现并作出诊断。典型酸中毒表现为精神萎靡、烦躁不安、呼吸深长、口唇樱桃红色、恶心、呕吐、昏睡或昏迷等。若血 pH 在 7.20 以下时，可导致血压偏低、心力衰竭，甚至出现室颤。新生儿及小婴儿因呼吸代偿功能较差，常可仅出现精神萎靡、拒奶、面色苍白等，但呼吸改变并不明显。

（3）治疗原则：积极治疗原发病，采用碳酸氢钠和乳酸钠等碱性药物增加碱储备，中和[H^+]。当 pH<7.3 时即可使用碱性液，首选 5% 碳酸氢钠。计算方法：①紧急情况或无条件进行血气分析，可临时以提高血浆 HCO_3^- 5mmol/L 计算（1.4% 碳酸氢钠或 1.87% 乳酸钠 3ml/kg 可提高 HCO_3^- 约 1mmol/L），必要时 2~4h 可重复应用。②根据血气分析结果：用剩余碱（BE）值按公式计算，所需碱性溶液 mmol 数 =(−BE)× 0.3 × 体重（kg）。因 5% 碳酸氢钠 1ml=0.6mmol，故需 5% 碳酸氢钠的 ml 数 =(−BE)× 0.5 × 体重（kg）。一般将 5% 的碳酸氢钠稀释成 1.4% 溶液，11.2% 的乳酸钠稀释成 1.87% 溶液，先给予计算量的 1/2，再根据病情变化、复查血气分析的结果、治疗后的反应等调整剂量。在纠正酸中毒的同时注意补钾、补钙。

2. **代谢性碱中毒（metabolic alkalosis）** 是由于体内 H^+ 减少或 HCO_3^- 增高所致。

（1）病因：酸性物质丢失过多，如长期呕吐、胃液引流；低血钾，降低了细胞外液 H^+ 浓度，使用利尿剂引起低钾、低氯血症等；应用碱性药物过多，使体内 HCO_3^- 增多。

（2）临床表现：轻症表现不明显，严重时呼吸慢而浅，头痛、躁动、低钾血症，继发血中游离钙减少时，神经肌肉兴奋性增加，出现手足搐搦，甚至喉痉挛。

（3）治疗原则：治疗原发病和纠正脱水，停用碱性药物。轻症患儿只需静脉点滴生理盐水即可恢复，一般不需要补充酸性溶液。重症碱中毒患儿，可给予氯化铵治疗，给予 0.9% 氯化铵 3ml/kg，可降低 HCO_3^- 1mmol/L，但肝、肾功能不全和合并呼吸性酸中毒时禁用。

3. **呼吸性酸中毒（respiratory acidosis）** 是由于 CO_2 排出障碍使体内 CO_2 潴留及 H_2CO_3 增高所致。

（1）病因：呼吸道阻塞，肺部和胸腔疾患，呼吸肌麻痹或痉挛及呼吸中枢受抑制，呼吸机使用不当等。

（2）临床表现：因原发病导致，常伴有低氧血症和呼吸困难。高碳酸血症可引起血管扩张，颅内出血、颅内血流增加，致头痛及颅内压增高。

（3）治疗原则：积极治疗原发病，改善通气和换气功能，解除呼吸道阻塞。重症患儿可行气管插管或气管切开人工辅助呼吸。

4. **呼吸性碱中毒（respiratory alkalosis）** 是由于通气过度使体内 CO_2 大量排出，H_2CO_3 下降所致。

（1）病因：剧烈哭闹、高热、中枢神经系统疾病、水杨酸制剂中毒等。

（2）临床表现：突出表现为呼吸深快，其他症状与代谢性碱中毒相似。

（3）治疗原则：针对原发病改善呼吸功能，碱中毒可随呼吸改善而逐渐恢复。

三、液体疗法常用溶液

（一）非电解质溶液

包括 5% 和 10% 葡萄糖溶液，5% 葡萄糖溶液为等渗液，10% 葡萄糖溶液为高渗液。因葡萄糖输

Note：

入体内被氧化成水和二氧化碳,供给机体水分和能量,不维持渗透压,属于无张力溶液。

(二) 电解质溶液

主要用于补充损失的液体和所需电解质,纠正体液的渗透压和酸碱平衡失调。

1. **生理盐水(0.9% 氯化钠)和复方氯化钠溶液(Ringer 溶液)** 均为等张液。生理盐水含 Na^+ 和 Cl^- 均为 154mmol/L,Na^+ 接近于血浆浓度(142mmol/L),而 Cl^- 比血浆浓度(103mmol/L)高,故输入过多可使血氯过高,有造成高氯性酸中毒的危险。

2. **碳酸氢钠溶液** 用于纠正酸中毒。1.4% 碳酸氢钠为等张液;5% 碳酸氢钠为高张液。

3. **乳酸钠** 用于纠正酸中毒,缺氧、休克及新生儿不宜选用。1.87% 乳酸钠为等张液,11.2% 乳酸钠为高张液。

4. **氯化钾溶液** 常用 10% 氯化钾溶液,用于纠正低钾血症,不能直接应用,需稀释成 0.2%~0.3% 溶液静脉点滴,禁止静脉推注。

(三) 混合溶液

为适应不同情况液体疗法的需要,将各种溶液按不同比例配制成混合溶液。常用混合溶液的配制见表 9-5。

表 9-5 几种常用混合溶液的配制方法

溶液种类	张力	10% 氯化钠 /ml	5% 或 10% 葡萄糖 /ml	5% 碳酸氢钠 (11.2% 乳酸钠)/ml
2:1 含钠液	1	30	加至 500	47(30)
1:1 含钠液	1/2	20	加至 500	—
1:2 含钠液	1/3	15	加至 500	—
1:4 含钠液	1/5	10	加至 500	—
2:3:1 含钠液	1/2	15	加至 500	24(15)
4:3:2 含钠液	2/3	20	加至 500	33(20)

注:临床操作中为了配制简便,加入的各液量均为整数,配成的是近似的溶液。

(四) 口服补液盐

口服补液盐(oral rehydration salts,ORS)是 WHO 推荐用以治疗急性腹泻合并脱水的一种口服溶液,适用于预防脱水和纠正轻、中度脱水的患儿。2002 年 WHO 推荐使用的新配方是:氯化钠 2.6g、氯化钾 1.5g、枸橼酸钠 2.9g、葡萄糖 13.5g,临用前加温开水至 1 000ml 溶解,总渗透压 245mmol/L,为 2/3 张。口服补液量:轻度脱水 50~80ml/kg,中度脱水 80~100ml/kg,少量频饮,于 8~12h 内将累积损失量补足,之后将余量加等量水稀释按病情需要服用。呕吐频繁或腹泻脱水加重者应及时改为静脉补液。有明显腹胀、休克、心功能不全或其他严重并发症者及新生儿不宜采用口服补液。

四、腹泻病患儿的静脉液体疗法

静脉补液适用于中重度脱水、吐泻严重、腹胀或口服补液失败者。液体疗法具体方案的制定要根据病情、体格检查及实验室资料综合分析确定,输液前要确定补液的量、性质、速度及步骤,输液中遵循"先盐后糖、先浓后淡、先快后慢、见尿补钾、抽搐补钙"的原则,以保证液体疗法的顺利实施。第一天补液总量包括补充累积损失量、继续损失量和生理需要量三部分。

1. **补充累积损失量** 补充自发病以来水、电解质的损失量。

(1)补液量及种类:根据脱水程度及性质补充。轻度脱水 30~50ml/kg,中度脱水 50~100ml/kg,重度脱水 100~120ml/kg。通常低渗性脱水补 2/3 张含钠液,等渗性脱水补 1/2 张含钠液,高渗性脱水补 1/3~1/5 张含钠液。如临床判断脱水性质有困难,可先按等渗性脱水处理,待检验得出结果,再行调整。

(2) 补液速度取决于脱水程度:累积损失量常在 8~12h 内完成,但对伴有循环不良和休克的重度脱水患儿,应迅速输入等渗含钠液(生理盐水或 2:1 液),按 20ml/kg 于 30~60min 快速静脉输入,总量不超过 300ml,余量按常规速度滴注,排尿后及时补钾。低渗性脱水时输液速度可稍快,高渗性脱水补液时为防止发生脑细胞水肿,输液速度应适当减慢。严重酸中毒需补给碱性溶液。

2. 补充继续损失量 指进行液体治疗过程中,因呕吐、腹泻等继续丢失的液体量。补液量及种类:应按"丢多少补多少""随时丢随时补"的原则进行补充。腹泻患儿可根据大便的次数、性质及脱水纠正情况等估计需补充的液体量,按每日 10~40ml/kg 计算,常用 1/3~1/2 张含钠液。

3. 补充生理需要量 指要满足基础代谢需求的液体量。补液量及种类:正常的生理需要量的估计可按能量需求计算,每代谢 100kcal(418kJ)热量需要水 120~150ml,婴幼儿每日基础代谢需热量 50~60kcal/kg(230~251kJ/kg),故每天补充液体在 60~80ml/kg 才能满足需要。生理需要量尽可能口服补充,不能口服或口服量不足时,以静脉均匀滴入 1/4~1/5 张含钠液。发热、呼吸加快的患儿,应适当增加补液量,营养不良者应注意能量和蛋白质的补充。

继续损失量和生理需要量在累积损失量液体滴注完成后的 12~16h 内均匀输入,每小时需滴注约 5ml/kg。按以上三部分液体量合计,24h 需要的液体总量为:轻度脱水 90~120ml/kg,中度脱水 120~150ml/kg,重度脱水 150~180ml/kg。婴幼儿给予计算量的 2/3,学龄前及学龄儿童给予 3/4。

24h 以后的补液:脱水和电解质紊乱已基本纠正,主要补充生理需要量和继续损失量,一般可改为口服补液。如腹泻频繁或口服量不足者,仍需静脉补液,补液量需根据吐泻和进食情况估算,一般生理需要量为每日 60~80ml/kg,用 1/5 张含钠液;继续损失量为丢多少补多少,随时丢随时补,用 1/2~1/3 张含钠液,将这两部分相加的总量于 12~24h 内均匀静滴。同时要注意继续补钾和纠正酸中毒。

重度脱水时的静脉补液见图 9-2。

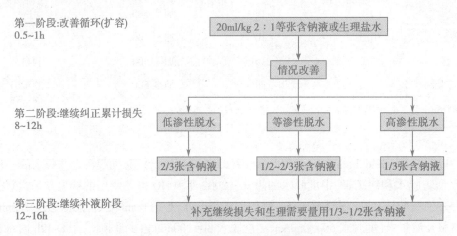

第一阶段:改善循环(扩容)
0.5~1h

第二阶段:继续纠正累计损失
8~12h

第三阶段:继续补液阶段
12~16h

图 9-2　**重度脱水时的静脉补液**

五、腹泻患儿液体疗法的护理

1. 评估患儿及输液前准备 补液前全面评估患儿的病情、补液目的及临床意义;熟悉常用溶液的配制方法并遵医嘱予以配制;向患儿和 / 或家长解释补液目的,以取得合作;对年长儿给予鼓励,以消除其对治疗的恐惧心理,对不合作的患儿可以给予适当约束或给予镇静剂。

2. 严格掌握输液量和速度 遵医嘱安排 24h 液体量,遵循"补液原则"分期分批输入。明确每小时的输入量及每分钟输液滴数,定时巡视病房,以保证液体在规定的时间内输入,防止输液速度过速或过缓,有条件最好使用输液泵控制入量。保证静脉输液通畅,防止液体外渗。

3. 密切观察病情变化

(1) 监测生命体征:监测体温、脉搏、呼吸、血压及精神状态,若出现烦躁不安、脉率增快、呼吸加速等,应考虑是否有输液量过多或者输液速度太快,发生心力衰竭和肺水肿等情况,如有应及时通知医

Note:

生做相应处理。

（2）观察脱水表现：观察患儿的精神状态、口渴、皮肤黏膜、眼窝、前囟、尿量、呕吐、大便次数及尿量等，尤其要注意观察和记录输液后首次排尿的时间和量。动态观察补液前后脱水症状是否改善，作为补液方案是否调整的依据。

（3）观察酸中毒表现：观察患儿面色、呼吸改变，观察小婴儿有无精神萎靡、抽搐。特别是酸中毒纠正后，如出现抽搐，应首先考虑低钙血症。

（4）观察低血钾表现：注意观察患儿面色及肌张力，有无心音低钝、腹胀、肠鸣音减弱等。严格按照见尿补钾的原则，并注意补钾的浓度和速度，绝对不可静脉推注，以免发生心搏骤停。

4. 准确记录液体出入量　24h 液体入量包括口服补液量、静脉输液量及食物中含水量；液体出量包括尿量、呕吐量、大便丢失的水分和不显性失水量。不显性失水与呼吸、体温、环境温度、活动量都有关系，均应考虑在内。婴幼儿因大小便不易收集，可用"称尿布法"计算液体排出量。

第六节　肠套叠患儿的护理

学 习 目 标

知识目标：

1. 掌握肠套叠的定义、常见护理诊断／问题及相应的护理措施。

2. 熟悉肠套叠患儿的病因及临床特点。

3. 了解肠套叠患儿的健康指导。

能力目标：

能评估肠套叠患儿病情，并能应用所学知识按护理程序为患儿实施整体护理。

素质目标：

培养护生尊重患儿、爱护患儿、保护患儿隐私的职业精神。

【概念】

肠套叠（Intussusception）是指部分肠管及其相应的肠系膜套入邻近肠腔内的一种绞窄性肠梗阻，是婴幼儿时期常见的急腹症之一。常见于 2 岁以下婴幼儿，尤其是 4~10 个月的婴儿最多见。男童比女童多 2~3 倍。春秋季发病率较高，可能与此时期儿童上呼吸道炎症和腺病毒感染较多有关。

【病因】

病因至今尚未完全明确，一般将其分为原发性与继发性两种。约 95% 为原发性，多见于婴幼儿，患儿腹腔内找不到显著的器质性病变。继发性的病例多见为年长儿，有明显的机械原因导致肠套叠，如梅克尔憩室翻入回肠腔内；肠息肉、肠肿瘤牵拉肠壁等。此外，饮食改变、腹泻及其病毒感染等原因易导致肠蠕动紊乱，从而诱发肠套叠。

【病理生理】

肠套叠的外管部分称肠套叠鞘部，肠的近端套入其中，进到里面的部分称套入部，肠管从外面卷入处，称为套叠颈部，而肠套叠的进入部最远点称为肠套叠头部。肠套叠可发生于肠管的任何部位，多起于回肠末端套入结肠（回盲型），少数为小肠套入小肠（小肠型）、结肠套入结肠（结肠型）及回肠先套入远端回肠然后整个再套入结肠内形成复套（回回结型）。被套入的肠段进入鞘部后，其顶点可继续沿肠管推进，肠系膜也被牵入，肠系膜血管受压迫，造成局部循环障碍，逐渐发生肠管水肿，肠腔阻塞,套入的肠段被绞窄而坏死,鞘部则扩张呈缺血性坏死,甚至穿孔而导致腹膜炎。一般肠套叠是顺行的,近端肠管套入远端肠管内,有极少数病例,肠套叠可出现逆行。

肠套叠一旦形成,很少有自动复位者,严重的晚期病例甚至可以自肛门脱出。肠套叠的肠梗阻,主要是由于鞘部的收缩,尤其是颈部压迫套入部而堵塞肠腔,使血液循环受到障碍。

肠套叠的类型:由于套入部位不同可分为:①回盲型:约占总数的 50%~60%;②回结型:约占30%;③回回结型:占 10% 左右;④小肠型:即小肠套入小肠,比较少见;⑤结肠型:结肠套入结肠,也很少见;⑥多发型肠套叠,罕见(图 9-3)。

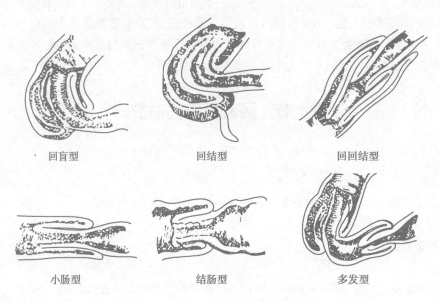

回盲型　　　　　回结型　　　　　回回结型

小肠型　　　　　结肠型　　　　　多发型

图 9-3　肠套叠的类型

【临床表现】

分急性肠套叠和慢性肠套叠,2 岁以下婴幼儿多为急性发病。

(一)急性肠套叠

1. 腹痛　是疾病早期出现的症状,表现为平素健康的婴幼儿,无任何诱因突然发生剧烈的有规律的阵发性腹痛,面色苍白、哭闹不安、屈膝缩腹,每次发作数分钟,过后可安静入睡或玩耍如常,间隔约 10~20min 后又再次发作,症状如前。个别较小的患儿无剧烈哭闹,仅表现为不安和面色苍白,随后进入休克状态,需特别警惕。

2. 呕吐　因为肠系膜被牵拉,故起病不久即出现反射性呕吐,呕吐物多为奶块或食物。以后即有胆汁甚至可为粪便样物,是肠梗阻严重的表现。

3. 血便　是本病特征之一,常于病后 6~12h 出现,多为暗红色黏液果酱样便,亦可为新鲜血便或血水,一般无臭味,当疑为本病而尚无便血时可作直肠指诊,如指诊染血则同样有诊断意义。便血出现的原因是套入部肠壁血液循环障碍,致使黏膜渗血与肠黏液混合在一起的结果。

4. 腹部肿块　有重要诊断意义的腹部体征,肿块的部位依据套入点和套入程度而定,一般发生在升结肠、横结肠和降结肠位置。在病程早期,肿块多位于右上腹部,呈腊肠样,光滑而不太硬,略带弹性,可稍活动,有压痛。以后随套叠的进展,肿块可沿结肠移至左腹部,严重时可套入直肠内,直肠指诊可触及子宫颈样肿物。

5. 全身情况　早期患儿一般情况稳定,体温正常,仅有面色苍白,精神欠佳,食欲减退或拒食。随发病时间延长,一般情况逐渐严重,表现为精神萎靡、嗜睡、严重脱水、高热、腹胀,甚至休克或腹膜炎征象。

Note:

（二）慢性肠套叠

以阵发性腹痛为主要表现,腹痛时上腹或脐周可触及肿块,缓解期腹部平坦柔软无包块,病程有时长达十余日。由于年长儿肠腔较宽阔可无梗阻现象,肠管也不易坏死。呕吐少见,血便发生也较晚。

【辅助检查】

1. **X 线检查**　可见肠梗阻征象。
2. **腹部 B 超**　在套叠部位横断面可见同心圆或靶环状肿块图像,纵断扫描可见套筒征。
3. **B 超监视下水压灌肠**　可见靶环状肿块影逐渐退回盲部,"半岛征"由大到小,最后消失,诊断治疗同时完成。
4. **空气灌肠**　可见杯口阴影,能清楚看见套叠头的块影,并可同时进行复位治疗。
5. **钡剂灌肠**　可见套叠部位充盈缺损和钡剂前端的杯口影,以及钡剂进入鞘部与套入部之间呈现的线条状或弹簧状阴影。只用于慢性肠套叠的疑难病例。

【治疗要点】

治疗原则:一旦确诊,立即复位。主要行非手术疗法即灌肠疗法,灌肠疗法不能复位的需手术疗法。

1. **非手术治疗**　灌肠疗法适用于病程在 48h 以内,全身情况良好,无腹胀、明显脱水及电解质紊乱者。包括 B 超监视下水压灌肠、空气灌肠、钡剂灌肠复位三种。首选空气灌肠,钡剂灌肠复位目前已很少用。
2. **手术疗法**　用于灌肠不能复位的失败病例、肠套叠超过 48~72h、疑有肠坏死或肠穿孔以及小肠型肠套叠的病例。手术方法包括单纯手法复位、肠切除吻合术或肠造瘘术等。

【常见护理诊断 / 问题】

1. **疼痛**　与肠系膜受牵拉和肠管强烈收缩有关。
2. **知识缺乏**:患儿家长缺乏有关疾病治疗及护理的知识。

【护理措施】

（一）非手术疗法的护理

1. 复位前,向家长说明选择治疗方法的目的,解除家长心理负担,争取支持与配合。遵医嘱给儿童肌注适量的镇静剂和解痉剂,备氧气袋及有关急救用品。
2. 密切观察患儿腹痛、呕吐、腹部包块情况。灌肠复位治疗后症状缓解,常表现为:①不再哭闹,停止呕吐,安静入睡;②腹部肿块消失;③拔出肛管后,排出大量带臭味的黏液血便,继而变为黄色粪水;④口服药用炭 0.5~1g,6~8h 后大便内可见炭排出。如果患儿仍然烦躁不安,阵发性哭闹,腹部包块仍存在,应怀疑是否套叠未复位或又重新发生套叠,应立即通知医师做进一步处理。

（二）手术疗法后的护理

1. **保持呼吸道通畅**　由于患儿手术时多采用全身麻醉,且呼吸系统发育不健全,术后易发生呼吸困难甚至窒息,所以患儿术后返回病房后应头偏向一侧,去枕平卧 6h;床旁备好吸痰装置;给予氧气吸入 0.5~1L/min 并保持吸氧管通畅;在麻醉未清醒前要专人观察和护理。
2. **生命体征观察**　①术后进行心电监护,监测血压、脉搏、呼吸和血氧浓度,每日监测体温 6 次,若是 3d 后出现发热或体温持续不退,提示可能发生伤口感染,应立即遵医嘱使用有效抗生素和退热药,并同时进行物理降温,必要时可给予糖皮质激素。②术后最初几日,患儿大便次数常会较平常增加,并伴有血便,出现这种症状与肠套叠后肠管水肿、肠黏膜出血、梗阻解除、肠内容物排出有关,应告知家长不必惊慌,一般于术后数日即可缓解。但应注意大便性状,如大便次数过多,可引起脱水及酸中毒,应及时报告医生,根据医嘱给予抗生素及补液对症治疗。

3. 持续胃肠减压 由于手术刺激及麻醉影响,胃肠道处于麻痹状态,术后应持续胃肠减压,保持胃管通畅,预防感染和吻合口漏,待胃肠功能恢复,方可拔除胃管,逐渐恢复经口进食。

知 识 链 接

胃肠减压(GI decompression)

胃肠减压是利用负压吸引和虹吸的原理,将胃管自口腔或鼻腔插入,通过胃管将积聚于胃肠道内的气体及液体吸出。适用范围很广,常用于急性胃扩张,肠梗阻,胃肠穿孔修补或部分切除术,以及胆道或胰腺手术后。

---

4. 伤口的护理 保持切口敷料清洁干燥,有污染时应及时更换敷料,操作时应严格遵守无菌原则。给予半卧位,减轻缝线张力,可用镇静剂,避免患儿术后哭闹不安,使腹压增加造成伤口裂开。当发现腹胀及伤口有浅红色液体渗出时,提示可能发生切口裂开,或患儿出现面色苍白、烦躁不安、心率加快、血压降低、腹胀、腹痛的症状,应及时通知医生处理。行肠造口手术后要保持肠壁造口周围皮肤清洁,防止造口周围皮肤病、腹壁感染等并发症。还要保持造口通畅,观察排出液情况,若近端肠管发生脱出须及时还纳,以免水肿嵌顿。

(三) 健康教育

指导家长合理喂养,恢复期应从流质饮食逐渐过渡到普食,选择清淡、易消化饮食,避免辛辣、产气的食物,并且向家长强调此病有复发的可能,如有类似的症状要及时到医院就诊。

第七节 先天性巨结肠患儿的护理

学 习 目 标

知识目标:
1. 掌握先天性巨结肠的定义、常见护理诊断/问题及相应的护理措施。
2. 熟悉先天性巨结肠患儿的病因及身体状况。
3. 了解先天性巨结肠患儿的健康指导。

能力目标:
能评估先天性巨结肠患儿病情,并能应用所学知识为患儿实施整体护理。

素质目标:
培养护生尊重患儿、爱护患儿、保护患儿隐私的职业精神。

【概念】

先天性巨结肠(congenital megacolon)又称先天性无神经节细胞症,是由于直肠或结肠远端的肠管持续痉挛,粪便淤滞在近端结肠,使该肠管肥厚、扩张,是常见的先天性肠道发育畸形。该病发病率约为 1/2 000~1/5 000,男女比例为(3~4):1,有遗传倾向。

【病因与病理生理】

本病的病因和发病机制尚未完全明确,目前公认是一种多基因遗传和环境因素共同作用的结果。先天性巨结肠的基本病理变化是位于扩张远端的狭窄段肌间和黏膜下的神经丛内缺乏神经节细

Note:

胞,无髓鞘性的副交感神经纤维数量增加且变粗,因此,先天性巨结肠又称为"无神经节细胞症",由于节细胞的缺如和减少,使病变肠段失去推进式正常蠕动,经常处于痉挛状态,形成功能性肠梗阻,粪便通过困难,痉挛肠管的近端由于长期粪便淤积而逐渐扩张、肥厚最后形成巨结肠。实际上巨结肠的主要病变是在痉挛肠段,90% 左右病例的无神经节细胞肠段位于直肠和乙状结肠远端,个别病例波及全结肠、末端回肠或仅在直肠末端。新生儿期常因病变段肠管痉挛而出现全部结肠甚至小肠极度扩张,反复出现完全性肠梗阻的症状,年龄越大结肠肥厚扩张越明显、越趋局限。

【临床表现】

1. **一般情况** 由于反复出现低位性肠梗阻,患儿食欲减退,营养不良、贫血、抵抗力差,常并发小肠结肠炎、肠穿孔及继发感染。

2. **顽固性便秘** 患儿生后 24h 内无胎便排出者占 94%~98%。由于病变肠管痉挛,胎便无法通过狭窄区,以致大量潴留于乙状结肠形成腹胀。约有 72% 的患儿需经处理(塞肛、洗肠等)方能排便,经过治疗后有的患儿可以维持数天或 1 周的排便功能,以后逐渐出现顽固性便秘。便秘严重者可以数天,甚至 1~2 周或更长时间不排便。仅有少数患儿出生后胎便排出正常,1 周或 1 个月后出现症状。

3. **腹胀** 腹胀为早期症状之一,约占 87%。腹部逐渐膨隆,腹胀明显,呈蛙形腹,腹壁皮肤紧张发亮,静脉怒张,脐突出,可见肠型和蠕动波。触诊有时可触及肠石。常伴肠鸣音亢进,虽不用听诊器亦可闻及肠鸣,尤以夜晚清晰。

4. **呕吐、营养不良、发育迟缓** 由于功能性肠梗阻可导致呕吐,呕吐物可含胆汁或粪液,加上患儿长期便秘、腹胀致使患儿食欲下降,出现消瘦、贫血、发育迟缓或低蛋白血症伴水肿。

5. **肠梗阻** 梗阻多为不完全性,无神经节细胞肠管持续性痉挛狭窄,使患儿长期处于不完全性低位梗阻状态,随着便秘症状的加重和排便措施的失效,病情可转化为完全性肠梗阻,此时需立即行肠造瘘术以缓解症状。个别患儿平时虽能排出少量稀便气体,但肠腔内已有巨大肠石梗阻。

6. **直肠指诊** 直肠壶腹部空虚,拔指后由于近端肠管内积存大量粪便,可排出恶臭气体和大便。

【辅助检查】

1. **X 线腹部立位平片** 多显示低位结肠梗阻。钡剂灌肠侧位和前后位照片中可见到典型的痉挛肠段和扩张肠段,排钡功能差,24h 后仍有钡剂存留,若不及时灌肠洗出钡剂,可形成钡石,合并肠炎时扩张肠段呈锯齿状表现,新生儿时期扩张肠管多于生后半个月方能对比见到。

2. **活体组织检查** 取距肛门 4cm 以上直肠壁黏膜下层及肌层的一小块组织,检查神经节细胞的数量,巨结肠患儿缺乏节细胞。

3. **肛门直肠测压法** 测定直肠和肛门括约肌的反射性压力变化,可诊断先天性巨结肠和鉴别其他原因引起的便秘。正常儿童和功能性便秘者,当直肠受膨胀性刺激后,内括约肌立即发生反射性放松,压力下降;先天性巨结肠患儿内括约肌不仅不放松,而且发生明显的收缩,使压力增高。此法在 10d 以内的新生儿有时可出现假阳性结果。

4. **直肠黏膜组织化学检查法** 即根据痉挛段黏膜下及肌层神经节细胞缺如处增生、肥大的副交感神经节前纤维不断释放大量乙酰胆碱和胆碱酶,经化学方法可以测定出两者数量和活性均较正常儿童高出 5~6 倍,有助于对先天性巨结肠的诊断,此法同样适用于新生儿。

【治疗要点】

少部分慢性以及轻症患儿可选用灌肠等保守治疗;对于体重大于 3kg、全身情况较好者,尽早实行根治术,即切除无神经节细胞肠段和部分扩张结肠;对于新生儿,年龄稍大但全身情况较差,或并发小肠结肠炎的患儿,先行结肠造瘘术,待全身情况、肠梗阻及小肠结肠炎症状缓解后再行根治手术。施行根治术前应清洁灌肠,纠正脱水、电解质紊乱及酸碱平衡失调,加强支持疗法,改善全身状况。

【常见护理诊断/问题】

1. **便秘** 与远端肠段痉挛、低位性肠梗阻有关。
2. **营养失调:低于机体需要量** 与便秘、腹胀引起食欲下降有关。
3. **有感染的危险** 与手术及免疫力低下有关。
4. **知识缺乏**:家长缺乏疾病及护理的相关知识。

【护理措施】

(一) 术前护理

1. 肠道准备

(1) 扩肛引便:为缓解症状,一般用肥皂条、开塞露刺激肛门直肠引起患儿排便,减轻腹胀。

(2) 清洁洗肠:这是一项重要的护理措施,同时也是有效缓解症状的一种保守治疗方法。扩肛排便后,选择粗细适宜的肛管,从肛门插入,深度一定要超过狭窄段,洗肠液应用等渗盐水,温度39~41℃,避免用低渗液,以免水中毒。采取虹吸法,冬天要注意保暖,操作时动作应轻柔,灌洗中注意观察患儿面色、神色、腹部情况、洗出液的颜色等,吸出量与注入量应保持平衡。一般术前一周开始洗肠,每天1次。

(3) 改善营养:多数患儿经洗肠后饮食正常,经过一周合理喂食,营养状况明显改善,必要时给予静脉补充。

2. 及时发现并发症 严密观察患儿有无高热、腹泻、排出奇臭粪液,伴腹胀、脱水、电解质紊乱等。

3. 心理护理 针对家长的疑虑、焦急、恐惧等情绪,加强护患沟通,应用亲切的话语、和蔼的态度耐心做好家长的安抚工作,用精湛的技术、过硬的本领及已康复的病例现身说法,打消其顾虑,使其以良好的心态积极配合治疗。

(二) 术后护理

1. 严密监测病情变化 由于麻醉、自身生理特点等因素的影响,患儿术后的病情变化快,应密切监测。回房后立即给予去枕平卧,头偏向一侧,抬高肩部,面罩吸氧,及时清除口腔分泌物,保持呼吸道通畅。心电监护,连续监测心率、呼吸、血氧饱和度的变化。

2. 保暖 术后患儿置温箱保暖,由于新生儿的体温调节能力较成人弱,手术暴露时间长,术后患儿常出现体温不升,需密切监测患儿体温的变化。

3. 饮食 术后1~2d禁食,以后给予流质饮食,3d后母乳喂养,注意观察患儿进食后有无恶心呕吐及腹胀的情况。

4. 引流管的护理 经根治术后常规放置肛门支撑管一根,应妥善固定,以防脱出,要定期挤捏防止堵塞,保持局部清洁干燥,三天后拔除。

5. 肛周皮肤的护理 肛门支撑管拔除后,由于大便次数相对多且稀薄,刺激肛周皮肤,易引起肛周皮肤红肿甚至糜烂,因此,肛周皮肤的护理非常重要。每次便后应温水洗净,保持会阴部清洁干燥。

(三) 预防感染

1. 在更换敷料、切口护理、处理引流管时应严格无菌操作。

2. 经常用无菌生理盐水棉球清洁肛周。清洁用具每天更换。

3. 加强瘘口护理,保持瘘口清洁干燥、周围皮肤无发红、溃烂。

4. 妥善固定引流管,防止脱出、打折,保持管道通畅。

5. 加强消毒隔离,每天用消毒液拖地、擦拭床单2次;开窗通风1~2次,每次15~30min,避免对流风。保持床单清洁、干燥、平整、无渣屑。

6. 避免与感冒的患儿接触,减少探视人员,注意保暖,预防上呼吸道感染,遵医嘱使用抗生素。

Note:

（四）健康教育

指导家长加强对患儿的排便训练,改善排便功能;解除家长心理负担;术后 2 周开始每天扩肛 1 次,坚持 3~6 个月;定期随诊。

（叶建亚）

思 考 题

1. 患儿,男,9 个月,因"腹泻、发热 3d,加重 1d"于 11 月 25 日入院。三天前不明原因出现大便次数增多,伴随发热、呕吐,近 1d 来症状加重,大便稀,呈黄色水样便,每天 10 余次,黏液少,无腥臭。

体格检查:T 39℃,W 9kg,精神萎靡,前囟及眼窝明显凹陷,哭时泪少,咽稍充血,心肺(-),腹软,皮肤弹性差,大便检查(-)。

（1）判断患儿脱水程度。

（2）计算该患儿第一天补液量。

（3）补液过程中患儿出现肌张力降低,心音低钝、腹胀、肠鸣音减弱,应该考虑出现了什么情况?

2. 患儿,女,1 岁半,因"哭闹、呕吐 2h"收入院,患儿 2h 前突然出现面色苍白、哭闹不安、曲膝缩腹、伴随呕吐,数分钟后安静入睡,入睡 30min 后惊醒,再次哭闹,期间大便 1 次,呈果酱样。

体格检查:T 36.5℃,面色稍苍白,右上腹部可摸到腊肠样包块,光滑,略带弹性,稍活动,有明显压痛,初步诊断为急性肠套叠。

（1）此患儿需要做哪些辅助检查?

（2）目前该患儿主要的护理诊断 / 问题有哪些?

（3）患儿治愈出院时,应该如何对家长进行健康教育?

URSING

第十章

血液系统疾病患儿的护理

10章 数字内容

章前导言

　　血液系统疾病是指原发于造血系统的疾病或其他主要累及造血组织及器官伴血液异常改变的疾病。近年来,随着基础医学及药物研发的不断深入和发展,血液系统疾病在诊断及治疗方面都取得了很大的进展,如:强效化疗、造血干细胞移植、免疫治疗、分子靶向免疫治疗等。随着医学技术的发展,对护理专业化发展提出了更高的要求。专业化护理能力的提升不仅能帮助血液病患儿提高治疗效果,而且对延长患儿生存期及改善生活质量起到重要作用。

第一节　儿童造血和血液特点

—— 学习目标 ——

- 知识目标:
  1. 掌握血液的特点及其与本系统疾病的关系。
  2. 熟悉胚胎期造血和生后造血的特点。
  3. 了解血液特点的意义。
- 能力目标:
  能根据患儿的情况,选择合适的评估方法对患儿进行评估。
- 素质目标:
  培养护生的民族自豪感和职业认同感,培养护生人文关怀、辩证思维的职业素养。

造血器官起源于中胚叶,小儿在胚胎期及出生后的不同发育阶段,造血的主要器官并不相同。小儿血象、骨髓象也各有明显的年龄特点。

一、造血特点

造血是指造血干细胞分化成熟为各种外周血细胞的过程。造血过程受造血微环境和各种造血生长因子的精细调控,使血细胞的生成与破坏处于动态平衡中。血液是由血浆和有形成分(各种血细胞如红细胞、白细胞和血小板)组成。小儿时期的造血可分为胚胎期造血及生后造血两个阶段。

(一)胚胎期造血(fetal hematopoiesis)

血细胞的生成首先在卵黄囊出现,然后是肝脏、脾脏、胸腺、淋巴结,最后转移到骨髓,故胚胎期造血又分为三个阶段。

1. **中胚叶造血期**(mesoblastic hematopoiesis)　约胚胎第 3 周开始,在卵黄囊壁上的中胚层间质细胞分化聚集成细胞团,称为血岛。血岛中胚层间质细胞演化的最早的原始血细胞,其中主要是原始的有核红细胞。在胚胎第 6 周后,中胚叶造血开始减退,至 12~15 周时消失。

2. **肝(脾)造血期**(hepatic hematopoiesis)　胚胎第 6~8 周开始肝脏出现活动的造血组织,并成为胎儿中期的主要造血部位,4~5 月时达高峰,6 个月后逐渐减退,胎肝造血主要产生有核红细胞,在此期间胎盘也是一个造血部位。胚胎第 8 周左右脾脏参与短暂造血,主要产生粒细胞、红细胞和少量淋巴细胞,第 5 个月后脾造血功能逐渐减退,仅生成淋巴细胞。胸腺是中枢淋巴器官,胚胎第 6~7 周已出现胸腺,并开始生成淋巴细胞。来源于卵黄囊、肝脏或骨髓的淋巴干细胞在胸腺内经过包括胸腺素在内的微环境诱导分化为具有细胞免疫功能的前 T 淋巴细胞和成熟 T 淋巴细胞。这种功能维持终生。自胚胎第 11 周淋巴结开始生成淋巴细胞,从此淋巴结就成为终生造淋巴细胞和浆细胞的器官。

3. **骨髓造血期**(medullary hematopoiesis)　胚胎第 6 周开始出现骨髓,至胎儿 4 个月时才开始造血活动,并迅速成为主要造血器官,直至出生 2~5 周后成为唯一的造血场所。

(二)生后造血(postnatal hematopoiesis)

1. **骨髓造血**　生后主要是骨髓造血。婴幼儿全部骨髓均为红髓,全部参与造血,以满足生长发育的需要。5~7 岁后长骨中的红髓逐渐被脂肪组织(黄髓)代替,因此,到了年长儿和成人期红髓仅限于扁骨和长骨近端,黄髓仍有潜在的造血功能。

2. **骨髓外造血**(extramedullary hematopoiesis)　在正常情况下,骨髓外造血极少。在婴儿

Note:

期,当发生严重感染致贫血或溶血性贫血等需要增加造血时,肝可恢复到胎儿期的造血状态而出现肝大,同时出现脾和淋巴结的肿大,外周血中可出现有核红细胞和/或幼稚中性粒细胞。这是儿童造血器官的一种特殊反应,称为"骨髓外造血",感染及贫血纠正后即恢复正常。

二、血液特点

(一) 红细胞数与血红蛋白量

由于胎儿期相对处于缺氧状态,故红细胞数和血红蛋白量较高,出生时红细胞数为$(5.0\sim7.0)\times10^{12}$/L,血红蛋白量为150~220g/L。出生后因红细胞生成素减少、血液循环量增加、生理性溶血等因素,红细胞数及血红蛋白含量逐渐降低,至生后10d左右较出生时约减少20%;至生后2~3个月时,红细胞数降至3.0×10^{12}/L(300万/mm³),血红蛋白降至110g/L(10g/dl)左右,出现轻度贫血,称为"生理性贫血"。3个月后,随着红细胞生成素的生成增加,红细胞数和血红蛋白量又逐渐上升,约12岁时达到成人水平。

网织红细胞数在初生3d内为4%~6%,于生后第7d迅速下降至2%以下,并维持较低水平,约0.3%,以后随生理性贫血恢复而短暂上升,婴儿期以后约与成人相同。

(二) 白细胞数与分类

出生时白细胞总数为$(15\sim20)\times10^9$/L,生后6~12h达$(21\sim28)\times10^9$/L,以后逐渐下降,生后1周降至12×10^9/L;婴儿期白细胞数维持在10×10^9/L左右,8岁后接近成人水平。

出生时中性粒细胞约占65%,淋巴细胞约占30%。随着白细胞总数下降,中性粒细胞比例也相应下降,生后4~6d时两者比例约相等;婴幼儿时期淋巴细胞占60%,中性粒细胞约占35%,至4~6岁时两者又相等;以后白细胞分类与成人相似。

(三) 血小板数

血小板数与成人相似,为$(100\sim300)\times10^9$/L。

(四) 血红蛋白种类

出生时,血红蛋白以胎儿血红蛋白(HbF)为主,平均占70%。出生后HbF迅速被成人血红蛋白(HbA)代替,至4月龄时HbF<20%,1岁时HbF<5%,2岁后达成人水平,HbF<2%。

(五) 血容量

儿童血容量相对较成人多,新生儿血容量约占体重的10%,平均300ml,儿童占体重的8%~10%,成人占体重的6%~8%。

第二节　营养性贫血患儿的护理

————————————　案例导入与思考　————————————

患儿,男,9个月,混合喂养,未添加辅食,近2个月来皮肤黏膜逐渐苍白,不爱活动,嗜睡,门诊以"营养性缺铁性贫血"收治。

体格检查:患儿面色苍白,以口唇、甲床和手掌最为明显。肝肋下2cm,脾肋下1cm,其他无特殊。

辅助检查:血红蛋白80g/L,红细胞3.5×10^{12}/L,血小板158×10^9/L,血涂片显示其为小细胞低色素性贫血,红细胞大小不等,以小细胞为多,中央淡染区扩大。

请思考:

1. 应从哪几个方面对该患儿进行护理评估?

2. 该患儿目前主要的护理诊断/问题是什么?

3. 针对该患儿的病情应采取哪些护理措施?

学 习 目 标

知识目标：

1. 掌握贫血、营养性缺铁性贫血及营养性巨幼细胞性贫血的定义；营养性贫血患儿的临床表现、护理诊断/问题及其相应的护理措施。
2. 熟悉营养性贫血患儿的病因及营养性贫血的分类、分度。
3. 了解营养性贫血患儿的辅助检查。

能力目标：

能准确评估贫血患儿病情，并能应用所学知识为患儿提供整体护理。

素质目标：

培养护生的民族自豪感和职业认同感，培养专业性、稳定性、整体性、发展性的职业素养。

营养性贫血是指因机体生血所必需的营养物质，如铁、叶酸、维生素 D 等物质相对或绝对地减少，使血红蛋白的形成或红细胞的生成不足，以致造血功能低下的一种疾病。多发于 6 个月至 2 岁的婴幼儿。

【概念】

贫血（anemia）是指末梢血中单位容积内红细胞数或血红蛋白量低于正常。世界卫生组织提出，6 个月 ~59 个月血红蛋白（Hb）值 <110g/L，5~11 岁 Hb<115g/L，12~14 岁 Hb<120g/L，（海拔每升高 1 000m，血红蛋白值上升 4%）诊断为儿童贫血。6 个月以下婴儿由于生理性贫血等因素，血红蛋白值变化较大，目前尚无统一标准。我国小儿血液会议建议：血红蛋白值在新生儿期 <145g/L、1~4 个月时 <90g/L、4~6 个月 <100g/L 者为贫血。

【分度】

根据外周血血红蛋白含量或红细胞数可将贫血分为轻、中、重、极重度四度（表 10-1）。

表 10-1　贫血的分度

		轻度	中度	重度	极重度
血红蛋白/(g·L⁻¹)	新生儿	144~120	120~90	90~60	<60
	儿童	120~90	90~60	60~30	<30

【分类】

目前采用病因分类和形态学分类。

1. 病因分类根据导致贫血的原因不同将其分成 3 大类。

（1）红细胞和血红蛋白生成不足：①缺乏特异造血因子：如营养性缺铁性贫血、营养性巨幼红细胞性贫血；②骨髓生血功能低下：如再生障碍性贫血；③因感染、癌症以及慢性肾病所致的贫血。

（2）溶血性贫血：可因红细胞内在缺陷或红细胞外在因素引起。

（3）失血性贫血：包括急性失血性贫血和慢性失血性贫血。

2. 形态学分类　根据红细胞数、血红蛋白量和血细胞比容计算红细胞平均容积（MCV）、红细胞平均血红蛋白量（MCH）和红细胞平均血红蛋白浓度（MCHC），将贫血分为 4 类（表 10-2）。

表 10-2　贫血的细胞形态学分类

	MCV/fl	MCH/pg	MCHC/%
正常值	80~94	28~32	32~38
大细胞性	>94	>32	32~38
正细胞性	80~94	28~32	32~38
单纯小细胞性	<80	<28	32~38
小细胞低色素性	<80	<28	<32

一、营养性缺铁性贫血患儿的护理

【概念】

营养性缺铁性贫血(iron deficiency anemia,IDA)是由于体内储存铁缺乏致使血红蛋白合成减少而引起的一种小细胞低色素性贫血。它是儿童贫血中最常见的一种,任何年龄均可发病,尤以 6 个月 ~ 2 岁的婴幼儿发病率最高,是我国重点防治的儿童疾病之一。

【铁的代谢】

1. 人体内铁元素的含量及分布　正常人体内的含铁总量随着年龄、体重、性别和血红蛋白水平的不同而异。正常成人男性体内总铁量约为 50mg/kg,女性约为 35mg/kg,新生儿约为 75mg/kg。

2. 铁的来源

(1) 外源性铁:主要来自食物,占人体铁摄入量的 1/3。

(2) 内源性铁:体内红细胞衰老或破坏所释放的血红蛋白铁占人体铁摄入量的 2/3,几乎全部被再利用。

3. 铁的吸收和运转　食物中的铁主要以 Fe^{2+} 的形式在十二指肠和空肠上段被吸收。维生素 C、稀盐酸、果糖、氨基酸等还原物质等使 Fe^{3+} 变成 Fe^{2+},有利于铁的吸收;磷酸、草酸等可与铁形成不溶性铁酸盐,难以吸收;植物纤维、茶、咖啡、蛋、牛奶、抗酸药物等可抑制铁的吸收。

4. 铁的利用与储存　铁到达骨髓造血组织后即进入幼红细胞,在线粒体中与原卟啉结合形成血红素,血红素与珠蛋白结合形成血红蛋白。此外,铁参与肌红蛋白和某些酶的合成。在体内未被利用的铁以铁蛋白及含铁血黄素的形式贮存。

5. 铁的排泄　正常情况下每日仅有极少量的铁排出体外。小儿每日排出量约为 15μg/kg,约 2/3 随脱落的肠黏膜细胞、红细胞、胆汁由肠道排出,其他经肾脏和汗腺排出,表皮细胞脱落也失去极微量的铁。

6. 铁的需要量　小儿由于生长发育的需要,每日需摄入的铁量相对较成人多。成熟儿自生后 4 个月 ~3 岁每天约需铁 1mg/kg;早产儿需铁较多,约达 2mg/kg;各年龄小儿每天摄入总量不宜超过 15mg。

7. 胎儿和儿童期铁代谢特点

(1) 胎儿期铁代谢特点:胎儿通过胎盘从母体获得铁,以孕后期 3 个月获得铁量最多,平均每日约 4mg。故足月儿从母体所获得的铁足够其生后 4~5 个月内的需要;未成熟儿从母体获得的铁较少,容易发生缺铁。当孕母严重缺铁,由于母体转铁蛋白受体(TfR)的代偿性增加和胎盘摄铁能力的下降,可影响胎儿获取铁。

(2) 婴幼期铁代谢的特点:足月新生儿体内总铁约 75mg/kg,其中 25% 为贮存铁。生后由于"生理性溶血"释放的铁较多,随后是"生理性贫血"期造血相对较低下,加之从母体获得的铁一般能满足

4 个月的需要,故婴儿早期不易发生缺铁。但早产儿从母体获得铁少,且生长发育更迅速,可较早发生缺铁。约 4 月龄以后,从母体获得的铁逐渐耗尽,加上此期生长发育迅速,造血活跃,因此,对膳食铁的需要增加,而婴儿主食人乳和牛乳的铁含量均低,不能满足机体的需要,贮存铁耗竭后即发生缺铁,故 6 个月~2 岁的小儿 IDA 发生率高。

(3) 儿童期和青春期铁代谢特点:儿童期一般较少缺铁,此期缺铁的主要原因是偏食,使摄取的铁不足,或是食物搭配不合理,使铁的吸收受抑制;肠道慢性失血也是此期缺铁的原因。青春期由于生长发育迅速,对铁的需要量增加,初潮以后少女如月经过多造成铁的丢失也是此期缺铁的原因。

【病因和发病机制】

(一) 病因

1. 先天储存不足　胎儿在孕晚期从母体获得的铁最多,所以早产、双胎、胎儿失血或母亲患严重缺铁性贫血均可使胎儿储铁减少。

2. 铁摄入量不足　为导致缺铁性贫血的主要原因。出生后一般以乳类食品为主,此类食品含铁量极低。由于母乳中铁的利用率极高,故 6 个月内母乳喂养儿很少发生缺铁性贫血,但 6 个月后若不添加富含铁的饮食则易出现缺铁性贫血。牛乳中铁的吸收率 10%,对牛乳喂养儿必须及时添加辅食,否则体重增加达 1 倍后,储存铁用完,即可发生贫血。较大儿童因饮食习惯不良,拒食、偏食或摄入动物食品太少而致贫血。

3. 生长发育快　婴儿期生长发育较快,随体重增加血容量也增加较快,如不及时添加含铁丰富的食物,婴儿容易缺铁。

4. 铁吸收障碍　食物搭配不合理可影响铁的吸收;慢性腹泻增加铁的排泄。

5. 铁的丢失过多　正常婴儿每天排出的铁量相对比成人多。长期小量失血可致缺铁。长期慢性失血如肠息肉、梅克尔憩室、膈疝、溃疡病、钩虫病或肺含铁血黄素沉着症等,虽每天失血量不多,如每失血 4ml,约等于失铁 1.6mg,已超过正常铁消耗量的 1 倍,很容易造成贫血。近年来发现每日以大量鲜牛奶喂养的儿童,可出现慢性肠道失血,此类患儿血中可出现抗鲜牛奶中不耐热蛋白的抗体。也有人认为肠道失血与食入的鲜牛奶的量有关,若每日食入量不超过 1 000ml 或改用蒸发奶或豆制代乳品,失血即可停止。

以上所列病因可单独或同时存在。

(二) 发病机制

铁缺乏对造血及多种组织器官的功能均有影响。

1. 对血液系统的影响　经小肠吸收的食物铁或衰老红细胞破坏释放的铁经运铁蛋白转运至幼红细胞及储铁组织。幼红细胞摄取的铁在线粒体内与原卟啉结合,形成血红素。后者再与珠蛋白结合形成血红蛋白。因此,铁是构成血红蛋白必需的原料,严重铁缺乏必然引起小细胞低色素性贫血。人体血红蛋白铁约占机体总铁量的 70%。30% 以铁蛋白及含铁血黄素的形式储存在肝、脾、骨髓等组织称储存铁,当铁供应不足时,储存铁可供造血需要。所以铁缺乏早期无贫血表现。当铁缺乏进一步加重,储存铁耗竭时,才有贫血出现。故缺铁性贫血是缺铁的晚期表现。

2. 对其他系统的影响　体内许多含铁酶和铁依赖酶,如细胞色素 C、过氧化酶、单胺氧化酶、腺苷脱氨酶等。这些酶控制着体内重要代谢过程。其活性依赖铁的水平。因此,铁与组织呼吸、氧化磷酸化、胶原合成、卟啉代谢、淋巴细胞及粒细胞功能、神经介质的合成与分解、躯体及神经组织的发育都有关系。铁缺乏时因酶活性下降(可开始出现于缺铁的早期),导致一系列对其他系统的影响改变,如上皮细胞退变、萎缩、小肠黏膜变薄致吸收功能减退;大脑皮质层、下丘脑 5- 羟色胺、多巴胺等神经介质堆积引起神经功能紊乱;甲状腺滤泡上皮细胞坏死、T_4 分泌减低;细胞免疫功能及中性粒细胞功能下降引起抗感染能力减低。

【病理生理】

从缺铁到引起贫血经过三个阶段：①铁减少期(ID)：这阶段体内贮存铁减少，但是供红细胞制造血红蛋白的铁尚未减少；②红细胞生成缺铁期(IDE)：此期贮存铁进一步耗竭，红细胞生成所需的铁亦不足，但循环中血红蛋白量尚不减少；③缺铁性贫血期(IDA)：此期出现小细胞低色素性贫血和一些非血液系统症状。

【临床表现】

任何年龄均可发病，以6个月至3岁最多见。起病缓慢，多不能确定发病时间，就诊时贫血已达中度贫血，不少患儿因其他疾病就诊时才发现患有本病。

1. **一般表现**　皮肤黏膜逐渐苍白，以口唇、口腔黏膜、甲床和手掌最为明显。学龄前和学龄儿童常自述疲乏无力和对运动的耐力差。年长儿可诉头晕、眼前发黑、耳鸣等。

2. **髓外造血的表现**　由于骨髓外造血反应，肝、脾和淋巴结常轻度肿大。年龄越小贫血越重，病程越久，则肝脾肿大越明显，但肿大程度很少超过中度。

3. **非造血系统症状**

(1) 消化系统的表现：由于含铁酶的缺乏导致代谢障碍，胃酸分泌减少及小肠黏膜紊乱，可出现食欲减退、呕吐、腹泻，舌炎或舌乳头萎缩，少数有异食癖(嗜食泥土、墙皮等)，可出现身高和体重增长减慢。

(2) 神经系统的表现：缺铁对全身代谢都有影响，目前已逐渐重视缺铁所致的神经系统的变化。除烦躁不安、对周围环境不感兴趣外，患儿注意力不集中，理解力下降，反应减慢。年长儿在课堂上常表现行为异常如乱闹、小动作多等。婴幼儿可出现屏气发作现象。上述现象常于铁剂治疗后较快恢复正常。会导致患儿神经系统发育不良，出现低智化倾向，同时影响患儿正常的社交功能的发育。

(3) 心血管系统的表现：明显贫血时心率增快，严重者心脏扩大，甚至发生心力衰竭。

(4) 其他表现：因细胞免疫功能降低，常合并感染。可因上皮组织异常出现反甲。

【辅助检查】

1. **外周血象**　血红蛋白降低较红细胞减少明显，呈小细胞低色素性贫血。外周涂片可见红细胞大小不等，以小细胞为多，中央淡染区扩大。

2. **骨髓象**　可见红细胞增生活跃，以中、晚幼红细胞增生为主。各期红细胞均较小，细胞质少，胞浆成熟程度落后于胞核。粒细胞系、巨核细胞系一般无明显改变。

3. **有关铁代谢的检查**

(1) 血清铁蛋白(SF)：SF值可反映体内贮存铁情况，3个月以前的婴儿正常值为194~238μg/L；3个月以后为18~91μg/L。低于12μg/L提示缺铁。

(2) 红细胞内游离原卟啉(FEP)：FEP值增高(>0.9μmol/L或>500μg/L)即提示细胞内缺铁。如SF值降低、FEP值增高而未出现贫血症状，这是红细胞生成缺铁期(IDE期)的典型表现。

(3) 血清铁(SI)、总铁结合力(TIBC)和转铁蛋白饱和度(TS)：这3项检查反映血浆中铁含量。通常在缺铁贫血期(IDA期)才出现异常：即SI和TS降低，TIBC升高。SI<9.0~10.7μmol/L、IBC>62.7μmol/L有意义，TS<15%有诊断意义。

4. **骨髓可染铁**　骨髓涂片缺铁时细胞外铁减少，铁幼粒细胞可减少(<15%)，这是一项反映体内贮存铁敏感而可靠的指标。

【治疗要点】

治疗原则：主要是去除病因和补充铁剂。

1. **去除病因**　合理安排饮食，纠正不合理的饮食习惯。进食含铁丰富的食物和富含维生素C的食物,治疗原发疾病如消化道畸形、驱虫、控制慢性失血等。

2. 铁剂治疗

(1) 口服铁剂:铁剂是治疗缺铁性贫血的特效药,如无特殊情况,应采用口服给药,二价铁盐容易吸收,故临床均选用二价铁盐制剂。常用口服制剂有硫酸亚铁(含铁 20%)、富马酸亚铁(含铁 33%)、葡萄糖酸亚铁(含铁 12%)、琥珀酸亚铁(含铁 35%)、多糖铁复合物(含铁 46%)等。口服铁剂的剂量为元素铁,一般为每日 4~6mg/kg,分 3 次服用,以两餐之间口服为宜,牛奶、茶、咖啡及抗酸药等与铁剂同服均可影响铁的吸收。研究显示,蛋白琥珀酸铁每天 1 次的临床疗效与传统铁剂每天 3 次相当,患儿服药的依从性也会提高。

(2) 注射铁剂:注射铁剂较容易发生不良反应,甚至可发生过敏反应致死,故应慎用。口服不能耐受或吸收不良、胃肠疾病、胃肠手术不能口服者可采用注射铁剂,肌内注射常用铁剂山梨醇柠檬酸铁复合物和右旋糖酐铁复合物,静脉注射常用铁剂右旋糖酐铁复合物和葡萄糖氧化铁。

3. 输血治疗 一般不需要输血。重度贫血者可输注红细胞制剂,以尽快改善贫血症状,但应注意输注的量和速度。

【护理评估】

1. 健康史 注意收集患儿是否未及时添加含铁的辅食,导致铁的摄入不足,了解患儿的喂养方法及饮食习惯;了解患儿母亲有无孕期贫血,有无早产、多胎等先天储血不足;了解患儿是否有偏食;有无长期腹泻、感染等造成的铁吸收障碍;有无体重生长过快造成铁相对不足等。

2. 身体状况 评估患儿贫血的程度,观察皮肤黏膜的颜色、毛发、指甲情况;是否出现头晕、耳鸣、心率增快、心脏扩大及心力衰竭、烦躁不安或精神欠佳的表现;是否有口腔炎、舌炎等消化道的症状;是否出现肝、脾和淋巴结的肿大,肿大的程度;了解是否出现疲乏无力、注意力不集中、食欲减退、异食癖的情况。评估外周血象、骨髓象、铁代谢等辅助检查结果。

3. 心理 - 社会状况 评估患儿及家长的心理状态,患儿有无因成绩下降造成的自卑、焦虑或恐惧心理。患儿及家长对本病的认识情况及对健康的需求和家庭背景等。

【常见护理诊断 / 问题】

1. 活动无耐力 与贫血致组织器官缺氧有关。

2. 营养失调:低于机体的需要量 与缺乏喂养知识、铁的供应不足、吸收不良、丢失过多或消耗增加有关。

3. 有感染的危险 与机体的免疫功能下降有关。

4. 知识缺乏:患儿及家长缺乏本病的相关知识。

【预期目标】

1. 患儿能逐渐增加活动耐力。

2. 家长能正确选择含铁丰富的食物,纠正患儿的不良饮食习惯,能协助患儿正确补充铁剂,保证铁的摄入。

3. 住院期间不发生感染等并发症。

4. 家长及年长儿对贫血相关知识有正确认识,并能积极配合治疗,使患儿营养状况逐渐恢复。

【护理措施】

(一) 合理安排活动与休息

1. 病室阳光充足适宜,空气流通。

2. 轻度贫血,一般不需卧床休息,安排患儿喜欢的力所能及的活动,避免剧烈运动,多休息,以免体力消耗过度,出现心悸、心动过速、气促、发绀等。

3. 重度贫血患儿限制活动,应卧床休息,减少耗氧。

(二) 维持营养均衡

1. 纠正不良的饮食习惯,解释不良饮食习惯对贫血的影响,使家长及患儿形成良好的饮食习惯。

2. 根据患儿的年龄、消化功能,合理增加富于营养、含铁质丰富的辅食,如:瘦肉、蛋类、鱼、肝、肾、豆类、动物血、含铁性植物(有绿叶菜、水果、大豆、海带、木耳、香菇、玉米、芝麻等)等,注意合理的饮食搭配,纠正患儿偏食的不良习惯。鼓励患儿进食,注意饮食的色、香、味等的调配,以增进患儿的食欲。

3. 提倡母乳喂养,按时添加含铁辅食或铁强化食品如铁强化奶等,指导早产儿或低体重儿的家长于生后 2 个月时根据情况给予补充铁剂。

4. 使用铁剂的护理

(1) 口服铁剂应注意:为减少对胃肠道的刺激,宜从小剂量开始,不良反应明显者可饭后服用;3~4d 后改为两餐之间服药,利于吸收,可与维生素 C、果汁同服,避免与牛乳、钙片、茶或咖啡同服,以免影响铁的吸收。铁剂可使牙齿变黑,应使用吸管服药。服药后大便变黑,停药后会恢复正常,应提前向家长说明原因,消除顾虑。

(2) 肌内注射铁剂应注意,要深部肌内注射,注射部位要经常更换,抽药和给药必须使用不同的针头,防止铁剂渗入皮下,造成注射部位皮肤着色、疼痛,引起局部硬结及炎症。注射铁剂可引起荨麻疹、发热、头痛、关节痛、严重者可出现过敏性休克,应密切观察,及时处理。

(3) 观察药物的不良反应:如恶心、呕吐、腹泻或便秘、胃部不适或疼痛,可根据医嘱减量或停药几天,症状好转后再从小剂量开始重新补充。

(4) 疗效的观察:铁剂有效者一般在用药 12~24h 临床症状好转,烦躁减轻,食欲增加。36~48h 开始出现红系增生的现象,2~3d 后网织红细胞升高,5~7d 达高峰,以后逐渐下降,2~3 周后下降至正常。1~2 周后血红蛋白开始上升,一般 3~4 周后达正常。如服药 3~4 周仍无效,应查找原因。

(5) 疗程:服用铁剂至血红蛋白达到正常水平后 2 个月左右再停药,以补充贮存铁。

(三) 预防感染

1. 重度贫血的患儿注意保护性隔离,置于单人房间,尽量少去公共场所,以免感染。住院期间减少探视,注意与感染患儿分开,防止交叉感染。每天定时通风 2 次,保持居室空气的新鲜。

2. 保持皮肤的清洁,勤换内衣、内裤。

3. 养成良好的卫生习惯,饭前便后勤洗手,注意口腔清洁,注意饮食卫生,指导患儿多饮水,可起到口腔清洁的作用。每天用生理盐水漱口,以预防舌炎和口腔炎。若发生口腔炎,则按口腔炎护理。

4. 恢复期患儿适当增加户外活动,增强体质,按时接种各种疫苗,预防传染病。

(四) 健康教育

向家长及年长儿讲解饮食平衡的重要性,提倡母乳喂养,及时添加辅食。坚持正确用药,培养良好的饮食习惯。婴儿按时添加辅食,对早产及双胞胎、极低体重儿,生后 2 周即可给予铁剂预防。做好孕期保健,加强孕妇的营养,预防先天储备铁不足。了解富含铁质的食物,并详细讲解服以铁剂的注意事项。及时处理慢性出血灶。定期体检,发现贫血及时治疗。

【护理评价】

1. 患儿倦怠无力症状减轻,活动耐力增强。

2. 患儿营养状况得到改善,血红蛋白逐渐升高;活动后头晕、眼花等状况好转。

3. 患儿住院期间无感染发生。

4. 家长及年长患儿能掌握相关疾病护理及用药知识。

二、营养性巨幼细胞性贫血患儿的护理

【概念】

营养性巨幼细胞性贫血（nutritional megaloblastic anemia，NMA）是由于缺乏维生素 B_{12} 和 / 或叶酸所引起的一种大细胞性贫血，临床主要表现为贫血，神经精神症状，红细胞胞体变大，骨髓中出现巨幼红细胞，用维生素 B_{12} 和 / 或叶酸治疗有效。

【病因和发病机制】

（一）病因

1. **摄入不足**　胎儿可从母体获得维生素 B_{12} 和叶酸，储存于肝内。如果孕母自身缺乏维生素 B_{12}，如母亲长期素食或患有可致维生素 B_{12} 吸收障碍的疾病时，胎儿出生后单纯母乳喂养或奶粉、羊乳喂养的婴儿未及时添加辅食，易导致本病。年长儿长期偏食或仅进食植物性食物易致维生素 B_{12} 缺乏。

2. **吸收代谢障碍**　慢性腹泻、局限性回肠炎、手术切除回肠或先天性叶酸代谢障碍等均可使维生素 B_{12} 和叶酸缺乏。

3. **需要量增加**　新生儿、婴幼儿因生长发育迅速，维生素 B_{12} 和叶酸需要量增加。严重感染时维生素 B_{12} 消耗量增加，如摄入量不足，亦可发病。

（二）发病机制

叶酸在叶酸还原酶的还原作用和维生素 B_{12} 的催化作用下变成四氢叶酸，后者是 DNA 合成过程中必需的辅酶。当维生素 B_{12} 或叶酸缺乏，使四氢叶酸减少，导致 DNA 合成减少。幼稚红细胞内的 DNA 合成减少，使其分裂和增殖时间延长，出现细胞核的发育落后于胞质发育，而血红蛋白的合成不受影响，红细胞的胞体变大，形成巨幼红细胞。由于红细胞生成速度变慢；巨幼红细胞在骨髓内易被破坏；进入血液循环的红细胞寿命也较短，从而出现贫血。

DNA 合成不足也导致粒细胞核成熟障碍，使其胞体增大，出现巨大幼稚粒细胞和中性粒细胞分叶过多现象，而且亦可使巨核细胞的核发育障碍而致巨大血小板。

维生素 B_{12} 能促使脂肪代谢产生的甲基丙二酸转变成琥珀酸而参与三羧酸循环，此作用与神经髓鞘中脂蛋白形成有关，因而能保持中枢和外周髓鞘神经纤维的功能完整性；当其缺乏时，可导致中枢和外周神经髓鞘受损，因而出现神经精神症状。叶酸缺乏主要引起情感改变，偶见深感觉障碍，其机制尚未明了。

维生素 B_{12} 缺乏还可使中性粒细胞和巨噬细胞吞噬细菌后的杀灭细菌作用减弱，使组织、血浆及尿液中甲基丙二酸堆积，后者是结核分枝杆菌细胞壁成分的原料，有利于结核分枝杆菌生长，故维生素 B_{12} 缺乏者易伴结核病。

【病理生理】

当人体内维生素 B_{12} 及叶酸缺乏时，DNA 合成阻滞，使红细胞发育周期中 DNA 合成期延长，每个细胞 DNA 含量正常或稍增加，幼红细胞分裂迟缓，而胞浆内 RNA 含量增加很多，后者的合成迅速超过前者，血红蛋白合成不受阻滞，故出现核浆发育不平衡之巨幼红细胞特征。此外，维生素 B_{12} 能促进甲基丙二酰辅酶 A 转变成琥珀酰辅酶 A。如果维生素 B_{12} 缺乏，此反应不能进行，大量的丙酰基堆积，影响脂肪酸的正常合成，单链脂肪酸结合进脂膜，影响神经鞘膜的功能，这是维生素 B_{12} 缺乏时发生神经系统症状的原因。

Note：

【临床表现】

起病缓慢,叶酸缺乏的发病高峰年龄为生后 4~7 个月;维生素 B_{12} 缺乏多于 1 岁以后发病。其中单纯母乳喂养又不添加辅食者占绝大多数。

1. **一般表现**　多呈虚胖体型或轻度水肿,毛发稀疏、发黄,偶见皮肤出血点。

2. **贫血表现**　大多数为轻度或中度贫血。表现为面色蜡黄,疲乏无力,可有轻度黄疸,结膜、口唇、指甲等处明显苍白。常伴有肝、脾、淋巴结肿大。

3. **精神神经系统症状**　患儿可出现烦躁不安、易怒等。维生素 B_{12} 缺乏者,不发生神经系统症状,但可导致神经精神异常,如表情呆滞、少哭不笑、反应迟钝、嗜睡、智力和动作发育落后等。还可出现肢体、躯干、头部和全身震颤,甚至抽搐等。

4. **消化系统症状**　出现较早,如畏食、恶心、呕吐等。粪便微绿色,稀薄,含有少量黏液,便秘者罕见。

【辅助检查】

1. **外周血象**　呈大细胞性贫血,MCV>94fl,MCH>32pg。红细胞数的减少比血红蛋白量的减少更为明显。血涂片红细胞大小不等,以大细胞为多,易见嗜多色性和嗜碱点彩红细胞,可见巨幼变的有核红细胞,中性粒细胞分叶过多的现象。网织红细胞、白细胞、血小板计数常减少。

2. **骨髓象**　红细胞系统增生明显活跃,粒、红细胞系统均出现巨幼变,表现为胞体变大,核染色质粗松,胞核的发育落后于胞质。

3. **血生化检查**

(1) 血清维生素 B_{12} 含量测定:正常值为 200~800ng/L,如 <100ng/L 提示维生素 B_{12} 缺乏。

(2) 血清叶酸含量测定:正常值为 5~6μg/L,<3μg/L 提示叶酸缺乏。

【治疗要点】

治疗原则:主要是供给叶酸和维生素 B_{12},改善营养,预防并治疗继发感染,发生震颤者给予少量镇静剂。

1. **一般治疗**　加强营养,及时添加辅食;防治感染。

2. **去除病因**　去除导致维生素 B_{12} 和叶酸缺乏的病因。

3. **维生素 B_{12} 及叶酸治疗**　有神经系统症状明显的患儿,以维生素 B_{12} 治疗为主,如单用叶酸有加重症状的可能。维生素 B_{12} 肌内注射,每次 10μg,每周 2~3 次,连用数周,直至临床症状好转,血象恢复正常为止。有神经系统受累表现时,可每日肌内注射 1mg,连用 2 周;因维生素 B_{12} 吸收缺乏者每日 1mg,长期使用。叶酸 5mg 口服,每日 3 次,连用数周,直至临床症状好转,血象恢复正常为止。同时口服维生素 C 有助于叶酸吸收。因使用抗叶酸制剂致病者给予亚叶酸钙治疗。先天性叶酸吸收障碍者,叶酸剂量应增至每日 15~50mg 才有效。

4. **治疗初期**,由于大量新生红细胞,使细胞外钾转移至细胞内,可引起低血钾,甚至发生低血钾性婴儿猝死,应预防性补钾。

【常见护理诊断 / 问题】

1. **营养失调:低于机体需要量**　与维生素 B_{12} 和 / 或叶酸缺乏有关。

2. **活动无耐力**　与贫血致组织、器官缺氧有关。

3. **有发育迟缓的危险**　与营养不足、贫血及维生素 B_{12} 缺乏,影响体格、智力、运动发育有关。

4. **有感染的危险**　与长期贫血致机体抵抗力下降有关。

5. **有外伤的危险**　与肢体或全身震颤及抽搐有关。

6. **知识缺乏**:家长缺乏相关喂养知识。

【护理措施】

（一）维持营养均衡

提倡母乳喂养，及时添加辅食。由于瘦肉、动物内脏、海产品、蛋黄、新鲜绿叶蔬菜、谷类等食物含维生素 B_{12} 及叶酸多，应指导家属按时添加。贫血患儿多有畏食、应鼓励患儿进食，同时注意色、香、味的搭配，必须耐心喂养，对震颤严重不能吞咽的患儿可采用鼻饲。

（二）合理安排活动与休息

根据患儿的活动耐受情况合理安排其休息与活动。一般不需卧床，严重贫血者适当限制活动，协助满足其日常生活所需。烦躁、抽搐、震颤者可遵医嘱用镇静剂，防止外伤。

（三）合理营养，促进生长发育

合理营养摄入，定期评估患儿的体格、智力、运动发育情况，部分患儿可有体格、智力、运动发育落后和倒退现象，需要进行监测，加强训练和教育。

（四）预防感染

减少探视，保持环境清洁、整齐、空气新鲜。避免与感染的患儿接触。遵医嘱给予抗生素治疗。加强口腔护理，指导患儿多饮水，进食后需漱口，可用生理盐水加庆大霉素漱口。口腔炎严重时应按口腔炎护理，禁食辛、辣、冷、油炸食物，预防感染。

（五）防止外伤和意外

震颤严重的患儿可使用镇静剂，影响呼吸者应吸氧。患儿需专人陪护，床旁设护栏，防止摔伤、碰伤。生活护理由责任护士协作完成。震颤时需使用牙垫，保护舌和口唇不被咬伤。

（六）健康教育

1. 用维生素 B_{12} 治疗后，患儿 6~72h 骨髓中的巨幼红细胞可转为正常红细胞；2~4d 精神好转，网织红细胞于 2~4d 后开始升高，6~7d 达高峰，2 周降至正常。精神神经症状恢复较慢。

2. 叶酸治疗后 1~2d 食欲好转，骨髓内的巨幼红细胞可转为正常；网织红细胞于 2~4d 后增加，4~7d 达高峰，2~6 周红细胞和血红蛋白恢复正常。

3. 向患儿及家长介绍本病的表现和预防措施，强调积极预防的重要性，提供有关营养方面的资料；积极治疗和去除影响维生素 B_{12} 和叶酸吸收的因素；指导合理用药；定期体检。

第三节　免疫性血小板减少症患儿的护理

 ———————— 案例导入与思考 ————————

患儿，男，10 岁，因"发现皮肤出血点 2d"收治。患儿 1 周前无明显诱因出现流涕、咳嗽，无发热无呕吐腹泻等不适，未予特殊处理，全身出现散在出血点后就医，门诊以"免疫性血小板减少症"收治。

体格检查：T 36.8℃，P 90 次/min，R 22 次/min，Bp 108/72mmHg。神志清楚。口腔内可见少许血泡。全身出现散在出血点，以双下肢居多，针尖样，压之不褪色。心音正常，胸肺听诊无异常，腹部触诊无异常，肝脾肋下未触及。

辅助检查：血常规示：血小板 $7×10^9$/L，骨穿结果示：骨髓有核细胞增生活跃，全片可见巨核细胞增多伴成熟障碍。

请思考：

1. 目前该患儿的治疗要点有哪些？

2. 该患儿目前主要的护理诊断/问题是什么？

3. 针对患儿的病情应采取哪些护理措施？

学习目标

- 知识目标：
  1. 掌握免疫性血小板减少症的定义，免疫性血小板减少症患儿的护理诊断／问题及相应的护理措施。
  2. 熟悉免疫性血小板减少症患儿的病因及临床表现。
  3. 了解免疫性血小板减少症患儿的健康指导。
- 能力目标：
  能准确评估免疫性血小板减少症患儿病情，并能应用所学知识为患儿提供整体护理。
- 素质目标：
  培养护生的民族自豪感和职业认同感，培养人文关怀、辩证思维的职业素养。

【概念】

免疫性血小板减少症（immune thrombocytopenia，ITP）是正常血小板被免疫性破坏的自身免疫性疾病，又称特发性血小板减少性紫癜（idiopathic thrombocytopenic purpura，ITP），是儿童最常见的出血性疾病。临床主要表现为皮肤、黏膜自发性出血，血小板减少，束臂试验阳性，出血时间延长，血块收缩不良。

【病因和发病机制】

病因和发病机制尚未完全明确。

（一）病因

1. 抗血小板自身抗体　大多数患者抗血小板自身抗体与血小板计数之间呈负相关性。抗血小板自身抗体产生的部位已知主要在脾脏，同时认为血小板破坏的主要器官也是脾脏，说明脾脏在 ITP 的发病过程中起着重要作用。

2. T 细胞异常　已在 ITP 患者血液中发现血小板反应性 T 细胞。

3. 病毒感染　儿童急性 ITP 常与病毒感染有关，目前已发现与 ITP 发病有关的病毒包括：肝炎病毒、人类免疫缺陷病毒、疱疹病毒、EB 病毒、柯萨奇病毒等。

4. 其他因素　可能与雌激素、遗传、注射疫苗、药物等因素有关。

（二）发病机制

ITP 发病机制较复杂，至今尚未明确，其中体液免疫和细胞免疫异常机制涉及较多。

1. B 细胞活化因子（BAFF）异常　BAFF 异常是 ITP 发病的主要体液免疫机制。BAFF 主要由单核巨噬细胞及树突状细胞分泌产生，能调节细胞间相互作用、细胞的生长及分化，在协助 B 细胞存活、维持生发中心反应、促进抗体类型转化及 T 细胞活化等方面有重要作用。BAFF 过度表达会激活自身反应性 B 细胞，促使其活化增殖，分化为浆细胞，从而不断地分泌大量自身抗体，最终导致一系列自身免疫性疾病的发生。

2. 调节性 T 细胞（Tregs）异常　Tregs 是一类具有调节功能的 T 淋巴细胞群，在机体免疫机制中发挥重要作用。不同类型的 Tregs 亚型可相互协作，通过抑制 B 细胞向浆细胞的转化过程，从而抑制自身免疫抗体的产生。

3. 血小板自身抗体增加　ITP 患者体内反应异常的 T 细胞，会诱导不同的 B 细胞克隆并分泌针对不同血小板抗原的抗体，但其始动因素尚不清楚。据相关报道，50%~60% 的 ITP 患者血小板表面包被 IgG 型自身抗体，血小板自身抗体加速血小板破坏的机制主要：

（1）巨噬细胞识别血小板上自身抗体的 FC 段，与之结合并进一步吞噬血小板，进而破坏血小板。

Note:

（2）血小板上的抗原抗体复合物通过激活补体 C1q 引发一系列的连锁反应，吞噬细胞进行识别血小板表面的 C3b（C3 裂解产物），与之结合并破坏血小板。

4. 巨核细胞数量减少及功能异常 研究发现，血小板生成不足是 ITP 发病的另一重要机制。血小板是由成熟的巨核细胞释放进入外周血的，部分自身抗体阳性的 ITP 患者血浆能抑制巨核细胞的生成，使巨核细胞数量减少。

知 识 链 接

幽门螺杆菌与免疫性血小板减少症

幽门螺杆菌（Helicobacter pylori, Hp）是一种革兰氏阴性、螺旋形、鞭毛状、嗜气芽孢杆菌，通常定植于胃黏膜，在儿童时期可通过粪 - 口或口 - 口途径传播。Hp 不仅与胃部疾病有关，还与许多胃外疾病有关，如免疫性血小板减少症、巨幼细胞性贫血、过敏性紫癜等血液系统性疾病。

虽然 Hp 与 ITP 的相关性已被证实，但 Hp 如何参与 ITP 的发生机制尚未被完全明确。未来需多中心、大规模、多样本的随机对照试验的深入研究，从而进一步明确 Hp 参与 ITP 发生的具体机制。

【病理生理】

本病患儿常在患病前 3 周左右有病毒感染史，病毒感染后机体产生血小板抗体（PAIgG）增加，从而引起血小板被单核 - 巨噬细胞系统所清除，或形成抗原 - 抗体复合物附着于血小板表面，使单核 - 巨噬细胞系统对血小板的吞噬、破坏增加，导致血小板减少。

【临床表现】

本病可分为急性、慢性两型。

1. 急性型 占 70%~90% 的患儿为急性型。好发于婴幼儿，男女发病率无明显差异。大多数患儿发病前 1~3 周有急性病毒感染史，主要为上呼吸道感染，还有麻疹、风疹、流行性腮腺炎、水痘、传染性单核细胞增多症等。起病急，常有发热；临床上以自发性皮肤和黏膜出血为突出表现，多为针尖大小出血点，或瘀斑、紫癜，遍布全身，以四肢较多，多见于易碰撞的部位；常有鼻出血、齿龈出血；少数患者可有结膜下出血和视网膜出血，常见便血、呕血、血尿，偶见颅内出血，一旦发生，则是 ITP 致死的主要原因。出血严重者可伴贫血，偶见轻度肝脾大。急性 ITP 呈自限性过程，85%~90% 患儿在 1~6 个月内痊愈。约 10% 患儿转变为慢性型。

2. 慢性型 较少见，好发于学龄儿童，病程超过 6 个月，男女发病数约 1：3。起病缓慢，出血症状相对较轻，主要为皮肤、黏膜出血，可持续性或反复发作出血，出血持续期和间歇期长短不一。约 1/3 患儿发病数年后自然缓解。反复发作者脾脏常轻度肿大。

【辅助检查】

1. 外周血象 血小板计数 $<100 \times 10^9$/L，出血轻重与血小板数多少有关，血小板 $<50 \times 10^9$/L 时可见自发性出血，$<20 \times 10^9$/L 时出血明显，$<10 \times 10^9$/L 时出血严重。慢性型可见血小板大小不等，染色体较浅。失血较多时可致贫血，白细胞计数正常。

2. 骨髓检查 急性和持续性 ITP 骨髓巨核细胞数增多或正常。慢性 ITP 巨核细胞显著增多，幼稚巨核细胞比例增加，成熟巨核细胞减少，巨核细胞形态改变表现为胞浆少、颗粒少、空泡形成等。

3. 血小板抗体（PAIgG） 测定含量明显增高。

4. 其他 血小板减少使毛细血管脆性增加，束臂试验阳性。出血时间延长，凝血时间正常，当血

Note：

小板数量明显减少时血块收缩不良。慢性 ITP 患者的血小板黏附和聚集功能异常。

【治疗要点】

1. **一般治疗** 避免创伤,减少活动,减少出血;积极预防及控制感染;忌用抑制血小板功能的药物如阿司匹林等。

2. **糖皮质激素** 其作用是:可降低毛细血管通透性,抑制血小板抗体的产生。常用泼尼松, $1.5\sim2mg/(kg\cdot d)$,分 3 次口服,血小板正常后缓慢减量、停药。严重出血者可用冲击疗法:地塞米松 $0.5\sim2mg/(kg\cdot d)$,或甲泼尼松 $20\sim30mg/(kg\cdot d)$ 静脉滴注,连用 3d,症状缓解后改为口服泼尼松。用药至血小板数回升至接近正常水平即可逐渐减量,一般不超过 4 周。停药后如复发,可再用泼尼松治疗。

3. **大剂量丙种球蛋白** 其作用是:抑制巨噬细胞对血小板的结合与吞噬,减少抗血小板抗体的产生。通常剂量为 $0.4g\sim0.5g/(kg\cdot d)$,静脉滴注,连用 5d;或 $1g/(kg\cdot d)$,静脉滴注 1 次。

4. **输注血小板和红细胞** 严重出血危及生命时可输注血小板,但通常不主张输注血小板,因为 ITP 患儿血液中含有大量 PAIgG,可使输入的血小板很快破坏;反复输注还可产生抗血小板抗体。出现严重贫血者可输注浓缩红细胞。

5. **脾切除术** 适应于病程超过 1 年,血小板持续 $<50\times10^9/L$(尤其是 $<20\times10^9/L$),有较严重的出血症状,内科治疗效果不好者,手术宜在 6 岁以后进行。10 岁以内发病的患者,其 5 年自然缓解的机会较大,尽可能不做脾切除。

6. **其他** 利妥昔单抗、TPO 及其受体激动剂主要治疗难治性 ITP,和脾切除一起被列为二线治疗措施,把部分免疫抑制剂和细胞毒药列为三线药物,由于三线药物缺乏充分的安全性分析,需慎用。

【常见护理诊断 / 问题】

1. **皮肤完整性受损** 与血小板减少致皮肤黏膜出血有关。
2. **有出血的危险** 与血小板减少有关。
3. **有感染的危险** 与糖皮质激素和 / 或免疫抑制剂应用致免疫功能下降有关。
4. **恐惧** 与严重出血有关。
5. **知识的缺乏** 患儿家长缺乏对疾病相关护理知识。

【护理措施】

(一) 保持皮肤完整性

1. 观察皮肤、黏膜变化,监测血小板数量变化。当外周血血小板 $<20\times10^9/L$ 时,常导致自发性出血,故对血小板低者应注意有无出血情况发生。

2. 保持皮肤清洁,勿搔抓皮肤。

(二) 预防出血

1. 急性期卧床休息,减少活动,避免外伤,特别是头部的外伤。

2. 提供安全舒适的环境,床头、床栏及家具的尖角用软垫子包扎,忌玩锐利玩具,限制剧烈运动如篮球、足球等,以免碰伤、刺伤或摔伤出血。选择宽松、柔软的袜子和衣裤,防止摩擦皮肤。

3. 尽量减少肌内注射或深静脉穿刺抽血,必要时延长压迫时间,以免形成深部血肿。

4. 禁食坚硬、多刺的食物,采用软毛牙刷或漱口水进行口腔清洁,不用牙签剔牙,防止损伤口腔黏膜及牙龈。

5. 保持大便通畅,防止用力大便致腹压增高而诱发颅内出血。

6. 观察神志、面色、呼吸、脉搏、血压,监测生命体征,记录出血量。如患儿出现面色苍白加重,呼吸、脉搏增快,出冷汗,血压下降等提示失血性休克;若出现烦躁、嗜睡、头痛、呕吐,甚至惊厥、昏迷、颈项强直等提示颅内出血;若呼吸变慢或不规则,双侧瞳孔不等大,光反射迟钝或消失提示可能会合并脑疝。如有消化道出血常伴腹痛、便血,肾出血常伴血尿、腰痛。

7. 对症处理　口、鼻黏膜出血可用浸有 0.1% 肾上腺素的棉球、纱条或吸收性明胶海绵局部压迫止血。无效者,以油纱条填塞,2~3d 后更换。严重出血者遵医嘱给予止血药,或输注同型血小板等。

（三）预防感染

应与感染患儿分室居住。注意个人卫生。保持出血部位清洁。

（四）减轻恐惧

出血及止血等技术操作均可使患儿产生恐惧心理,表现为不合作、烦躁、哭闹等,加重出血。护士应关心安慰患儿,向其讲明道理,以取得合作。

（五）健康教育

指导患儿及家长积极预防损伤,如不玩尖利的玩具,避免使用锐利的工具,不做激烈的、有对抗性的活动,常剪指甲,刷牙选用软毛牙刷等。指导其进行自我保护,如忌服含阿司匹林的药物,服药期间不与感染患儿接触,尽量避免去公共场所,积极预防感冒等。教会家长识别出血征象和学会压迫止血的方法,一旦发生出血,应立即就诊。脾切除的患儿术后 2 年内,应定期随诊,并遵医嘱应用抗生素和丙种球蛋白,以增强抗感染能力。

第四节　血友病患儿的护理

 ———————— 案例导入与思考 ————————

患儿,男,2 岁,因"发现头皮血肿 6d"收治。患儿 6d 前不慎摔伤头部,头皮无外伤出血,枕后可见一鸽蛋大小硬性包块,后渐增大,现患儿枕部包块缩小但额部出现一同样质地包块,质软,触摸有波动感,无发热,呕吐等不适,患儿头部 CT 提示:帽状腱膜下血肿,患儿凝血时间延长,现以"血友病 A"收治。既往生长发育正常,无特殊家族史。

体格检查:T 36.8℃,P 128 次/min,R 24 次/min。神志清楚。枕后及额部可见两处皮下血肿,按压有波动感。心肺听诊无异常,腹部触诊无异常,肝脾肋下未触及。

辅助检查:血常规提示血小板 217×10⁹/L,凝血五项及凝血因子提示 APTT 100.2s,FⅧ:C% 1%,其他凝血因子均正常。

请思考:

1. 目前该患儿的主要治疗要点有哪些?

2. 该患儿目前主要的护理诊断/问题是什么?

3. 针对患儿的病情应采取哪些护理措施?

———————— 学 习 目 标 ————————

● 知识目标:

1. 掌握血友病的定义,血友病患儿的护理诊断/问题及相应的护理措施。

2. 熟悉血友病患儿的病因及临床表现。

3. 了解血友病患儿的遗传方式。

● 能力目标:

能准确评估血友病患儿病情,并能应用所学知识为患儿提供整体护理。

● 素质目标:

培养护生的民族自豪感和职业认同感,培养人文关怀、辩证思维的职业素养。

【概念】

血友病(hemophilia)是一组遗传性凝血功能障碍的出血性疾病,包括:①血友病 A,又称遗传性抗血友病球蛋白缺乏症;②血友病 B,又称遗传性 FIX 缺乏症,其发病率为(5~10)/10 万。以血友病 A 最为常见(占 80%~85%),血友病 B 次之。共同特征为终身在轻微损伤后发生长时间的出血。

【病因与发病机制】

血友病 A、B 均为 X 连锁隐性遗传。因子Ⅷ和因子Ⅸ基因均位于 X 染色体长臂末端,由女性传递,男性发病。因子Ⅷ、Ⅸ缺乏均可使凝血过程第一阶段中的凝血酶生成减少,引起血液凝固障碍,导致出血倾向。

血友病的遗传方式:女性携带者与正常男性所生的儿子有 50% 概率为血友病患者,所生女儿有 50% 概率成为致病基因携带者;男性患者与正常女性所生儿子均为正常,所生女儿均为携带者;女性携带者与男性患者所生的儿子有 50% 概率为血友病患者,所生的女儿致病基因携带者和血友病患者概率各占 50%;男性患者和女性患者所生的儿子和女儿都是患者,但这种情况极为罕见。

【病理生理】

血友病是由于遗传性凝血因子Ⅷ(FⅧ)和Ⅸ(FIX)基因缺陷,造成血浆 FⅧ 和 FIX 含量不足或功能缺陷,引起的一组终生出血的凝血障碍性疾病,包括血友病 A(FⅧ缺乏)和血友病 B(FIX缺乏),属 X 连锁隐性遗传性疾病。

【临床表现】

出血症状的轻重及发病的早晚与凝血因子活性水平相关。

1. 皮肤、黏膜出血 由于皮肤组织、口腔、齿龈黏膜易于损伤,为出血好发部位。

2. 关节积血 是血友病最常见的临床表现之一,以膝、踝关节最常受累,且在同一部位反复发生。关节出血可分为 3 期:①急性期:关节腔内积血,关节周围组织出血,出现局部红、肿、热、痛和功能障碍。②关节炎期:因反复关节出血,血肿吸收不全,刺激关节组织,可致慢性关节炎,滑膜增厚。③后期:关节纤维化、僵硬、畸形、骨质破坏,导致功能丧失。

3. 肌肉出血和血肿 重型血友病 A 常发生肌肉出血和血肿,多发生在创伤或活动过久之后,多见于用力肌群,如腰大肌、臀部肌群等。

4. 创伤或手术后出血 不同程度的创伤、小手术,如拔牙、扁桃体摘除、脓肿切开、肌内注射或针灸等,均可引起严重的出血。

5. 其他部位出血 如鼻出血、咯血、呕血、黑便、血便和血尿等;也可发生颅内出血,是最常见的致死原因之一。

6. 血友病 B 的出血症状与血友病 A 相似,患者多为轻型,出血症状较轻。

【辅助检查】

1. 过筛试验 血小板计数正常,凝血酶原时间(PT)、凝血酶时间(TT)和纤维蛋白原定量正常。活化部分凝血活酶时间(APTT)延长,轻型患儿仅轻度延长或正常。延长的 APTT 如能被正常新鲜血浆及吸附血浆纠正、不能被血清纠正,即为血友病 A;如能被正常新鲜血浆及血清纠正、不能被硫酸钡吸附血浆纠正,则为血友病 B。

2. 确诊试验 因子Ⅷ或因子Ⅸ促凝活性(FⅧ:C 或 FIX:C)减少或极少,有助于判断血友病的类型、病情的轻重以及指导治疗。

Note:

3. 基因诊断 可用基因探针、DNA 印迹技术、限制性内切酶片段长度多态性等检出血友病携带者及产前诊断。

【治疗要点】

治疗原则:血友病尚无根治疗法。治疗的关键是预防出血,局部止血和尽快补充凝血因子。

1. 预防出血 尽量减少和避免外伤出血。尽可能避免肌内注射或深部静脉抽血,如因外科手术治疗者,应注意在术中和术后输血或补充所缺乏的凝血因子。

2. RICE 原则 对急性出血期辅助治疗原则,休息(rest)、冷敷(ice)、压迫(compression)和抬高患肢(elevation)。

3. 替代疗法 是目前唯一有效的止血措施。输注凝血因子制品:血友病 A 首选应用重组人凝血因子Ⅷ制品,也可用人血浆源性 FⅧ浓缩物、新鲜冰冻血浆。血友病 B 首选应用重组人凝血因子 FⅨ制品或浆源性 FⅨ浓缩物,无该制剂时可用凝血酶原复合物,或酌情用新鲜冰冻血浆。

血友病 A:每输入 FⅧ 1IU/kg 可使体内 FⅧ:C 提升 2%;血友病 B:每输入 FⅨ 1IU/kg 可使体内 FⅨ:C 提升 1%。

4. 辅助药物应用 1- 脱氧 -8- 精氨酸加压素(DDAVP)缓慢静注,可提高血浆Ⅷ因子活性,并有抗利尿作用;因能激活纤溶系统,需与 6- 氨基己酸或氨甲环酸联用。

5. 外科治疗 反复关节出血致关节强直及畸形的患儿,可在补充足量 FⅧ或 FⅨ 的前提下,行关节成形术或人工关节置换术。

6. 物理治疗和康复训练 可促进肌肉和关节积血的吸收、消肿、减轻疼痛,维持和改善关节活动范围。在非出血期,应积极在专业理疗师的指导下进行康复训练。

7. 基因治疗 正在进行动物实验和临床前期验证。

知 识 链 接

血友病关节功能评估

定期给血友病患者进行关节功能评估可以为制定或调整预防治疗方案以及处理关节病变提供依据。血友病性关节病的影像学评估是监测血友病预防治疗、关节病进展和防止严重关节并发症的主要手段。检查方法包括 X 线、磁共振检查(MRI)和超声。MRI 是目前公认的诊断血友病性关节病的最敏感方法,具有多参数、多序列、多方位成像和软组织分辨率高的特点,不仅能显示关节积液不同时期的出血改变、滑膜增生和含铁血黄素沉积,而且能早期显示软骨异常。缺点是费用高、设备不普及、检查时间长、年幼儿检查需要镇静剂等,含铁血黄素大量沉积等疾病本身因素还可导致磁敏感伪影产生。

近年来开发的各种评估量表为关节功能评估和生活质量提供了可以量化的工具,建议采用经过验证的量表如 HJHS 中文版、CHO-KLAT 中文版等进行评估定期给血友病患者进行关节功能评估可以为制定或调整预防治疗方案以及处理关节病变提供依据。

【常见护理诊断 / 问题】

1. **有出血的危险** 与凝血因子缺乏有关。
2. **组织完整性受损:皮肤、黏膜、关节或深部组织出血** 与凝血因子缺乏有关。
3. **疼痛** 与关节腔出血及皮下、肌肉血肿有关。
4. **躯体活动障碍** 与关节腔积血、肿痛、活动受限及关节畸形、功能丧失有关。
5. **有长期低自尊的危险** 与疾病终身性有关。

6. 知识缺乏:对疾病的认识不足。

【护理措施】

(一) 预防出血

1. 防治出血

(1) 避免外伤。

(2) 尽量采取口服给药,避免静脉、肌内注射、深部组织穿刺,减少深部出血。必须穿刺时,须采用小针头、注射后直接加压按压 5min,以免出血和形成深部血肿。

(3) 尽量避免手术。必须手术时,应在术前、术中、术后补充所缺乏凝血因子。

2. 遵医嘱尽快输注凝血因子认真阅读说明书,按要求稀释后输注;输注时严密观察有无发热、寒战、头痛等不良反应,有反应者酌情减慢输注速度;严重不良反应者,需立即停止输入,并将制品和输液器保留送检。

3. 局部止血皮肤、口、鼻黏膜出血可局部压迫止血。口鼻出血也可用浸有 0.1% 肾上腺素或新鲜血浆的棉球、吸收性明胶海绵压迫;必要时请五官科会诊,以油纱条填塞,保持口鼻黏膜湿润,48~72h 后拔出油纱条。肌肉、关节出血早期可用弹力绷带加压包扎,冷敷、抬高患肢、制动并保持其功能位。

(二) 保持组织完整性

观察生命体征、神志、皮肤黏膜瘀斑、瘀点增减情况及血肿消退情况,记录出血量,及时发现内脏出血及颅内出血,并组织抢救。

(三) 减轻疼痛

疼痛主要发生在出血的关节和肌肉部位。可抬高患肢并制动,用冰袋冷敷出血部位。遵医嘱给予镇静剂或止痛剂。

(四) 早期康复干预,促进机体功能恢复

关节出血停止,肿痛消失后,应逐渐增加活动,以防畸形。反复关节出血致慢性关节损害者,应进行康复指导与训练。严重关节畸形可行手术矫正。

(五) 心理护理

维护患儿自尊,鼓励年长儿参与自身的护理,如日常生活自理,以增强自信心和自我控制能力。鼓励年长儿表达想法,减轻焦虑和挫折感。提供适龄的游戏,安排同学、同伴探望,减轻孤独感。

(六) 健康教育

指导家长采取预防性措施,减少或避免损伤出血,让患儿养成良好的生活习惯,为患儿提供安全的家庭环境;将患儿的病情告知患儿的老师及学校卫生员,并告知其应限制活动。教会家长及年长儿必要的应急护理措施如局部止血方法,以便出血时能得以尽快处理。鼓励患儿参加规律、适度的体格锻炼和运动,增强关节周围肌肉的力量和强度,延缓出血或使出血局限化。对家长进行遗传咨询,使其了解本病的遗传规律和筛查基因携带者的重要性。

第五节 白血病患儿的护理

案例导入与思考

患儿,男,8岁,因"诉背部胸椎处疼痛,后发现锁骨处及颈后散在出血点并逐渐增多"收治。患儿偶有咳嗽伴发热,时有头痛头晕,双下肢麻木、乏力、站立不稳。既往生长发育正常,无特殊家族史。目前初步诊断为"急性淋巴细胞白血病"。

体格检查:T 38.4℃,面色苍白,双上肢、胸腹部少许瘀点、瘀斑,浅表淋巴结肿大,肝脏肋下 4cm,

Note:

脾脏肋下 5cm。

辅助检查:血常规示白细胞 129×10^9/L,血红蛋白 69g/L,血小板 16×10^9/L,外周血涂片及骨髓穿刺均可见幼稚细胞。

请思考:

1. 护士应如何评估和观察患儿?

2. 该患儿目前主要的护理诊断 / 问题是什么?

3. 护士接诊后,针对患儿的病情应配合医生采取哪些护理措施?

学 习 目 标

知识目标:

1. 掌握白血病患儿的临床表现,常见的护理诊断 / 问题及相应的护理措施。

2. 熟悉引起白血病的病因及健康指导。

3. 解急性白血病的分型。

能力目标:

能准确评估白血病患儿病情,并能应用所学知识为患儿提供整体护理。

素质目标:

培养护生的民族自豪感和职业认同感,培养人文关怀、辩证思维的职业素养。

【概念】

白血病(leukemia)是造血组织中某一血细胞系统过度增生、进入血液并浸润到各组织和器官,从而引起一系列临床表现的恶性血液病。在我国白血病发病率占儿童恶性肿瘤的首位,约为 3/10万 ~4/10 万,男性发病率高于女性,任何年龄均可发病,但以学龄前与学龄期多见。急性白血病占90%~95%,慢性白血病占 3%~5%。

【病因与发病机制】

(一) 病因

至今病因不明确,可能与以下因素有关。

1. **病毒因素**　多年研究已证明属于 RNA 病毒的反转录病毒(retrovirus),又称人类 T 细胞白血病病毒(HTLV),可引起人类 T 淋巴细胞白血病。

2. **理化因素**　在曾经放射治疗胸腺肥大的儿童中,白血病发生率较正常儿童高 10 倍;妊娠妇女照射腹部后,其新生儿的白血病发病率比未经照射者高 17.4 倍。苯及其衍生物、氯霉素、保泰松、乙双吗啉和细胞毒药物等均可诱发急性白血病。

3. **遗传因素**　白血病不属遗传性疾病,但在家族中却可有多发性恶性肿瘤的情况;少数患儿可能患有其他遗传性疾病,如 21- 三体综合征、先天性睾丸发育不全症、先天性再生障碍性贫血伴有多发畸形(Fanconi 贫血)、先天性远端毛细血管扩张性红斑症(布卢姆综合征)以及重症联合免疫缺陷病等,这些疾病患儿的白血病发病率比一般儿童明显增高。此外,同卵孪生儿中一个患急性白血病,另一个患白血病的概率为 20%,比双卵孪生儿的发病数高 12 倍。以上现象均提示白血病的发生与遗传有关。

(二) 发病机制

尚未完全明了,下列机制可能在白血病的发病中起重要作用。

Note:

1. **原癌基因的转化** 人类和许多哺乳动物的染色体基因组中存在原癌基因(又称细胞癌基因),在正常情况时,其主要功能是参与调控细胞的增殖、分化和衰老、死亡。当机体受到致癌因素的作用下,原癌基因可发生突变、染色体重排或基因扩增,转化为肿瘤基因,从而导致白血病的发生。

2. **抑癌基因畸变** 近年研究发现正常人体存在着抑癌基因,如 *Rb*、*p53*、*p16*、*WT1* 等,当这些抑癌基因发生突变、缺失等变异时,失去其抑癌活性,造成癌细胞异常增殖而发病。

3. **细胞凋亡受抑** 细胞凋亡是在基因调控下的一种细胞主动性自我消亡过程,是人体组织器官发育中细胞清除的正常途径。当细胞凋亡通路受到抑制或阻断时,细胞没有正常凋亡而继续增殖导致恶变。研究发现,急性白血病时抑制凋亡的基因(如 *Bcl-2*、*Bcl-XL* 等)常高表达,而促进凋亡的基因(如 *p53*、*Fas*、*Bax* 等)表达降低或出现突变;此外,特异染色体易位产生的融合基因也可抑制细胞凋亡(M3 中的 *PML/RARα* 融合基因)。由此可见,细胞凋亡受抑在白血病发病中的起重要作用。

4. **"二次打击"学说** 即患儿具有两个明显的间隔或大或小的短暂接触窗,一个在子宫内(白血病可有染色体重排);另一个在出生后,以致产生第二个遗传学改变,从而导致白血病的发生。

【病理生理】

急性白血病时造血干细胞或原始和幼稚的白细胞恶变,发生分化障碍,不能分化为成熟的细胞,使骨髓内原始和幼稚细胞大量堆积,成熟的细胞明显减少。大量异常的原始和幼稚幼胞增生,抑制正常的造血干细胞和血细胞生成,引起红细胞、白细胞和血小板减少。白血病的特点是骨髓内异常白细胞大量增生,进入周围血并可浸润肝、脾、淋巴结等全身各组织和器官。增生的白血病细胞形态与其来源的相应正常细胞相似,但分化不成熟,有一定的异型性。各种白血病类型虽然不同,但引起的病变有许多共同之处,包括大量白血病细胞增生直接引起的病变和白血病细胞浸润各组织、器官引起的继发性病变。

【分类与分型】

急性白血病的分类和分型对于诊断、治疗和提示预后都有意义。根据增生的白血病种类的不同可分为急性淋巴细胞白血病(acute lymphoblastic leukemia,简称急淋,ALL)和急性非淋巴细胞白血病(acute non-lymphoblastic leukemia,简称急非淋,ANLL)。目前,较多地采用形态学(M)、免疫学(I)、细胞遗传学(C)和分子生物学(M)即 MICM 综合分型,以指导治疗和提示预后。

1. **急性淋巴细胞白血病**

(1) 形态学分型(FAB 分型):根据淋巴母细胞形态学的不同,分为 L_1、L_2、L_3 三型。

(2) 免疫学分型:应用单克隆抗体检测淋巴细胞表面抗原标记,一般可将急性淋巴细胞白血病分为 T、B 两大系列。

(3) 临床分型:急性淋巴细胞白血病分为:标危型(SR-ALL)、中危型(IR-ALL)、高危型(HR-ALL)。

2. **急性非淋巴细胞白血病** 形态学分型(FAB 分型)为:①微小分化急性髓系白血病(M0 型);②急性原始粒细胞白血病未分化型(M1);③急性原始粒细胞白血病部分分化型(M2);④急性早幼粒细胞白血病(M3);⑤急性粒 - 单核细胞型白血病(M4);⑥急性单核细胞白血病(M5);⑦急性红白血病(M6);⑧急性巨核细胞白血病(M7 型)共八个亚型。

【临床表现】

1. 起病大多病例起病较急,少数缓慢。早期症状有面色苍白、精神不振、乏力、食欲低下、鼻出血或齿龈出血等;少数患儿以发热和类似风湿热的骨关节痛为首发症状。

2. 发热是最常见症状之一,多为不规则热,用抗生素治疗通常效果不明显,常伴持续高热。由于

Note:

白血病患者的中性粒细胞缺乏和免疫功能缺陷,整个胃肠道黏膜、皮肤、呼吸道表面的正常菌群均可成为机会性致病菌。表现为口腔感染、呼吸道感染、胆道感染及各类肠道炎症、泌尿系感染等,易发展为败血症。

3. 贫血　主要是由于骨髓造血干细胞受到抑制所致,一般出现较早,并随病情发展而加重,表现为苍白、虚弱无力、活动后气促等。

4. 出血　以皮肤和黏膜出血多见,表现为紫癜、瘀斑、鼻出血、齿龈出血,消化道出血和血尿。偶有颅内出血,为引起死亡的重要原因之一。

5. 白血病细胞浸润引起的症状和体征

(1) 肝(脾)、淋巴结肿大:表现为不同程度的肝、脾、淋巴结肿大,可有压痛。全身浅表淋巴结均可肿大,多局限于颈部、颌下、腋下和腹股沟,以急性淋巴细胞白血病较为显著。

(2) 骨和关节浸润:由于白血病细胞浸润骨膜,骨髓腔中白血病细胞大量增生压迫,破坏了邻近骨质而引起疼痛。约 25% 患儿以四肢长骨、腕、踝、肩等关节疼痛为首发症状,其中部分呈游走性关节痛。

(3) 中枢神经系统浸润:以颅内高压最常见,表现为头痛、呕吐、嗜睡、视乳头水肿、抽搐等;浸润脑膜时,可出现脑膜刺激征;浸润脑神经核或神经根时,出现相应的感觉及运动障碍;浸润脊髓时,可出现截瘫。

(4) 睾丸白血病:由于化疗药物不易进入睾丸,睾丸成了白血病细胞的"庇护所",这是导致白血病复发的重要原因之一。临床表现为局部肿大,触痛,局部变硬,皮肤呈红黑色。

(5) 绿色瘤:是急性粒细胞白血病的一种特殊类型,白血病细胞浸润眶骨、颅骨、胸骨等,在局部隆起形成绿色瘤。

(6) 其他器官浸润:少数患儿有皮肤浸润,表现为丘疹、斑疹、结节。心脏浸润引起心脏扩大、传导阻滞、心包积液和心力衰竭;消化系统浸润可引起食欲减退、腹痛、腹泻、出血等。

【辅助检查】

1. 外周血象　白细胞计数高低不一,以原始和幼稚细胞为主。呈正细胞正色素性贫血,红细胞和血红蛋白均减少,网织红细胞数较低。血小板常减少。

2. 骨髓象　典型的骨髓象为该类型白血病的原始细胞及幼稚细胞极度增生。红细胞系及巨核细胞系极度减少。少数患者表现为骨髓增生低下。骨髓检查是诊断白血病和评定疗效的重要依据。

3. 组织化学染色和溶菌酶检查有助于鉴别白血病类型。

【治疗要点】

治疗原则:是采用以化疗为主的综合疗法。早诊断、早治疗、严格区分白血病类型,按照类型选择不同化疗方案和相应的药物剂量;采用早期连续适度化疗和分阶段长期规范治疗的方针。同时要早期预防中枢神经系统白血病和睾丸白血病,强调预防及积极地控制感染。

1. **化学药物**　治疗目的是杀灭白血病细胞,解除白血病细胞浸润引起的症状,使病情缓解,巩固治疗效果,减少耐药而治愈。儿童 ALL 的化疗:通常按次序、分阶段进行:①诱导治疗。联合数种化疗药物,最大限度杀灭白血病细胞,以达到完全缓解;②巩固治疗。在缓解状态下最大限度杀灭微小残留的白血病细胞,防止早期复发;③预防髓外白血病。是防止骨髓复发和治疗失败,使患儿获得长期生存的关键之一;④早期强化或再诱导治疗。目的仍然是治疗微小残留病变;⑤维持治疗。巩固疗效,达到长期缓解或治愈。总疗程 2~3 年。停药后尚需继续追踪观察数年。小儿白血病常用化疗药物的应用与毒性作用见表 10-3。

Note：

表 10-3 儿童白血病常用化疗药物的应用与毒性作用

药物	主要作用	给药途径	剂量和用法	毒性作用
环磷酰胺 (CTX)	抑制 DNA 合成,使细胞停止在分裂期,阻止进入 S 期	口服 静滴	$2\sim3mg/(kg\cdot d)$ 每日 1 次 $200\sim400mg/(m^2\cdot d)$ 每周 1 次	骨髓抑制,脱发,出血性膀胱炎,肝损害,口腔溃疡
氨甲蝶呤 (MTX)	抗叶酸代谢,阻止四氢叶酸生成,抑制 DNA 合成	肌注或静滴 鞘内注射 (鞘注)	每次 $15\sim25mg/m^2$, 每周 $1\sim2$ 次 鞘注剂量依年龄而定	骨髓抑制,肝损害,口腔、胃肠道溃疡,恶心、呕吐
6- 嘌呤 (6-MP)	抗嘌呤合成,使 DNA 和 RNA 合成受抑制	口服	每次 $50\sim90mg/m^2$, 每日 1 次	骨髓抑制,肝损害
6- 硫尿嘌呤 (6-TG)	同 6-MP	口服	每次 $75mg/m^2$, 每日 1 次	同 6-MP
阿糖胞苷 (Ara-c)	抗嘧啶代谢,抑制 DNA 合成	静滴或肌注 鞘注	$10\sim200mg/(m^2\cdot d)$, 分 2 次; 每次 $30mg/m^2$, 隔日 1 次或每周 1 次	骨髓抑制,口腔溃疡,恶心、呕吐,脱发
柔红霉素 (DNR)	抑制 DNA、RNA 合成	静滴	每次 $30\sim40mg/m^2$, 每日 1 次,共 $2\sim4$ 次	骨髓抑制,心肌损害,胃肠反应,局部刺激
去甲氧柔红霉素(IDA)	抑制 DNA 合成	静滴	每次 $10mg/m^2$, 每日 1 次,共 2d	骨髓抑制,心脏毒性,胃肠反应,肝损害
多柔比星 (ADM)	抑制 DNA、RNA 合成	静注	每次 $40mg/m^2$, 每日 1 次,共 3d	骨髓抑制,心脏毒性,胃肠反应,脱发
门冬酰胺酶 (ASP)	溶解淋巴细胞,分解门冬酰胺	静滴	$0.6万\sim1万 IU/(m^2\cdot d)$, 隔日 1 次,共 $6\sim10$ 次	肝损害,过敏反应,胰腺炎,氮质血症,糖尿,低血浆蛋白
长春新碱 (VCR)	抑制细胞有丝分裂	静注	每次 $1.5\sim2mg/m^2$, 每周 1 次	周围神经炎,脱发
三尖杉酯碱 (H)	抑制蛋白质合成,水解门冬酰胺	静滴	每次 $4\sim6mg/m^2$, 每日 1 次,共 $5\sim7d$	骨髓抑制,心脏损害,胃肠反应
依托泊苷 (VP16)	抑制 DNA、RNA 合成	静滴	每次 $100\sim150mg/m^2$, 每日 1 次,共 $2\sim3d$	骨髓抑制,肝肾损害,胃肠反应

* 剂量和用法随方案而不同。

常用化疗方案及药物组成:

VDLP:VCR+DNR+L-ASP(左旋门冬酰胺酶)+Pred;

CAM:CTX+Ara-C+6-MP;

VDLD:VCR+DNR+L-ASP+Dex(地塞米松);

COAD:CTX+VCR+Ara-C+Dex;

COAP:CTX+VCR+Ara-C+Pred;

VA:VP16+Ara-C;

HDMTX-CF：大剂量 MTX+ 四氢叶酸钙；

三联鞘注：MTX+Ara-C+Dex。

2. **支持治疗**　包括预防感染、营养支持、成分输血、高尿酸血症的防治及骨髓抑制明显者给予的刺激因子等。

3. **造血干细胞移植**（hematopoietic stem cell transplantation，HSCT）　HSCT 不仅可提高患儿的长期生存率，还可能根治白血病。目前 HSCT 多用于 ANLL 和部分高危型 ALL 患儿，标危型 ALL 一般不采用。

4. **分子靶向治疗**　在细胞分子水平上，针对已经明确的致癌位点设计相应的治疗药物，药物进入体内会特异地选择致癌位点来相结合发生作用，使肿瘤细胞特异性死亡。

知 识 链 接

CAR-T 细胞治疗在血液系统恶性肿瘤中的应用

随着社会发展、环境改变等因素，血液系统恶性肿瘤患病人数不断增多，包括淋巴瘤、骨髓瘤、白血病等多种疾病，以往采取化疗等方式治疗，效果有时并不十分理想。嵌合抗原受体 T（CAR-T）细胞治疗属于新型方法，通过对患者输注足量的 CAR-T 细胞，达到识别肿瘤细胞、靶向杀伤的目的，应用价值较高，且不会出现严重不良后果，安全性、患者耐受性均相对较佳，其以自身免疫细胞对癌变细胞进行清除为基本原理。通过一系列改进，目前以第四代 CAR-T 细胞治疗为主，其在前几代基础上，加入可选择性的标记，在 T 细胞修饰、T 细胞扩增终止等方面均有其独特优势。但 CAR-T 细胞疗法目前多以 B 细胞恶性肿瘤疾病为主，在诸多抗原中，主要对 CD19 进行研究，而对 T 细胞恶性肿瘤疾病及其他抗原应用效果文献较少，还需扩大样本容量进一步深入探讨。

近十年来，新的治疗白血病的方式不断涌现，化疗方案和治疗方法不断改进，急性白血病的预后明显改善。尤其是造血干细胞移植技术的不断改进，移植成功率逐渐增高。目前，儿童 ALL 缓解率可达 95% 以上，5 年无病生存率已达 70%~85%；ANLL 的 5 年无病生存率为 60%~65%。

【护理评估】

1. **健康史**　评估患儿有无接触电离辐射、苯及衍生物制品，有无使用氯霉素、细胞毒性药物，其母孕期有无接触放射线，有无遗传病家族史、病毒感染史、住院史、手术史等。

2. **身体状况**　评估患儿的生命体征及意识情况，观察贫血及程度、有无出血倾向如皮肤出血点、瘀斑等，是否出现肝、脾和淋巴结的肿大，肿大的程度；了解是否出现骨痛、关节痛的情况。评估外周血象、骨髓象等辅助检查结果。

3. **心理 - 社会状况**　评估患儿及家长的心理状况，对疾病的了解情况及承受能力；评估社区资源的利用情况，家庭环境对治疗的影响；对年长儿应评估其心理状况，有无悲观，是否积极配合治疗。

【常见护理诊断 / 问题】

1. **体温过高**　与大量白血病细胞浸润、坏死和 / 或感染有关。
2. **活动无耐力**　与贫血致组织、器官缺氧有关。
3. **有感染的危险**　与中性粒细胞减少、免疫功能下降有关。
4. **疼痛**　与白血病细胞浸润有关。
5. **营养失调：低于机体需要量**　与消耗过多或化疗药物不良反应有关。
6. **有出血的危险**　与血小板减少有关。

Note：

7. **恐惧** 与治疗方案复杂、侵入性治疗多、护理操作多、预后不良有关。

8. **悲伤** 与疾病预后不良、治疗时间长有关。

9. **知识缺乏**：对疾病的认识不足。

【预期目标】

1. 患儿体温维持或恢复正常。

2. 患儿或家长能合理安排患儿休息。

3. 患儿在治疗过程中无感染的发生或感染病灶能得到及时控制。

4. 患儿疼痛症状好转。

5. 患儿顺利度过化疗期，营养状态改善。

6. 患儿住院期间不出现严重出血等并发症。

7. 患儿消除恐惧的情绪，保持心情舒畅。

8. 患儿及家属掌握疾病相关知识，能正确面对疾病，积极配合治疗。

9. 患儿及家长能掌握疾病相关知识。

【护理措施】

(一) 维持体温正常

1. 密切监测生命体征的变化。低热者给予物理降温，体温 38.5℃以上遵医嘱给予药物降温，禁止酒精擦浴，及时抽血培养并进行药敏试验。

2. 给予患儿营养丰富，易消化的流质饮食。多饮水或静脉补液，一方面补充机体所需，另一方面以稀释体内毒素促进排出。

3. 出汗后注意及时擦干汗液，更换衣服，注意保暖。

4. 加强皮肤护理。

5. 加强口腔护理。

(二) 合理安排休息与活动

1. 病室阳光充足适宜，空气流通。

2. 轻度贫血，一般不需卧床休息，安排患儿喜欢的力所能及的活动，避免剧烈运动，多休息，以免体力消耗过度，出现心悸、心动过速、气促、发绀等。

3. 重度贫血患儿限制活动，应卧床休息，减少耗氧。

(三) 预防感染

感染是白血病患儿主要死亡原因之一。白血病患儿由于免疫功能下降，加之化疗致骨髓抑制，使成熟中性粒细胞减少或缺乏，机体免疫功能进一步下降，易发生感染。

1. 保护性隔离 白血病患儿应与其他病种的患儿分室居住，以免交叉感染。粒细胞数极低或免疫功能明显低下者应住单间，有条件者住空气层流室或无菌层流床。房间每日消毒。限制探视，有感染者禁止探视。接触患者前认真洗手，必要时以消毒液洗手。

2. 严格执行无菌操作技术。

3. 注意患儿的个人卫生 教会患儿正确的洗手方式。保持口腔清洁，进食后、睡前用温开水或漱口液漱口；用软毛牙刷或海绵，避免损伤口腔黏膜。保持肛周、会阴部皮肤清洁，大便后用 1:5 000 的高锰酸钾溶液坐盆，防止肛周感染。勤换内衣裤，养成良好的个人卫生习惯。

4. 避免有关接种 免疫功能低下者，禁止用麻疹、风疹、水痘、流行性腮腺炎等减毒活疫苗和脊髓灰质炎糖丸预防接种，以免感染。

5. 观察感染的早期征象 监测生命体征，检查口腔有无牙龈红肿、咽红、肿痛，肛周及外阴有无异常。

Note:

（四）减轻疼痛

提高诊疗技术操作水平，尽量减少因诊疗、护理操作给患儿带来的痛苦，如化疗可采用经外周静脉置入中心静脉导管术（PICC）置管、输液港等。每天进行疼痛评估，各种穿刺前可给予表面麻醉剂减少疼痛。在医生的指导下，适当应用止痛药，以减轻患儿痛苦。并评价止痛效果。

（五）维持营养均衡

进食有营养、新鲜易消化、清淡食物，注意食物的色、香、味，少量多餐。保证各种营养素的摄入。给予高蛋白、高维生素、高热量饮食，鼓励患儿进食，不能进食者，可以给予静脉营养。进食前要洗手，不吃生、冷、不洁食品，食具应消毒。

（六）预防出血

控制出血是关键，否则会危及生命。密切观察呼吸，血压、脉搏及精神状况，当血小板小于 $50 \times 10^9/L$ 有出血倾向；当血小板低于 $20 \times 10^9/L$ 时，绝对卧床休息，避免下床活动。

1. 鼻出血预防 鼻出血每日用薄荷油滴鼻润滑鼻腔黏膜，或用生理盐水湿润鼻腔，以免干燥。勿挖鼻孔，如鼻出血可用 1/10 000 肾上腺素棉球浸湿或用吸收性明胶海绵行鼻孔填塞，大量出血请耳鼻喉科医生用碘伏纱条作填塞。

2. 牙龈出血 最为常见，出血时使用无菌棉球或吸收性明胶海绵局部压迫止血，或用 4% 碘甘油涂于牙龈的边缘处，有消炎止痛和止血作用。加强口腔护理。忌食过热、过硬、油炸、刺激性食品。

3. 颅内出血 保持环境安静，患儿应绝对卧床休息，所有操作和护理时应尽量集中进行，动作轻柔。减少头部搬动。出血量多时会压迫呼吸中枢，应立即给予氧气吸入、头部置冰袋、吸痰、保持呼吸道通畅，遵医嘱给予呼吸兴奋剂，严密观察神志、瞳孔、呼吸、血压等病情变化。做好一切抢救准备。

4. 胃肠道出血 密切观察生命体征，随时观察大小便颜色，以免引起失血性休克。

（七）减轻恐惧

1. 对患儿及家长进行人文关怀护理，让患儿及家长了解本病的国内外治疗进展，树立战胜疾病的信心。

2. 进行各项诊疗、护理操作前，向患儿及家长告知其意义、操作步骤、配合要点，可能出现的不良反应，减轻其恐惧心理。

3. 为新老患儿及家长提供交流的机会，让患儿及家长们之间相互交流护理经验，提高心理应对能力，增强战胜疾病的信心。

4. 化疗引起脱发，使患儿不敢面对父母及周围的小朋友。责任护士要做好心理护理，和患儿一起做游戏、听音乐、画画等，使患儿精神愉快，正确面对疾病，增强治疗疾病的信心。告诉患儿脱发并不是永久性的，可以戴假发、头巾和帽子；一旦停药，头发会再生。

（八）减轻悲伤

鼓励年长儿参与自身的护理，如日常生活自理，以增强自信心和自我控制能力。鼓励年长儿表达想法，减轻焦虑和挫折感。给予人文关怀护理及心理辅导，帮助患儿树立治疗疾病的信心。

（九）健康教育

1. 熟悉各种化疗药的药理作用和特性，了解化疗方案及给药途径，正确给药。

（1）化疗药物刺激性较大，药物渗出容易引起局部疼痛、红肿、坏死。注射前应确认静脉通畅方可输注。若出现药物渗出，立即停止注射，局部给予封闭治疗。

（2）由于化疗的疗程较长，需有计划地选择血管。尽量选择中心静脉置管，如：外周静脉置入中心静脉导管术（PICC）和植入式输液港。

（3）用药前应详细询问用药史及过敏史，左旋门冬酰胺酶应按规定做皮试，用药过程中认真观察有无过敏反应。

（4）有些药物遇光会发生分解，使用过程应注意避光。

（5）鞘内注射时，浓度不宜过大，缓慢推入，术后应平卧 4~6h。

2. 化疗不良反应的护理

（1）绝大多数化疗药都可引起骨髓抑制，导致患儿并发感染、出血，应监测血象，及时防治感染并观察出血的先兆。

（2）消化道反应：使用氨甲蝶呤、阿糖胞苷、多柔比星、鞣红霉素、环磷酰胺等会出现消化道反应，如恶心、呕吐、腹泻、食欲减退等。在进行化疗前 30min 口服或静脉注射止吐药可减少胃肠反应。注意调整饮食，接受糖皮质激素治疗的患儿食欲和体重会增加，需教育患儿和家长避免食用高盐、高糖和高脂的食物，以减少高血压、高血糖和体重增加的发生。避免辛辣、油腻食物，减少胃肠刺激。

（3）泌尿系统反应：化疗过程中，大量的白细胞溶解，在肾脏的肾小管内形成结晶，引起梗阻。使用环磷酰胺和氨甲蝶呤前应遵医嘱给予碳酸氢钠进行碱化，多饮水，口服别嘌醇，如发生急性肾衰竭，要及时进行透析。

（4）口腔黏膜损害：要鼓励患儿多饮水；加强口腔护理，晨起、餐前、餐后、睡前用生理盐水和 2.5% 碳酸氢钠漱口；口唇干燥可涂少许润滑油。化疗期间应避免进食生冷、坚硬、刺激性大的食物，减少对口腔黏膜的损害。

（5）心脏毒性反应：如柔红霉素等可引起急性和慢性储积性心脏损害，表现为心动过速，传导阻滞，严重者出现心肌病症状，故在用药时注意减慢输液速度，观察心率的改变，使用心肌营养药物如维生素 C、果糖等。

（6）神经系统毒性反应：接受长春新碱治疗的患儿应注意观察有无周围神经病变，包括手和足趾的刺痛、下颌疼痛、垂足、垂腕和肌肉萎缩。一旦有明显的中毒表现，应立即调整剂量，辅以理疗和功能训练。个别患儿使用长春新碱或天门冬酰胺酶或氨甲环酸后有癫痫发作的可能，应细心观察和护理。

3. 告知家长坚持按时化疗的重要性。教会患儿及家长预防出血、感染的措施。定时复查血象。鼓励患儿坚持锻炼，提高身体抵抗力。正确引导患儿，帮助他们的心理与生理尽快康复。耐心和患儿沟通，解除其疑问和恐惧，在治疗护理整个过程中，向患儿及家属讲解白血病方面的有关知识、主要的治疗方法、巩固治疗的重要性、药物的不良反应等，使家属对疾病治疗的全过程有所了解。

【护理评价】

1. 住院期间患儿体温维持在正常范围。

2. 患儿能保证充足的休息。

3. 住院期间不发生感染或感染得到及时控制。

4. 住院期间患儿疼痛症状缓解。

5. 营养状况改善，摄入的能量及营养素能满足机体需要。

6. 住院期间不发生严重出血等并发症。

7. 患儿恐惧心理减轻，能配合治疗。

8. 患儿及家长有战胜疾病的信心。

9. 患儿及家长了解疾病的相关知识，积极配合治疗。

（吴丽芬）

思 考 题

患儿,男,6 岁,因"面色苍黄伴头晕 1 个月"收治。

体格检查:T 39.0℃,P 130 次 /min,R 30 次 /min,BP 96/65mmHg,面色苍白,全身皮肤有散在出血点及瘀斑,颈后可触及肿大淋巴结。

辅助检查:白细胞计数 20×10^9/L,血红蛋白 57g/L,血小板 9×10^9/L。外周血涂片可见幼稚细胞。

该患儿初步诊断为"急性白血病"。

(1) 为进一步明确诊断还需做何种检查?

(2) 该患儿目前存在哪些主要的护理诊断?

(3) 应给予患儿哪些护理措施?

NURSING

第十一章

泌尿系统疾病患儿的护理

11章　数字内容

———— 章前导言 ————

　　泌尿系统疾病是我国儿童的常见病和多发病,起病隐匿,病程缓慢,病情易反复或迁延,少部分可进展到终末期肾病(尿毒症),严重影响儿童的生长发育和身心健康。近年随着医学和技术的发展,更多地关注儿童泌尿系统疾病将有助于提高儿童肾脏病的早期发现、早期诊断、早期治疗,延缓肾脏病发展进程,改善慢性肾脏病这一全球公共性问题。本章主要介绍急性肾小球肾炎、肾病综合征和泌尿系统感染患儿的护理。

第一节　儿童泌尿系统解剖生理特点

─── 学 习 目 标 ───

知识目标：

1. 掌握儿童泌尿系统解剖生理特点与本系统疾病的关系。

2. 熟悉儿童排尿及尿液特点。

3. 了解儿童泌尿系统解剖生理特点。

能力目标：

能说明儿童泌尿系统疾病与其解剖生理特点的联系。

素质目标：

培养护生整体观，提高职业修养。

泌尿系统由肾脏、输尿管、膀胱和尿道及有关的血管、神经等组成，主管机体尿液的生成和排泄功能。小儿泌尿系统的解剖和生理特点随着年龄的不同而发生变化。其中，肾脏不仅是人体主要的排泄器官，也是一个重要的内分泌器官，对维持机体内环境的稳定有重要作用。

一、解剖特点

1. **肾脏**　儿童年龄越小，肾脏相对越大。新生儿两肾重量约为体重的 1/125，而成人两肾重量约为体重的 1/220。婴儿期肾位置较低，下极位于髂嵴以下第 4 腰椎水平，2 岁后才达髂嵴以上，故 2 岁以上健康儿童腹部触诊可扪及肾脏。新生儿肾表面呈分叶状，至 2~4 岁时消失，若此后继续存在，应视为分叶畸形。

2. **输尿管**　婴幼儿输尿管长而弯曲，管壁肌肉及弹力纤维发育不全，故易扩张受压及扭曲而导致梗阻，易造成尿潴留而引起泌尿道感染。

3. **膀胱**　婴儿膀胱位置相对较高，尿液充盈后其顶部常在耻骨联合以上，腹部触诊易扪及膀胱，以后随年龄增长逐渐下降至骨盆内。

4. **尿道**　女婴尿道短，新生儿女婴尿道仅长 1cm（性成熟期 3~5cm），外口暴露，且接近肛门，故易受粪便污染而发生上行感染；男婴尿道虽较长，但常有包茎，污垢积聚时也可导致上行性细菌感染。

二、生理特点

新生儿出生时肾单位数量已达到成人水平，但其储备能力尚不充足，调节机制亦不成熟。儿童肾功能一般在 1~1.5 岁时达成人水平。新生儿出生时肾小球滤过率较低，平均约 20ml/(min·1.73m^2)。早产儿更低，生后 1 周时为成人的 1/4，3~6 个月为成人的 1/2，6~12 个月为成人的 3/4，故此期过量的水分和溶质不能有效地排出。新生儿及婴幼儿肾小管功能尚未成熟，对水和钠的负荷调节较差，容易发生水肿和钠潴留。初生婴儿由于髓袢短，尿素形成量少及抗利尿激素分泌不足，对尿的浓缩功能差，尿最高渗透压仅达 700mmol/L（成人可达 1 400mmol/L），至 1~2 岁时接近成人水平，故此期入量不足易发生肾功能不全。新生儿对药物排泄功能差，用药种类及剂量均应慎重选择。

三、排尿特点

1. **排尿次数**　绝大多数新生儿在生后 24h 内开始排尿。出生后最初几天因摄入少，每日排尿仅 4~5 次；1 周后因入量增加，代谢旺盛，而膀胱容量小，排尿次数增至 20~25 次 /d；1 岁时排尿 15~16 次 /d；学龄前和学龄期减至 6~7 次 /d。

2. 尿量　新生儿正常尿量为每小时 1~3ml/kg；婴儿每日尿量为 400~500ml；幼儿 500~600ml；学龄前儿童 600~800ml；学龄儿童 800~1 400ml。若新生儿尿量每小时 <1.0ml/kg 为少尿，每小时 <0.5ml/kg 为无尿。婴幼儿每日尿量 <200ml，学龄前儿童 <300ml，学龄儿童 <400ml 为少尿，每日尿量 <50ml 为无尿。

3. 排尿控制　儿童一般至 3 岁左右已能控制排尿。1.5~3 岁时主要通过控制尿道外括约肌和会阴肌而非逼尿肌来控制排尿。若 3 岁后仍保留此排尿机制，可出现白天尿频、尿急、尿失禁和夜间遗尿，称为不稳定膀胱。

4. 儿童尿液特点

（1）尿色及酸碱度：正常儿童尿色淡黄，pH5~7。出生后最初几天尿色较深，稍混浊，因含尿酸盐较多，放置后有红褐色沉淀。寒冷季节尿排出后变为白色混浊，为尿中盐类结晶所致。尿酸盐加热后，磷酸盐加酸后可溶解，尿液变清，可与脓尿或乳糜尿鉴别。

（2）尿渗透压和尿比重：新生儿尿渗透压平均为 240mmol/L，比重为 1.006~1.008，1 岁以后接近成人水平；儿童尿渗透压通常为 500~800mmol/L，尿比重通常为 1.011~1.025。

（3）尿蛋白：正常儿童尿中仅含微量蛋白，通常 ≤100mg/（m²·24h），定性为阴性，随意尿的尿蛋白（mg/dl）/肌酐（mg/dl）≤0.2。若尿蛋白含量 >150mg/d 或 >4mg/（m²·h），或 >100mg/L，定性检查阳性为异常。

（4）尿沉渣和 Addis 计数：正常儿童新鲜离心尿沉渣红细胞 <3 个 /HPF，白细胞 <5 个 /HPF，偶见透明管型；12h Addis 计数蛋白质 <50mg，红细胞 <50 万个，白细胞 <100 万个，管型 <5 000 个为正常。

第二节　急性肾小球肾炎患儿的护理

 案例导入与思考

患儿，男，8 岁，因"眼睑水肿、少尿 3d，加重 1d，抽搐 1 次"入院。患儿 3d 前无明显诱因出现眼睑水肿，尿量减少，1d 前双下肢水肿加重，出现抽搐 1 次，可见明显肉眼血尿。患儿 2 周前曾患上呼吸道感染，未予以治疗后自行缓解。

体格检查：T 36.2℃，P 87 次 /min，R 23 次 /min，BP 155/104mmHg。精神欠佳，神志清楚，眼睑、颜面及双下肢呈非凹陷性水肿，呼吸规则，双肺未闻及啰音，心律齐，无杂音，腹部移动浊音阴性。

辅助检查：尿蛋白（+），大量红细胞，白细胞 3~5 个 /HP，ASO 升高，补体 C3 下降。

入院诊断：急性肾小球肾炎。

请思考：

1. 患儿目前主要的护理诊断 / 问题有哪些？

2. 针对患儿病情应采取哪些护理措施？

学 习 目 标

- 知识目标：

1. 掌握急性肾小球肾炎患儿的临床表现、常见护理诊断 / 问题和相应护理措施。

2. 熟悉急性肾小球肾炎的定义及治疗要点。

3. 了解急性肾小球肾炎病因与发病机制。

- 能力目标：

能准确评估急性肾小球肾炎患儿病情，并能应用所学知识为患儿提供整体护理。

- 素质目标：

培养护生尊重患儿、爱护患儿，勇于钻研的职业精神。

急性肾小球肾炎多见于儿童和青少年,以 5~14 岁多见,小于 2 岁少见,男女之比为 2:1。急性肾小球肾炎可分为急性链球菌感染后肾小球肾炎和非链球菌感染后肾小球肾炎,临床中绝大多数病例属于急性链球菌感染后肾小球肾炎,故本节描述的急性肾小球肾炎主要是指急性链球菌感染后肾小球肾炎。

【概念】

急性肾小球肾炎(acute glomerulonephritis,AGN)简称急性肾炎,是一组不同病因所致的感染后免疫反应引起的急性弥漫性肾小球肾炎性病变。其临床特点为急性起病,多有前驱感染史,以血尿为主,伴不同程度蛋白尿,可有水肿、高血压或肾功能不全等。其中多数发生于溶血性链球菌感染之后,被称为急性链球菌感染后肾炎(acute post-streptococcal glomerulonephritis,APSGN)。本病在儿童常呈良性自限过程,预后良好,仅个别病例于急性期死亡。

【病因和发病机制】

本病主要是急性链球菌感染后引起的免疫复合物性肾炎,呼吸道及皮肤感染为主要前期感染。除溶血性链球菌外,其他细菌如金黄色葡萄球菌、肺炎链球菌和革兰氏阴性杆菌等也可致病。此外,流行性感冒病毒、腮腺炎病毒、乙型肝炎病毒、柯萨奇病毒和埃可病毒、肺炎支原体、真菌、钩端螺旋体、立克次体和疟原虫等也可导致急性肾炎。

本病主要是由 A 组乙型溶血性链球菌感染后所致。系机体对链球菌的某些抗原成分产生抗体,抗原抗体结合形成循环免疫复合物,沉积于肾小球基底膜上并激活补体系统,引起免疫炎症反应,使基底膜断裂,血液成分漏出毛细血管,尿中出现蛋白、红细胞、白细胞和各种管型。与此同时,细胞因子等又能刺激肾小球内皮和系膜细胞肿胀、增生,严重时可有新月体形成,毛细血管管腔闭塞,使肾小球滤过率降低,出现少尿、无尿,严重者发生急性肾衰竭。因滤过率降低,水钠潴留,细胞外液和血容量增多,临床可出现不同程度的水肿、循环充血和高血压,严重者可出现高血压脑病(图 11-1)。

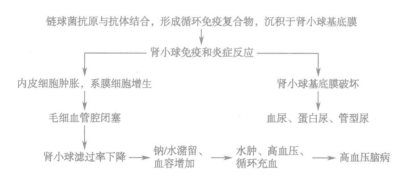

图 11-1　急性肾小球肾炎发病机制

【临床表现】

急性肾炎临床表现轻重悬殊,轻者全无临床症状,仅发现镜下血尿,重者可呈急性进程,短期内出现肾功能不全。

1. **前驱感染**　90% 病例有链球菌的前驱感染。秋、冬季节是 APSGN 的发病高峰,急性肾炎发病前多有呼吸道或皮肤链球菌前驱感染史,尤以咽扁桃体炎常见;夏季则为皮肤感染。呼吸道感染至肾炎发病 1~2 周,而皮肤感染则稍长,2~3 周。

2. **典型病例**　起病时可有低热、食欲减退、疲倦、乏力、头晕、腰痛及腹痛等非特异症状,部分患儿尚可见呼吸道或皮肤感染病灶。主要表现有：

（1）水肿：为最常见和最早出现的症状，初期多为眼睑及颜面部水肿，渐波及躯干、四肢，重者遍及全身，呈非凹陷性。

（2）尿液改变：①少尿：早期均有尿色深，尿量明显减少，严重者可出现无尿；②血尿：起病几乎都有血尿，轻者仅有镜下血尿，30%~50% 患儿有肉眼血尿，呈茶褐色或烟蒂水样（酸性尿），也可呈洗肉水样（中性或弱碱性尿）；③蛋白尿：程度不等，约有 20% 可达肾病水平。

（3）高血压：30%~80% 病例有血压增高。一般学龄前儿童 >120/80mmHg，学龄儿童 >130/90mmHg，多为轻度或中度增高，一般血压在 1~2 周内随尿量增多而恢复正常。

3. 急性期严重并发症　少数患儿在起病 2 周内可出现下列严重症状，如早期未及时发现和治疗可危及生命。

（1）严重循环充血：常发生在起病 1 周内。由于水钠潴留，血浆容量增加而出现循环充血。轻者仅有轻度呼吸增快，肝大；严重者表现明显气急、端坐呼吸、咳嗽、咳粉红色泡沫痰，两肺布满湿啰音，心脏扩大，心率增快，有时可出现奔马律等症状。危重病例可因急性肺水肿于数小时内死亡。

（2）高血压脑病：血压骤升，使脑组织血液灌注急剧增多而致脑水肿。常发生在疾病早期，血压往往在 150~160mmHg/100~110mmHg 以上。临床上出现头痛、烦躁不安、恶心、呕吐、一过性失明，严重者突然出现昏迷。

（3）急性肾衰竭（acute renal failure，ARF）：尿量减少同时可出现暂时性氮质血症，严重少尿或无尿患儿出现电解质紊乱和代谢性酸中毒及尿毒症症状。一般持续 3~5d，尿量逐渐增多后病情好转。若持续数周仍不恢复，则预后严重。

4. 非典型病例

（1）无症状性急性肾炎：有前驱感染病史，患儿仅有镜下血尿，无其他临床表现，血清链球菌抗体可增高，血清补体降低。

（2）肾外症状性肾炎：患儿有水肿和 / 或高血压，有时甚至出现高血压脑病或严重循环充血，而尿的改变轻微或正常。

（3）以肾病综合征表现的急性肾炎：少数患儿以急性肾炎起病，但水肿和蛋白尿突出，呈肾病综合征表现，症状持续时间长，预后较差，部分病儿可演变为慢性进行性肾炎。

【辅助检查】

1. 尿液　尿蛋白 +~+++ 之间，镜下除见大量红细胞外，可见透明、颗粒或红细胞管型。

2. 血液

（1）有轻度贫血，血沉增快。

（2）血清抗链球菌抗体（如抗链球菌溶血素 "O"、抗透明质酸酶、抗脱氧核糖核酸酶）升高，提示新近链球菌感染，是诊断链球菌感染后肾炎的依据。

（3）血清总补体（CH_{50}）及 C3 在病程早期显著下降，多在 6~8 周恢复正常。

（4）肾小球滤过率（GFR）呈不同程度下降，肾血浆流量仍可正常，因而滤过分数常减少。少尿期有轻度氮质血症，尿素氮、肌酐暂时升高。

（5）自咽部或皮肤感染灶培养出溶血性链球菌的阳性率约 30%。

【治疗要点】

本病为自限性疾病，无特异疗法。主要是对症处理，清除残留感染灶，加强护理，注意观察和防止急性期合并症，保护肾功能。

1. 合理休息和饮食。

2. 控制链球菌感染和清除病灶 一般应用青霉素肌注 7~l4d;青霉素过敏者改用红霉素,避免使用肾毒性药物。

3. 对症治疗

(1) 利尿:经控制水、钠入量后仍有水肿、少尿或高血压者可给予利尿剂,一般用氢氯噻嗪每天 1~2mg/kg,分 2~3 次口服,口服效果差及重症者,用呋塞米(速尿)肌注或静脉注射,每次 1~2mg/kg,每日 1~2 次。

(2) 降压:经上述处理血压仍持续升高,当舒张压高于 90mmHg 时应给予降压药,首选硝苯地平(心痛定)0.25~0.5mg/(kg·d),最大剂量不超过 1mg/(kg·d),分 3 次口服或舌下含服。卡托普利,初始剂量 0.3~0.5mg/(kg·d),最大剂量 5~6mg/(kg·d),分 3 次口服,与硝苯地平交替使用效果好。

(3) 高血压脑病:首选硝普钠,5~20mg 加入 5% 葡萄糖液 100ml 中,以 1μg/(kg·min)速度静脉滴注。此药滴入后即起降压效果,应严密监测血压,随时调节滴速,但最快不得超过 8μg/(kg·min)。同时,给予地西泮止痉及呋塞米利尿脱水等。

(4) 严重循环充血:应严格限制水、钠入量和用强利尿剂(如呋塞米)促进液体排出;如已发生肺水肿则可用硝普钠(剂量同前)扩张血管降压;适当使用快速强心药,如毛花苷 C,但剂量宜小,且不必维持治疗。对难治病例可采用腹膜透析或血液滤过治疗。

(5) 急性肾衰竭:主要治疗是使患儿能度过少尿期(肾衰期),使少尿引起的内环境紊乱减至最低程度。具体措施有维持水、电解质平衡,及时处理水过多、高钾血症和低钠血症等危及生命的水、电解质紊乱,必要时采用透析治疗。

知 识 链 接

透析疗法的选择

儿童血液净化方式要根据每个患儿个体情况选择,综合考虑患儿的原发病、临床状态、医院的设备条件和肾脏专业人员的训练情况。建议:年龄 <3 岁、体重 <20kg、血流动力学不稳定的患儿选择腹膜透析;<5 岁的患儿首选腹透,有特殊情况时也可以选择血液透析;>6 岁的患儿建立动-静脉血管瘘比较方便,可选择血透。病情危重或有多器官功能衰竭的患儿应采用床边持续性动-静脉血液透析或血液滤过进行抢救治疗。

【护理评估】

1. **健康史** 询问患儿病前 1~4 周有无呼吸道或皮肤感染史,目前有无发热、乏力、头痛、呕吐及食欲下降等全身症状;若主要症状为水肿或血尿,应了解水肿开始时间、持续时间、发生部位、发展顺序及程度;了解患儿 24h 排尿次数及尿量、尿色;了解患儿用药情况。

2. **身体状况**

(1) 评估患儿体征,如神志、呼吸、脉搏、血压、体位及体重、肺部啰音、心率及心律等;检查水肿部位、程度,有无颈静脉怒张及肝大。

(2) 评估实验室检查结果,有无血尿、蛋白尿;有无低补体血症及抗链球菌溶血素"O"增高;有无血肌酐、尿素氮升高等。

3. **心理-社会状况** 了解患儿及家长的心态及对疾病的认识程度。患儿多为年长儿,心理压力来源较多,除因疾病和治疗对活动及饮食严格限制的压力外,还有来自家庭和社会的压力,如与同伴分离或学业中断而担心学习成绩下降,会产生紧张、忧虑、抱怨等心理,表现为情绪低落、烦躁易怒等;

学龄期患儿的老师及同学因缺乏疾病相关知识,会表现出过度关心和怜悯,使患儿产生自卑心理。家长因缺乏疾病相关知识,可产生焦虑、失望等心理。

【常见护理诊断/问题】

1. **体液过多** 与肾小球滤过率下降有关。
2. **活动无耐力** 与水钠潴留、血压升高有关。
3. **潜在并发症**:高血压脑病、严重循环充血、急性肾衰竭。
4. **知识缺乏**:患儿及家长缺乏本病的护理知识。

【预期目标】

1. 患儿尿量增加、水肿逐渐消退。
2. 患儿体力恢复,活动耐力逐渐增强。
3. 患儿无高血压脑病、严重循环充血、急性肾衰竭等并发症,或发生时能够及时发现与处理。
4. 患儿及家长了解急性肾小球肾炎的相关知识,积极配合治疗和护理。

【护理措施】

(一)维持体液平衡

1. **饮食管理** 尿少水肿时期应限制钠盐摄入,严重者钠盐限制在每日 60~120mg/kg;氮质血症应限制蛋白质入量,每日 0.5g/kg;供给高糖饮食以满足患儿能量需要;除非严重少尿或循环充血,一般不必严格限水。尿量增加、水肿消退、血压正常后可恢复正常饮食。

2. **利尿降压** 应用利尿剂前后注意观察体重、尿量、水肿变化并做好记录,尤其是静脉注射呋塞米后要注意有无电解质紊乱和低血容量性休克等;应用硝普钠应现用现配,放置 4h 后即不能再用,整个输液系统须用黑纸或铝箔包裹遮光。快速降压时严密监测血压、心率和药物的不良反应。观察患儿有无恶心、呕吐、情绪不稳定、头痛和肌痉挛。

(二)合理安排活动与休息

一般起病 2 周内应卧床休息,待水肿消退、血压降至正常、肉眼血尿消失后,可下床轻微活动或户外散步;1~2 个月内活动宜限制,3 个月内避免剧烈活动;尿内红细胞减少、血沉正常可上学,但需避免体育活动;Addis 计数正常后恢复正常生活。

(三)密切观察病情变化

1. **尿量、尿色** 准确记录 24h 出入量,应用利尿剂时每日测体重,定期查尿常规。患儿尿量增加,肉眼血尿消失,提示病情好转。如尿量持续减少,出现头痛、恶心、呕吐等,要警惕急性肾衰竭的发生。

2. **水肿状况** 注意水肿程度及部位。每日或隔日测体重一次。

3. **观察生命体征** 若发现呼吸困难、青紫、颈静脉怒张、心率增加,须警惕循环充血的发生。若出现血压突然升高、剧烈头痛、呕吐、眼花等,提示高血压脑病,配合医生除降压药物外给予镇静剂,脑水肿时给予脱水剂。

(四)健康教育

向患儿及家长讲解本病是一种自限性疾病,预后良好。应对患儿及家长强调休息的重要性,强调限制患儿活动是控制病情进展的重要措施,尤以前 2 周最为关键。讲解避免或减少感染是本病预防的关键,一旦发生上呼吸道或皮肤感染应及早应用抗生素治疗。

【护理评价】

1. 患儿尿量增加、水肿逐渐消退。

2. 患儿血压维持在正常范围,体力恢复,可下床活动。

3. 护士能及时识别并处理高血压脑病、严重循环充血、急性肾衰竭等并发症。

4. 患儿及家长掌握休息、饮食的调控方法,学会自我管理,积极配合治疗和护理。

第三节 原发性肾病综合征患儿的护理

 ———————————— 案例导入与思考 ————————————

患儿,男,3岁,因"反复水肿2周,少尿4d"入院,入院前2周无明显诱因出现眼睑水肿,水肿进行性加重,1周前出现腹部肿胀及双下肢水肿,4d明显出现尿少。

体格检查:T 36.0℃,P 77次/min,R 21次/min,BP 110/85mmHg。精神欠佳,神志清楚,眼睑、颜面及双下肢凹陷性水肿,呼吸规则,双肺未闻及啰音,心律齐,无杂音,腹部移动浊音阴性。

辅助检查:尿蛋白质定性为(++++),24h尿蛋白定量为1.0g;胆固醇为8.2mmol/L。

请思考:

1. 患儿目前主要的护理诊断/问题有哪些?

2. 针对患儿病情应采取哪些护理措施?

3. 该疾病的首选治疗药物是什么?该药物的不良反应有哪些?

———————————— 学 习 目 标 ————————————

- 知识目标:
1. 掌握肾病综合征患儿的临床表现、常见护理诊断/问题及相应护理措施。
2. 熟悉肾病综合征的定义、病理生理及治疗要点。
3. 了解肾病综合征的分类、病因与发病机制。
- 能力目标:
能准确评估原发性肾病综合征患儿病情,并能应用所学知识为患儿提供整体护理。
- 素质目标:
培养护生对患儿的同理心,保护患儿隐私的职业精神。

肾病综合征在儿童肾脏疾病中的发病率仅次于急性肾炎,男女比例为3.7:1。发病年龄多为学龄前儿童,3~5岁为发病高峰。原发性肾病综合征约占儿童时期肾病综合征总数的90%,故本节主要叙述原发性肾病综合征。

【概念】

肾病综合征(nephrotic syndrome,NS)简称肾病,是多种原因所致肾小球基底膜通透性增高,导致大量蛋白尿的一种临床症候群。临床具有4大特征:①大量蛋白尿;②低蛋白血症;③高胆固醇血症;④不同程度的水肿。其中①、②为必备条件。

【分类】

1. **按病因分类** 可分为先天性、原发性和继发性3大类。

2. **按临床表现分类** 可分为单纯性和肾炎性肾病,其中以单纯性肾病多见。

3. **按糖皮质激素反应分类** 可分为:①激素敏感型肾病:以泼尼松足量2mg/(kg·d)或60mg/(m²·d)

治疗≤8周,尿蛋白转阴;②激素耐药型肾病:以足量泼尼松治疗>8周,尿蛋白仍呈阳性;③激素依赖型肾病:对激素敏感,但连续2次减量或停药2周内复发;④肾病复发与频复发:复发是指连续3d出现尿蛋白由阴性转为(+++)或(++++)或24h尿蛋白定量≥50mg/kg或尿蛋白/肌酐(mg/mg)≥2.0;频复发是指肾病病程中半年内复发≥2次,或1年内复发≥3次。

【病因和发病机制】

病因及发病机制尚不明确。单纯性肾病的发病可能与T细胞免疫功能紊乱有关;肾炎性肾病患儿的肾内病变常见免疫球蛋白和补体成分沉积,提示与免疫病理损伤有关;先天性肾病与遗传有关,常有家族性表现。

【病理生理】

(一) 大量蛋白尿

是本病最根本的病理生理改变,是导致本征其他三大临床特点的基本原因。由于肾基底膜构成改变使血浆中分子量较大的蛋白能经肾小球滤过;另外,由于基底膜阴电荷位点和上皮细胞表面的阴电荷减少,使带阴电荷的蛋白能大量通过。长时间持续大量蛋白尿能促进肾小球系膜硬化和间质病变,可导致肾功能不全。

(二) 低蛋白血症

是病理生理改变中的关键环节,大量血浆蛋白自尿中丢失和从肾小球滤出后被肾小管吸收分解是造成低蛋白血症的主要原因,肝脏合成蛋白的速度和蛋白分解代谢率改变使血浆蛋白降低。此外,患儿胃肠道也可有少量蛋白丢失。

(三) 高胆固醇血症

血清总胆固醇、甘油三酯和低密度、极低密度脂蛋白增高,其主要机制是低蛋白血症促进肝脏合成脂蛋白增加,其中的大分子脂蛋白难以从肾脏排出而蓄积于体内,导致了高脂血症。血中胆固醇和低密度脂蛋白,尤其α脂蛋白持续升高,而高密度脂蛋白却正常或降低,促进了动脉硬化的形成。持续高脂血症,脂质从肾小球滤出,可导致肾小球硬化和肾间质纤维化。

(四) 水肿

水肿的发生主要与下列因素有关:①低蛋白血症降低血浆胶体渗透压,使有效血液循环量减少,刺激渗透压和容量感受器,促使抗利尿激素和肾素-血管紧张素-醛固酮系统激活,心房钠尿肽减少,最终使远端肾小管钠、水吸收增加,导致水、钠潴留;②低蛋白血症降低血浆胶体渗透压,当血浆白蛋白低于25g/L时,液体将在间质区潴留,低于15g/L则可有腹水或胸腔积液形成;③低血容量使交感神经兴奋性增高,近端肾小管吸收Na^+增加;④肾小管周围体液平衡因某些肾内因子改变,使近曲小管吸收Na^+增加。

【临床表现】

1. **单纯性肾病** 发病年龄多为2~7岁,男孩高于女孩(2:1~4:1)。起病缓慢,水肿最常见,开始于眼睑、面部(文末彩图11-2),渐及四肢全身,呈凹陷性(文末彩图11-3),男孩常有阴囊显著水肿,重者可出现腹水、胸腔积液、心包积液。患儿可有面色苍白、倦怠、畏食,水肿严重者可有少尿,一般无血尿及高血压。

2. **肾炎性肾病** 发病年龄多在学龄期。水肿一般不严重,除具备肾病4大特征外,尚有明显血尿、高血压、血清补体下降和不同程度氮质血症。

3. **并发症**

(1) 感染:是本病最常见的并发症。由于肾病患儿免疫功能低下,蛋白质营养不良以及长期激素和/或免疫抑制剂治疗等,使患儿易合并各种感染,常见有呼吸道、皮肤、泌尿道感染及原发性腹膜炎等。其中尤以上呼吸道感染最多见,占 50% 以上。呼吸道感染中病毒感染常见。细菌感染中以肺炎链球菌为主,结核分枝杆菌感染亦应引起重视。另外肾病患儿的医院内感染不容忽视,以呼吸道感染和泌尿道感染最多见,致病菌以条件致病菌为主。

(2) 代谢紊乱:由于长期禁盐,过多应用利尿剂以及感染、腹泻、呕吐等均可导致低钠、低钾血症;由于钙在血液中与白蛋白结合,可随白蛋白由尿中丢失,以及肾病时维生素 D 水平降低等,可使血钙降低,发生低钙惊厥和骨质疏松。另外由于低蛋白血症、血浆胶体渗透压下降、显著水肿,而常有血容量不足,尤在各种诱因引起低钠血症时易出现低血容量性休克。

(3) 血栓栓塞:血栓栓塞是肾病综合征常见的甚至致死性的并发症之一。血栓形成多数无临床症状,仅在大血管栓塞时才有明显表现,其中以肾静脉血栓形成常见,表现为突发腰痛、出现血尿、少尿甚至发生肾衰竭。其次为下肢深静脉血栓形成,表现两侧肢体水肿程度不同,且不随体位改变而变化。

肾病综合征高凝状态易致各种动、静脉血栓形成,主要原因有:①肝脏合成凝血因子增多,形成高纤维蛋白原血症;②血中抗凝血物质浓度降低,特别是尿中丢失抗凝血酶Ⅲ过多;③血小板增多,黏附、聚集增加;④高脂血症时血流缓慢,血液黏度增加。

(4) 急性肾衰竭:多数为低血容量所致的肾前性肾衰竭,部分与原因未明的滤过系数(kf)降低有关,少数为肾组织严重的增生性病变。

(5) 生长延迟:主要见于频繁复发和长期接受大剂量皮质激素治疗者。

【辅助检查】

1. **尿液检查** 蛋白定性多为(+++~++++),24h 尿蛋白定量 >0.05~0.1g/kg,可见透明管型、颗粒管型和卵圆脂肪小体,肾炎性肾病患儿尿内红细胞增多。

2. **血清蛋白、胆固醇和肾功能测定** 血清白蛋白浓度低于 30g/L 可诊断为肾病综合征的低白蛋白血症。由于肝脏合成增加,α_2、β 球蛋白浓度增高,IgG 减低,IgM、IgE 可增加。胆固醇 >5.7μmol/L 和甘油三酯升高,LDL 和 VLDL 增高,HDL 多正常。BUN、Cr 在肾炎性肾病综合征可升高,晚期可有肾小管功能损害。

3. **血清补体测定** 微小病变型肾病综合征或单纯性肾病综合征患儿血清补体水平正常,肾炎性肾病综合征患儿补体可下降。

4. **系统性疾病的血清学检查** 对新诊断的肾病患儿需检测抗核抗体(ANA),抗 ds-DNA 抗体,Smith 抗体等。对具有血尿、补体减少并有临床表现的患儿尤其重要。

5. **高凝状态和血栓形成的检查** 多数原发性肾病患儿都存在不同程度的高凝状态,血小板增多,血小板聚集率增加,血浆纤维蛋白原增加,尿纤维蛋白裂解产物(FDP)增高。对怀疑血栓形成者可行彩色多普勒 B 型超声检查以明确诊断,有条件者可行数字减影血管造影(DSA)。

6. **经皮肾穿刺组织病理学检查** 多数儿童肾病综合征不需要进行诊断性肾活体组织检查。肾病综合征肾活体组织检查指征:①对糖皮质激素治疗耐药或频繁复发者;②对临床或实验室证据支持肾炎性肾病或继发性肾病综合征者。

【治疗要点】

1. **一般处理** 包括合理休息,饮食管理,补充维生素及矿物质,防治感染。

2. **利尿** 激素敏感者用药 7~10d 可利尿,一般无须给予利尿剂;对糖皮质激素耐药或未使用糖皮质激素患儿,当水肿较重,尤其有胸、腹水时可给予利尿剂。常用利尿剂有氢氯噻嗪、螺内酯,呋塞米,低分子右旋糖酐。

3. **激素治疗** 肾上腺皮质激素为治疗肾病综合征较有效的首选药物,有使尿蛋白消失或减少及利尿的作用。

4. **免疫抑制剂治疗**　适用于激素部分敏感、耐药、依赖及复发的病例,常用药物为环磷酰胺(CTX)。

5. **抗凝和溶栓疗法**　能改善肾病的临床症状,改变患儿对激素的效应,从而达到理想的治疗效果。应用肝素钠、尿激酶、双嘧达莫等可防治血栓,减轻尿蛋白。

6. **其他**　应用血管紧张素转换酶抑制剂(ACEI)、免疫调节剂、中药治疗等。

知识链接

世界肾脏日

世界肾脏日(World Kidney Day),由国际肾脏病学会和国际肾脏基金联盟于 2006 年联合提议每年 3 月的第二个星期四为世界肾脏日。2021 年 3 月 11 日为第 16 个"世界肾脏日",主题是"与肾病相伴,过精彩人生",旨在让患者学会与疾病和谐共处,带病生存,提高生活质量。儿童肾脏疾病因为起病隐匿,过程缓慢,发现时已成晚期,而被称为"沉默的杀手",严重影响患儿生活质量。因此,早发现、早治疗,非常重要。希望通过肾脏病日的宣传,呼吁全世界关爱肾脏病患者,让他们在医院、社会的关爱下,接受疾病、学会与疾病和谐共处,带病生存,提高生活质量,回归社会。

【**常见护理诊断/问题**】

1. **体液过多**　与低蛋白血症导致的水钠潴留有关。
2. **营养失调:低于机体需要量**　与大量蛋白自尿中丢失有关。
3. **有感染的危险**　与免疫力低下、激素使用有关。
4. **潜在并发症**:药物不良反应、电解质紊乱、血栓形成等。
5. **焦虑**　与长期应用糖皮质激素、病情反复及病程长有关。

【**护理措施**】

(一) 维持体液平衡

1. **利尿**　经限制水、钠入量后水肿、少尿仍很明显或有高血压、全身循环充血者,遵医嘱给予人血白蛋白、利尿剂。应用利尿剂前后注意观察体重、尿量、水肿变化并做好记录,尤其是静脉注射呋塞米后要注意有无电解质紊乱和低血容量性休克等现象。

2. **休息**　一般不必严格地限制活动,但严重水肿和高血压时需卧床休息,注意经常变换体位,以防血管栓塞等并发症;腹水严重时可出现呼吸困难,应采取半卧位;无高度水肿、低血容量及感染的患儿无须卧床休息;病情缓解后可逐渐增加活动量,但勿过度劳累,以免病情复发。

(二) 维持营养均衡

1. 一般患儿不需要特别限制饮食,应给予易消化饮食,如优质的蛋白(乳类、蛋、鱼、家禽等)、少量脂肪、足量碳水化合物及高维生素饮食。患儿长期用激素易引起骨质疏松,每日应给予维生素 D 及适量钙剂。

2. 大量蛋白尿期间蛋白摄入量不宜过多(摄入过量蛋白可造成肾小球高滤过而使肾小管硬化),2g/(kg·d)为宜。碳水化合物应≥126~147kJ(30~35kcal)/(kg·d)。

3. 重度水肿、高血压、尿少时限制水、钠入量,给予无盐或低盐饮食(氯化钠 1~2g/d),病情缓解后不必长期限盐。

4. 为减轻高脂血症应少食动物脂肪,以植物性脂肪为宜,同时增加可溶性纤维饮食,如燕麦及豆类等。

Note:

（三）预防感染

1. 保护性隔离　肾病患儿与感染性疾病患儿分室收治,病房每日进行空气消毒,减少探视人数。

2. 皮肤护理　注意保持皮肤清洁、干燥,及时更换内衣;保持床铺清洁、整齐,被褥松软,经常翻身;水肿严重时,臀部和四肢受压部位垫软垫,有用气垫床;水肿的阴囊可用棉垫或吊带托起,皮肤破损可涂碘伏预防感染;做好会阴部清洁,每日用 3% 硼酸坐浴 1~2 次,以预防尿路感染。严重水肿者应尽量避免肌内注射,以防药液外渗导致局部糜烂或感染。

3. 注意监测体温、血象等,及时发现感染灶。

（四）密切观察病情变化

1. 激素治疗期间注意每日尿量、尿蛋白变化及血浆蛋白恢复等情况,注意观察激素的不良反应。

2. 注意观察低钙血症表现,遵医嘱及时补充维生素 D 及钙剂。

3. 应用利尿剂时注意观察尿量,定期查血钾、血钠,尿量过多时应及时与医生联系。因大量利尿可加重血容量不足,有出现低血容量性休克或静脉血栓形成的危险。

4. 使用免疫抑制剂治疗时,注意白细胞数下降、脱发、胃肠道反应及出血性膀胱炎等。用药期间要多饮水和定期查血象。

5. 在使用抗凝药物(肝素等)过程中注意监测凝血时间及凝血酶原时间。

（五）减轻焦虑

关心爱护患儿,多与患儿及其家长交谈,鼓励说出内心感受,使患儿保持良好情绪。加强护患沟通,以增强家长和患儿战胜疾病的信心,积极配合治疗,争取早日康复。

（六）健康教育

向患儿及家长讲解激素治疗对本病的重要性,使患儿及家长主动配合并坚持按计划服药;采取有效措施预防感染对防止复发至关重要。注意预防接种需在病情完全缓解且停用糖皮质激素 3 个月后才进行;若患儿在每日应用免疫抑制剂治疗期间,则不能接种活疫苗;教会家长或较大患儿学会试纸检测尿蛋白的变化;做好定期门诊随访。

第四节　泌尿系统感染患儿的护理

———— 学 习 目 标 ————

- **知识目标:**
1. 掌握泌尿系统感染患儿的常见护理诊断 / 问题及相应的护理措施。
2. 熟悉泌尿系统感染患儿的临床表现。
3. 了解泌尿系统感染的定义、病因与发病机制、治疗要点。
- **能力目标:**
能准确评估泌尿系统感染患儿病情,并能应用所学知识为患儿提供整体护理。
- **素质目标:**
培养护生尊重患儿、爱护患儿,保护患儿隐私的职业精神。

泌尿系统感染是儿童常见的感染性疾病之一,占儿童泌尿系统疾病的 12.5%。无论成人或儿童,女性泌尿系统感染的发病率普遍高于男性,但新生儿或婴幼儿早期男孩发病率却高于女孩。

【概念】

泌尿系统感染（urinary system infection，UTI）是指病原体直接侵入尿路，在尿液中繁殖，并侵犯尿道黏膜或组织而引起的炎症损伤，是儿童泌尿系统常见疾病之一。

【分类】

按病原体侵袭的部位不同，一般将其分为肾盂肾炎、膀胱炎、尿道炎。肾盂肾炎称为上尿路感染，膀胱炎及尿道炎称为下尿路感染。由于儿童时期感染局限于尿路某一部位者较少，且临床上难以准确定位，故常不加区别统称为泌尿系统感染。可根据有无临床症状分为症状性泌尿道感染（symptomatic urinary tract infection）和无症状性菌尿（asymptomatic bacteriuria）。

【病因和发病机制】

（一）易致病因素

1. 与儿童解剖生理特点有关　儿童输尿管长而弯曲，管壁弹力纤维发育不全，易被压扁、弯曲，发生尿潴留而易感染；女孩尿道短，尿道口接近肛门，易被粪便污染；男孩包皮较长、包茎，易于积垢而上行性感染。

2. 儿童泌尿系统畸形相对多见　如后尿道瓣膜、肾盂 - 输尿管连接部狭窄等，各种原因所致的肾盂积水、肾囊肿等，常造成尿潴留有利于细菌生长。

3. 膀胱输尿管反流　可为先天发育异常或后天因素所致，婴儿的发病数较高，随年龄增长而渐缓解。另外排尿功能障碍如神经性膀胱、不稳定膀胱和非神经性膀胱也易致泌尿道感染。

4. 其他　如泌尿道器械检查、留置导尿管、不及时更换尿布、蛲虫病等，机体防御能力低下如营养不良、肾病综合征等均易致泌尿道感染。

（二）致病原

多数为细菌、真菌和支原体，病毒较少见。细菌以革兰氏阴性菌为主，最常见的为大肠埃希菌，占首次感染的 80%，其次为克雷伯菌、肠杆菌、枸橼酸杆菌、变性杆菌等。

（三）感染途径

上行感染是儿童泌尿道感染的主要途径；血源性感染通常可为全身性败血症的一部分，主要见于新生儿和小婴儿；泌尿系统邻近组织感染和肾周脓肿、阑尾脓肿和盆腔炎症等可直接蔓延引起泌尿道感染。

【临床表现】

1. 急性泌尿道感染　病程 6 个月以内。新生儿、婴幼儿泌尿系统感染的局部症状往往不明显，全身症状较重，易漏诊而延误治疗，使感染持续或反复发作从而影响儿童的健康。不同年龄组症状存在差异：

（1）新生儿：临床症状极不典型，以全身症状为主，多由血行感染引起。症状轻重不一，可为无症状性细菌尿或呈严重的败血症表现，可有发热、体温不升、体重不增、拒奶、腹泻、黄疸、嗜睡和惊厥等。

（2）婴幼儿：仍以全身症状为主，局部症状轻微或缺如。主要表现为发热、呕吐、腹痛、腹泻等。其中以发热最突出。部分患儿可有尿路刺激症状如尿线中断、排尿时哭闹、夜间遗尿等。由于尿频致尿布经常浸湿可引发顽固性尿布性皮炎。

（3）年长儿：表现与成人相似，上尿路感染多有发热、寒战、腰痛、肾区叩击痛，有时也伴有尿路刺激症状；下尿路感染以膀胱刺激症状如尿频、尿急、尿痛为主，偶见肉眼血尿，全身症状轻微。

2. 慢性泌尿道感染　病程多在 6 个月以上。轻者可无明显症状，也可间断出现发热、脓尿或

Note:

菌尿。反复发作者可有贫血、乏力、腰痛、生长发育迟缓,重症者肾实质损伤,出现肾功能不全及高血压。

3. **症状性菌尿**　在常规的尿过筛检查中,可以发现健康儿童存在着有意义的菌尿,但无任何尿路感染症状。这种现象可见于各年龄组,在儿童中以学龄女孩常见。无症状性菌尿患儿常同时伴有尿路畸形和既往症状尿路感染史。病原体多数是大肠埃希菌。

【辅助检查】

1. **尿常规**　清洁中断尿离心沉渣镜检白细胞≥5 个 / 高倍视野,或白细胞成堆、白细胞管型有诊断意义。另外,1h 尿白细胞排泄率测定也可辅助诊断:白细胞数 >30×10^4/h 为阳性,可怀疑尿路感染;>20×10^4/h 为阴性,可排除尿路感染。

2. **尿涂片找细菌**　一滴新鲜混匀尿涂片,若油镜下每个视野都能找到一个细菌,表明尿内细菌数 >10^5/ml。

3. **尿细菌培养**　清洁中段尿细菌培养:菌落计数超过 10^5/ml 便可确诊;菌落计数在 10^4~10^5/ml 为可疑;菌落计数少于 10^4/ml 或多种杂菌生长时,则尿液污染的可能性大。结果分析应结合患儿性别、有无症状、细菌种类及繁殖力综合评价临床意义。

4. **影像学检查**　反复感染或迁延不愈者应进行影像学检查,以明确有无泌尿系畸形和膀胱输尿管反流。常用 B 型超声检查、静脉肾盂造影加断层摄片、排泄性膀胱造影(检查 VUR)、肾核素造影和 CT 扫描等。

5. **亚硝酸盐试纸条实验(Griess 实验)**　大肠埃希菌、副大肠埃希杆菌和克雷伯菌呈阳性,粪链球菌、结核菌阴性。如采用晨尿可提高其阳性率。

6. **其他**　尿沉渣找闪光细胞(甲紫沙黄染色)2 万 ~4 万个 /h 可确诊。新生儿上尿路感染血培养可阳性。

【治疗要点】

控制症状,根除病原体,去除诱发因素,防止再发。

1. **一般治疗**　口服碳酸氢钠;有严重膀胱刺激症状者可适当使用苯巴比妥、地西泮等镇静剂,解痉药可用抗胆碱类药如山莨菪碱,对高热、头痛、腰痛的患儿应给予解热镇痛剂。

2. **抗菌治疗**　宜及早开始抗菌药物治疗,在留尿送尿细菌培养后即可。

(1) 轻型和下尿路感染:首选复方磺胺甲基异噁唑(SMZ CO),按 SMZ 每日 50mg/kg,甲氧苄啶(TMP)每日 10mg/kg 计算,分 2 次口服,连服 7~10d,其对大多数大肠埃希菌有较强抑菌作用,待有培养结果后按药敏试验选用抗菌药物。

(2) 上尿路感染 / 急性肾盂肾炎:在做尿细菌培养后,即予以 2 种抗菌药物。常用的药物为氨苄西林、头孢噻肟钠、头孢曲松钠等,疗程共 10~14d。开始治疗后应连续 3d 进行尿细菌培养,若 24h 后尿培养阴性,表示所用药物有效,否则应按尿培养药敏试验的结果调整用药。停药 1 周后再做尿培养一次。

(3) 复发治疗:进行尿细菌培养后,选用 2 种抗菌药物,治疗 10~14d 后以小剂量维持。同时检查有无泌尿系发育异常和膀胱输尿管反流。有习惯性便秘者应给予处理,以保持大便通畅。

【常见护理诊断 / 问题】

1. **体温过高**　与细菌感染有关。

2. **排尿障碍**　与膀胱、尿道炎症有关。

3. **潜在并发症**:药物不良反应。

4. **知识缺乏**:家长及年长儿缺乏本病相关防护知识。

【护理措施】

（一）维持体温正常

1. **休息**　急性期需卧床休息,鼓励患儿大量饮水,冲洗尿道、促进细菌和毒素排出,降低肾髓质及乳头部组织的渗透压避免细菌繁殖。

2. **饮食**　发热患儿宜给予流质或半流质,含足够热量、丰富的蛋白质和维生素、易消化饮食。

3. **降温**　监测体温变化,高热者予物理降温或药物降温。

（二）减轻排尿异常

1. 保持会阴部清洁,便后冲洗外阴,小婴儿勤换尿布或尿不湿,做好尿布消毒。

2. 婴幼儿哭闹、尿路刺激症状明显者,可应用山莨菪碱等抗胆碱药或应用碳酸氢钠碱化尿液。

3. 定期复查尿常规和进行尿培养。留尿时,常规清洁消毒外阴,取中段尿及时送检。婴幼儿用无菌尿袋收集尿标本。如疑其结果不可靠者可行耻骨上膀胱穿刺抽取尿标本,患儿取平卧位,在膀胱充盈状态下常规消毒皮肤,用 22 号或 25 号针在耻骨联合上一横指宽腹中线处穿刺,抽取 1~2ml 尿液做细菌培养。非不得已方行导尿,必须严格消毒,以免插管时将前 1/3 尿道细菌带入膀胱。

（三）加强用药护理,密切观察病情变化

1. **碳酸氢钠**　口服以碱化尿液,减轻膀胱刺激症状和增强氨基糖苷类抗生素、青霉素、红霉素和磺胺类的疗效,但勿与呋喃妥因同服以免降低药效。

2. **抗生素**　及早开始抗菌药物治疗,在留尿送尿细菌培养后即可。按医嘱应用抗菌药物,注意药物不良反应。口服抗菌药物可能出现恶心、呕吐、食欲减退等现象,饭后服用可减轻胃肠道症状;服用磺胺药时应多喝水,并注意有无血尿、尿少、无尿、恶心、呕吐及食欲减退等不良反应。

（四）健康教育

1. 向患儿及家长解释本病的护理要点及预防知识,如幼儿不穿开裆裤,为婴儿勤换尿布,便后冲洗臀部,保持清洁;女孩冲洗外阴时从前向后擦洗,单独使用洁具,防止肠道细菌污染尿道,引起上行性感染;及时发现男孩包茎、女孩处女膜伞及蛲虫病等情况,并及时处理,减少感染因素。

2. 指导按时服药,定期复查,防止复发与再感染。急性尿路感染经合理抗生素治疗后多于数日内症状消失而治愈,但有近 50% 患儿可有复发或再感染,如不及时纠正,易于频繁复发或慢性感染,最终发展为慢性肾功能不全。一般急性感染于疗程结束后每月随访 1 次,除尿常规外还应做中段尿培养,连续 3 个月,如无复发可以认为治愈,反复发作者每 3~6 个月复查 1 次,共 2 年或更长时间。

(吴利平)

思 考 题

1. 患儿,男,13 岁,因"眼睑水肿、解肉眼血尿 8d"入院。入院前 8d 出现无明显诱因的全程肉眼血尿,眼睑稍水肿。1d 前尿量明显减少,无尿急、尿频及尿痛。2 周前曾患感冒。

体格检查:T 36.9℃,P 86 次 /min,R 24 次 /min,BP 140/98mmHg。

辅助检查:红细胞(+++)、尿蛋白(+),24h 尿蛋白定量 2.638g,BUN 30.7mmol/L,肌酐 453.60μmol/L,总蛋白 60.9g/L,白蛋白 35.4g/L,抗 ASO 800IU/L,补体 C3 0.5g/L。

(1) 根据患儿目前的状况,列出其主要护理诊断。

(2) 为防止可能的并发症,应注意观察患儿哪些方面?

(3) 如何指导患儿合理休息?

2. 患儿,男,1 岁,因"反复全身水肿 1 年,加重 1 周"入院。曾激素治疗 6 个月,尿蛋白转阴后停药,

1 周前因感冒后再次出现水肿,尿量减少,食欲不佳。

体格检查:T 37.9℃,P 90 次 /min,R 24 次 /min,BP 86/70mmHg。颜面、四肢及阴囊高度水肿,呈凹陷性。

辅助检查:尿蛋白(+++),红细胞 3~5 个 / 高倍视野,24h 尿蛋白定量 5g,血浆白蛋白 22.6g/L。

(1) 根据患儿目前状况列出其主要护理诊断。

(2) 应给予该患儿哪些护理措施?

Note:

URSING

第十二章

神经系统疾病患儿的护理

12章　数字内容

━━━━━━━━ 章 前 导 言 ━━━━━━━━

　　神经系统作为人体内起主导作用的功能调节系统,其发育受遗传与环境因素的影响。任何导致神经系统结构与功能紊乱的因素均可造成临床疾病。儿童神经系统疾病以中枢神经系统感染,如脑膜炎、脑炎多见。随着医学科学进步,一些神经系统非感染性疾病如脑性瘫痪在临床得到及时的诊治和康复,降低了神经系统功能障碍的发生率。由于儿童神经系统结构功能特殊性可造成疾病的表现不典型而延误诊治或出现严重后遗症,影响儿童远期预后。因此,儿童护理工作者在护理中要密切观察、早期发现疾病症状,同时加强神经系统功能康复训练,以促进患儿康复。

第一节　儿童神经系统解剖特点及检查

—— 学 习 目 标 ——

- 知识目标：
  1. 掌握儿童和成人神经反射的异同点。
  2. 熟悉儿童神经系统解剖生理特点及与本系统疾病的关系。
  3. 了解儿童神经系统的检查。
- 能力目标：
  1. 能完成儿童神经系统检查,及时发现患儿的异常体征。
  2. 能描述正常儿童及颅内常见感染性疾病的脑脊液特点。
- 素质目标：
  培养护生尊重儿童、关爱儿童的职业精神。

神经系统包括中枢神经系统、周围神经系统和自主神经系统,其互相协调作用完成对躯体、智力和情绪活动的控制。儿童和成人的神经系统检查基本相似,但由于儿童神经系统处于生长发育阶段,各年龄的正常标准和异常表现有所不同,故检查方法及结果判断需结合年龄予以考虑。

一、儿童神经系统解剖生理特点

(一) 颅骨

新生儿颅骨较软,易变形,颅骨骨缝和前囟未闭合,1 岁半以前的婴幼儿颅内容积在颅内压升高时可以扩张,表现为前囟膨隆、头围增大。青少年期颅骨变坚硬。

(二) 脑膜

儿童硬膜下腔较小,小量出血即可引起明显的颅内出血表现。

(三) 脑组织

儿童脑发育是持续动态的成熟过程。胎儿期神经系统最先发育。

1. 脑重量　出生时新生儿大脑重量约 370g,占体重 10%~12%,约为成人脑重量的 1/4,6 个月脑重 600~700g,1 岁时达 900g,2 岁时达 1 000g 左右,4~6 岁脑重量达成人脑重的 85%~90%。

2. 脑皮质　出生时大脑外观与成人大脑外观相似,大脑表现已有较浅而宽的沟回,发育不完善,皮质较薄,细胞分化差,髓鞘形成不全,灰质和白质分界不明显,大脑皮质及新纹状体发育不成熟,皮质下中枢发育较成熟。生后 3 个月神经髓鞘逐渐形成,但神经活动不稳定,皮质下中枢兴奋性较高,对外界刺激反应慢且易于泛化,因此,出现肌肉张力较高,无意识的手足徐动。遭遇强刺激易发生昏睡或惊厥。

3. 神经元　神经元是脑组织功能形成基础。胚胎期神经细胞以惊人速度分化和繁殖,胚胎 6 个月时,神经细胞高达 100 亿,之后神经细胞数目增殖停止。出生后神经细胞生长主要是细胞间联系增多,即细胞成熟度增加。

(四) 脊髓

脊髓为脑部神经冲动上传下递的通路。儿童脊髓的发育在出生时已较为成熟,重 2~6g,为成人脊髓重量的 1/5~1/4。脊髓的发育与运动功能发育相平衡,随着年龄增长而加长加重,但与脊柱的发育相对不平衡,胎儿 3 个月时两者等长,新生儿脊髓下端位于第二腰椎下缘,4 岁时移至第 1~2 腰椎之间,因此,婴幼儿期间腰椎穿刺位置宜在 4~5 腰椎间隙为宜。

二、神经系统疾病患儿的检查

(一) 神经系统体格检查

由于小儿神经系统发育尚未成熟,且检查时配合欠佳,因此,小儿神经系统的检查在检查方法和判断结果有其特殊性,如伸直性跖反射在成人和年长儿中属病理性,但婴幼儿却是一种生理现象。检查与评价不能脱离相应年龄期的正常生理学特征,应根据不同年龄特点及不同病种进行相关检查。

1. 一般检查

(1) 意识和精神行为状态:根据小儿对外界的刺激反应(语言、疼痛)判断有无意识障碍。意识障碍根据程度分为意识模糊、嗜睡、昏睡、谵妄、昏迷等。判断精神状态时注意有无烦躁不安、激惹、谵妄、迟钝、抑郁;有无幻觉;对人、地、时间的定向力有无障碍。观察检查过程中患儿是否有多动、注意力不集中、检查是否合作等。

(2) 头部:观察头颅形状、对称性和大小。头颅触诊可检查囟门的紧张度及大小。头颅形状异常多见于颅缝早闭,舟状头见于矢状缝早闭,扁头见于冠状缝早闭,塔形头见于各颅缝均早闭。头围过大见于脑积水、巨脑症等;头围过小见于小脑畸形、脑萎缩等。囟门过早过迟闭合,张力异常等可提示某些病理状态(见生长发育章节)。

(3) 脊柱:观察脊柱有无畸形、异常弯曲、叩击痛、背部正中线情况等,判断有无异常。观察脊柱部位有无异常毛发增生、色素痣、深的小凹陷、肿物等。

(4) 面容:某些特殊面容可提示疾病,如先天愚型、黏多糖贮积症、克汀病等。如遇面容异常的患儿应注意观察前额大小、眼距是否过宽、有无内眦赘皮增生、鼻的形状、耳的位置及大小、人中长短、下颌是否过小等,必要时进行测量。

(5) 气味:一些先天性代谢性疾病除有神经系统症状外,往往有某些特殊气味,可为诊断提供线索,这些疾病多见于氨基酸或有机酸代谢异常。

(6) 皮肤和毛发:检查皮肤注意皮肤色素有无异常沉着或减少,有无血管瘤、毛细血管扩张等。注意头发发泽,皮肤、毛发异常有助于判断某些疾病,如皮肤色素脱失斑常见于结节性硬化症早期表象,苯丙酮尿症头发呈黄褐色等。

(7) 皮纹:一些遗传性综合征常具有特殊皮纹,临床上最常应用的是指纹、掌纹、足底趾球区的纹理。许多染色体病可见通贯手,某些先天综合征(如 21-三体综合征)t 点位置上移(往指端方向),atd 角增大。

2. 脑神经检查

观察对香精、薄荷等气味反应判断嗅神经功能。视神经主要检查视力、视野和眼底。检查眼球运动和瞳孔大小、形状、对称性的动眼神经、滑车神经、展神经检查。听神经功能主要检查听力和前庭功能。观察随意运动或表情运动时双侧面部是否对称的面神经检查。观察软腭和舌的运动,吞咽、啼哭有无异常,用于判断舌咽、迷走、舌下神经检查。

3. 运动检查

主要判断头、躯干、四肢随意动作,如坐、立、跑、握手、写等是否达到该年龄的正常标准。检查内容包括姿势和步态、肌力、肌张力、共济运动等。

(1) 姿势和步态:是复杂的神经活动,与深感觉、肌张力、肌力及小脑、前庭功能有密切关系。观察卧、坐、立、走的姿势是否正常(图 12-1)。6 个月以上的小儿应观察坐姿,1 岁以上小儿观察站姿及步态。

(2) 肌张力:静止或放松状态时肌肉作被动运动时感知其阻力和紧度,判断肌张力。肌张力减低可见于下运动神经元性瘫痪、小脑疾患、低血钾及深昏迷、严重缺氧等。肌张力增高可见于锥体系统受

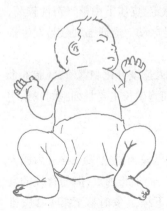

图 12-1 **肌张力低下仰卧姿势**

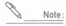

损及锥体外系疾病。生后 4~5 个月内小儿四肢屈肌张力较高。

（3）肌力：指肌肉做主动收缩时的力量。观察小儿力所能及的粗大和精细运动，判断各部位肌群的肌力。上、下运动神经元麻痹可导致肌力减弱，锥体外系疾病时肌力不减弱。

（4）共济运动：检查婴幼儿手拿玩具的动作是否准确。年长儿检查指鼻试验、跟膝试验了解有无意向性震颤。查躯干共济失调，令小儿独坐，两上肢上举，掌面相对，手指伸直，闭眼，观察是否保持平衡。

4. 感觉功能检查　检查者需耐心及反复检查，具体检查方法与成人基本相同，主要检查浅感觉、深感觉和皮质感觉等。

5. 反射检查

（1）终身存在的反射：①浅反射：是刺激皮肤或黏膜引起的反射，如角膜反射、咽反射、腹壁反射、提睾反射、跖反射和肛门反射。1 岁以后腹壁反射比较容易引出。男孩 4~6 个月后提睾反射才比较明显；②深反射（腱反射）：是刺激肌腱、骨膜等而引起的反射，如下颌反射、肱二头肌腱反射、肱三头肌腱反射、膝腱反射、跟腱反射等。新生儿期可引出肱二头肌、膝和踝反射。深反射减弱或消失可见于反射弧损伤和锥体束急性损害或小脑病变。低钾血症、昏迷、休克、大量镇静药使用等情况也可导致深反射减弱或消失。深反射亢进见于锥体束病变。

（2）暂时性反射：又称原始反射（primitive reflex）。婴儿神经系统发育过程中出现暂时性反射，随着年龄增长会逐渐消失（表 12-1）。若这些反射不能按时出现、不随年龄增长及时消失、退而复现、两侧明显不对称，都提示神经系统异常。

表 12-1　新生儿和婴儿神经反射出现和消退的年龄

反射	出现年龄	消失年龄	反射	出现年龄	消失年龄
吸吮和觅食反射	初生	4~7 个月	颈拨正反射	初生	6 个月
拥抱反射	初生	3~6 个月	迈步反射	初生	2 个月
握持反射	初生	3~4 个月	颈肢反射	2 个月	6 个月
交叉伸展反射	初生	2 个月	降落伞反射	10 个月	持续

6. 病理反射　包括巴宾斯基征（Babinski sign）、戈登征（Gordon sign）、查多克征（Chaddock sign）和奥本海姆征（Oppenheim sign），检查方法同成人。需注意正常 2 岁以内婴幼儿可呈现双侧巴宾斯基征阳性，若反射恒定不对称或 2 岁后持续阳性者，提示锥体束损害，但也可出现在深昏迷或熟睡时。

7. 脑膜刺激征　包括颈强直、克匿格征（Kerning sign）、布鲁津斯基征（Brudzinski sign）。检查方法同成人。脑膜刺激征见于脑膜炎、脑炎、蛛网膜下腔出血、各种原因引起的颅内高压、脑疝等。婴儿由于囟门和颅骨缝未闭可以缓解颅内压，因而脑膜刺激征可能不明显或出现较晚。

（二）神经系统辅助检查

1. 脑脊液检查　腰椎穿刺取脑脊液（cerebrospinal fluid，CSF）检查是诊断颅内感染和蛛网膜下腔出血的重要依据。几种常见颅内感染疾病的脑脊液特点，见表 12-2。

2. 脑电图　脑电图（eletroencephalography，EEG）是通过电极记录下来的脑细胞群的自发性、节律性电活动。脑电图检查技术包括常规 EEG、动态 EEG 和录像 EEG。脑电图检查的用途主要有：①癫痫的诊断及鉴别诊断。对于癫痫的诊断及分型均具有重要意义，是癫痫治疗、效果评价的重要依据；②脑功能障碍的评估。例如脑炎、脑病的辅助诊断及严重程度的判断，有助于评估病情的演变及预后，指导治疗。儿童不同年龄期的大脑成熟度及脑电背景波存在不同，故儿童脑电图须结合发育年龄来判断。

表 12-2　正常儿童及颅内常见感染性疾病的脑脊液特点

	压力 /kPa	外观	潘氏试验	白细胞/($10^6\cdot L^{-1}$)	蛋白/($g\cdot L^{-1}$)	糖/($mmol\cdot L^{-1}$)	氯化物/($mmol\cdot L^{-1}$)	查找病原
正常新生儿	0.2~0.78	清亮透明	–	0~34 婴儿:0~20	0.2~1.2			
正常儿童	0.69~1.96	清亮透明	–	0~10	0.2~0.4	2.8~4.5	117~127	
化脓性脑膜炎	不同程度升高	米汤样混浊	+~+++	数百至数千,多核为主	明显增高	明显降低	多数降低	涂片或培养可见致病菌
结核性脑膜炎	增高	微混,毛玻璃样	+~+++	数十至数百,淋巴细胞为主	增高	降低	降低	涂片或培养可发现抗酸杆菌
病毒性脑膜炎	正常或轻度增高	清亮	–~+	正常至数百,淋巴细胞为主	正常或轻度增高	正常	正常	特异性抗体阳性,病毒分离阳性

3. 神经影像学检查　电子计算机断层扫描(CT)、磁共振成像(MRI)、数字减影血管显影(DSA)、正电子发射断层扫描(PET),可发现颅内组织、血管等的器质性病变。

4. 其他　可通过肌电图判断肌肉有无损害及损害性质。各种诱发电位如脑干听觉诱发电位、视觉诱发电位和体感诱发电位判断儿童听觉、视觉和脊髓神经功能。

第二节　化脓性脑膜炎患儿的护理

 案例导入与思考

　　患儿,男,6 月龄,因"咳嗽 3d、发热半天、惊厥 1 次入院"。患儿于入院前 3d 无明显诱因出现咳嗽,流少许清鼻涕。入院前半天出现发热,呕吐 1 次,呈非喷射性,量少,入院前约 15h,患儿突然出现惊厥,表现为意识丧失,双目上翻,牙关紧闭,口周略发绀,四肢节律性抽动。患病以来,精神萎靡,大小便正常。

　　体格检查:T 39.0℃,P 146 次 /min,R 42 次 /min。精神萎靡,嗜睡。皮肤黏膜未见瘀点、瘀斑。前囟 1.0cm×1.0cm,隆起。咽部红,双侧扁桃体Ⅰ度肿大,无渗出。双肺呼吸音粗,可闻及痰鸣音。四肢肌张力增高,腱反射活跃。Kerning 征(±),Brudzinski 征(±),Babinski(+)。

　　辅助检查:脑脊液检查:压力 200mmH$_2$O,外观混浊。白细胞 360×10^6/L,单核 0.38,多核 0.62。蛋白定性(+++),微量蛋白 3.06g/L,氯化物 113mmol/L,糖 4.47mmol/L。血常规检查:WBC 14.0×10^9/L,N 0.80,L 0.20。

　　请思考:

　　1. 该患儿初步诊断为化脓性脑膜炎,其主要护理诊断是什么?

　　2. 主要护理措施是什么?

● 知识目标：

1. 掌握化脓性脑膜炎的定义、临床表现、常见护理诊断／问题及护理措施。
2. 熟悉化脓性脑膜炎的病因及治疗要点。
3. 了解化脓性脑膜炎的辅助检查。

● 能力目标：

能准确评估化脓性脑膜炎患儿病情，并能用所学知识为患儿实施整体护理。

● 素质目标：

培养护生尊重儿童、关爱儿童的职业精神。

化脓性脑膜炎是小儿尤其是婴幼儿时期常见的中枢神经系统感染性疾病，多数起病急，病情重，如不及时治疗可遗留各种神经系统后遗症。

【概念】

化脓性脑膜炎（purulent meningitis，PM）又称细菌性脑膜炎，是由各种化脓性细菌感染引起的急性脑膜炎症，以急性发热、意识障碍、惊厥、颅内压增高、脑膜刺激征、脑脊液改变为特征。本病死亡率为5%~10%，约 1/3 患儿出现不同程度的神经系统后遗症。

【病因和发病机制】

（一）病因

1. 致病菌　在我国脑膜炎奈瑟菌、肺炎链球菌及流感嗜血杆菌引起的化脓性脑膜炎占 2/3 以上。不同年龄儿童感染的致病菌有很大差异。2 个月以下幼婴和新生儿及免疫缺陷病者易发生肠道革兰阴性杆菌和金黄色葡萄球菌脑膜炎，前者大肠埃希菌占第一位，其次为变形杆菌、铜绿假单胞菌、产气菌等。3 个月 ~3 岁患儿多以流感嗜血杆菌感染为主，年长儿以脑膜炎双球菌和肺炎链球菌多见。

2. 入侵途径　致病菌可通过多种途径侵入脑膜。

（1）直接血行播散：致病菌大多由上呼吸道入侵血流，新生儿皮肤、胃肠道黏膜或脐部也常是侵入门户。儿童免疫力下降时细菌可通过血脑屏障到达脑膜。

（2）邻近组织感染：如中耳炎、乳突炎等，细菌可直接扩散至脑膜。

（3）颅内与外界存在直接通道：如颅骨骨折、神经外科手术、皮肤窦道或脑脊膜膨出等，细菌可直接进入中枢神经系统。

（二）发病机制

由于小儿机体免疫防御功能较弱，血脑屏障功能较差，化脓菌经各种途径侵入脑膜（血液途径最常见）后，在细菌毒素和多种炎症相关细胞因子的作用下引起以软脑膜、蛛网膜和表层脑组织为主的炎症反应。炎症反应致广泛性血管充血、大量中性粒细胞浸润和纤维蛋白渗出，伴有弥散性血管源性和细胞毒性脑水肿是主要病理改变。

【临床表现】

不同病原体所致脑膜炎的临床表现相似，主要表现为感染中毒、急性脑功能障碍、颅内压增高和脑膜刺激症状。婴幼儿表现较隐匿或不典型。年长儿与成人表现相似。

1. 典型表现

（1）感染中毒：表现为发热、烦躁、精神萎靡甚至感染性休克。

（2）急性脑功能障碍：进行性加重的意识障碍。出现行为异常，运动障碍如惊厥或肢体瘫痪。感觉异常如肢体麻木、痛觉过敏等。

（3）颅内压增高：出现头痛、呕吐，婴儿前囟饱满张力增高、头围增大等。严重者出现瞳孔先缩小后扩大、对光反射消失、眼球固定、昏迷、呼吸节律不齐等表现，提示发生脑疝。

（4）脑膜刺激征：颈强直、Kernig 征、布鲁津斯基征呈现阳性，其中颈强直最多见。

2. 非典型表现 小于 3 月龄的婴儿表现多不典型。起病隐匿，常缺乏典型症状和体征。表现为出生时正常，数日后出现肌张力低下、少动、哭声微弱、吸吮力差、拒食、呕吐、黄疸、发绀、呼吸不规则等非特异性症状。发热可有可无，甚至体温不升。颅内压增高表现可不明显，可能仅有吐奶、尖叫或颅缝分离。惊厥表现不典型，呈局限性发作或各种起始不明的发作。查体仅见前囟张力高，而少有其他脑膜刺激征，前囟隆起出现较晚。

3. 并发症和后遗症

（1）硬膜下积液：发生率一般为 10%~60%，多见于 1 岁以内肺炎链球菌及流感嗜血杆菌感染的脑膜炎患儿。硬膜下积液可发生在化脓性脑膜炎同时或出现症状数小时或数日后，经 48~72h 恰当治疗后脑脊液好转但体温不退或退而复升，或病情反复的患儿首先考虑该并发症的可能。可通过颅骨透照检查、头颅 CT 扫描或硬膜下穿刺诊断。硬脑膜下腔的液体如超过 2ml，蛋白定量在 0.4g/L 以上，可确诊。

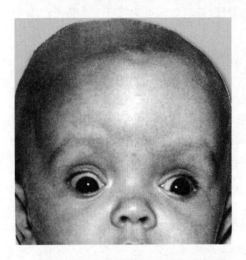

图 12-2　脑积水 - 落日征

（2）脑室管膜炎：多见于年龄小、未及时治疗和革兰阴性杆菌感染患儿。患儿在有效抗生素治疗下发热不退、惊厥、意识障碍不改善、进行性加重的颈项强直甚至角弓反张，脑脊液始终无法正常化，CT 见脑室扩大，提示出现本并发症。治疗困难，病死率和致残率高。

（3）脑积水：常见于治疗不当或治疗过晚的新生儿和小婴儿。患儿可出现烦躁不安、嗜睡、呕吐、惊厥发作、前囟饱满、颅缝分离、头颅进行性增大等症状。严重的脑积水由于颅内压增高压迫眼球，形成双目下视、巩膜外露的特殊表情，称为"落日征"（图 12-2）。

（4）神经功能障碍：年幼者常见。患儿急性期如有严重抽搐、长时间神志不清和其他明显脑损伤表现，易遗留神经功能障碍，如肢体瘫痪、智力低下、癫痫、视力障碍、听力障碍及行为异常等。

【辅助检查】

1. 脑脊液检查 是确诊本病的重要依据，见表 12-2。

2. 血液学检查 外周血象白细胞总数大多增高，以中性粒细胞为主；血培养可帮助寻找致病菌；血清降钙素原有助于鉴别无菌性脑膜炎和细菌性脑膜炎。

3. 皮肤瘀点、瘀斑涂片 有助于发现脑膜炎奈瑟菌。

4. 神经影像学 头颅 CT 或头颅 MRI 可发现脑实质病变和并发症。

【治疗要点】

1. 抗生素治疗 应用对致病菌敏感、毒性低、易于透过血脑屏障且浓度高的药物，做到早用药、联合用药、足剂量、足疗程静脉给药。病原体未明确前主要结合临床表现经验性应用第三代头孢菌素。病原体明确后应根据不同致病菌选用敏感抗生素。抗生素治疗疗程视病原体种类、病情轻重、有无合并症及治疗反应而定。一般流感杆菌、肺炎链球菌脑膜炎疗程为 10~14d，金黄色葡萄球菌、耐药肺炎链球菌及肠道革兰阴性杆菌脑膜炎疗程宜 21d 以上，如出现并发症需延长用药时间。

2. 肾上腺皮质激素治疗　肾上腺皮质激素可抑制多种炎症因子的产生,降低血管通透性,减轻颅内高压、脑水肿及感染中毒症状。抗生素治疗开始前或同时给予地塞米松,0.4~0.6mg/(kg·d),分4次静脉用药,连用2~3d。

3. 对症和支持治疗　控制惊厥、减低颅内压、抢救休克及DIC。维持水、电解质酸碱平衡。

4. 并发症治疗

(1) 硬膜下积液、积脓:量少可以自然吸收,积液量多伴有颅内压增高症状,可采用硬膜下穿刺放液。

(2) 脑室管膜炎:可采用侧脑室穿刺引流,并选择敏感抗生素注入脑室。

(3) 脑积水:可进行手术治疗。

【护理评估】

1. 健康史　评估患儿的年龄、营养状态及生长发育史;了解患儿生产史和脐部情况(新生儿)及患病前有无呼吸道、消化道和皮肤感染史;了解患儿有无颅外伤及先天性神经或皮肤缺陷;有无造成机体免疫力低下的因素。

2. 身体状况　评估患儿是否出现发热、烦躁、精神萎靡甚至感染性休克;是否出现意识障碍、头痛、呕吐;是否出现婴儿前囟饱满张力增高、头围增大等体征;有无瞳孔先缩小后扩大,对光反射消失,眼球固定,昏迷,呼吸节律不齐等脑疝的体征;是否出现硬膜下积液、脑室管膜炎、脓气胸、肺大疱等并发症症状。评估血常规、病原学、脑脊液、头颅CT和/或MRI等辅助检查结果。

3. 心理 - 社会状况　评估患儿有无因疾病和住院出现不适反应,年长儿有无因癫痫发作、担心预后出现焦虑、抑郁情绪;评估患儿家长对癫痫疾病的认知,对治疗护理知识的了解程度,对患儿疾病的预后期望;评估患儿家长的心理情绪状态,有无焦虑、抑郁等心理反应;评估家庭环境、经济状况和社会支持情况等。

【常见护理诊断 / 问题】

1. **体温过高**　与细菌感染有关。
2. **有受伤的危险**　与惊厥发作和意识障碍有关。
3. **营养失调:低于机体需要量**　与摄入不足、机体消耗增多有关。
4. **潜在并发症**:脑疝。
5. **焦虑 / 恐惧**　与疾病预后不良有关。
6. **知识缺乏**:缺乏疾病有关护理和康复知识。

【预期目标】

1. 患儿体温恢复和维持正常。
2. 患儿住院期间无外伤发生。
3. 患儿维持合理的营养状态。
4. 护士能及时识别脑疝表现并给予正确处理。
5. 患儿家长焦虑 / 恐惧心理减轻,能有效应对压力。
6. 患儿家长正确掌握疾病护理和康复知识。

【护理措施】

(一) 维持体温正常

密切观察体温变化,发热患儿每4h测体温1次,并观察热型及伴随症状。室温维持在18~22℃,湿度50%~60%,保持室内空气流通。低热不需特殊处理,体温超过38.5℃时给予物理降温,必要时给

Note:

予药物降温,以防高热惊厥。及时更换被汗液浸湿的衣被,保持皮肤的清洁干燥。遵医嘱给予抗生素控制感染。

（二）安全防护,避免受伤

保证病室环境安全舒适,安排专人陪护患儿,保持患儿安静。患儿呕吐时防止误吸及窒息。惊厥发作时需去枕平卧,头偏向一侧,保持呼吸道通畅,保护口腔防止舌咬伤,适当约束防止躁动受伤或坠床。协助患儿做好生活护理。协助患儿采取舒适体位,并定时翻身,促进患儿维持皮肤完整性。

（三）维持均衡营养

予以高能量、高蛋白质、高维生素、易消化的清淡流质或半流质饮食。根据病情选择恰当的进食方式,如清醒患儿可采用经口进食,意识障碍患儿采用鼻饲或静脉营养。呕吐频繁患儿需耐心喂养,少食多餐,必要时采取静脉营养。

（四）密切观察病情变化

监测生命体征,密切观察患儿意识状态、面色、神志、瞳孔、前囟等变化,并详细记录。及时发现惊厥发作先兆如意识障碍、囟门隆起、躁动不安、频繁呕吐、四肢肌张力增高,及时给予处理。密切监测硬膜下积液、脑积水、脑室管膜炎等并发症的发生。警惕脑疝、呼吸衰竭等危象出现,做好各种急救物品准备。

（五）减轻焦虑/恐惧

根据患儿年龄和心理发育特点采取患儿能理解的方式表达安慰、关心和爱护。采用家长能接受和理解的方式讲解病情、治疗和护理。关心安慰家长并提供有效信息,指导家长适当进行情绪疏导,减轻负性情绪。

（六）健康教育

宣传化脓性脑膜炎的预防知识,积极治疗上呼吸道、消化道、脐部等感染性疾病。恢复期及有神经系统后遗症患儿,需指导家长制定适合患儿情况的康复方案并协助实施,改善患儿预后,提高生活质量。

【护理评价】

1. 经过治疗和护理,患儿体温维持在正常值范围。
2. 住院期间,患儿未发生安全事故。
3. 住院期间,患儿营养状况良好。
4. 住院期间及时识别脑疝的表现,给予正确的处理,未发生脑疝。
5. 患儿及家长焦虑、恐惧情绪减轻。
6. 家长能说出本病疾病特点、家庭护理要点,并能正确对患儿进行康复训练。

第三节　急性病毒性脑炎患儿的护理

—— 学 习 目 标 ——

● 知识目标:

1. 掌握急性病毒性脑炎的定义、临床表现、常见护理诊断/问题及护理措施。
2. 熟悉急性病毒性脑炎的病因及治疗要点。
3. 了解急性病毒性脑炎的发病机制、病理生理、辅助检查。

● 能力目标:

能准确评估病毒性脑炎患儿的病情,并能应用所学知识为患儿实施整体护理。

● 素质目标:

培养护生尊重儿童、关爱儿童的职业精神。

急性病毒性脑炎是儿童神经系统感染和死亡的主要原因之一。引起感染的病毒种类多,急性起病,病情轻重程度取决于病变受累部位,多数患儿预后良好,少数留有一定后遗症。

【概念】

急性病毒性脑炎(viral encephalitis)是多种病毒感染引起的颅内急性炎症,并引起一系列相关临床表现的中枢神经系统感染性疾病。若病变主要累及脑实质则称为病毒性脑炎,若病变主要累及脑膜则称为病毒性脑膜炎(viral meningitis)。

【病因及发病机制】

(一)病因

引起脑炎的病毒较多,约80%由肠道病毒所致(主要是柯萨奇病毒、埃可病毒和肠道病毒71型),其次为虫媒病毒、疱疹病毒科病毒(如单纯疱疹病毒、EB病毒、水痘-带状疱疹病毒)、副黏病毒属病毒(如麻疹病毒、风疹病毒、流行性腮腺炎病毒)等。

(二)发病机制

病毒经呼吸道、肠道等途径侵入人体,在淋巴细胞内繁殖后进入血,形成病毒血症,患儿出现发热等全身症状;病毒通过血-脑屏障侵犯脑实质及脑膜,使其弥漫性充血、水肿、血管周围有淋巴细胞浸润,胶质细胞增生及局部出血性软化坏死灶,出现中枢神经系统症状。

【临床表现】

急性起病,病情轻重程度取决于病变受累部位,病毒性脑炎的临床症状较脑膜炎严重,重症脑炎易在急性期死亡或发生后遗症。

1. **病毒性脑膜炎**　多先有上呼吸道或消化道感染病史,表现为发热、恶心、呕吐。继而婴儿出现烦躁不安、易激惹;年长儿表现头痛、颈背疼痛、脑膜刺激征阳性。病程大多1~2周。很少发生严重意识障碍和惊厥。

2. **病毒性脑炎**　起病急,其临床表现因脑实质受损部位的病理改变、范围和严重程度而有所不同。

(1)前驱症状:急性全身感染症状,如发热、头痛、呕吐、腹泻等。

(2)中枢神经系统症状:①惊厥。多数表现为全身性发作,严重者可呈惊厥持续状态;②意识障碍。轻者反应淡漠、迟钝、嗜睡或烦躁,严重患儿可有昏睡、昏迷、深度昏迷,甚至去皮质状态等不同程度的意识改变;③颅内压增高。头痛、呕吐,婴儿前囟饱满,严重者出现呼吸节律不规则或瞳孔不等大的脑疝症状;④运动功能障碍。根据受损部位不同,可出现偏瘫、不自主运动、面瘫、吞咽障碍等;⑤神经情绪异常。病变累及额叶底部、颞叶边缘系统,可出现躁狂、失语,以及定向力、计算力与记忆力障碍等症状。

(3)病程:一般2~3周,多数患儿可完全恢复,但少数遗留癫痫、肢体瘫痪、智力倒退等后遗症。

【辅助检查】

1. **脑脊液检查**　是诊断本病的重要依据,见表12-2。

2. **病毒学检查**　通过脑脊液病毒分离及特异性抗体测试阳性,恢复期患儿血清特异性抗体滴度高于急性期4倍以上具有诊断价值。

3. **脑电图**　可呈现弥散性或局限性异常慢波、背景活动异常等表现。合并癫痫者可出现棘波、棘-慢复合波。部分患儿脑电图正常。

4. **神经影像学**　头颅CT或头颅MRI可呈现脑实质变化。

Note:

【治疗要点】

无特异性治疗方法。急性期以支持和对症治疗为主。

1. **支持治疗**　卧床休息,维持体温正常和水、电解质平衡,合理供给营养。

2. **控制惊厥发作**　给予地西泮、苯巴比妥等。

3. **控制脑水肿和颅内高压**　严格限制液体入量;过度通气控制 $PaCO_2$ 在 20~25kPa;静脉注射脱水剂,如甘露醇。

4. **抗病毒和抗生素药物**　单纯疱疹病毒脑炎和水痘-带状疱疹病毒脑炎首选阿昔洛韦,每次 5~10mg/kg,每 8h 1 次。干扰素、利巴韦林、免疫球蛋白对控制病毒感染有一定效果。重症或合并细菌感染酌情予抗生素治疗。

【常见护理诊断/问题】

1. **体温过高**　与病毒血症有关。

2. **急性意识障碍**　与脑实质炎症有关。

3. **躯体活动障碍**　与昏迷、肢体瘫痪有关。

4. **有受伤的危险**　与惊厥发作有关。

5. **潜在并发症**:脑疝。

【护理措施】

(一) 维持体温正常

密切观察体温变化,发热患儿每 4h 测体温 1 次,并观察热型及伴随症状。室温维持在 18~22℃,湿度 50%~60%,保持室内空气流通。发热患儿积极给予物理降温,必要时遵医嘱给予药物降温。及时更换被汗液浸湿的衣被,保持皮肤的清洁干燥。

(二) 促进脑功能恢复

避免不必要的刺激,保持患儿安静,必要时给予氧气吸入,减轻脑缺氧。遵医嘱使用脱水剂及镇静药,减轻脑水肿及控制惊厥发作。遵医嘱应用促进脑细胞代谢药物,有助于脑功能恢复。

(三) 安全防护,避免受伤

创造安全的病室环境,防止发作时外伤。安排专人陪护患儿。患儿呕吐时防止误吸及窒息。惊厥发作时需去枕平卧,头偏向一侧,及时清理口腔、呼吸道分泌物,保持呼吸道通畅,防止舌咬伤,适当约束,防止躁动受伤或坠床。

(四) 密切观察病情变化

监测生命体征,密切观察患儿意识状态、面色、神志、瞳孔、前囟等变化。及时发现惊厥发作先兆如意识障碍、囟门隆起、躁动不安、频繁呕吐、四肢肌张力增高。警惕脑疝、呼吸衰竭等危象出现,做好各种急救物品准备。

(五) 保护皮肤及肢体

卧床期间协助患儿做好生活护理,定时洗漱、进食,及时清理大小便。协助患儿采取舒适的体位,并定时翻身,保护皮肤完整性。保持肢体功能位。病情许可时应尽早协助患儿进行肢体功能锻炼,注意循序渐进。

(六) 健康教育

讲解病情、治疗护理和疾病预后相关知识。积极防治上呼吸道、消化道等感染性疾病和传染病。恢复期及有神经系统后遗症患儿,指导家长制订并实施患儿康复方案。

第四节　癫痫患儿的护理

---　学 习 目 标　---

- **知识目标：**
  1. 掌握癫痫的定义、临床表现、常见护理问题及护理措施。
  2. 熟悉癫痫的病因及治疗要点。
  3. 了解癫痫的分类、辅助检查。
- **能力目标：**

  能准确评估癫痫患儿病情，并能用所学知识为患儿实施整体护理。
- **素质目标：**

  培养护生尊重儿童、关爱儿童的职业精神。

癫痫是儿童神经系统常见慢性疾病之一，我国 0~14 岁儿童癫痫的发病率为 151/10 万，患病率约为 3.45‰，其中 5 岁以内起病占 50% 左右。随着临床与脑电图、病因学诊断水平的不断提高以及抗癫痫药物、癫痫外科治疗等治疗技术的不断发展，儿童癫痫的诊断和治疗水平不断提高，约 70% 的患儿可获完全控制，能正常生活和学习，但也有部分患儿因长期、频繁或严重的发作导致进一步脑损伤，甚至出现持久性神经精神障碍。

【概念】

癫痫（epilepsy）是以反复癫痫发作为特征的慢性神经系统疾病或综合征，可由遗传、代谢、结构、免疫等不同病因所导致，同时对躯体、认知、精神心理和社会功能等多方面产生不良影响。癫痫发作（epileptic seizure）是指大脑神经元过度异常放电引起的突然的、短暂的症状或体征。癫痫发作不能等同于癫痫，后者是一种症状，可见于癫痫病人，也可以见于非癫痫的急性脑功能障碍，例如病毒性脑炎、各种脑病的急性期等；而前者是一种以反复癫痫发作为主要表现的慢性脑功能障碍性疾病。

【病因及发病机制】

（一）病因

癫痫的病因复杂多样，包括遗传因素、脑部疾病、全身或系统性疾病等。

1. 遗传性　指癫痫是遗传缺陷的直接结果，癫痫是核心症状，有分子遗传研究或家系研究的证据，不排除环境因素的影响。

2. 结构性 / 代谢性 / 免疫 / 感染　有明确的结构或代谢性疾病导致癫痫，结构损害可以是获得性疾病如感染、肿瘤等，也可以是遗传性病因如结节性硬化症、皮层发育不良等。

3. 病因不明　有可能是遗传缺陷导致，也可能是由某一种未被认识的疾病导致。

（二）发病机制

癫痫的发病机制非常复杂。中枢神经系统兴奋与抑制间的不平衡导致癫痫发作，其主要与离子通道神经递质及神经胶质细胞的改变有关。大量研究证明，癫痫和遗传因素相关，遗传可以影响细胞膜离子通道功能，降低惊厥阈值，引起神经元放电。此外，脑的结构异常或代谢异常等也是儿童时期常见的病因，脑的结构异常或代谢异常可产生致痫灶或降低惊厥阈值。

【分类】

2017 年，国际抗癫痫联盟（International League Against Epilepsy，ILAE）根据癫痫病学临床及基础

Note：

研究的进展,对癫痫的国际分类和术语进行修订、更新。癫痫的新分类体系,包括病因分类及癫痫发作、癫痫类型分类,对确定癫痫病因、选择治疗策略及评估患儿病情与预后均有重要价值。

1. 癫痫发作的分类 根据发作起始的临床表现和脑电图特征进行分类,主要分为局灶性发作、全面性发作和起始不明的发作。

2. 癫痫及癫痫综合征的分类 癫痫目前分局灶性、全面性、兼有全面性及局灶性以及不能确定分类性癫痫四种类型。癫痫综合征指由一组具有相近的特定临床表现和电生理改变的癫痫,可以作为一种癫痫类型进行诊断。临床常结合发病年龄、发作特点、病因学、伴随症状、家族史、脑电图及影像学特征等所有相关资料综合作出某种癫痫综合征的诊断。明确癫痫综合征对于选择治疗方式、选择抗癫痫药物、判断预后等方面都具有重要指导意义。需注意的是,并不是所有癫痫都可以诊断为癫痫综合征。

【临床表现】

1. 癫痫发作 癫痫发作的临床表现取决于同步化放电的癫痫灶神经元所在脑部位和痫样放电的扩散途径。

(1) 局灶性发作:指起源于固定的单侧半球(比如起源于左侧半球)的致痫网络,可以起始后扩散或者不扩散至双侧脑网络。根据发作期间意识是否清楚分为意识清楚和意识受损的局灶性发作;也根据起始症状分为运动起源发作和非运动起源发作。

(2) 全面性发作:指起源于包括双侧半球的致痫网络的某一点(而不是仅限于某一固定侧网络),并迅速扩散至双侧网络,伴有意识障碍。此发作类型包含两个亚型:运动型全面性发作(包括强直-阵挛、强直、阵挛、肌阵挛、肌阵挛-强直-阵挛、肌阵挛-失张力、失张力、癫痫性痉挛)和非运动型全面性发作(失神、不典型失神、失神伴肌阵挛及失神伴眼睑肌阵挛)。常见全面性发作分述如下:

1) 强直-阵挛发作:开始为全身骨骼肌伸肌或屈肌强直性收缩伴意识丧失、呼吸暂停,发绀;继之全身反复、短促的猛烈屈曲性抽动;发作后昏睡,逐渐醒来的过程中可有自动症、头痛、疲乏等。

2) 强直发作:发作时全身肌肉强烈收缩伴意识丧失,使患儿固定于某种姿势,如头眼偏斜、双上肢屈曲或伸直、呼吸暂停、角弓反张等,持续 5~20s 或更长。

3) 阵挛发作:仅有肢体、躯干或面部肌肉节律性抽动而无强直成分。

4) 肌阵挛发作:为突发的全身或部分骨骼肌触电样短暂收缩,常表现为突然点头、前倾或后仰,或上肢快速抬起,重者致跌倒。

5) 失张力发作:全身或躯体某部分的肌肉张力突然短暂性丧失而引起姿势的改变,表现为头下垂、肩或肢体突然下垂、屈膝或跌倒。

6) 失神发作:典型失神发作时突然停止正在进行的活动,意识丧失但不摔倒,两眼凝视,持续数秒钟后意识恢复,发作后不能回忆,过度换气可诱发发作。

2. 常见儿童癫痫综合征 由一组临床和脑电图特征所组成的特定的癫痫现象,每一种癫痫综合征具有特定的起病年龄、发作类型、脑电图特点、病因及预后。许多癫痫综合征与年龄相关,多在小儿期起病。以下列举两种常见的癫痫综合征。

(1) 伴中央颞区棘波的儿童良性癫痫:儿童最常见的一种癫痫综合征,占儿童时期癫痫的15%~20%。8~9 岁为发病高峰,男童略多于女童。多在入睡后不久及睡醒前呈局灶性发作,大多起始于口面部,如唾液增多、喉头发声、口角抽动、意识清楚,但不能主动发声等,部分患儿很快继发全面性强直-阵挛发作而意识丧失。精神运动发育正常,体格检查无异常。发作间期在中央区和颞区可见棘波或棘-慢复合波,一侧、两侧或交替出现,睡眠期异常波增多。本病预后良好,药物易于控制,生长发育不受影响,大多在 12~16 岁前停止发作。此综合征临床上也存在变异型,表现较复杂,部分患儿可遗留认知功能障碍。

(2) 婴儿痉挛:多在 1 岁内起病,主要临床特征为频繁的痉挛发作;EEG 特异性高峰失律;精神运

Note:

动发育迟滞或倒退。痉挛多成串发作,每串连续数次或数十次,可伴有婴儿哭叫,多在思睡和苏醒期出现。该病常见病因包括遗传代谢病(如苯丙酮尿症)、脑发育异常、围生期脑损伤等。该病多数预后不良,多转变为难治性癫痫,80%~90% 的患儿遗留智力和运动发育落后。

3. 癫痫持续状态(status epilepticus,SE)　儿童内科中的急危重症,传统 SE 定义为癫痫发作 30min 以上,或反复发作期间意识不能完全恢复达 30min 以上。中国抗癫痫协会发布的《临床诊疗指南·癫痫病分册》(2015 修订版)从临床实际操作的角度对 SE 定义进行了更新,全面性惊厥发作超过 5min,或者非惊厥性发作或部分性发作持续超过 15min,或者 5~30min 内两次发作间歇期意识未完全恢复者,即可考虑早期 SE,尽早给予处理。

【辅助检查】

1. 脑电图检查　是癫痫的最重要检查,对于癫痫的诊断及发作类型、综合征分型至关重要。根据患儿的发作特点选择清醒和 / 或睡眠记录和必要的诱发试验。

2. 影像学检查　对于确定癫痫病因有很大帮助。头颅 CT、MRI 可发现颅内钙化、占位、变性、畸形、寄生虫及神经元移行障碍等导致癫痫的病因。PT 和 SPECT 能反映脑内的血流及代谢改变,可发现某些 CT 和 MRI 未能显示的功能性癫痫灶,对癫痫的外科术前定位有较大价值。

3. 其他实验室检查　根据病情特点可选择性检查尿氨基酸过筛、血钙、血糖、电解质、尿素氮、氨基酸、有机酸或其他生化物质,协助查找癫痫病因。疑有中枢神经系统感染时可行腰穿查脑脊液。服用抗癫痫药物后不能控制发作者应定期检测药物血浓度。智力发育评估对癫痫综合征的诊断也是不可缺少的。

【治疗要点】

1. 病因治疗　若有明确病因,应积极针对病因治疗,如感染、脑瘤、某些可治疗的代谢病。

2. 抗癫痫药物(antiepileptic drugs,AEDs)治疗　合理使用抗癫痫药物治疗是当前治疗癫痫的最主要手段。遵循癫痫药物治疗的基本原则:①及时开始治疗:一般情况下,凡癫痫诊断明确、发作 2 次及以上患儿,即应开始规律地 AEDs 治疗;②科学合理选药:应尽可能依据癫痫综合征类型和癫痫发作类型选择 AEDs,英国国家临床优化治疗研究院(National Institute for Health and Clinical Excellence,NICE)2012 年指南推荐新诊断癫痫患儿初始药物的选择(表 12-3);③首选单药治疗:小剂量开始,逐渐加至目标剂量,取得满意疗效后长期维持服药。首次单药治疗无效,应改换另一单药治疗;④合理联合用药:当两个单药先后治疗均未奏效,原则上应考虑联合用药。一般以 2~3 种为宜,尽可能选择作用机制不同的药物联用(如丙戊酸和拉莫三嗪);⑤随访药物疗效和不良反应,尤其是用药早期(前 3 个月)或调整用药方案时,必要时行血药浓度监测;⑥充分了解所选 AEDs 的药代动力学及药效学特点,以利于判断其治疗效果及调整方案的时机。同时应熟知药物的常见不良反应,尤其是严重不良反应。联合用药时应注意药物间的相互作用;⑦足够疗程:原则上应待发作完全而持续控制至少 2~3 年方可考虑逐渐减量停药,但不同患儿用药疗程存在显著个体差异性,少数甚至需要终身服药。

表 12-3　新诊断癫痫患儿初始药物的选择(NICE,2022)

发作类型	一线药物	可选药物
部分性发作	左乙拉西坦 / 拉莫三嗪	卡马西平 / 奥卡西平 / 唑尼沙胺
全面强直阵挛发作	丙戊酸 [a]	拉莫三嗪 [b] / 左乙拉西坦等
失神发作	乙琥胺	丙戊酸

注:[a] 应考虑丙戊酸存在胎儿致畸和神经发育迟滞的风险,如不适用可选拉莫三嗪;[b] 在伴有肌阵挛发作或少年肌阵挛癫痫患儿,应注意拉莫三嗪是否加重其肌阵挛发作。

3. 手术治疗 适用于有明确致病灶的局灶性癫痫,常用手术方法如颞叶病灶切除术、病变半球切除术等。

4. 生酮饮食 目前治疗儿童难治性癫痫的重要方法之一,是一种模拟禁食状态下代谢过程的高脂肪、低碳水化合物的饮食方案。

知识链接

生酮饮食

生酮饮食是一种高脂肪、低碳水化合物、适量蛋白质的饮食。经典 KD 从 1921 年开始应用,经过近百年的实践,证实其对于药物难治性癫痫是一种有效的治疗方法。目前 KD 主要包括 4 种类型:经典 KD(长链甘油三酯为主,生酮比值通常为 4∶1)、中链甘油三酯(medium-chain triglyceride,MCT)饮食、改良的阿特金斯饮食(modified Atkins diet,MAD,不限制蛋白质摄入及热量、液量,无严格的生酮比例要求,仅需要限制全天碳水化合物量 10~15g)、低升糖指数治疗(low glycemic index treatment,LGIT,摄入的碳水化合物全天总量可以达到 40~60g,但要求尽可能为升糖指数 <50 的碳水化合物)。经典 KD 及 MCT 均要求准确地称量食物,相对更加费时和不方便,但研究较充分、疗效肯定;MAD 和 LGIT 不要求准确称量所有食物,相对更加简便和易于执行,但相关研究较经典 KD 少。开始选择哪种 KD 治疗,需要结合患者病情、耐受性及患者家庭情况在医师和营养师指导下个体化进行。

5. 癫痫持续状态的治疗 患儿持续发作 5min 以上,遵医嘱给予地西泮静脉注射 0.3~0.5mg/kg,儿童最大剂量不超过 10mg;在无法立刻建立静脉通道时给予咪达唑仑肌内注射 0.2~0.3mg/kg,最大量 10mg/ 次;或 10% 水合氯醛 0.5ml/kg(50mg/kg),稀释至 3% 灌肠。

【常见护理诊断 / 问题】

1. 有受伤的危险 与癫痫突然发作有关。

2. 有窒息的危险 与癫痫发作引起喉痉挛、呼吸道分泌物增多有关。

3. 知识缺乏:患儿家长缺乏癫痫发作急救知识及抗癫痫药物知识。

【护理措施】

(一)密切观察病情变化

1. 观察癫痫发作时意识状态,瞳孔大小、对光反射,发作形式、伴随症状、持续时间,发作后患者意识状态、肢体活动等。对于发作意识丧失的患儿,给予专人看护,并创造安全的生活环境,并根据情况备用急救物品。

2. 观察患儿面色、呼吸、脉搏,有无缺氧等,根据缺氧情况给予吸氧。

3. 观察经抗癫痫治疗后,结合患儿的癫痫发作控制情况、智力和运动发育等转归状况,给予生活照顾。

(二)安全防护,避免受伤

患儿癫痫发作时,移开患儿周围可能导致受伤的物品,创造安全环境。拉上床档,专人看护,防坠床、外伤。癫痫发作时保护肢体,防止发作碰撞造成皮肤破损、骨折或脱臼,勿强行按压肢体,以免引起骨折。意识恢复后仍要加强保护措施,以防因身体衰弱或精神恍惚发生意外事故。平时安排好患儿日常生活,适当活动与休息,避免情绪紧张、受凉或中暑、感染等。避免各种危险活动,注意安全,避免单独攀登、游泳等。

(三)保持呼吸道通畅,预防窒息的发生

癫痫发作时应立即使患儿平卧,头偏向一侧,解开衣领,清理口鼻分泌物,必要时吸痰,保持呼吸道通畅,防止误吸及窒息;牙关紧闭时不应强行撬开;观察患儿有无发绀,根据缺氧情况给予低流量吸氧。

(四)健康教育

1. 正确认识癫痫疾病,积极治疗、预防颅内感染等癫痫有关的原发疾病,避免各种癫痫发作的诱因。

2. 指导家长合理安排患儿的生活,作息规律,保证充足睡眠,避免熬夜、玩刺激性游戏等;避免情绪激动、受寒、感染等诱发因素;饮食规律,营养合理,避免过饥过饱,避免服用含有兴奋成分的饮料,如咖啡、茶等;适当运动,禁止单独进行游泳或登高等运动。

3. 指导用药,严格遵医嘱用药,服药时间相对固定,剂量准确,严禁擅自减药、停药,观察抗癫痫药物的不良反应,定期监测血常规、肝肾功能等。

4. 教会家长癫痫发作时的紧急处理,癫痫发作时立即将患儿平卧,解开衣领,头偏向一侧,清理口鼻分泌物,保持呼吸道通畅,必要时吸痰、给氧,同时观察患儿神志、瞳孔、呼吸、脉搏及面色变化,记录患儿发作的时间、形式、持续时间,如癫痫发作 5min 不缓解,应立即建立静脉通路,遵医嘱给予止惊药物。

5. 关爱患儿,克服自卑、孤独、退缩等心理行为障碍,树立战胜疾病的信心,提高患儿生活质量。

第五节　脑性瘫痪患儿的护理

—————— 学 习 目 标 ——————

● 知识目标:

1. 掌握脑性瘫痪的临床表现、常见护理问题及护理措施。

2. 熟悉脑性瘫痪的定义、病因及治疗要点。

3. 了解脑性瘫痪的辅助检查。

● 能力目标:

能准确评估脑性瘫痪患儿病情,并能用所学知识为患儿实施整体护理。

● 素质目标:

培养护生尊重儿童、关爱儿童的职业精神。

脑性瘫痪是小儿时期常见的中枢神经障碍综合征,我国发病率约 2‰,男孩多于女孩。

【概念】

脑性瘫痪(cerebral palsy),又称脑瘫,是一组持续存在的中枢性运动和姿势发育障碍、活动受限症候群,这种症候群是由于发育中的胎儿或婴幼儿脑部非进行性损伤所致。脑性瘫痪的运动障碍常伴有感觉、知觉、认知、交流和行为障碍,以及癫痫和继发性肌肉、骨骼问题。

【病因】

引起脑性瘫痪的危险因素很多,可发生在出生前、出生时及出生后。

1. **出生前**　母亲妊娠期各种异常情况均为脑瘫的危险因素,如母体感染,尤其是风疹病毒感染;母体不当用药、接触放射线、缺氧和毒血症;母亲罹患营养不良和糖尿病等疾病。多胎妊娠、胎儿脑发育畸形是引起脑瘫的重要原因。

2. **出生时**　主要有缺氧窒息及机械损伤(由于头盆不称、急产、不恰当助产所致)因素。早产、低出生体重、颅内出血亦是重要因素。

3. 出生后 胆红素脑病、低血糖、颅内感染、头部创伤等。

【临床表现】

脑性瘫痪临床表现多种多样，由于类型、受损部位不同而表现各异，即使同一患儿，不同年龄阶段表现也不尽相同。

1. 共性表现 虽然临床表现复杂，但一般脑瘫患儿具有以下4种表现。

（1）运动发育落后、主动运动减少：患儿无法达到相同年龄正常儿童应有的发育进程，大动作和精细动作发育均落后。

（2）肌张力异常：肌张力异常增高者见于痉挛性脑瘫患儿；肌张力低下型脑瘫患儿可出现瘫痪肢体松软，但腱反射存在；变异性肌张力不全见于手足徐动型脑瘫患儿。

（3）姿势异常：可出现多种异常姿势，并影响正常运动功能。如生后4周俯卧位时两腿屈曲，臀抬高；4个月时拉起头后仰，手握拳，平卧双腿不易分开等。

（4）反射异常：多种原始反射延迟消失、保护性反射减弱或延缓出现。

2. 临床分型 中国脑性瘫痪康复指南（2015）将我国脑性瘫痪临床分型分为：

（1）按运动障碍性质分类：

1）痉挛型（spasticity）：占全部脑瘫患儿的60%~70%。病变在锥体束系统。表现为肌张力增高，肢体活动受限，腱反射亢进或活跃，踝阵挛阳性，2岁后Babinski征仍阳性。上肢出现屈肌张力增高，肩关节内收，肘关节、腕关节屈曲，手指屈曲紧握拳，拇指内收扣于掌心。下肢内收交叉呈剪刀腿，足跟悬空，足尖着地（图12-3）。

2）不随意运动型（dyskinetic）：以锥体外系受损为主，主要表现为舞蹈样动作、手足徐动（图12-4）和肌张力障碍、震颤等。该型最明显特征是非对称性姿势，头部和四肢出现不随意运动，即进行某种动作时常夹杂许多多余动作，四肢、头部不停地晃动，难以自我控制。该型肌张力可高可低，可随年龄改变。腱反射正常、锥体外系征TLR（+）、ATNR（+）。静止时肌张力低下，随意运动时增强，对刺激敏感，表情奇特，挤眉弄眼，颈部不稳定，构音与发音障碍，流涎、摄食困难，婴儿期多表现为肌张低下。

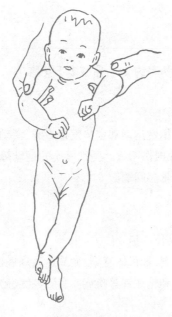

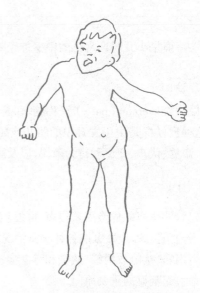

图 12-3　痉挛型脑瘫患儿直立姿势　　　　　　图 12-4　手足徐动脑瘫患儿直立姿势

3）共济失调型（ataxia）：呈小脑受损症状，患儿常常步态蹒跚，稳定性和协调性差；患儿做快速、重复运动能力受损；上肢意向性震颤，肌张力低下。

4）混合型（mixed type）：存在上述两种或以上的类型。痉挛型与不随意运动型常同时存在。

（2）按瘫痪受累部位分类（常用于痉挛型）：

1）四肢瘫：累及四肢和躯干，上、下肢病变程度类似（图 12-5a）。

2）截瘫：双下肢瘫痪，躯干和上肢正常（图 12-5b）。

3）偏瘫：累及一侧肢体及躯干（图 12-5c）。

4）三肢瘫：累及三个肢体，此型不常见（图 12-5d）。

5）单瘫：累及单个肢体，此型不常见（图 12-5e）。

6）双瘫：累及四肢，下肢程度重，上肢及躯干轻（图 12-5f）。

7）双重性偏瘫：累及四肢，上肢程度重、下肢轻；或左右两侧表现程度不一致（图 12-5g）。

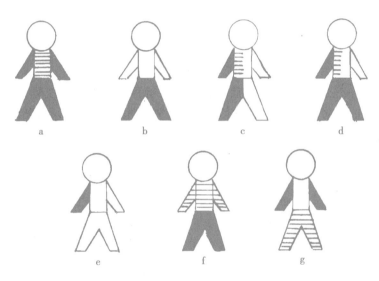

图 12-5 脑瘫肢体受累示意图

3. **伴随症状及疾病** 约 50% 的患儿合并智力低下，约 50% 痉挛型脑瘫偏瘫型合并癫痫。脑瘫患儿常合并斜视、屈光不正或偏盲等视觉障碍，听觉障碍、行为障碍和语言障碍。

【辅助检查】

1. **头颅影像学检查（CT、MRI、B 超）** 脑瘫诊断的有力证据，1/2~2/3 有头颅 CT 或 MRI 异常，如脑室周围白质软化。

2. **脑电图** 合并癫痫发作时进行，背景波可以帮助判断脑发育情况，可表现为异常背景活动，也可正常。

3. **脑干视觉、听觉诱发电位** 怀疑听觉、视觉损害时进行检查。

4. **智力及语言等相关检查**

5. **遗传代谢病的检查** 如有不能确定某一特定的脑结构异常或面容异常时建议进行检查。

【治疗要点】

1. **早发现、早干预** 根据小儿运动发育规律循序渐进促进正常运动发育，抑制异常运动和姿势；利用各种有益手段对患儿进行全面综合治疗；采用家庭训练和医生指导相结合方式。

2. **主要治疗措施** 功能训练，包括体能运动训练、技能训练、语言训练；矫形器使用；手术治疗；其他，如水疗、中药熏蒸、针灸按摩、高压氧等。

知识链接

康复训练与游戏相结合

脑瘫儿童同样具有儿童的天性,需要趣味、游戏、轻松愉快的氛围,需要引导、诱发,不断感知、感受、反复学习和实践,从而建立正常模式,促进身心发育。患儿按照自己的节奏和喜好自由地动手动脑、玩耍表达,在游戏中释放压力,促进情绪和脑的发展。游戏是患儿学习的最好途径,在康复训练中贯穿游戏,使治疗活动更有趣味,增加脑瘫儿童康复训练的兴趣和主动性。有关儿童情绪发展的研究发现,游戏可促进情绪的发展。脑科学研究者提出,儿童游戏的早期经验使脑成形并使其具有独特的神经结构,对儿童的智力水平起重要作用。游戏介于训练与真实生活之间,有利于脑瘫儿童把所学的技能转移应用到实际生活中去推荐提倡康复训练与游戏相结合。

【护理评估】

1. **健康史** 评估孕母妊娠史,患儿出生史、既往病史、预防接种史、遗传病史;评估患儿年龄、生长发育史。

2. **身体状况** 评估患儿运动发育落后、肌张力异常等程度;评估患儿姿势、反射等异常情况;评估患儿是否存在视觉、听觉、语言等异常;评估头颅影像学、脑电图、遗传代谢筛查等辅助检查结果。

3. **心理 - 社会状况** 评估患儿家长对疾病知识尤其是康复知识了解程度;评估家长心理情绪状况;评估患儿家庭环境、家庭经济、社会支持及社区医疗资源情况。

【常见护理诊断 / 问题】

1. **有发育迟缓的危险** 与脑损伤有关。
2. **营养失调:低于机体需要量** 与脑性瘫痪造成的进食困难有关。
3. **有失用综合征的危险** 与肢体长期瘫痪,活动受限有关。
4. **有皮肤完整性受损的危险** 与躯体不能活动有关。

【预期目标】

1. 患儿生长发育水平能达到 / 接近相同年龄正常儿童应有的发育水平。
2. 患儿维持均衡的营养状态。
3. 患儿肢体功能水平接近或恢复正常。
4. 患儿皮肤保持完整状态。

【护理措施】

(一)促进功能发展

功能训练要循序渐进,从简单到复杂,从被动到主动。同时可配合针刺、理疗、中药熏蒸等中医康复疗法,以及功能性电刺激、生物反馈疗法、经颅磁刺激技术等物理因子治疗和必要的矫形器等。

1. **日常生活活动能力训练** 根据脑瘫患儿的年龄、病情程度、脑瘫类型、上肢功能、认知功能、学习功能等,由易到难,循序渐进地进行。训练进食动作、更衣动作、洗漱动作、排泄动作、洗浴动作、书写动作等。以进食训练为例:训练饮食动作时选择勺表面浅平,有把手,勺柄长的餐具,鼓励患儿自主进食;确保正确的进食姿势,即患儿脊柱伸直,头肩稍前倾,下颌内收贴近胸部;选择高度合适的桌椅,患儿双足能够着地;尽量抑制异常姿势;进行口唇闭合训练和舌头运动,提高下颌随意运动,减少流涎的发生,逐渐形成自我控制。

2. **认知功能发育训练** 包括注意力、记忆力、计算能力、综合能力、推理能力、抄写技能、社会技

Note:

能、交流技巧的活动训练。通过促进认知功能作业活动可以集中精神,提高患儿注意力,增强记忆。趣味训练用具的使用可以增强患儿训练兴趣,保持最佳注意力,充分调动其训练活动的主动性和积极性,使患儿在愉悦的氛围中完成训练计划。言语认知训练是影响脑瘫儿童康复的重要因素,对肢体运动康复有促进作用,有利于提高患儿上肢的综合性运动功能,减少并发症的发生。

3. 运动功能训练　针对运动障碍和异常姿势进行的物理康复训练,常用 Bobath 法(主要采用抑制异常姿势、促进正常姿势的方法治疗脑瘫)、Vojta 法(通过诱发反射性移动运动,促进正常反射通路与运动模式,抑制异常反射通路与运动模式进行治疗)等神经发育疗法。

(二)维持营养均衡

选择高能量、高蛋白质、高维生素、清淡易消化饮食,少食多餐,注意避免呕吐及误吸。根据患儿进食障碍程度和年龄选择进食方式和饮食种类。鼓励并协助患儿自主进食。

(三)保持皮肤完整性

长期卧床患儿有发生压疮的危险,因此,需要评估皮肤受压程度,照顾者帮助患儿勤翻身,及时清理大小便,保持床单平整、干净。患侧肢体加以保护以防不自主运动时损伤。若出现压疮,则按压疮的要求护理。

(四)心理护理

安慰、鼓励家长,提供力所能及的帮助,使其树立耐心和信心。发挥社会、家庭、学校全方位的力量,关爱脑瘫患儿。鼓励并帮助患儿参与集体活动,克服自卑、孤独心理。

(五)健康教育

1. 预防保健　做好产前、产时、产后保健。在妊娠早期,预防各种感染性疾病及不良理化因素刺激;避免早产、难产、产伤及窒息;加强新生儿护理,防止新生儿期各种疾病。

2. 指导家长正确护理患儿和康复训练方法,持之以恒,提高患儿运动能力、认知能力和生活自理能力。

3. 心理健康指导　家庭需细心呵护脑瘫患儿,耐心指导,多鼓励,注意发掘患儿自身潜力,切不可歧视或过度溺爱,否则易造成性格缺陷。

【护理评价】

1. 经过康复和护理,患儿生长发育正常,运动发育有改善。
2. 患儿住院期间营养状况良好。
3. 患儿瘫痪肢体功能恢复接近正常,肌肉未见萎缩。
4. 住院期间,患儿皮肤清洁,完整性良好。

第六节　自身免疫性脑炎患儿的护理

— 学 习 目 标 —

知识目标:

1. 掌握自身免疫性脑炎的定义,抗 NMDA 受体脑炎的临床表现、常见护理问题及护理措施。
2. 熟悉抗 NMDA 受体脑炎的病因及治疗要点。
3. 了解抗 NMDA 受体脑炎的病因及发病机制、辅助检查。

能力目标:

能准确评估自身免疫性脑炎患儿病情,并能应用所学知识为患儿提供整体护理。

素质目标:

培养护生尊重儿童、关爱儿童的职业精神。

自身免疫性脑炎系自身免疫性反应所致的中枢神经系统炎症性疾病,儿童、青少年、成人均可发生,抗 NMDAR 脑炎主要见于青年与儿童。本节重点介绍抗 NMDA 受体脑炎。

【概述】

自身免疫性脑炎(autoimmune encephalitis,AE)主要临床特点包括急性或亚急性发作的癫痫、认知障碍及精神行为异常等。神经病理学主要表现为以淋巴细胞为主的炎症细胞浸润脑实质,并在血管周围形成套袖样结构,类似病毒性脑炎改变,但脑组织检测不到病毒抗原、核酸及包涵体,血和 / 或脑脊液可以检测到相关特异性抗体。免疫调节治疗或切除肿瘤有一定疗效。

抗 N- 甲基 -D- 天冬氨酸受体(N-methyl-D-aspartate receptor,NMDAR)脑炎是细胞表面抗原抗体相关脑炎,是儿童期最常见的自身免疫性脑炎。

【病因和发病机制】

抗 NMDA 受体脑炎发病机制尚未完全阐明,既往研究显示肿瘤抗原与神经系统细胞表达抗原有相似性,攻击肿瘤抗原的抗体可以导致中枢神经系统(CNS)炎症反应而致病。非肿瘤患儿因多数有前驱感染症状,病原体可能参与了免疫激活或作为非特异性感染通过改变血脑屏障通透性而使免疫反应物质进入脑组织中致病。

【临床表现】

儿童抗 NMDA 受体脑炎常见于学龄期,男女均可发病。

1. 多数患者病前有发热、头痛及非特异性类病毒感染样症状。文献报道约 77% 患儿以精神症状为首发症状,包括焦虑、易激惹、怪异行为、妄想或偏执、幻视或幻听等。

2. 病情进展逐渐出现意识水平降低、运动障碍、惊厥、自主神经功能紊乱及中枢性通气不足等表现。

(1) 抽搐发作:可出现在病程的任何时期,表现为强直 - 阵挛发作、部分运动性发作或复杂部分性发作,严重者可出现惊厥持续状态。

(2) 运动障碍:尤其以口 - 舌 - 面肌的不自主运动表现最为突出。其他运动障碍症状还可有肢体及躯干肌肉舞蹈样运动、手足不自主运动、肌强直、角弓反张、动眼危象等同时或交替出现。

(3) 自主神经功能障碍:主要表现为唾液分泌亢进、高热、心动过速或过缓、高血压、低血压等。值得注意的是,部分患儿还可出现不能用中枢神经系统疾病或心脏疾病解释的心搏骤停;部分患儿可表现为呼吸衰竭,需要呼吸机辅助通气,但却不能用肺感染解释其病因。

3. 患者常出现睡眠障碍(如失眠)、语言障碍(如喃喃自语、模仿言语或缄默)及进食困难等。

【辅助检查】

本病特异性检查为血清和脑脊液抗 NMDA 受体抗体检测;头部 MRI 多无特异性,部分患儿可出现大脑皮质、脑膜或基底节轻度或暂时性强化;脑电图可见广泛或局灶性 δ 波,也可能监测到癫痫波。

【治疗要点】

AE 的治疗包括免疫治疗、对癫痫发作和精神症状的症状治疗、支持治疗、康复治疗。合并肿瘤者进行切除肿瘤等抗肿瘤治疗。

1. 免疫治疗 分为一线免疫治疗、二线免疫治疗和长程免疫治疗。一线免疫治疗包括糖皮质激素、静脉注射免疫球蛋白和血浆交换。二线免疫药物包括利妥昔单抗与静脉用环磷酰胺,主要用于一线免疫治疗效果不佳的患者。长程免疫治疗药物包括吗替麦考酚酯与硫唑嘌呤等,主要用于复发病例,也可以用于一线免疫治疗效果不佳的患者和肿瘤阴性的抗 NMDAR 脑炎患者。

Note:

2. 肿瘤的治疗　如果合并恶性肿瘤,应由相关专科进行手术、化疗与放疗等综合抗肿瘤治疗;在抗肿瘤治疗期间一般需要维持对 AE 的免疫治疗,以一线免疫治疗为主。

3. 癫痫症状的控制　AE 的癫痫发作一般对于抗癫痫药物反应较差。可选用广谱抗癫痫药物,如苯二氮䓬类、丙戊酸钠、左乙拉西坦、拉莫三嗪和托吡酯等。恢复期 AE 患者一般不需要长期维持抗癫痫药物治疗。

4. 精神症状的控制　可以选用奥氮平、氯硝西泮、丙戊酸钠、氟哌啶醇和喹硫平等药物。需要注意药物对意识水平的影响和锥体外系的不良反应等;免疫治疗起效后应及时减停抗精神病药物。

【常见护理诊断/问题】

1. **有窒息的危险**　与惊厥发作引起喉痉挛、呼吸道分泌物增多有关。
2. **有受伤的危险**　与惊厥发作和意识障碍有关。
3. **营养失调:低于机体需要量**　与摄入不足、机体消耗增多有关。
4. **焦虑/恐惧**　与疾病恢复慢、病程长有关。
5. **知识缺乏**:缺乏疾病有关护理和康复知识。

【护理措施】

(一) 密切观察病情变化

监测生命体征,密切观察患儿意识状态、面色、神志、瞳孔、前囟等变化。及时发现惊厥发作先兆如意识障碍、囟门隆起、躁动不安、频繁呕吐、四肢肌张力增高。警惕脑疝、呼吸衰竭等危象出现,做好各种急救物品准备。

(二) 安全防护,避免受伤

专人陪护患儿,保持患儿安静。患儿呕吐时防止误吸及窒息。惊厥发作时需去枕平卧,头偏向一侧,保持呼吸道通畅,防止舌咬伤,适当约束防止躁动受伤或坠床。协助做好生活护理,患儿取舒适体位,定时翻身,维持皮肤完整。

(三) 维持营养均衡

根据患儿年龄、体重及营养状况供给机体所需营养物质。选择高能量、高蛋白质、高维生素、易消化的清淡流质或半流质饮食。根据病情选择恰当的给予方式,如清醒患儿可采用经口进食,意识障碍患儿采用鼻饲或静脉营养。呕吐频繁者需耐心喂养,少食多餐,必要时采取静脉营养。

(四) 减轻焦虑/恐惧

根据患儿年龄和心理发育特点,采取患儿能理解的方式表达安慰、关心和爱护。采用家长能接受和理解的方式介绍病情、治疗和护理,使其主动配合治疗,指导家长适当疏导情绪,减轻负性情绪。

(五) 健康教育

宣传抗 NMDA 受体脑炎疾病知识;针对治疗方式给予相应的用药指导,如激素、抗癫痫药物、免疫抑制剂等,注意服药注意事项、药物不良反应等;对于机械辅助通气患儿,做好呼吸支持指导;对遗留神经系统后遗症患儿,指导家长制定并实施患儿康复方案。

(张大华)

思 考 题

1. 患儿,女,9 个月,因"发热 2d,呕吐伴抽搐 1 次入院"。患儿 2d 前开始发热,体温 38.5~40℃,持续不降,伴有流涕、咳嗽,烦躁不安。呕吐 2 次,为胃内容物,呈喷射状。入院当天突然抽搐,表现为意识丧失、双眼上翻、四肢强直,持续 3min。患病以来精神萎靡,大小便正常。初步诊断为化脓性脑膜炎。

Note:

体格检查：T 39.5℃，P 150 次/min，R 40 次/min。精神萎靡，嗜睡。前囟 1.0cm×1.0cm，隆起。双侧瞳孔等大等圆，对光反射迟钝。咽部红，颈抵抗，双肺呼吸音粗。四肢肌张力增高，腱反射活跃。Kerning 征（±），Brudzinski 征（±），巴氏征（±）。

辅助检查：脑脊液检查示：压力 230mmH$_2$O，外观混浊；白细胞数 1 620×10^6/L，多核 0.82，单核 0.18；蛋白 900mg/L，糖 2.24mmol/L，氯化物 100mmol/L。血常规示：WBC 16.0×10^9/L，N 0.75，E 0.28。

（1）该患儿存在的主要护理诊断/问题是什么？

（2）针对该患儿应采取哪些护理措施？

2. 患儿，男，23 月龄，以"双下肢痉挛性瘫痪 20 个月，抽搐 1 次来院就诊"。患儿生长发育落后，1 岁才会坐，22 个月扶物站。语言发育迟缓，至今仍不能有意识地语言表达。患儿出生胎龄 32^{+1} 周，G$_1$P$_1$，助产分娩，生后 1min Apgar 评分 4 分，经气管插管抢救好转后在新生儿病房住院 1 个月，诊断为新生儿窒息、缺氧缺血性脑病。母亲妊娠早期曾患上呼吸道感染，用青霉素等药物治疗后好转。

体格检查：T 37.5℃，P 95 次/min，R 25 次/min，BP 85/54mmHg。营养状况欠佳，表情呆板，颈软无力。脑神经检查不合作，眼球活动不灵活，表情呆滞。四肢肌张力增强，双膝反射、跟腱反射亢进，扶患儿站、行走时双下肢呈剪刀样步态。

辅助检查：脑电图（EEG）显示广泛中度异常，磁共振（MRI）显示两侧脑室扩大脑室旁白质软化，额颞叶蛛网膜下腔间隙增宽，大脑萎缩。

（1）该患儿存在的主要护理诊断/问题是什么？

（2）针对该患儿应采取哪些护理措施？

NURSING

第十三章

内分泌系统疾病患儿的护理

13章 数字内容

章 前 导 言

　　儿童内分泌系统是儿童体内重要的调节系统之一,它与神经系统、免疫系统相互调节并共同作用,维持人体生理功能的完整和稳定。人体内分泌器官主要包括垂体、甲状腺、甲状旁腺、肾上腺、胰腺、性腺(卵巢、睾丸)等。正常生理状态下,各种激素在下丘脑 - 垂体 - 靶腺轴的各种反馈机制及其相互作用而处于平衡状态。机体在某些因素的作用下会导致激素的合成、分泌、调节出现异常,从而导致内分泌疾病的发生。本章主要介绍的疾病有:生长激素缺乏症、先天性甲状腺功能减退症、性早熟、糖尿病。

第一节　儿童内分泌系统的特点

一、激素的概念及其分类

激素（hormone）是内分泌系统调节机体生理代谢的化学信使，在血液和细胞之间传递信息，是由一系列高度分化的内分泌细胞合成和分泌，参与细胞内外联系的内源性信号分子和调节分子。

垂体位于蝶鞍的垂体窝内，借垂体柄与下丘脑相连，是人体最主要的内分泌腺，可分泌多种激素并调控其他多种内分泌腺，在神经系统与内分泌腺的相互作用中起重要地位。垂体可分为腺垂体和神经垂体。腺垂体包括远侧部、结节部和中间部；神经垂体由神经部和漏斗部组成。远侧部和结节部又合称为垂体前叶，主要分泌生长激素（growth hormone，GH）、促甲状腺素（TSH）、促肾上腺皮质激素（ACTH）、促卵泡生成素（follicle stimulating hormone，FSH）、促黄体生成素（luteinizing hormone，LH）等；中间部和神经垂体合称为垂体后叶，主要储存和释放下丘脑分泌的抗利尿激素（ADH）和催产素（OXT）。

甲状腺位于颈部的气管前下方，分左右两叶、峡部，腺体后有甲状旁腺及喉返神经。在胚胎第4周时原始咽部底正中内胚层细胞增生，向颈前伸展与原始咽底壁相连形成甲状舌管。正常情况下，甲状舌管在胚胎2个月左右退化，少数人出生后仍可完全或部分残留，形成甲状腺囊肿或瘘管。甲状腺的主要功能是合成和分泌甲状腺素，调节机体基础代谢及生长发育，对婴儿期神经系统发育起着重要作用。

甲状旁腺共有4个，位于甲状腺两叶的上下极，自胚胎15周开始由第三、第四对咽囊背侧的上皮细胞发育形成。甲状旁腺主要分泌甲状旁腺激素。甲状旁腺分泌的甲状旁腺素和甲状腺滤泡旁细胞分泌的降钙素在钙磷平衡和骨骼代谢方面起重要作用。

肾上腺位于腹膜后脊柱两侧的肾脏上端，左侧呈半月形，右侧多呈三角形。肾上腺实质分皮质和髓质，皮质源于中胚层，髓质源于外胚层。肾上腺皮质激素分三类：束状带合成的糖皮质激素、球状带合成的盐皮质激素及束状带和网状带合成的性激素。肾上腺髓质中的嗜铬细胞主要合成和储存儿茶酚胺类的激素。

胰岛为胰腺的内分泌部，为许多大小不等、形状不定的细胞群，其周围有薄膜包裹，散在于胰腺实质内，主要由 α、β、δ 与 PP 四种类型的细胞构成。其中 α 细胞约占胰岛细胞总数的 20%，合成分泌胰高血糖素；β 细胞为胰岛的主要细胞，约占胰岛细胞总数的 75%，合成分泌胰岛素；δ 细胞约占胰岛细胞总数的 5%，合成分泌生长抑素，PP 细胞数量极少，可分泌胰多肽。在上述多种激素中，胰岛分泌入血的激素仅有胰岛素和胰高血糖素，两者在血糖的调节中起重要作用。

性腺在胚胎早期位于后腹壁的上部，自性腺至阴囊或大阴唇之间有一引带，随着胚胎逐渐长大，引带相对缩短,性腺下降。至胚胎 3 月龄时,女性卵巢停留于骨盆下方,而男性睾丸则继续下降,于胚胎 7~8 月龄时至阴囊。如睾丸在出生后 3~5 个月仍未下降至阴囊,则称隐睾症。睾丸的主要作用是产生精子、分泌雄激素。卵巢主要产生卵子、分泌雌激素和孕激素。

二、儿童内分泌系统及其功能

下丘脑作为神经内分泌系统的高级中枢,其分泌的激素作用于腺垂体调节相应的激素分泌,后者分泌的激素再作用于周围的靶器官,另一方面,靶器官分泌的激素反过来刺激腺垂体和下丘脑,并参与其激素的分泌活动。因此,下丘脑、垂体、靶器官三者连成具有重要调节功能的神经内分泌轴。人体最重要的内分泌轴主要有:下丘脑 - 垂体 - 生长轴、下丘脑 - 垂体 - 甲状腺轴、下丘脑 - 垂体 - 肾上腺轴、下丘脑 - 垂体 - 性腺轴。

下丘脑 - 垂体 - 生长轴主要包括下丘脑、垂体、肝脏和长骨。下丘脑分泌 GH 释放激素(GHRH)与生长抑素(SS),调节垂体 GH 的分泌,GH 作用于肝脏等组织刺激 IGF-1 的分泌,后者作用于长骨促进生长,该轴即为下丘脑 - 垂体 - 生长轴。GH 的分泌呈脉冲式,分泌频率夜间比白天多、青春期比成年期多,其分泌峰值一般在入睡后 45~90min 出现。此外,运动、应激状态、血糖等代谢物质也会对 GH 的分泌产生不同程度的影响。生长轴中的任何环节出现异常都会引起生长障碍。

下丘脑 - 垂体 - 甲状腺轴在维持机体正常甲状腺水平中有着重要作用。在下丘脑分泌的促甲状腺激素释放激素(TRH)的作用下垂体前叶分泌 TSH,TSH 与甲状腺滤泡上皮细胞表面的受体相结合,刺激甲状腺激素的合成与释放。

下丘脑 - 垂体 - 肾上腺轴包括了下丘脑、垂体、肾上腺三者复杂的反馈调节活动,在免疫、消化、情绪以及能量代谢等多种人体生理活动中起着重要作用。下丘脑促皮质激素释放激素(CRF)调控垂体 ACTH 的分泌,而后者则刺激肾上腺皮质激素的合成与分泌;而血中游离皮质醇可负反馈性调节 CRF 和 ACTH 的分泌,皮质醇浓度高时 CRF、ACTH 的分泌减少,皮质醇浓度低时两者的分泌增加。

在下丘脑 - 垂体 - 性腺轴中,下丘脑以脉冲式形式分泌促性腺激素释放激素(gonadotropin releasing hormone,GnRH)刺激腺垂体分泌促性腺激素(gonadotropin,Gn),即促黄体生成素(LH)和促卵泡生成素(FSH),促进卵巢和睾丸的发育,并分泌雌二醇和睾酮。在新生儿时期,由胎盘分泌的性激素水平急剧下降,使 GnRH 的抑制得到解除,继而 LH、FSH 短暂增高;此时部分女婴可出现乳房增大、阴道分泌物增多甚至阴道出血,这种现象叫作"微小青春期"。儿童期,由于受到中枢神经系统的控制以及对性激素的负反馈甚为敏感,GnRH 的分泌量甚少,血清 LH 及 FSH 均较低下,FSH 的水平稍高于 LH,女孩尤为明显。待至 10 岁左右进入青春期后,下丘脑对性激素负反馈作用的敏感度下降,GnRH 的分泌脉冲数和分泌峰值在睡眠时逐渐增加,LH 和 FSH 的分泌脉冲峰也随之增高,特别是 LH 分泌量的上升高于 FSH,这种现象逐渐扩展为全日持续性,使性腺和性器官得以进一步发育,青春期于是开始。

三、儿童内分泌系统疾病的特点与治疗

从胚胎形成直至青春期发育,整个机体处于不断生长、发育和成熟的阶段,内分泌系统本身也是不断发育和成熟的,而内分泌系统的功能与胎儿器官的形成、分化与成熟以及儿童青少年的生长发育、生理功能、免疫机制等密切相关。儿童内分泌的种类与成人不同,部分内分泌疾病的临床特征、发病机制、治疗手段也与成人有较大的区别,儿童内分泌疾病在不同年龄阶段各有特点。儿童常见的内分泌疾病有生长迟缓、性发育异常、甲状腺疾病、糖尿病、肾上腺疾病、尿崩症等。若儿童出生后就存在生化代谢紊乱和激素功能障碍,则有可能严重影响其体格和智能的发育,如未能得到及时诊治,易造成残疾甚至死亡。如先天性甲状腺功能减退症、先天性肾上腺皮质增生症(失盐型)等。许多环境因素也可造成内分泌疾病,如地方性甲状腺肿和甲状腺功能减退症,发达地区的儿童肥胖症等等。此外,遗传因素和环境因素也可引起内分泌的疾病,如糖尿病、多基因病等。

儿童内分泌疾病一旦确诊,常常需要长期或终身治疗,治疗剂量个体化,并需要根据生长发育情况及时调整治疗方案。在治疗过程中需及时密切随访,以保证正常生长发育。

近年来,随着激素测定技术的发展,放射免疫分析法(RIA)、放射受体分析法(RRA)、酶联免疫吸附法(ELISA)、荧光免疫法(FIA)和免疫化学发光法(ICL)等各种精确测定方法的广泛应用,以及具有一系列临床诊断价值的动物实验方法的建立完善,极大地提高了内分泌疾病的诊断手段。内分泌影像学和分子生物学技术的应用,促进了新的疾病的发现。通过基因分析手段对基因病的诊断起到了重要作用。随着更多医学新技术的发展,儿童内分泌疾病的诊治会更加规范,更加成熟。

第二节　生长激素缺乏症患儿的护理

学 习 目 标

知识目标:

1. 掌握生长激素缺乏症的概念和临床表现,护理诊断/问题及相应的护理措施。

2. 熟悉生长激素缺乏症的病因和治疗要点。

3. 了解生长激素缺乏症的诊断和辅助检查。

能力目标:

能准确评估生长激素缺乏症患儿的病情,并能应用所学知识为患儿提供整体护理。

素质目标:

培养护生"细心、耐心、爱心"的职业精神,以及认真、严谨的职业素养。

【概念】

生长激素缺乏症(growth hormone deficiency,GHD)是由于垂体前叶合成和分泌的生长激素(GH)部分或完全缺乏,或由于结构异常、受体缺陷等所致的生长发育障碍,致使儿童身高低于同年龄、同性别、同地区正常健康儿童平均身高 2 个标准差($-2SD$)以上或低于正常儿童生长曲线第 3 百分位,是儿科临床常见的内分泌疾病之一。发生率约为 20/10 万 ~25/10 万,男:女为 3:1,大多数为散发性,少数分为家族遗传性。

【病因和发病机制】

导致生长激素缺乏的原因有原发性、获得性和暂时性 3 种。

1. **原发性**　占绝大多数。

(1) 遗传因素:按遗传方式不同可分为 3 种类型:IGHD Ⅰ型(常为染色体隐性遗传)、IGHD Ⅱ型(常为染色体显性遗传)、IGHD Ⅲ型(常为 X 连锁遗传)。

(2) 特发性下丘脑、垂体功能障碍:下丘脑、垂体无明显病灶,但内分泌功能不足,这是生长激素缺乏的主要原因。

(3) 发育异常:垂体不发育、发育异常或空蝶鞍等均可引起生长激素合成和分泌障碍,其中伴有视中隔发育不全、唇裂、腭裂等畸形,合并有脑发育严重缺陷者常在早年夭折。

2. **获得性(继发性)**　多为器质性,继发于下丘脑、垂体或其他颅内肿瘤、感染、放射性损伤和头部创伤等。

3. **暂时性**　社会心理因素导致的生长抑制、原发性甲状腺功能低下等均可以造成暂时性 GH 分泌功能低下,在外界不良因素消除或原发病治疗后可恢复正常。

Note:

知 识 链 接

国内指南对 GHD 的诊疗建议

【GHD 诊断依据】

①身高落后于同年龄、同性别正常健康儿童身高的第 3 百分位数（-1.88SD）或减 2 个标准差（-2SD）以下；②年生长速率 <7cm/ 年（3 岁以下），<5cm/ 年（3 岁~青春期前），<6cm/ 年（青春期）；③匀称性矮小、面容幼稚；④智力发育正常；⑤骨龄落后于实际年龄；⑥两项 GH 药物激发试验 GH 峰值均 <10μg/L；⑦血清 IGF1 水平低于正常。

【治疗】

①剂量：儿童期：25~50μg/（kg·d），0.075~0.15IU/（kg·d）；青春期：25~70μg/（kg·d），0.075~0.2IU/（kg·d）；②给药方式：采用每周 6~7d 给药方式，于睡前 30min 皮下注射；③注射部位：常用注射部位为大腿中部外侧面，也可选择上臂或腹壁等处。1 个月内不要在同一部位注射 2 次，两针间距 1.0cm 左右以防短期重复注射导致皮下组织变性，影响疗效；④疗程：rhGH 治疗疗程视病情需要而不同。治疗的年龄越小，疗效越好；治疗时间越长，身高 SDS 的改善越显著。为改善成年身高，应治疗 1 年以上。

【临床表现】

1. **原发性生长激素缺乏症**

（1）生长障碍：患儿出生时的身高体重可正常，多数在 1 岁以后呈现生长缓慢，身高落后比体重低下更为显著，身高年增长速度 <5cm。随着年龄增长，其外观明显小于实际年龄，面容幼稚（娃娃脸），手足较小，身高常低于正常身高均数 -2SD 以下，但上下部量比例正常，体型匀称。

（2）骨成熟延迟：出牙及囟门延迟闭合，由于下颌骨发育欠佳，恒齿排列不齐。骨化中心发育迟缓，骨龄小于实际年龄 2 岁以上，但是与其身高年龄相仿。

（3）青春发育期推迟。

（4）智力发育正常：部分患儿同时伴有一种或多种其他垂体激素缺乏，患儿除有生长发育迟缓外还伴有其他症状。如伴促甲状腺激素（TSH）缺乏，可有食欲缺乏、不爱活动等轻度甲状腺功能不足症状；伴有促肾上腺激素皮质激素缺乏者，易发生低血糖；伴有促性腺激素缺乏者性腺发育不全，至青春期仍无性器官和第二性征发育。

2. **继发性生长激素缺乏症** 可发生于任何年龄，并伴有原发疾病的相应症状，其中由于围生期异常情况导致的常伴有尿崩症。颅内肿瘤多有头痛、呕吐、视野缺损等颅内压增高和视神经受压迫等症状和体征。

【治疗要点】

主要采用激素替代治疗。

1. **生长激素替代治疗** 基因重组人生长激素（rhGH）已被广泛使用，目前大多采用 0.1U/（kg·d），每晚临睡前皮下注射一次，6~7 次 / 周，治疗应持续至骨骺愈合为止。血清 IGF-1 和 IGFBP3 水平检测可作为 rhGH 疗效和安全性评估的指标。恶性肿瘤或有潜在肿瘤恶变者及严重糖尿病患者禁用。

2. **性激素治疗** 对同时伴有性腺轴功能障碍的 GHD 患儿，在骨龄达 12 岁时即可开始使用性激素治疗，以促进第 2 性征发育。男孩用长效庚酸睾酮，每月肌内注射一次，25mg，每 3 月增加 25mg，直至 100mg。女孩用炔雌醇 1~2μg/d，或妊马雌酮，自 0.3mg/d 起，逐渐增加，同时监测骨龄。

【常见护理诊断/问题】

1. **生长发育迟缓**　与生长激素缺乏有关。
2. **体象紊乱**　与生长发育迟缓有关。

【护理措施】

(一) 一般护理

监测患儿身高体重,依据不同年龄进行相应的智力测试,评价智能发育是否正常。护理人员应熟悉常用的实验室检查项目,为患儿家长做好健康指导,以配合医师做好诊断。

(二) 饮食护理

激素治疗患儿生长发育速度加快、食欲增强,应注意及时补充足够的营养物质及维生素,特别注意维生素 D 及铁剂的补充。

(三) 症状护理

继发性生长激素缺乏患儿如出现头痛、呕吐、视野缺损及视神经受压迫的颅内肿瘤的症状时,应及时报告医生,并按颅内高压进行及时护理。

(四) 用药护理

基因重组人生长激素(rhGH)及其他激素治疗于晚上睡前皮下注射,生长激素替代治疗在骨骺愈合之前均有效,应掌握药物的剂量。若使用促合成代谢激素时,应注意其毒副作用,此类药物有一定的肝毒性和雄激素作用,有促使骨骺提前愈合而使身高过矮的可能,因此,必须定期复查肝功能,严密随访骨龄发育情况。

(五) 心理护理

护理人员应关注患儿的心理状态,运用沟通交流技巧,与患儿家长建立良好的信任关系。鼓励患儿表达自己的情感和想法,提供与他人及社会交往的机会,帮助其正确地看待自我形象的改变,树立正向的自我概念。

(六) 健康教育

出院前应对家长及患儿进行用药指导,包括药物剂量、用法和不良反应的观察。强调治疗过程中定期随访的重要性,告诉家长每 3 个月为患儿测量身高体重 1 次,并记录在生长发育曲线上,以观察疗效。开始治疗的 1~2 年身高增长很快,以后减速。治疗后能否达到正常成人的高度,与开始治疗的年龄有关。应明确告知家长替代疗法需坚持和遵医嘱用药的重要性。

第三节　先天性甲状腺功能减低症患儿的护理

—— 学 习 目 标 ——

- 知识目标:
1. 掌握甲状腺功能减低症的概念和临床表现,护理诊断/问题及相应的护理措施。
2. 熟悉甲状腺功能减低症的病因和治疗要点。
3. 了解甲状腺功能减低症的诊断和辅助检查。
- 能力目标:
能准确评估甲状腺功能减低症患儿的病情,并能应用所学知识为患儿提供整体护理。
- 素质目标:
培养护生"细心、耐心、爱心"的职业精神,严谨、认真的工作态度。

【概念】

先天性甲状腺功能减退症(congenital hypothyroidism),简称甲减,是由于甲状腺激素合成、分泌不足所造成的一种疾病。根据病因的不同可分为两类:①散发性:系先天性甲状腺发育不良、异位或甲状腺激素合成途径中酶缺陷所造成;②地方性:多见于甲状腺肿流行的山区,系由于该地区水、土和食物中缺乏碘所致。

【病因和发病机制】

1. **散发性先天性甲状腺功能减退症**

(1) 甲状腺不发育、发育不全或异位:是造成先天性甲状腺功能减退症最主要的原因,约占90%。多见于女孩,女∶男约为2∶1,其中1/3病例为甲状腺完全缺如,其余为发育不全或异位,部分或完全丧失其功能。造成甲状腺发育异常的原因尚未阐明,可能与遗传素质及免疫介导机制有关。

(2) 甲状腺激素合成途径障碍:是导致先天性甲状腺功能低下的第2位原因。多由于甲状腺激素合成或分泌过程中酶的缺陷,造成甲状腺激素不足。大多为常染色体隐性遗传病。

(3) TSH、TRH 缺乏:亦称下丘脑 - 垂体性甲状腺功能减退症或中枢性甲状腺功能减退症。因垂体分泌 TSH 障碍而造成甲状腺功能低下,常见于特发性垂体功能低下或下丘脑、垂体发育缺陷,其中因 TRH 不足所致者较多见,TSH 缺乏常与其他激素缺乏并存。

(4) 甲状腺或靶器官反应低下:可由于甲状腺细胞质膜上的 Gsa 蛋白缺陷,使 cAMP 生成障碍,而对 TSH 不敏感;或是由于末梢组织对 T_3、T_4 不敏感所致。均为罕见病。

(5) 母亲因素:母亲在妊娠期服用抗甲状腺药物或母体存在抗甲状腺抗体,均可通过胎盘,影响胎儿,造成暂时性甲状腺功能减退症。

2. **地方性先天性甲状腺功能减退症**　多因孕妇饮食缺碘,致使胎儿在胚胎期即因碘缺乏而导致甲状腺功能低下。

【临床表现】

1. **新生儿期症状**　多数先天性甲状腺功能减低症患儿在出生时并无特异性,因为母体 T_4 可通过胎盘,维持胎儿出生时正常 T_4 浓度中的25%~75%。患儿常为过期产,头围大,囟门及颅缝明显增宽;胎便排出延迟,生后常有腹胀、便秘,喂养困难,易呕吐和呛咳、脐疝等;生理性黄疸期延长,体重不增或增长缓慢,肌张力减低,可有暂时性低体温、哭声低且少。

2. **典型症状**

(1) 特殊面容和体态:头大、颈短,皮肤粗糙,面色苍黄,毛发稀疏,面部黏液性水肿,眼睑水肿,眼距宽,睑裂小,鼻梁宽平,唇厚舌大,舌常伸出口。腹部膨隆,常有脐疝。

(2) 神经系统症状:智力发育迟缓,运动发育障碍,表情呆滞,淡漠,神经反射迟钝;动作发育迟缓。

(3) 生长发育落后:患儿身材矮小,躯干长而四肢短小,身体上部量 / 下部量 >1.5,囟门关闭迟,出牙迟。

(4) 生理功能低下:精神差,对周围事物反应少,嗜睡,食欲减退,声音低哑,体温低而怕冷,脉搏及呼吸均减慢,心音低钝,腹胀,可有便秘。

3. **地方性甲状腺功能减退症**　因胎儿期缺碘而不能合成足量的甲状腺激素,以致影响中枢神经系统发育。临床表现为两种不同的症候群,有时会交叉重叠。

(1) "神经性"综合征:主要表现为共济失调、痉挛性瘫痪、聋哑和智力低下,而甲状腺功能减低的其他表现不明显。

（2）"黏液水肿性"综合征：临床上有显著的生长发育和性发育落后，智力低下，黏液性水肿等。血清 T_4 降低，TSH 增高。

【实验室检查】

1. **新生儿筛查**　我国 1995 年 6 月颁布的"母婴保健法"已将本病列入筛查的疾病之一。目前多采用出生后 2~3d 的新生儿干血滴纸片检测 TSH 浓度作为初筛，结果大于 15~20mU/L 时，再检测血清 T_4、TSH 以确诊。

2. **血清 T_4、T_3、TSH 测定**　任何新生儿筛查结果可疑或临床可疑的婴儿都应检测血清 T_4、TSH 浓度，若 T_4 降低、TSH 明显升高即可确诊。血清 T_3 浓度可降低或正常。

3. **TRH 刺激试验**　若血清 T_4、TSH 均低，则疑 TRH、TSH 分泌不足，应进一步做 TRH 刺激试验：静注 TRH $7\mu g/kg$，正常者在注射 20~30min 内出现 TSH 峰值，90min 后回至基础值。若未出现高峰，应考虑垂体病变；若 TSH 峰值甚高或出现时间延长，则提示下丘脑病变。

4. **X 线检查**　患儿骨龄常明显落后于实际年龄。

5. **核素检查**　采用静脉注射 ^{99m}Tc 后以单光子发射计算机体层摄影术（SPECT）检测患儿甲状腺发育情况及甲状腺的大小、形状和位置。

【治疗要点】

由于先天性甲状腺功能减退症在生命早期对神经系统功能损害，因此，早诊断、早治疗至关重要。先天性甲状腺功能减退症的治疗原则包括：

1. 不论病因在甲状腺或在下丘脑 - 垂体，一旦确诊立即治疗。

2. 甲状腺发育异常导致的先天性甲状腺功能减退症，需终身治疗。

3. 新生儿疾病筛查诊断的先天性甲状腺功能减退症，治疗剂量应该一次给予足量，使血 T_4 维持在正常高值水平。而对大龄下丘脑 - 垂体性甲状腺功能减退症，甲状腺激素治疗需从小剂量开始，同时给予生理需要量皮质素治疗，防止突发性肾上腺皮质功能衰竭。

目前临床上治疗先天性甲状腺功能减退症的最有效药物是左甲状腺素钠（L-thyroxine，L-T_4），开始剂量应根据病情轻重及年龄大小而不同，并根据甲状腺功能及临床表现随时调整剂量，应使：①TSH 浓度正常，血 T_4 正常或略偏高，以备部分 T_4 转化为 T_3。②每日一次正常大便，食欲好转，腹胀消失，心率维持在儿童 110 次 /min、婴儿 140 次 /min，智商及体格发育有进步。一般在出生 3 个月内即开始治疗者，不至于遗留神经系统损害。

【护理评估】

1. **健康史**　询问母亲孕期饮食习惯，有无抗甲状腺药物服用史；了解家族中是否有类似疾病；患儿是否为过期产，其食欲、活动、喂养等情况，有无生后喂养困难及生后黄疸持续时间延长等；详细询问患儿的体格及智力发育情况。

2. **身体状况**　先天性甲状腺功能减低症的症状出现早晚及轻重程度与残留甲状腺组织的多少及甲状腺功能低下的程度有关。先天性无甲状腺组织或酶缺陷患儿在婴儿早期即可出现症状，有少量腺体者多于 6 个月后症状开始明显，偶有数年后始出现症状者。患儿的主要特征为智能落后、生长发育迟缓及生理功能低下。

3. **心理 - 社会状况**　评估家长是否掌握与本病有关的知识，特别是服药方法和不良反应的观察，是否了解对患儿智力、体力训练的方法等；父母角色是否称职，能否配合坚持终身治疗；家庭经济及环境状况；家庭成员的亲密关系及有无社会关系网的支持，对避免患儿遗留神经系统功能损害有重要意义。

【常见护理诊断/问题】

1. **体温过低**　与新陈代谢减低、活动量减少有关。

2. **营养失调:低于机体需要量**　与婴儿喂养困难、食量小有关。

3. **便秘**　与肌张力降低、肠蠕动减慢、活动量减少有关。

4. **成长发展改变**　与生长发育迟缓与甲状腺组合成不足有关。

5. **知识缺乏**:家长对本病需要终身替代治疗知识不足。

【护理措施】

(一) 维持体温正常

患儿因基础代谢低下,活动量少致体温低而怕冷。因机体抵抗力低,易患感染性疾病。注意室内温度,适时增减衣服,避免受凉。勤洗澡,防止皮肤感染。避免与感染性或传染性疾病患儿接触。

(二) 维持营养均衡

指导喂养方法,供给高蛋白、高维生素、富含钙及铁剂的易消化食物,保证生长发育需要。对吸吮困难、吞咽缓慢者要耐心喂养,提供充足的进餐时间,必要时用滴管喂奶或鼻饲。

(三) 保持大便通畅

指导预防和处理便秘的必要措施,如为患儿提供充足液体入量,每日顺肠蠕动方向按摩腹部数次,适当增加活动量,养成定时排便习惯,必要时使用大便软化剂、缓泻剂或灌肠。

(四) 合理营养,促进生长发育

1. 指导正确用药和药物服用的相关知识,并注意定期随访,检测身高体重,及时根据患儿生长发育状况调整药物剂量。使家长及患儿了解终生用药的必要性,坚持长期服药治疗,并掌握药物服用方法及疗效观察。

2. 指导家长加强训练的方法,并使其充分认识到早期训练的重要性。通过各种方法加强智力、行为训练,以促进生长发育,使其掌握基本生活技能,并加强患儿日常生活护理,防止意外伤害发生。

3. 本病在内分泌代谢性疾病中的发病率最高。早期诊断至为重要,在出生后 1~2 个月即开始治疗者,可避免严重的神经系统功能损害。

(五) 健康教育

指导家长及年龄较大的患儿甲状腺激素缺乏的相关知识,以及孕期对疾病的筛查相关知识。使家长和较大的患儿能充分了解疾病的病因、表现、治疗及护理方法,尤其是坚持遵医嘱服药的重要性和服药方法,重要体征的监测方法以及喂养和早期训练方法,并帮助家长和患儿树立战胜疾病的信心。

【护理评价】

1. 经治疗和护理后,患儿体温是否正常;营养是否均衡。

2. 体重是否增加;大便是否通畅;患儿是否能掌握基本生活技能。

3. 患儿及其父母能否掌握正确服药方法及药效观察,能否配合终身治疗。

第四节　性早熟患儿的护理

———————————————— 案例导入与思考 ————————————————

患儿,女,8 岁,因"双侧乳房发育"就诊。患儿 1 个月前发现双侧乳房肿大,有硬块,按压无明显痛感。无月经来潮和阴道不规则出血;无白带;无误服避孕药史。家族史:无父母近亲婚配史,无家族早发育史。

体格检查：身高140cm，体重35kg，无阴毛，腋毛；乳房发育伴色素加深；无大小阴唇发育和着色。

辅助检查：骨龄：10岁。

请思考：

1. 主要护理诊断是什么？

2. 最可能的病因是什么？

3. 主要护理措施是什么？

学习目标

知识目标：

1. 掌握性早熟的概念和共同临床表现，护理诊断／问题及相应的护理措施。

2. 熟悉性早熟的病因和治疗要点。

3. 了解性早熟的发病机制和辅助检查。

能力目标：

能准确评估性早熟患儿的病情，并能应用所学知识为患儿提供整体护理。

素质目标：

培养护生"细心、耐心、爱心"的职业精神，保护患儿隐私的职业素质。

【概念】

性早熟（precocious puberty）是指女童在8岁前、男童在9岁前出现第二性征，或任何性发育特征初现年龄较正常儿童平均年龄提前2个标准差以上者。本病女孩多见，男女之比约为1:4。

【病因和分类】

性早熟的病因很多，可按下丘脑-垂体-性腺轴（HPGA）功能是否提前发动，将性早熟分为中枢性和外周性两类。

1. 中枢性性早熟（central precocious puberty，CPP）　又称真性或完全性性早熟，是由于下丘脑-垂体-性腺轴功能提前激活，导致性腺发育和功能成熟。性发育的过程中和正常青春期发育的顺序一致，并可具有一定的生育能力。主要包括特发性和继发性性早熟两大类。

（1）特发性性早熟：又称体质性性早熟，是由于下丘脑对性激素的负反馈的敏感性下降，使促性腺激素释放激素过早分泌所致。女性多见，占女孩CPP的80%~90%，是CPP最常见的病因。

（2）继发性性早熟：继发于中枢神经系统的器质性病变，包括下丘脑肿瘤或占位性病变、中枢神经系统感染、外伤、先天发育异常等，男孩多见，约占男孩CPP的60%。

2. 外周性性早熟（peripheral precocious puberty）　亦称假性或部分性早熟，是非受控于下丘脑-垂体-性腺轴功能所引起的性早熟，有性激素水平升高，并促使第二性征发育，但下丘脑-垂体-性腺轴不成熟，无性腺发育，无生育能力。包括以下四种情况：

（1）性腺肿瘤：卵巢颗粒-泡沫细胞瘤、睾丸间质细胞瘤、畸胎瘤等。

（2）肾上腺疾病：肾上腺肿瘤、肾上腺皮质增生等。

（3）外源性：含雌激素的药物、食品、化妆品等。

（4）其他：肝胚细胞瘤、McCune-Albright综合征等。

Note：

【发病机制】

人体生殖系统的发育和功能维持受下丘脑-垂体-性腺轴(HPGA)的控制。下丘脑以脉冲形式分泌促性腺激素释放激素(GnRH),刺激垂体前叶分泌促性腺激素(Gn),即黄体生成素(LH)和促卵泡激素(FSH),促进卵巢和睾丸发育,并分泌雌二醇和睾酮。青春期前儿童 HPGA 功能处于较低水平,当青春发育启动后,GnRH 脉冲分泌频率和峰值开始在夜间睡眠时逐渐增加,LH 和 FSH 的脉冲分泌峰也随之增高,并逐渐扩展至 24h,致使性激素水平升高,第二性征呈现和性器官发育。

下丘脑 GnRH 脉冲发生器的兴奋启动受神经内分泌系统的调节控制。由于某些原因可使下丘脑神经抑制因子和兴奋因子间的平衡失调,导致下丘脑-垂体-性腺轴提前兴奋,GnRH 脉冲释放明显增强而导致中枢性性早熟。中枢神经系统的器质性病变也会导致该病。此外,"环境激素的污染"也可导致性早熟的发生,例如非甾体类激素会引起相关激素受体的敏感性增强,由此干扰人类性腺功能。

【临床表现】

中枢性性早熟的临床表现是提前出现的性征发育与正常青春期发育程序相似,女孩首先发现乳房发育,男孩首先发现睾丸增大(≥4ml 容积),但临床变异较大,症状发展快慢不一。有些可在性发育一定程度后停顿一时期再发育,亦有症状消退后再发育。在性发育的过程中,男孩和女孩均有骨骼生长加速和骨龄提前,儿童早期身高虽较同龄儿高,但成年后反而较矮。在青春期成熟后,儿童除身高矮于一般人群外,其余均正常。

外周性性早熟的发育过程与上述规律迥异。男孩性早熟要注意睾丸的大小。若睾丸容积增大要注意中枢性性早熟;如果睾丸未增大,但男性化进行性发展,则提示外周性性早熟,其雄性激素可能来自肾上腺。

颅内肿瘤早期常仅有性早熟表现,后期可见颅内高压、视野缺失等定位征象,需加以警惕。

【辅助检查】

1. GnRH 刺激试验　亦称黄体生成素(LHRH)刺激试验。静脉注射 LHRH(戈那瑞林),2.5μg/kg(最大剂量≤100μg),于注射前(基础值)和注射 0min、30min、60min 分别采血测定血清 LH 和 FSH。当 LH 峰值 >5.0IU/L,LH/FSH 峰值 >0.6,可以认为其性腺轴功能已经启动。本实验对性腺轴功能已启动而促性腺激素基础值不升高者是重要的诊断措施,对鉴别中枢性和外周性性早熟具有重要意义。

2. 骨龄测定　根据手和腕部 X 线片评定骨龄,判断骨骼发育是否超前,骨龄超过实际年龄一岁可视为提前,发育越早,则骨龄超前越多。

3. B 超检查　根据需要,选择盆腔 B 超检查女孩子宫、卵巢的发育情况,男孩要注意睾丸、肾上腺皮质等部位。

4. CT 检查或 MRI 检查　对怀疑颅内肿瘤或肾上腺皮质病变的患儿应选择进行脑部和腹部的扫描,以便排除颅内占位病变。

5. 其他检查　如血清和尿液的激素检查。

【治疗要点】

本病治疗依病因而定,中枢性性早熟的治疗目的:①抑制或减慢第二性征发育,特别是阻止女孩月经来潮;②抑制性激素引起的骨骼成熟,改善成人期的最终身高;③预防和性激素发育有关的精神社会问题。

1. 病因治疗　肿瘤引起者应尽早手术摘除或进行放、化疗治疗；甲状腺功能低下者给予甲状腺素治疗；先天性肾上腺皮质增生者采用皮质激素治疗。

2. 药物治疗

(1) 促性腺激素释放激素类似物(GnRHa)：其作用是竞争性抑制自身分泌的 GnRH，减少垂体促性腺激素的分泌，使雌激素恢复到青春期前水平。可按 0.1mg/kg 给药，每 4 周肌内注射 1 次。本药可抑制骨骺愈合，其作用为可逆性，若能尽早治疗可改善成人期最终身高。目前应用的缓释剂主要有曲普瑞林和亮丙瑞林。

(2) 性腺激素：采用大剂量性激素反馈抑制下丘脑 - 垂体促性腺激素分泌，但不能改善成人期最终身高。如达那唑有抗孕激素和雌激素作用，不良反应有声音粗、毛发增多、粉刺等，一般不作为首选药物。

【常见护理诊断 / 问题】

1. 生长发育改变　与下丘脑 - 垂体 - 性腺轴功能失调有关。

2. 自我认同紊乱　与性早熟有关。

3. 知识缺乏：缺乏性早熟的相关知识。

【护理措施】

(一) 配合检查，做好会阴部护理

指导患儿及家属积极配合，做好各项检查前的准备。由专人定期用同一标尺对患儿进行身高测量，以保证其准确性。保持会阴清洁，指导家长为患儿勤洗外阴，勤换内裤，若外阴有炎症表现，用 1∶5 000 的高锰酸钾溶液坐浴及抗感染治疗。

(二) 用药护理

促性腺激素释放激素类似药物治疗可延缓骨骺愈合，应尽早使用，注意掌握用药剂量和不良反应。药物注射时要轻轻摇晃药瓶，抽吸时不要丢失药液以保证剂量准确，注射时要选用较大针头，并经常更换注射部位，现配现用。在治疗过程中，严密观察患儿用药反应，定期检查，以便根据个体变化及时调整药量。

知 识 链 接

为什么需要生长激素激发试验？

生长激素激发试验是评估个体生长激素分泌能力的试验。由于正常生理状态下生长激素呈脉冲式分泌，在夜间可达生长激素分泌高峰，不同时间人体生长激素水平不同。为了评估个体生长激素分泌能力，需要进行激发试验，通过激发试验峰值评估内源性生长激素分泌能力。目前不同国家不同地区生长激素激发试验截断值不同，中国为 $10\mu g/L$。

(三) 心理护理

由于本病常导致患儿外貌特征与年龄不相符，会增大患儿的心理压力，造成孤独、抑郁、自责、焦虑甚至产生攻击性和破坏性的行为，因此，对患儿和家属做好心理护理尤为重要。注意倾听患儿及家长的感受，并在治疗过程中多给予鼓励，帮助其处理好心理矛盾，增强信心，解除思想顾虑，积极配合治疗。

(四) 健康教育

1. 告诫家长避免给患儿购买各种保健品和补药。同时，注意营养均衡，减少食用反季节蔬菜和水果、人工养殖虾等。尽量避免食用油炸类食品，特别是炸鸡、炸薯条和炸薯片等。

2. 随着性发育征象的出现,患儿的身心会发生许多变化,因此,要根据患儿年龄及所处的文化背景,进行适时、适量、适度的性教育,包括生理特点和性卫生健康保健知识的宣教,使他们能正确对待自身变化,了解月经期保健知识。

3. 由于性早熟的发生,患儿容易早恋,提早教育孩子正确处理和应对早恋,恰当进行性教育。

【护理评价】

1. 经过正确的实施护理措施,患儿家长能够充分认识性早熟带来的危害。

2. 并能够正确使用药物,并能够及时随访,监测身高体重。

3. 家长能够正确引导孩子的身心向健康方向发展,养成良好的饮食行为和习惯,积极配合治疗,增强自信心。

第五节　儿童糖尿病患儿的护理

—————————— 案例导入与思考 ——————————

患儿,女,10岁,以呕吐腹痛2d,昏睡1d入院。入院前2d出现呕吐腹痛,呕吐为非喷射状,呕吐物为胃内容物,每日呕吐4~5次,伴脐周疼痛,在当地医院,以急性胃肠炎予以治疗,药物不详。患儿病情无缓解,日益加重,出现昏睡,意识不清,由急诊收入院。患儿自发病以来,精神差,食欲减退,饮水多,尿频,消瘦,无发热,咳嗽等症状。

体格检查:体温36.5℃,脉搏120次/min,呼吸36次/min,血压80/50mmHg,身高145cm,体重40kg,神志不清,呼气中有烂苹果味,皮肤黏膜干燥,弹性差,瞳孔对光反射迟钝,心肺未见异常。

辅助检查:血糖32mmol/L;脑脊液检查显示:糖20mmol/L,其余正常,尿常规示:尿糖+++,尿酮体+++。

请思考:

1. 该患儿主要的护理问题是什么?

2. 如何对该患儿进行护理?

—————————— 学 习 目 标 ——————————

知识目标:

1. 掌握儿童糖尿病的概念和临床表现,护理诊断/问题及相应的护理措施。

2. 熟悉儿童糖尿病的病因和治疗要点。

3. 了解儿童糖尿病的辅助检查和急救措施。

能力目标:

能准确评估儿童糖尿病患儿的病情,并能应用所学知识为患儿提供整体护理。

素质目标:

培养护生"细心、耐心、爱心"的职业精神,以及关爱儿童、爱护儿童的职业素养。

【概念】

糖尿病(diabetes mellitus,DM)是由于胰岛素绝对或相对缺乏所造成的糖、脂肪、蛋白质代谢紊乱,致使血糖增高、尿糖增加的一种病症。原发性糖尿病又可分为:①1型糖尿病:由于胰岛素分泌绝对不足所造成,故又称胰岛素依赖性糖尿病(IDDM);②2型糖尿病:亦称非胰岛素依赖性糖尿病(NIDDM),由于胰岛素分泌不足或靶细胞对胰岛素不敏感(胰岛素抵抗)所致;③青年成熟期发病型糖尿病(MODY):是一种罕见的遗传性β细胞功能缺陷症,属常染色体显性遗传。98%的儿童糖尿病为1型糖尿病,2型糖尿病甚少,但随儿童肥胖症的增多而有增加趋势。4~6岁和10~14岁为1型糖尿病的高发年龄,1岁以下小儿发病较少见。

【病因及发病机制】

1型糖尿病的发病机制迄今尚未完全阐明,目前认为是在遗传易感基因的基础上由外界环境因素作用而引起的自身免疫反应导致了胰岛β细胞的损伤破坏,当胰岛素分泌减少至正常的10%时即出现临床症状。

1. **遗传易感性** 1型糖尿病为多基因遗传病,研究发现人类白细胞抗原(HLA)D区Ⅱ类抗原基因(位于6p21.3)与本病的发生有关,已证明与HLA-DR3和DR4的关联性特别显著。还有研究认为HLA-DQβ链上第57位非天冬氨酸和HLA-DQα链上第52位精氨酸的存在决定1型糖尿病的易感性;反之HLA-DQβ57位天冬氨酸及HLA-DQα52位非精氨酸决定了1型糖尿病的保护性。但遗传易感基因在不同种族间存在多态性。

2. **环境因素** 1型糖尿病的发病和病毒感染(如风疹病毒、腮腺炎病毒、柯萨奇病毒等)、化学毒物(如链尿菌素、四氧嘧啶等)、食物中的某些成分(如牛乳蛋白中的α、β-酪蛋白、乳球蛋白等)有关,上述因素可能会激发易感性基因者体内免疫功能的变化,产生β细胞毒性作用,最后导致1型糖尿病发生。

3. **自身免疫因素** 近年研究发现,1型糖尿病患儿的胰腺有胰岛炎的病理改变,约90%的患者在初次诊断时血中出现多种自身抗体,最终导致胰岛β细胞的破坏。

【病理生理】

正常情况下,胰岛素可促进葡萄糖、氨基酸和钾离子的膜转运,促进糖的利用和蛋白质合成,促进脂肪合成,抑制肝糖原和脂肪的分解。糖尿病患儿的胰岛素分泌不足或缺如,使葡萄糖的利用减少,而增高的反调节激素如胰高糖素、生长激素、皮质醇等又促进肝糖原分解和葡萄糖异生作用,使脂肪和蛋白质分解加速,使血糖和细胞外液渗透压增高,细胞内液向细胞外转移。当血糖浓度超过肾阈值(10mmol/L或180mg/dl)时即产生糖尿。自尿中排出的葡萄糖可达200~300g/d,导致渗透性利尿,患儿多尿症状,每日约丢失水分3~5L,钠和钾200~400mmol,可造成严重的电解质失衡和慢性脱水。由于机体的代偿,患儿渴感增强、饮水增多;同时由于组织不能利用葡萄糖,能量不足而产生饥饿感,引起多食。胰岛素不足和反调节激素增高也促进了脂肪分解,使血中脂肪酸增高,大量的中间代谢产物不能进入三羧酸循环,致使乙酰乙酸、β-羟丁酸和丙酮酸等酮体长期在体液中累积,形成酮症酸中毒。酸中毒时CO_2严重潴留,为了排除较多的CO_2,呼吸中枢兴奋而出现不规则的深快呼吸,呼气中的丙酮产生特异的气味(腐烂水果味)。

【临床表现】

1. **儿童糖尿病的一般表现** 1型糖尿病起病较急骤,多有感染或饮食不当等诱因。其典型症状为多饮、多尿、多食和体重下降(即"三多一少")。但婴儿多饮、多尿不易被察觉,很快可发生脱水和酮症酸中毒。儿童因为夜尿增多可发生遗尿。年长儿还可出现消瘦、精神不振、倦怠乏力等体重显著下降症状。约有40%患儿首次就诊时即处于酮症酸中毒状态,多表现为起病急,进食减少,恶心、呕吐、腹痛、关节或肌肉疼痛,皮肤黏膜干燥、呼吸深长、呼气中有酮味、脉搏细数、血压下降、体温不升,甚至嗜睡、淡漠或昏迷。常被误诊为肺炎、败血症、急腹症或脑膜炎等。少数患儿起病缓慢,以精神呆滞、软弱、体重下降等为主。体格检查时除见体重减轻、消瘦外,一般无阳性体征。酮症酸中毒时可出现呼吸深长、脱水征和神志改变。病程较久,对糖尿病控制不良时则可出现生长落后、智能发育迟缓、肝大,称为Mauriac综合征。晚期可出现蛋白尿、高血压等糖尿病肾病表现,最后致肾衰竭,还可出现白

Note:

内障、视力障碍和视网膜病变,甚至失明。

2. 儿童糖尿病特殊的自然病程

(1) 急性代谢紊乱期:从症状出现到临床确诊,时间多在 1 个月以内。约 20% 患儿表现为糖尿病酮症酸中毒;20%~40% 为糖尿病酮症,无酸中毒;其余仅为高血糖、糖尿和酮尿。

(2) 暂时缓解期:约 75% 的患儿经胰岛素治疗后,临床症状消失、血糖下降、尿糖减少或转阴,即进入缓解期。此时胰岛 β 细胞恢复分泌少量胰岛素,对外源性胰岛素需要量减至 0.5U/(kg·d)以下,少数患儿甚至可以完全不用胰岛素。此期持续约数周,最长可达半年以上,应定期监测血糖、尿糖水平。

(3) 强化期:经过缓解期后,患儿出现血糖增高及尿糖不易控制的现象,胰岛素用量逐渐或突然增多,称为强化期。该期病情不甚稳定,胰岛素用量较大。

(4) 永久糖尿病期:青春期后,病情逐渐稳定,胰岛素用量较恒定,称为永久糖尿病。

【辅助检查】

1. 尿液检查

(1) 尿糖:尿糖阳性,其呈色强度可粗略估计血糖水平。在胰岛素治疗过程中,应监测尿糖变化,以判断饮食及胰岛素用量是否恰当。

(2) 尿酮体:糖尿病伴有酮症酸中毒时尿酮体呈阳性。

(3) 尿蛋白:尿蛋白阳性提示可能有肾脏的继发损害。

2. 血液检查

(1) 血糖:符合下列任一标准即可诊断为糖尿病:

1)有典型糖尿病症状且餐后任意时刻血糖水平≥11.1mmol/L。

2)空腹血糖(FPG)≥7.0mmol/L。

3)2h 口服葡萄糖耐量试验(OGTT)血糖水平≥11.1mmol/L。

(2) 血脂:血清胆固醇、甘油三酯和游离脂肪酸明显增加,适当的治疗可使之降低。

(3) 血气分析:酮症酸中毒时血 pH<7.30,HCO_3^-<15mmol/L。

(4) 糖化血红蛋白:其量与血糖浓度呈正相关,它可作为患儿在以往 2~3 个月期间血糖是否得到满意控制的指标。正常人 HbAlc<7%,如 >12% 时则表示血糖控制不理想。

3. 葡萄糖耐量试验　仅用于无明显临床症状、尿糖偶尔阳性,而空腹血糖正常或稍增高,餐后血糖高于正常的患儿。试验方法:试验当日自 0 时起禁食;清晨口服葡萄糖(1.75g/kg),最大量不超过75g,每克加水 2.5ml,于 3~5min 服完;在口服前(0min)及服后 60min、120min 和 180min,分别测血糖。正常人 0min 血糖 <6.7mmol/L,口服葡萄糖后 60min 和 120min 时血糖分别低于 10.0mmol/L 和 7.8mmol/L;糖尿病患儿 120min 血糖 >11mmol/L。试验前应避免剧烈运动、精神紧张,停服氢氯噻嗪、水杨酸等影响糖代谢的药物。

4. 血气分析　酮症酸中毒时,pH<7.30,HCO_3^-<15mmol/L。

5. 其他　胆固醇、甘油三酯及游离脂肪酸均增高,胰岛细胞抗体可呈阳性。

【治疗要点】

糖尿病是终身的内分泌代谢性疾病,应采用胰岛素替代、饮食管理、运动及精神心理相结合的综合治疗方案。其治疗目的是消除临床症状;预防并纠正酮症酸中毒;纠正代谢紊乱,力求病情稳定;使患儿获得正常生长发育,保证其正常的生活活动;预防并早期诊断并发症。

1. 胰岛素的治疗

(1) 胰岛素制剂:目前胰岛素的制剂有短效胰岛素(RI)、中效珠蛋白胰岛素(NPH)、长效的鱼精蛋白锌胰岛素(PZI)以及长效胰岛素类似物甘精胰岛素(glargine)和地特胰岛素(detemir)(表 13-1)。

表 13-1　胰岛素的种类和作用时间

胰岛素种类	开始作用时间 /h	作用最强时间 /h	作用最长时间 /h
短效 RI	0.5	3~4	6~8
中效 NPH	1.5~2	4~12	18~24
长效 PZI	3~4	14~20	24~36

（2）胰岛素治疗方案：胰岛素治疗方案很多，常用的有①基础 - 餐时大剂量方案：三餐前注射短效胰岛素或速效胰岛素类似物，睡前给予中效或长效胰岛素类似物。夜间的中长效胰岛素约占全日总量的 30%~50%，余量以短效或速效胰岛素分成 3 次于三餐前注射。②持续皮下胰岛素输注：可选用短效或速效胰岛素类似物；将全日总量分为基础量和餐前追加量两部分，两者用量按 1∶1 的比例分配，日夜间基础量之比为 2∶1，餐前追加量按 3 餐平均分配。③每日三次注射方案：早餐前用短效（或速效）与中效胰岛素混合剂，午餐前单用短效或速效胰岛素，晚餐或睡前用短效（或速效）与中效胰岛素混合剂。④每日两次注射方案：即短效（或速效）与中效胰岛素混合剂分别于早餐前和晚餐前 2 次注射。

（3）胰岛素剂量及其调整：胰岛素需要量婴儿偏小，年长儿偏大。新诊断的患儿，轻症者胰岛素用量一般为每日 0.5~1.0U/kg，青春期前儿童一般为每日 0.75~1.0U/kg；青春期儿童每日用量通常 >1.0U/kg。根据用药日血糖或尿糖结果，调整次日的胰岛素用量，每 2~3d 调整剂量一次，直至尿糖不超过 ++。

（4）指导胰岛素的使用

1）胰岛素的注射：皮下注射部位应选择大腿、上臂和腹壁等处，按顺序轮番注射，1 月内不要在同一部位注射 2 次，两针间距 2.0cm 左右，以免局部皮肤组织萎缩，影响疗效。

2）胰岛素注射笔：胰岛素注射笔是普通注射器的改良，用喷嘴压力和极细针头推进胰岛素注入皮下，可减少皮肤损伤及精神压力。所用制剂是正规胰岛素和长效胰岛素或中效胰岛素，其成分和比例随笔芯不同而不同。用普通注射器改用胰岛素注射笔时，应减少胰岛素用量的 15%~20%，并仔细监测血糖及尿糖，适时进行调整。

3）胰岛素泵：胰岛素泵可用于儿童糖尿病的强化治疗，也可用于糖尿病酮症、酮症酸中毒和糖尿病代谢紊乱期的治疗。长期佩戴胰岛素泵的患儿，应注意注射局部的消毒和保持清洁，并定期更换部位，以防感染。

4）胰岛素治疗过程中的注意事项：①胰岛素过量：胰岛素过量会发生 Somogyi 现象。由于胰岛素过量，在午夜至凌晨时发生低血糖，随即反调节激素分泌增加，使血糖升高，清晨出现高血糖，即低血糖 - 高血糖反应，只需减少胰岛素用量即可消除。②胰岛素不足：胰岛素不足可致清晨现象（dawn phenomenon）。患儿不发生低血糖，却在清晨 5~9 时呈现血糖和尿糖增高，可加大晚间胰岛素注射剂量或将注射时间稍往后移。③胰岛素耐药：无酮症酸中毒，且每日胰岛素用量 >2U/kg 仍不能使高血糖得到控制时，在排除 Somogyi 现象后称为胰岛素耐药，可换用更纯的基因重组胰岛素。

2. 饮食治疗

（1）每日总热量需要量：食物的热量要适合患儿的年龄、生长发育和日常活动的需要，每日所需热量（cal）为 1 000+［年龄 ×（80~100）］，对年幼儿宜稍偏高，此外，还要考虑体重、食欲及运动量。全日热量分三餐，早、午、晚分别为 1/5、2/5、2/5，每餐中留出少量（5%）做餐间点心。

（2）食物的成分和比例：饮食中能源的分配为：蛋白质 15%~20%，碳水化合物 50%~55%，脂肪 30%。食物应富含蛋白质和纤维素，限制纯糖和饱和脂肪酸。禽、鱼类、各种瘦肉类为较理想的动物蛋白质来源；糖类则以含纤维素高的，如糙米或玉米等粗粮为主；脂肪应以含多价不饱和脂肪酸的植物油为主，限制动物脂肪的摄入；蔬菜应选用含糖较少者。每日进食应定时，饮食量在一段时间内应固定不变。

Note:

3. 糖尿病酮症酸中毒的治疗

（1）液体治疗：纠正脱水、酸中毒和电解质紊乱。酮症酸中毒时脱水量约为 100ml/kg，一般均属等渗性脱水。因此，应遵循下列原则输液。输液开始的第 1h，按 20ml/kg（最大量 1 000ml）快速静滴生理盐水，以扩充血容量、改善微循环和肾功能。第 2~3h，按 10ml/kg 静滴 0.45% 氯化钠溶液。当血糖 <17mmol/L（300mg/dl）后，改用含有 0.2% 氯化钠的 5% 葡萄糖液静滴，同时见尿补钾，一般按每日 2~3mmol/kg（150~225mg/kg）补给，输入浓度不得 >40mmol/L（0.3g/dl），并应监测心电图或血钾浓度。目前国际上推荐48h均衡补液法，即48h均衡补入累积损失量及维持液，总液体张力约1/2~2/3张。此外，酮症酸中毒不宜常规使用碳酸氢钠溶液，仅在 pH<7.1，HCO_3^-<12mmol/L 时，可按 2mmol/kg 给予 1.4% 碳酸氢钠溶液静滴，先用半量，当血 pH≥7.2 时即停用，避免酸中毒纠正过快加重脑水肿。需补充的 5%$NaHCO_3$= 体重（kg）×（15– 所测 HCO_3^-）× 0.6。

（2）胰岛素治疗：多采用小剂量胰岛素静脉滴注治疗。首先静推胰岛素 0.1U/kg，然后将胰岛素 25U 加入等渗盐水 250ml 中，按每小时 0.1U/kg，自另一静脉通道缓慢匀速输入。1~2h 后，复查血糖，当血糖 <17mmol/L 时，将输入液体换成含 0.2% 氯化钠的 5% 葡萄糖液，当能进食后或血糖将至 <11mmol/L，酮体消失时，胰岛素改为皮下注射，每次 0.25~0.5U/kg，每 4~6h 1 次，直至血糖稳定为止。

（3）控制感染：酮症酸中毒常并发感染，需在急救同时采用有效抗生素治疗。

【护理评估】

1. **健康史**　了解患儿有无糖尿病家族史，询问有无糖尿病治疗史和用药史。

2. **身体状况**　了解患儿近期有无病毒感染或饮食不当史，有无糖尿病家族史，既往身体状况，重点询问患儿有无多饮、多尿、多食和体重下降，年长儿有无夜间遗尿现象。

3. **心理 - 社会评估**　评估家长对糖尿病知识的了解程度，以及对本病治疗的长期性和艰巨性的了解，家庭的经济状况和对学习生活的影响。

【常见护理诊断/问题】

1. **营养失调：低于机体需要量**　与胰岛素缺乏致体内物质代谢紊乱有关。
2. **有感染的危险**　与蛋白质代谢紊乱、免疫功能减低有关。
3. **潜在并发症：**酮症酸中毒、低血糖。
4. **焦虑**　与病程漫长、需长期用药和控制饮食有关。
5. **知识缺乏：**患儿及家长缺乏糖尿病控制的有关知识和技能。

【预期目标】

1. 患儿住院期间血糖得到控制、合理、充足的营养。
2. 患儿无感染发生。
3. 患儿无并发症发生，或及时发现并发症并给予处置。
4. 家长和患儿的身心健康得到维护，无焦虑情绪发生。
5. 患儿及家长掌握糖尿病治疗和护理的相关知识。

【护理措施】

（一）维持营养均衡

1. **饮食管理**　是糖尿病护理工作的重要环节，饮食以能保持正常体重、减少血糖波动、维持正常血脂为原则。糖尿病的饮食管理是进行计划饮食而不是限制饮食，其目的是维持正常血糖和保持理想体重。

2. **合理使用胰岛素**　胰岛素是治疗能否成功的关键。掌握胰岛素的种类、剂量、注射方法；注意

Note：

胰岛素剂量的调整;应根据用药日血糖或尿糖结果,调整次日的胰岛素用量,每2~3d调整剂量一次,直至尿糖不超过++;指导胰岛素的使用。

3. 运动治疗 糖尿病患儿应每天做适当运动。通过运动增强葡萄糖的利用,利于血糖的控制。运动的种类及剧烈程度应根据年龄和运动能力进行安排,运动时必须做好胰岛素用量和饮食调节,运动前减少胰岛素用量或加餐,避免发生运动后低血糖。

(二) 预防感染

保持良好的卫生习惯,避免皮肤破损,定期进行身体检查,尤其是口腔、牙齿的检查,维持良好的血糖控制。

(三) 密切观察病情变化

1. 按时做血糖、尿糖测定 及时调整胰岛素用量、饮食量和运动量,积极预防微血管继发损害所造成的肾功能不全、视网膜和心肌等病变。

2. 糖尿病酮症酸中毒的治疗 酮症酸中毒迄今仍然是儿童糖尿病急症死亡的主要原因,必须针对高血糖、脱水、酸中毒、电解质紊乱和可能并存的感染等情况制订综合治疗方案。同时密切观察病情变化、血气分析和血、尿液中糖及酮体的变化,避免医源性损害。

(四) 减轻焦虑

由于儿童糖尿病病情不稳定,易于波动,且本病需终生饮食控制和胰岛素注射,给患儿及其家庭带来种种精神烦恼,因此,医生、家长和患儿应密切配合帮助他们树立信心,建立良好的人际关系以减轻焦虑。

(五) 健康教育

医务人员应针对患儿不同年龄发展阶段的特征,提供长期的心理支持,且向患儿及家长详细介绍有关知识,并保持良好的营养状态、适度的运动,使其能坚持有规律的生活和治疗。同时加强管理制度,定期随访复查。

【护理评价】

1. 经治疗和护理后,患儿"三多一少"症状是否消失,营养状况是否改变。

2. 是否有感染的发生。

3. 患儿是否能树立战胜疾病的信心。

4. 家长和患儿的身心健康是否得到维护,是否有焦虑情绪发生。

5. 患儿及其父母能否学会胰岛素的使用,掌握运动和控制饮食的原则,能否配合治疗。

(张 瑛)

思 考 题

1. 患儿,男,37d,因生后黄疸反复,持续不退收入院,患儿系第1胎第1产,足月顺产,出生时无窒息和宫内窘迫史,出生时体重3.5kg,身长52cm,入院后测体重3.7kg,身长55cm,全身皮肤黄染明显,经皮测胆红素289μmol/L,患儿母诉患儿自生后喂养困难,未筛查两病。

体格检查:患儿哭声低,腹胀,便秘,皮肤粗糙,T 36.3℃,R 102次/min,R 30次/min。

(1) 最可能的病因是什么?

(2) 患儿主要的护理问题是什么?

(3) 针对患儿的病情应采取哪些护理措施?

2. 患儿,男,10岁,因生长发育缓慢5年就诊,患儿足月顺产,出生体重:2.7kg,身长:49cm,5岁前生长发育与同龄儿童基本相似,近几年来,生长发育明显落后,平时食欲欠佳,学习成绩中上,大便正常。父亲身高175cm,母亲身高160cm,家族无特殊遗传病史。

体格检查：身高：130cm，体重：24kg，身材匀称，体型微胖，娃娃脸，精神反应好，表情自如，心肺未见异常，腹部脂肪堆积，肝脾未触及，外生殖器发育不良，阴茎短小，睾丸小。

辅助检查：血尿常规正常，肝肾功能、空腹血糖均正常，甲状腺功能正常，性激素水平正常，生长激素药物激发试验两次最高峰 5.66ng/ml，骨龄相当于 6 岁，垂体核磁扫描正常。

（1）该患儿最可能的病因是什么？

（2）存在的护理问题是什么？

（3）对该患儿应采取的主要护理措施有哪些？

URSING

第十四章

免疫性疾病患儿的护理

14章 数字内容

章前导言

　　免疫(immunity)是机体的一种生理性保护机制,其本质为识别自身、排除异己;功能包括免疫防御、免疫自稳和免疫监视。免疫防御是抵御病原微生物和毒素侵袭;免疫自稳是清除衰老、损伤或死亡的细胞;免疫监视是识别和清除突变细胞或非自身异质性细胞,以维持机体内环境的稳定。

　　人类免疫系统的发生、发育始于胚胎早期,免疫系统和免疫器官到出生时已渐趋成熟,但由于尚未接触抗原,未建立免疫记忆,使儿童特别是婴幼儿处于生理性免疫功能低下状态,易发生感染性疾病。若免疫功能失调或紊乱,也可导致自身炎症性疾病、自身免疫性疾病、过敏性疾病或者肿瘤等。本章主要介绍原发性免疫缺陷综合征、风湿热、幼年特发性关节炎、川崎病和过敏性紫癜。

第一节　儿童免疫系统发育特点

---学 习 目 标---

- 知识目标：
  1. 掌握儿童免疫系统发育特点。
  2. 理解儿童免疫系统与本系统疾病的关系。
- 能力目标：
  能够结合儿童免疫系统特点，说明儿童不同年龄段的常见病种类。
- 素质目标：
  培养护生关爱儿童、照顾儿童的职业素养。

人类免疫反应分为非特异性免疫反应和特异性免疫反应两大类，后者又分为特异性细胞免疫和特异性体液免疫。

一、非特异性免疫

非特异性免疫也称固有免疫，是机体在长期的种族进化过程中不断与各种病原体相互斗争而建立起来的一系列防御功能，可遗传给后代。是机体遭受病原体侵袭时的第一道防线。

（一）屏障防御机制

主要由皮肤 - 黏膜屏障、血 - 脑脊液屏障、血 - 胎盘屏障、淋巴结过滤等构成的解剖屏障和由溶菌酶、乳铁蛋白、胃酸等构成的生化屏障。小儿皮肤角质层薄嫩，容易破损，故屏障作用差，对外界刺激的抵抗力弱，易受机械或物理损伤而继发感染；此外，新生儿皮肤与成人相比偏碱性，利于细菌或真菌的增殖；肠道通透性高，胃酸较少，杀菌力弱；血脑屏障、淋巴结功能未发育成熟，呼吸道纤毛细胞发育不完善等，均导致新生儿和婴幼儿的屏障防御功能较差，随年龄增长逐步发育成熟。

（二）细胞吞噬系统

血液中具有吞噬功能的细胞主要是单核 / 巨噬细胞和中性粒细胞。在胎龄第 9 周前后，末梢血中开始出现中性粒细胞，在胎龄第 34 周，中性粒细胞的趋化、吞噬和细胞内杀菌功能已趋成熟。但新生儿的各种吞噬细胞功能可呈暂时性低下状态，这与新生儿时期缺乏血清补体、调理素、趋化因子等有关。

（三）补体系统

胎龄 6~14 周时胎儿便能合成补体成分，但母体的补体不能传输给胎儿，故新生儿血清补体含量低，补体经典途径成分（CH50、C3、C4、C5）活性是其母亲的 50%~60%，生后 3~6 个月达到成人水平。补体旁路活化途径和旁路途径的各种成分发育更为落后。未成熟儿补体经典和旁路途径均低于成熟儿。

二、特异性免疫

特异性免疫又称获得性免疫或适应性免疫，是机体在后天生活过程中与抗原物质接触后产生的，一般对有害物有针对性。特异性免疫是在非特异性免疫基础上，由免疫器官和免疫活性细胞完成的。免疫器官主要包括骨髓、胸腺、脾、淋巴结；免疫活性细胞主要是 T 淋巴细胞和 B 淋巴细胞，T 淋巴细胞主要参与细胞免疫，B 淋巴细胞主要参与体液免疫。

（一）细胞免疫（T 细胞免疫）

是由 T 淋巴细胞（T 细胞）介导产生的一种特异性免疫反应，其主要功能是抵御细胞内的病原微生物(病毒、真菌、寄生虫等)和免疫监视。机体在抗原刺激后产生致敏的T细胞,再与相应抗原作用产生各种淋巴因子(转移因子、移动抑制因子、淋巴毒素、趋化因子、干扰素等),发挥免疫防御和免疫监视作用。

胎儿期淋巴样干细胞在胸腺中发育形成成熟的T细胞,在T细胞成熟的过程中形成了对自身组织的耐受性和对异体物质的反应性。成熟的T细胞主要包括CD4+T细胞和CD8+T细胞。足月新生儿外周血中T细胞绝对计数已达成人水平,但分类比例和功能与成人不同。CD4+T细胞较多,具有抑制/细胞毒作用的CD8+T细胞相对较少,CD4+/CD8+的比值高达3~4,2岁时比值为2,达到成人水平。由于从未接触抗原,需在较强抗原刺激下才有反应,随着与多种抗原接触T细胞功能更趋完善。

(二) 体液免疫(B细胞免疫)

是指B淋巴细胞在抗原刺激下转化成浆细胞并产生抗体(免疫球蛋白),特异性地与抗原在体内结合而产生免疫反应。其主要功能是抵御细胞外的细菌和病毒感染。

1. B细胞 B细胞功能在胚胎早期即已成熟,但产生抗体的能力低下,胎儿和新生儿B细胞对抗原刺激可产生相应的IgM类抗体,而有效的IgG类抗体应答需在生后3个月才出现,直到2岁时分泌IgG的B细胞达成人水平,而分泌IgA的B细胞5岁时才达成人水平。B细胞数量少,不利于特异性抗体产生,容易发生暂时性低丙种球蛋白血症。

2. 免疫球蛋白(immunoglobulin,Ig) 具有抗体活性的免疫球蛋白是B细胞最终分化为浆细胞的产物,主要参与机体的体液免疫应答,发挥抗感染、免疫调节等重要功能。根据分子结构的不同分为IgG、IgM、IgA、IgD和IgE五类。婴儿期各类Ig产生能力均不足,随着年龄的增长逐渐达到成人水平。

(1) IgG:是唯一能通过胎盘的免疫球蛋白,新生儿血液中的IgG主要是从母体获得,对婴儿出生后数月内防御麻疹、白喉、脊髓灰质炎等细菌和病毒感染起重要作用。大量IgG转运发生在妊娠后期,胎龄低于32周的未成熟儿血清IgG浓度明显低于足月儿,来自母亲的IgG至6个月时全部消失。胚胎12周末时开始合成IgG,但含量不多,生后3个月数量逐渐增加,6~7岁时血清中的IgG接近成人水平。

(2) IgM:是分子量最大的Ig,胎儿期已能产生IgM,但由于缺乏抗原的刺激,胎儿自身合成IgM量少,生后3~4个月IgM水平达成人50%,1岁时达成人75%。IgM是抗革兰阴性杆菌的主要抗体,故新生儿易患革兰氏阴性杆菌感染;出生时脐血IgM含量高提示宫内感染。

(3) IgA:胎儿期不产生IgA,且IgA不能通过胎盘,所以新生儿血清IgA含量很低,若脐血IgA含量升高也提示宫内感染。IgA分为血清型和分泌型两种。血清型IgA于出生后第3周渐合成,1岁时仅为成人的20%,12岁时达成人水平。分泌型IgA(SIgA)存在于唾液、泪水、乳汁等外分泌液中,是黏膜局部抗感染的重要因素,新生儿和婴幼儿SIgA水平很低,2~4岁时达成人水平,是其易患呼吸道和胃肠道感染的重要原因。

(4) IgD和IgE:IgE主要参与I型超敏反应,IgD的功能目前尚不清楚。两者在新生儿血清中含量极少,IgD在5岁时达成人水平,IgE在7岁时达成人水平。

第二节　原发性免疫缺陷综合征患儿的护理

———————————————— 案例导入与思考 ————————————————

患儿,男,7岁,因反复呼吸道感染4年余收入院。患儿3岁起反复呼吸道感染,平均每月1次,冬季更为频繁。主要表现为发热、咳嗽、咳痰,发热为中高热,不伴畏寒寒战,咳黄色脓性痰,不伴气促,无喘息。发作后予抗生素治疗3~5d,体温可降至正常,咳嗽持续1~2周好转。

体格检查:T 36.8℃,P 92次/min,R 20次/min,BP 109/67mmHg。患儿神志清楚,精神好,发育

正常,营养较好。

辅助检查:B 淋巴细胞 0↓,T 淋巴细胞 87%↑,CD4+T 细胞 50%↑,CD8+T 细胞 31%↑,IgG 2.63g/L↓,IgA 0.065 6g/L↓,IgM 0.579g/L。

基因检测:基因 exon8 c. 763C>T,p.R225X,405(先症者半合子,母亲杂合子)诊断为原发性免疫缺陷病,X 连锁无丙种球蛋白血症。

请思考:

1. 本患儿的感染有什么特点?
2. 护士接诊后,应采取哪些护理措施?

━━━━━━　学 习 目 标　━━━━━━

- 知识目标:
  1. 掌握原发性免疫缺陷病的概念和共同临床表现,护理诊断 / 问题及相应的护理措施。
  2. 熟悉原发性免疫缺陷病的病因和治疗要点。
  3. 了解原发性免疫缺陷病的分类和辅助检查。
- 能力目标:
  能准确评估原发性免疫缺陷病患儿的病情,并能应用所学知识为患儿提供整体护理。
- 素质目标:
  培养护生关爱儿童及其家庭的职业基本素质。

原发性免疫缺陷病是由免疫系统一种或几种缺陷造成的一组疾病,是一类免疫系统的遗传性疾病。

【概念】

原发性免疫缺陷病(primary immunodeficiency disease,PID)是指由于免疫活性细胞或免疫应答分子发生缺陷导致的机体免疫反应降低或者缺如,导致机体易反复感染并可能发展为自身免疫病、过敏性疾病甚至恶性肿瘤的一组临床综合征。本病有遗传倾向,多数在婴幼儿期发病。

【病因】

PID 的病因目前不明,可能与以下因素有关:①遗传因素:由于基因突变或者基因复制过程中出现异常。大多数 PID 的遗传形式为单基因遗传,多为常染色体隐性遗传,其次为 X- 连锁隐性和常染色体显性遗传。②宫内因素:妊娠期间母体感染风疹、疱疹或巨细胞病毒可能导致胎儿免疫系统发育障碍。

知 识 链 接

原发性免疫缺陷综合征的分类

1952 年首次报道 PID 以来,目前已发现超过 400 种的 PID。2017 年国际免疫学会联盟(IUIS)根据受累免疫分子和相关症状体征将 PID 分为 9 大类:①抗体缺陷为主的免疫缺陷(PAD),占 PID 70%~75%;②伴其他综合征表现的联合免疫缺陷;③影响细胞免疫和体液免疫的联合免疫缺陷;④免疫失调性疾病;⑤先天性吞噬细胞数量和 / 或功能缺陷;⑥补体缺陷;⑦自身炎症性疾病;⑧固有免疫缺陷;⑨PID 的拟表型。

Note:

【临床表现】

1. 共同表现　原发性免疫缺陷病由于免疫功能缺陷不同,临床表现差异很大,但共同表现相似,主要为:

(1) 反复和慢性感染:感染是最常见的症状,表现为反复、严重、持久的感染。感染源为不常见和致病力低的细菌,大多数患儿需要持续使用抗生素预防感染。①感染年龄:1 岁以内占 40%,1~5 岁占 40%,6~16 岁占 15%,成人只占 5%。②病原体:抗体缺陷易发生化脓性感染,T 细胞缺陷易发生病毒、结核分枝杆菌和沙门菌属感染,也易发生真菌和原虫感染;补体成分缺陷好发奈瑟菌属感染;中性粒细胞功能缺陷的病原体常为金黄色葡萄球菌。③感染部位:呼吸道感染最常见,如复发性或慢性中耳炎、鼻窦炎、结膜炎、肺炎等,其次为胃肠道,也可为皮肤或全身性感染。④感染过程:常反复发作或迁延不愈,治疗效果差。

(2) 免疫紊乱:易发生自身免疫性疾病和肿瘤,常见免疫性疾病包括溶血性贫血、血小板减少性紫癜、系统性血管炎、系统性红斑狼疮、关节炎等;尤易发生淋巴系统肿瘤,比正常人高数十倍至百倍。

(3) 其他临床表现:如特殊面容、生长发育停滞,卡介苗接种后区域性或播散性疾病,湿疹或者出血倾向、先天性心脏病等。

2. 特殊表现　除反复感染外,不同种类的免疫缺陷病可有不同的临床特征。

(1) X 连锁无丙种球蛋白血症(X-linked agammaglobulinemia,XLA):是儿童最常见的体液免疫缺陷病,仅男孩发病,半数可有家族史。临床表现为生后 6 个月左右开始反复发生化脓性感染,以肺部感染最为常见,还可出现中耳炎、疖、脑膜炎、败血症等。病原以荚膜细菌为主,如溶血性链球菌、嗜血性流感杆菌、金黄色葡萄球菌等,对单纯疱疹病毒和肠道病毒也易感。其他表现为过敏性、风湿性、自身免疫性疾病。体格检查可见淋巴结或者扁桃体缺如或很小,浅表淋巴结及脾脏均不能触及。如不积极治疗,约半数患儿于 10 岁前死亡。

(2) 婴儿暂时性低丙种球蛋白血症:是一种自限性疾病,男女均可发病,偶有家族史。患儿常因反复感染确诊,常见感染有中耳炎、咽炎、支气管炎,偶尔发生黏膜念珠菌病。婴儿体内 B 细胞数量正常,但由于自身合成免疫球蛋白开始时间推迟,导致 1 种或多种免疫球蛋白浓度暂时性降低。通常在生后 9~18 个月才开始合成免疫球蛋白,2~4 岁时可达到或接近正常。

(3) 选择性 IgA 缺陷:为最常见的免疫缺陷病,可为常染色体隐性遗传或显性遗传,也可散发。主要免疫学异常为 IgA 水平低,SIgA 含量极低,其他各类 Ig 水平正常,细胞免疫功能正常。多无明显症状,约 1/3 患者易发生呼吸道细菌感染,也可出现消化系统紊乱,约 50% 病例伴有自身免疫性疾病。

(4) 胸腺发育不全(DiGeorge anomaly,DA):本病多为非遗传性,男女均可发病。因胚胎 6~8 周时第三和第四对咽囊管分化发育障碍,导致胸腺、甲状旁腺、部分颜面及大血管等多脏器发育不全。主要临床特点为反复感染及不易纠正的低钙抽搐,常伴先天性心脏病、特殊面容、神经精神问题和自身免疫病。

(5) 联合免疫缺陷病:是指 T 细胞和 B 细胞功能联合缺陷引起的原发性免疫缺陷病,以 T 细胞缺如尤为严重。

1) 重症联合免疫缺陷病(severe combined immunodeficiency disease,SCID):是一组胸腺、淋巴组织发育不全及 Ig 缺乏的遗传性疾病,是最常见的联合免疫缺陷病。遗传方式为性连锁隐性遗传或常染色体隐性遗传,以 X 连锁遗传最常见,男女比为 3:1。临床特点是当母系抗体消失时即出现严重反复感染,起病急,进展快。SCID 对细胞内病原更易感,如卡氏肺囊虫、巨细胞病毒、副流感病毒 3 型、腺病毒、呼吸道合胞病毒等,并伴生长发育障碍。预防接种活菌苗、活疫苗也可导致严重感染。若未经恰当治疗,多在 1 岁内死于严重感染。

2) 共济失调毛细血管扩张综合征(ataxia telangiectasia,AT):为常染色体隐性遗传病。一般在幼儿期发病,病情呈进行性发展,主要表现为进行性小脑共济失调和毛细血管扩张(球结膜和耳垂明显),反复发生呼吸道感染、鼻窦炎和肺炎,易伴发恶性肿瘤,预后不良。

【辅助检查】

1. 实验室检查

(1) 迟发皮肤过敏试验和淋巴母细胞转化试验:测定细胞免疫功能。

(2) 血清 Ig 测定:包括血清 IgG、IgM、IgA 和 IgE,测定体液免疫功能。

(3) 基因突变分析:多数 PID 为单基因遗传,基因测定能提高诊断准确率,以提供遗传咨询、产前诊断。

2. 影像学检查　婴儿期胸部 X 线片缺乏胸腺影,提示 T 细胞功能缺陷。

【治疗要点】

1. 一般处理　包括预防和治疗感染,营养支持。

2. 替代治疗　根据原发性免疫缺陷病的种类应用静脉注射免疫球蛋白、特异性免疫血清球蛋白、血浆和细胞因子等。

3. 免疫重建　正常细胞或基因片段植入患者体内。包括胸腺组织移植、干细胞移植、骨髓移植等。

4. 基因治疗　将正常目的基因片段整合到患者干细胞基因组中,目前全球已经完成 PID 基因治疗临床试验已超过 10 项,取得一定成效。

【护理评估】

1. 健康史　了解患儿有无家族史;了解患儿预防接种史;评估患儿有无特殊面容、畸形,有无扁桃体和淋巴结变小和缺如;了解患儿有无体重下降、发育滞后、营养不良;有无皮肤感染、反复呼吸道感染等,有无皮疹、深部组织脓肿等。

2. 身体状况　了解患儿感染次数、本次感染诱因,感染部位、表现,有无其他不适。

3. 心理 - 社会状况　了解既往住院经历,家庭经济情况,父母文化程度、对本病的认识以及对预后的期望。评估患儿对住院的反应,评估家长的心理状态以及家庭的社会支持系统。

【常见护理诊断 / 问题】

1. 有感染的危险　与免疫功能缺陷有关。

2. 焦虑　与反复感染、预后较差有关。

3. 知识缺乏:缺乏疾病知识及感染预防知识。

【预期目标】

1. 患儿不发生感染。

2. 患儿和家属能够配合治疗,焦虑情绪缓解。

3. 患儿和家属了解疾病相关知识及预防感染知识。

【护理措施】

(一) 预防感染

1. 隔离保护　住院患儿应给予保护性隔离,不与感染性人员接触;医护人员执行标准预防,防止交叉感染;患儿外出检查或与其他人员接触时需佩戴口罩;病室每日至少通风两次或有空气净化系统。

2. 饮食护理 小婴儿应尽量采用母乳喂养;选择易消化、富营养、有足够热量、蛋白质和维生素的饮食,以保证营养摄入;做好食具消毒。

3. 病情观察 注意有无体温升高,皮肤、呼吸道和消化道感染的迹象。使用血液制品进行替代治疗者,治疗期间注意观察有无过敏反应发生;对严重免疫缺陷患儿,接种疫苗前需咨询儿科医生,以免发生疫苗诱导的感染。

（二）减轻焦虑

年长儿由于反复发生感染,容易产生孤独、焦虑、自卑、自暴自弃的心理,应经常和患儿以及家长交谈,及时给予心理支持,鼓励患儿树立信心,尽量参加正常的社会和学校活动,融入集体。家长易出现愧疚心理,也面临巨大经济压力,鼓励家长倾诉,帮助家庭增强社会支持系统,以减轻其心理负担。

（三）健康教育

1. 讲解卫生知识 如何进行生活护理;手卫生知识;呼吸道传染病预防知识等;帮助患儿家长掌握预防感染的知识,减少感染的发生。

2. 疾病知识讲解 根据患儿和家长的需求,讲解疾病病因和治疗进展,主要治疗方法和护理措施,疫苗接种的注意事项,协助医生做好遗传咨询。

【护理评价】

1. 患儿机体免疫力增强,未发生感染。
2. 患儿及家长能够积极配合治疗,焦虑、恐惧情绪减轻。
3. 患儿及家长掌握预防感染的方法。

第三节 风湿热患儿的护理

———————— 学 习 目 标 ————————

- 知识目标:
  掌握风湿热累及心脏时的临床表现,护理诊断/问题及相应的护理措施。
- 能力目标:
  能够全面评估风湿热患儿病情,并能应用所学知识为患儿提供整体护理。
- 素质目标:
  培养护生尊重患儿、爱护患儿的职业精神。

风湿热是一种全身性结缔组织病变,会对心脏、关节造成侵犯,易反复发作。

【概念】

风湿热(rheumatic fever,RF)是 A 族乙型溶血性链球菌感染后发生的一种自身免疫性炎症反应。临床表现为发热,多伴有心肌炎、关节炎,较少伴有舞蹈症、皮下结节和环形红斑,以心脏损害最为多见而且严重,是后天获得性心脏病的主要原因之一。本病呈自限性,5~15 岁儿童和青少年多见,以冬春季节、寒冷潮湿地区发病率高。

【病因和发病机制】

风湿热的病因和发病机制尚未阐明。由于发病是在 A 族乙型溶血性链球菌感染后的 1~3 周,因此,大都认为是 A 族乙型溶血性链球菌感染引起的免疫反应。目前认为本病的发生与 3 个因素的相互作用有关:①A 族乙型溶血性链球菌及其产物的抗原性。②易感组织器官的免疫反应。③宿主的遗传易感性。

【病理】

可分为渗出、增生和硬化 3 期,各期病变可同时存在。

1. 渗出期　受累部位结缔组织变性和水肿,淋巴细胞和浆细胞浸润,心包膜纤维素性渗出,关节腔内浆液性渗出。本期持续 3~4 周。

2. 增生期　特点为"风湿小体"或风湿性肉芽肿形成,好发部位为心肌、心内膜、心外膜、关节处皮下组织和腱鞘,是诊断风湿热的病理学依据,提示风湿活动。本期持续 3~4 个月。

3. 硬化期　风湿小体中央变性和坏死物质被吸收,炎性细胞减少,纤维组织增生,局部形成瘢痕灶。最常累及二尖瓣,其次为主动脉瓣。此期持续 2~3 个月。

【临床表现】

通常急性起病,临床表现轻重取决于疾病侵犯的部位和程度。发病前 1~6 周常有上呼吸道链球菌感染史,如不进行治疗,可反复周期性发作。

1. 一般表现　发热,热型不规则,有面色苍白、食欲差、多汗、疲倦、腹痛等症状,个别有风湿性胸膜炎和肺炎表现。

2. 心脏炎　是本病最严重的表现,约占风湿热患儿的 40%~50%,以心肌炎和心内膜炎多见,亦可发生全心炎。

(1) 心肌炎:轻者无症状,重者可伴有不同程度的心力衰竭。常见症状包括与体温升高不成比例的心率增快,心尖区第一心音减弱,可出现期前收缩、心动过速等心律失常。心尖部可闻及轻度收缩期杂音,主动脉瓣区可闻及舒张中期杂音。ECG 示 P-R 间期延长,伴有 T 波低平和 ST 段异常。

(2) 心内膜炎:主要侵犯二尖瓣,其次为主动脉瓣。二尖瓣关闭不全表现为心尖部全收缩期杂音,向腋下传导。主动脉瓣关闭不全约占 20%,严重者脉压增大。急性期瓣膜损害多为充血水肿,恢复期可渐消失。若疾病多次复发可使心脏瓣膜形成永久性瘢痕,导致风湿性心瓣膜病。

(3) 心包炎:表现为心前区疼痛、心动过速、呼吸困难,部分患儿心底部可闻及心包摩擦音。少数患儿积液量多时心前区搏动消失,心音遥远,出现颈静脉怒张、肝肿大等心脏压塞表现。

3. 关节炎　约占风湿热患儿的 50%~60%,典型的关节炎有以下特点:①游走性:短时间内从一个关节迁移到另一个关节。②多发性:两个以上关节同时受累。③大关节为主:膝、踝、肘、腕、肩关节最常受累。④不遗留关节强直或畸形。

4. 舞蹈症　临床特征是全身部分肌肉不随意的、不协调的、无目的的痉挛运动,以四肢动作最多,不能持物,不能解纽扣,书写障碍,甚至影响进食。颜面抽搐可出现奇异面容和语言障碍。在兴奋和注意力集中时症状加重,入睡后消失。约占风湿热患儿的 3%~10%,女孩多见。

5. 皮肤表现

(1) 皮下小结:常见于复发病例,好发于肘、腕、膝、踝等关节伸侧,无压痛,2~4 周自然消失。皮下小结常与心脏炎并存,是风湿活动的显著标志。

(2) 环形红斑:是皮肤渗出病变的表现,分布于躯干及四肢屈侧,呈环形或半环形,如钱币大小,色淡红或暗红,环内肤色正常,无瘙痒。多于数小时或 1~2d 内消失,容易反复,但不留脱屑及色素沉着。

【辅助检查】

1. 链球菌感染　①咽拭子培养有 A 族乙型溶血性链球菌,若使用抗生素可呈阴性;②抗链球菌

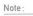
Note:

溶血素"O"（ASO）滴度增高，在 500U 以上。风湿热患者 75%~80%ASO 阳性，如同时测定抗脱氧核糖核酸酶 B、抗链激酶、抗透明质酸酶，阳性率可提高到 95%。

2. 风湿热活动指标　白细胞总数和中性粒细胞轻度升高并伴核左移，血沉加速，C- 反应蛋白阳性、糖蛋白或黏蛋白增高。这些指标对疾病诊断无特异性。

【治疗要点】

1. 一般治疗　包括卧床休息、加强营养、补充维生素等。

2. 清除链球菌　初发链球菌感染，清除感染灶短程治疗 10d 左右有效。故应尽早使用抗生素，普鲁卡因青霉素 40 万 U~80 万 U 肌内注射，qd，共 10~14d，或苄星青霉素肌内注射一次。青霉素过敏者可改用红霉素。

3. 抗风湿热治疗　心肌炎时早期使用糖皮质激素，总疗程为 8~12 周，无心肌炎者使用阿司匹林或对乙酰氨基酚，总疗程为 4~8 周。

4. 对症治疗　有充血性心力衰竭时加用地高辛，但剂量宜小，并加用卡托普利、呋塞米和螺内酯。舞蹈症为自限性，且预后良好，不推荐常规应用镇静药，仅在严重影响患儿日常活动或是其家长极其苦恼时，可以选用卡马西平或丙戊酸。关节肿痛时应给予制动。

【常见护理诊断 / 问题】

1. 体温过高　与链球菌感染有关。
2. 疼痛　与关节受累有关。
3. 心排血量减少　与心脏受损有关。
4. 焦虑　与疾病可导致严重并发症有关。

【护理措施】

（一）维持体温正常
密切观察体温变化，注意热型。遵医嘱采用物理降温或药物退热，遵医嘱抗风湿治疗。

（二）减轻疼痛
将疼痛的关节置于功能位置上，保持体位舒适，避免患肢受压。移动肢体时应动作轻柔，急性期过后可用热水袋热敷关节局部以缓解疼痛，注意患肢保暖，避免寒冷潮湿。

（三）维持有效循环

1. 观察病情　注意患儿面色、呼吸、心率、心律及心音的变化，如有烦躁不安、面色苍白、多汗、气急等症状和体征，多提示有心力衰竭，应及时处理。

2. 卧床休息　急性期卧床休息 2 周，有心脏炎时轻者绝对卧床 4 周，重者 6~12 周，至急性症状完全消失，血沉接近正常时方可下床活动，伴心力衰竭者须心功能恢复后再卧床 3~4 周。一般恢复至正常活动量所需时间为 1 个月，轻度心脏受累者 2~3 个月，严重心肌炎伴心力衰竭者 6 个月。

3. 加强饮食管理　给予易消化、富于营养的食物，少量多餐，有心力衰竭者适当地限制盐和水的摄入量，记录患儿每日出入量，保持大便通畅。

4. 用药护理　服药期间应注意观察药物不良反应，如阿司匹林可引起胃肠道反应、肝功能损害和出血，可餐后服用，以减少不良反应的发生；泼尼松可引起消化道溃疡、肾上腺皮质功能不全、精神症状、血压增高、电解质紊乱和免疫抑制等；心肌炎患儿对洋地黄敏感且易出现中毒，用药期间观察有无恶心、呕吐、心律不齐、心动过缓等不良反应。

（四）减轻焦虑
向患儿耐心解释各项检查、治疗和护理的意义，以取得其对治疗护理的配合。及时解除患儿各种不适，如发热、疼痛、呼吸困难等，以缓解其急躁情绪，增强战胜疾病的信心。

（五）健康教育

向患儿及家长讲解疾病的有关知识和护理要点，使家长学会观察病情、掌握预防感染和防止复发的措施；改善居住条件，避免寒冷潮湿；合理安排患儿的日常生活，不宜参加剧烈的活动，以免过劳，防止受凉，减少上呼吸道感染；定期到医院门诊复查，预防复发。预防药物首选苄星青霉素肌内注射，体质量 <27kg 者剂量为 60 万 U，体质量≥27kg 者剂量为 120 万 U，每月 1 次，至少持续 5 年，最好持续到 25 岁，有风湿性心脏病者，宜终身药物预防。

第四节　幼年特发性关节炎患儿的护理

—————————— 案例导入与思考 ——————————

患儿，男，3 岁，无明显诱因出现发热，体温最高 40.6℃，无明显咳嗽、咳痰，发热时颜面、腹部、四肢出现红斑疹，不突出皮面，压之易褪色，热退后皮疹可消退，曾使用头孢曲松治疗 5d 无效。发热一月余出现右腕关节肿胀、疼痛、活动障碍，后右手无名指近端指间关节肿痛、活动障碍。

体格检查：T 39℃，P 110 次 /min，R 20 次 /min，BP 108/78mmHg。腹部可见粟粒大小红斑疹，平于皮面，压之不褪色。

辅助检查：WBC 13.3×10⁹/L，L 0.02，N 0.65，Hgb 115g/L，PLT 352×10⁹/L；CRP 161 g/L；ESR 102mm/L；免疫球蛋白：IL-10 18.2pg/ml（0~9.1），IL-6 210 pg/ml（0~3.4），IL-2R 3 482U/ml（223~720），IL-1β19.6pg/ml（0~5），TNF-α92.1pg/ml（0~8.1），IL-8 189pg/ml（0~62）。

请思考：

1. 患儿有哪些症状和检查结果支持幼年特发性关节炎？

2. 患儿目前主要护理诊断 / 问题有哪些？

3. 接诊患儿后，需要采取哪些护理措施？

—————————— 学习目标 ——————————

知识目标：

1. 掌握幼年特发性关节炎的定义，护理诊断 / 问题及相应的护理措施。

2. 熟悉幼年特发性关节炎的病因和治疗要点。

3. 了解幼年特发性关节炎的发病机制和辅助检查。

能力目标：

能够全面评估幼年特发性关节炎患儿病情，为幼年特发性关节炎患儿提供整体护理。

素质目标：

培养护生的爱伤情怀和奉献精神，养成关爱患儿的职业素质。

幼年特发性关节炎是儿童时期常见的慢性结缔组织病，致死致残率较高。

【概念】

幼年特发性关节炎（juvenile idiopathic arthritis，JIA）是一种以慢性关节滑膜炎为特征的自身免疫性疾病，伴全身多脏器损害。临床表现为长期不规则发热、关节肿痛，伴皮疹、肝脾淋巴结肿大，反复发作可导致关节畸形和功能丧失。本病多见于 16 岁以下儿童，男孩多于女孩，发病年龄越小，全身症状越重，年长儿以关节症状为主。

【病因和发病机制】

病因至今尚未完全阐明,可能与感染、免疫、遗传等多种因素有关。

1. **感染因素**　目前报道多种细菌、病毒、支原体和衣原体感染与本病发生有关,但是尚没有感染是本病发病原因的直接证据。

2. **遗传因素**　很多资料证明本病具有遗传学背景,如一些特殊的人类白细胞抗原(HLA)亚型与本病易感性有关。

3. **免疫学因素**　许多证据表明 JIA 是自身免疫性疾病。此外,环境因素如潮湿、气候变化等都可成为本病诱因。JIA 的发病机制可能是:在感染和环境因素影响下,外来抗原作用于具有遗传学背景的人群,激活免疫细胞,通过直接损伤或分泌细胞因子、自身抗体触发异常免疫反应,引起自身组织的损伤与变性。自身组织变性成分,如变性 IgG 或变性的胶原蛋白,也可作为抗原引发针对自身组织成分的免疫反应,进一步加重免疫损伤。

【病理】

关节病变以慢性非化脓性滑膜炎为特征,受累关节的滑膜绒毛肥大,滑膜内细胞层的细胞增生,滑膜下组织充血水肿,通常有大量血管内皮细胞增生以及淋巴细胞和浆细胞浸润,上述改变可导致血管翳形成和关节软骨进行性侵蚀和破坏。红斑样皮疹的特点是皮下组织的毛细血管和小静脉周围有淋巴细胞浸润。胸膜、心包膜和腹腔等腔隙结构的浆膜层表面可能发生非特异性纤维素性浆膜炎,其临床表现为疼痛、浆膜腔渗出和积液。非滤泡性增生可引起淋巴结和脾脏增大。

【临床表现】

1. **全身型**　本型的特点为起病急骤,以全身症状起病,发热和皮疹为典型症状。①发热:弛张热是本型的特点,体温每日波动于 36~41℃,骤升骤降,可伴寒战,热退后一般情况尚好,活动如常。发热可持续数周至数月,可自行缓解,但易复发。②皮疹:具有诊断意义。皮疹为淡红色斑丘疹,可融合成片,分布于全身,以胸部和四肢近端为多,其特点为发热时出现,随体温升降而出现或消退(文末彩图 14-1)。③关节症状:主要是关节痛和关节炎,发生率在 80% 以上,常在发热时加剧,热退后减轻或缓解。膝关节最常受累,手指关节、腕、肘、踝关节也常受侵犯(文末彩图 14-2)。④其他:约半数患儿有肝脾肿大,多数有全身淋巴结肿大;约 1/3 患儿出现胸膜炎或心包炎,但无明显症状,心肌也可受累。可见于 2~4 岁儿童,无明显性别差异。

2. **多关节型**　起病最初 6 个月有 5 个或以上的关节受累。受累关节多为对称性,大小关节均可受累。拇指指间关节、第 2、3 掌指关节、近端指间关节最常受累,关节炎常呈对称性分布,受累关节表现为梭形肿胀、压痛或活动时疼痛、发热,但发红不显著;晨僵是本型的特点,后期易出现关节畸形。本型起病有两个高峰,1~3 岁和 8~10 岁,女孩多见。

3. **少关节型**　最初发病的 6 个月内累及关节数在 1~4 个,主要表现为下肢关节的病变,多为非对称性,膝关节最常见,其次是踝关节、肘关节、腕关节,多无严重的活动障碍。大约 15%~20% 的患儿会出现眼部受累,出现虹膜睫状体炎。本型多见于女孩,发病高峰在 6 岁以前。

4. **与附着点炎症相关的关节炎**　以骶髂关节、脊柱和四肢大关节的慢性炎症为主。此型特点为附着点炎(肌腱或韧带与骨骼的连接点),关节炎以髋、膝、踝关节为著,表现为肿痛和活动受限。骶髂关节病变的典型表现为下腰部疼痛,可放射至臀部,甚至大腿。患儿还可有反复发作的急性虹膜睫状体炎和足跟疼痛。本型男孩多见,多于 8~15 岁起病,多有家族史。

5. **银屑病性关节炎**　1 个或者更多的关节炎合并银屑病,或关节炎合并以下任意 2 项:①指(趾)炎。②指甲凹陷或指甲脱离。③家族史中一级亲属有银屑病。本型儿童时期罕见,女孩占多数,表现为一个或几个关节受累,常为非对称性。

Note:

知 识 链 接

2018年儿童风湿病国际试验组织新分类标准

考虑到JIA与成人类风湿关节炎(RA)命名以及分类体系的差异给儿童到成人过渡期的患者和医生均会带来一定困扰,2018年儿童风湿病国际试验组织发表了JIA新分类标准。该方案定义JIA是18岁以前起病,持续6周及以上,并除外其他疾病所致的一组炎症性疾病。"关节炎"一次不再纳入定义之中。该标准将JIA分为6种类型:全身型JIA;RF阳性JIA;与附着点炎症、脊柱炎相关的JIA;早发ANA阳性JIA;其他类型JIA以及为分类的JIA。

【辅助检查】

1. 实验室检查

(1)血液检查:活动期可见轻-中度贫血,外周血白细胞总数和中性粒细胞增高;血沉增快;C-反应蛋白、黏蛋白多增高。

(2)免疫检测:免疫球蛋白IgG、IgM、IgA均升高,IL-1、IL-6等增高。

(3)自身抗体:部分病例类风湿因子RF阳性,约40%的病例抗核抗体(ANA)滴度升高。实验室检查中的任何项目都不具备确诊价值,但可帮助了解疾病的活动程度和除外其他疾病。

2. 影像学检查 X线早期可见软组织肿胀,关节周围骨质疏松,关节附近呈现骨膜炎。晚期可见关节面骨破坏。骨关节彩超和核磁检查都有助于发现骨关节损害。

【治疗要点】

控制病变活动度,减轻或消除关节肿胀和疼痛,预防感染和关节炎症的加重,预防关节功能不全和残疾,恢复关节功能和生活自理能力。

1. 一般治疗 除急性发热期外,不主张过多卧床休息,尽可能鼓励患儿参加适当的活动。

2. 药物治疗 常用药物有非甾体抗炎药,可减轻关节疼痛和发挥抗炎作用,推荐短期应用对乙酰氨基酚;抗风湿药,如氨甲蝶呤、羟氯喹、柳氮磺吡啶等,在患儿未出现骨侵蚀或者关节破坏前及早使用本组药物,可以控制病情加重;糖皮质激素不作为首选或单独使用的药物,应严格掌握应用指征;其他免疫抑制剂,如环孢素、环磷酰胺、来氟米特和硫唑嘌呤等,在严重、难治的JIA中可以应用。

3. 理疗 对保持关节活动度、维持肌肉强度极为重要。所有病例都应尽早开始锻炼,改善关节功能,预防残疾。

4. 眼科治疗 JIA患儿尤其是少关节型应每季度做一次裂隙灯检查,发现虹膜睫状体炎及时治疗,局部使用皮质激素和阿托品可以有效控制眼部炎症。

知 识 链 接

生物制剂治疗幼年特发性关节炎

生物制剂是利用现代生物技术制造,作用于人体各类生理症状的药物制剂。这类药物是风湿免疫疾病治疗的靶向药,在JIA治疗中应用越来越广泛。常见药物包括以肿瘤坏死因子为靶点的拮抗剂依那西普、英夫利昔单抗和阿达木单抗等,以白介素1/6受体为靶点的阿那白滞素和托珠单抗。以B细胞及其表面靶位为靶点的利妥昔单抗,以T细胞为靶点的阿巴西普等。现有研究证实:在缓解症状和体征方面,生物制剂与氨甲蝶呤类似,但在改善影像学进展方面,生物制剂效果更好。

Note:

【护理评估】

1. 健康史　询问本次发病的有关情况,如是否发热、热型、持续时间;关节情况:受累关节个数、具体关节、是否对称、有无晨僵等;有无其他伴随症状,如视力下降、银屑病等。了解患儿居住环境,家族史,家族成员有无类似疾病。

2. 身体状况　患儿目前有无发热,有无皮疹;有无关节疼痛、肿胀、活动受限、晨僵等,受累关节的具体部位,有无淋巴结大、有无脾大;有无新发的视力下降;有无足跟疼痛等。查看血常规、血沉、自身抗体等实验室检查结果;分析受累关节的影像学检查结果。

3. 心理-社会状况　注意评估家长有无焦虑,对该病的预后、疾病的护理方法、药物的不良反应、复发的预防等知识的认识程度。对年长儿童还需注意评估有无因长期休学带来的担忧等。了解患儿家庭环境及家庭经济情况,既往有无住院的经历。

【常见护理诊断/问题】

1. 体温过高　与非化脓性炎症有关。
2. 疼痛　与关节肿胀和疼痛有关。
3. 躯体活动障碍　与关节疼痛、畸形有关。
4. 有受伤的危险　与视力下降有关。
5. 焦虑　与疾病反复发作有关。

【预期目标】

1. 患儿体温恢复和维持正常。
2. 患儿关节炎症和肿胀得到控制,主诉疼痛减轻。
3. 患儿能进行自理活动。
4. 患儿未发生跌倒、受伤。
5. 患儿和家长能表达自己的感受,表现出放松和舒适。

【护理措施】

(一)维持体温正常

密切观察患儿体温变化,注意热型,观察发热时有无皮疹、眼部受累及心功能不全的表现。高热时及时采用药物降温或物理降温,促进患儿舒适,注意补充水分,给予高蛋白、高维生素、高热量、易消化的饮食,补充高热时的消耗。

(二)减轻疼痛

急性期卧床休息,注意观察关节症状如晨僵、肿胀、疼痛、活动障碍和畸形。可使用沙袋、夹板等保持关节的舒适位置,减少关节受压。指导患儿用放松、分散注意力的方法控制疼痛或局部湿热敷进行止痛。

(三)早期康复干预,促进机体功能恢复

急性期过后应尽早开始关节的康复治疗,指导家长帮助患儿做关节的被动运动和按摩,尽量将治疗性运动融入游戏中,以提高患儿参与的兴趣。鼓励患儿进行游泳、骑单车、抛球、捏黏土等活动,以进行关节锻炼,恢复关节功能,防止关节和软组织挛缩。运动强度以运动后不发生关节肿胀和疼痛为宜。鼓励患儿在日常生活中尽量独立,像正常儿童一样生活。对关节畸形的患儿,注意防止外伤。

(四)安全防护,避免受伤

1. 急性期减少活动,使用轮椅和平车要加强看护。恢复期开始恢复自主活动时要穿大小合适的衣服和鞋子,保持室内地板干燥,防止摔倒。

Note:

2. 对视力受累的儿童,日常用物放到易取用的地方,进行活动时加强陪护。

（五）减轻焦虑

关心患儿,多与患儿和家长沟通,了解患儿和家长的心理感受,并及时给予安慰。提供本病相关的治疗和预后进展,教会患儿和家长关节功能锻炼的时机、功能锻炼的方法,鼓励患儿进行正常的学习和生活,使其身心健康成长。

（六）用药护理

注意观察患儿的用药情况,有无药物不良反应出现。非甾体类抗炎药常见不良反应有胃肠道反应,应饭后服药,对凝血功能、肝肾功能也有影响,长期用药的患儿应定期检查血象和肝肾功能。氨甲蝶呤应空腹服用,对于口服疗效不佳或者不能耐受者可考虑皮下注射。使用氨甲蝶呤治疗期间应每周补充叶酸,叶酸剂量为氨甲蝶呤剂量的 1/3,在氨甲蝶呤应用 24h 以后服用,以免降低氨甲蝶呤疗效,且 1 周 1 次。使用免疫抑制剂的患儿注意观察药物不良反应,使用生物制剂的患儿注意生物制剂配制方法、输注速度,注意观察有无过敏反应。

（七）健康教育

向家长和患儿介绍本病的诱因、疾病观察和防止复发的知识,指导患儿和家长进行受损关节的功能锻炼;指导家长不要过多保护患儿,应多让患儿接触社会,鼓励其独立性。鼓励患儿参与正常的活动和学校生活,以促进身心健康发展。

【护理评价】

1. 患儿体温维持正常。
2. 患儿关节炎症和肿胀得到减轻。
3. 患儿能进行自理活动。
4. 患儿住院期间未发生跌倒、坠床。
5. 患儿及家长焦虑减轻,能积极配合治疗。

第五节　川崎病患儿的护理

 ———————————— 导入案例与思考 ————————————

患儿,女,5 岁,因发热 4d,皮疹 2d 收入院。患儿无明显诱因出现发热,T_{max} 39.5℃,热峰 4~6 次/d,伴咽痛,唇干红,双侧颈部淋巴结肿大,2d 后出现皮疹,由耳后渐至颈部、后背、前胸,逐渐至膝盖、手足。为散在淡红色斑疹,压之褪色,无瘙痒。发热 3d 后出现球结膜充血,无异常分泌物,草莓舌。予头孢曲松抗感染治疗 3d 患儿症状无好转。

体格检查:T 37.8℃,P 112 次/min,R 20 次/min,BP 93/54mmHg。患儿神志清楚,精神尚可。耳后、颈部、躯干、手足、双侧膝盖散在淡红色斑疹,压之褪色,瘙痒,指趾端皮肤稍硬肿,指端脱皮。双侧颈部多发淋巴结肿大,压痛明显,质硬,活动度欠佳。球结膜充血,无异常分泌物,口唇干红稍皲裂,草莓舌(+)。

辅助检查:WBC $17.62×10^9$/L,L 0.06,N 0.81,Hgb 125g/L,PLT $440×10^9$/L,CRP 160mg/L,ESR 82mm/L。超声心动图示心脏各房室内径正常,左冠状动脉宽约 2mm,右冠状动脉宽约 2mm,左室收缩功能和室壁运动未见异常,各瓣膜形态结构及功能未见异常,无心包积液。诊断为川崎病。

请思考:

1. 该患儿病情观察要点有哪些?
2. 患儿目前主要护理诊断/问题是什么?
3. 患儿出院后应何时门诊随诊?

学 习 目 标

- 知识目标：
  1. 掌握川崎病的定义、护理诊断/问题及相应的护理措施。
  2. 熟悉川崎病的病因、治疗要点和复查原则。
  3. 了解川崎病的发病机制和辅助检查。
- 能力目标：
  能够全面评估川崎病患儿病情，为幼年特发性关节炎患儿提供整体护理。
- 素质目标：
  培养护生爱护患儿、尊重患儿的基本素质。

川崎病于 1967 年首次报道，近年来，东亚特别是日本发病率呈不断上升趋，目前已成为发达国家获得性心脏病的最常见原因。

【概念】

川崎病（Kawasaki disease，KD）又称皮肤黏膜淋巴结综合征（mucocutaneous lymph node syndrome，MCLS），是一种以全身中、小动脉炎为主要病理改变的急性发热出疹性疾病，临床特征为持续发热、皮肤黏膜损害和非化脓性淋巴结炎。本病可发生严重心血管并发症，主要表现是冠状动脉损伤所致的冠状动脉扩张和冠状动脉瘤，是青少年及成人心肌梗死和猝死发生的重要原因。

本病 5 岁以下儿童多见，男孩约为女孩 1.5 倍，全年均可发病，以冬春季居多，亚洲发病率高。

【病因和发病机制】

病因不明，推测与感染有关，多种病原如立克次体、葡萄球菌、链球菌、反转录病毒及支原体均有可能，但均未得到证实。目前比较一致的观点是：该病是在一定遗传易感基础上由一种或多种广泛存在的感染因子引起的自身免疫系统异常激活导致的疾病。

【临床表现】

1. **发热**　多为稽留热或弛张热，体温 39~40℃，热程持续 5d 以上，抗生素治疗无效。
2. **皮肤和黏膜表现**
　（1）皮疹：发热 2~3d 出多形性皮疹，面部及躯干明显，可呈弥漫性红斑、猩红热样或麻疹样皮疹，无疱疹及结痂，肛周皮肤发红、脱皮。持续 4~5d 以后消退（文末彩图 14-3）。
　（2）口腔黏膜改变：口唇充血皲裂，舌乳头明显突起、充血呈"杨梅舌"，咽部弥漫性充血，扁桃体可有肿大或渗出。
　（3）眼睛：起病 3~4d 可见双眼球结膜充血，无分泌物、无疼痛、畏光表现，热退后消散。
　（4）肢端表现：急性期手足广泛性硬性水肿，手掌、足底潮红，恢复期指、趾端从甲床移行处膜状脱皮，可扩展至整个手掌或足底，呈"手套"或"袜套"样，重者指、趾甲脱落（文末彩图 14-4）。
　（5）颈部淋巴结肿大：多为单侧，非化脓性，可有触痛。
3. **心脏表现**　病程 1~6 周可出现心包炎、心肌炎、心内膜炎、心律失常。冠状动脉损害一般发生于病程 2~4 周，也可发生于疾病的恢复期，冠状动脉病变包括冠状动脉扩张、冠状动脉瘤形成、冠状动脉狭窄和闭塞等。心肌梗死和冠状动脉瘤破裂可导致心源性休克甚至猝死。
4. **其他表现**　可有间质性肺炎、无菌性脑膜炎、消化系统症状、关节症状等。

知 识 链 接

川崎病的诊断标准

川崎病分为完全性川崎病和不完全性川崎病,无特异性诊断实验,主要依靠临床表现进行诊断。2017 年美国心脏协会修订了诊断标准。

完全性川崎病:①持续发热 5d 以上;②口唇发红或皲裂,杨梅舌和 / 或口咽黏膜发红;③双侧无痛性球结膜充血;④急性期手足出现红斑和水肿,康复期指尖(趾尖)脱屑症;⑤多形性皮疹;⑥颈部淋巴结肿大,直径 >1.5cm,通常为单侧。患者必须符合①且满足②~⑥中至少 4 项。如果②~⑥中出现 4 项或以上,尤其是出现④,热程 4d 也可以诊断。

不完全性川崎病:儿童发热 ≥ 5d,具备②~⑥中 2 或 3 项,除外其他疾病;婴儿发热 ≥ 7 天且无其他原因可以解释者,需要考虑本病的可能,进行实验室检查。

【辅助检查】

1. 实验室检查

(1)血液检查:白细胞增高,以中性粒细胞为主伴核左移;轻度贫血;血小板早期正常,第 2~3 周时增多。血沉增快,C- 反应蛋白、血浆纤维蛋白原和血浆黏度增高。

(2)免疫学检查:血清 IgG、IgM、IgA、IgE 和血液循环免疫复合物增高,炎症因子 IL-6 明显升高,总补体和 C3 正常或增高。

2. 影像学检查

(1)X 线检查:肺部纹理增多、模糊或有片状阴影,心影可扩大。

(2)冠状动脉造影:是诊断冠状动脉病变最精确的方法,可确定冠状动脉瘤的类型、分级和部位,以指导治疗。

3. 其他检查　心电图早期显示非特异性 ST-T 变化,心包炎时可有广泛 ST 段抬高和低电压;心肌梗死时 ST 段明显抬高、T 波倒置及异常 Q 波。超声心动图在急性期可见心包积液,左室内径增大,二尖瓣、主动脉瓣或三尖瓣反流。

【治疗要点】

治疗目的:控制全身血管炎症,防止冠状动脉瘤的形成和血栓性阻塞。

1. 静脉注射丙种球蛋白(IVIG)　早期使用 IVIG 可降低冠状动脉并发症发生率,常用剂量 2g/kg 于 10~12h 静脉缓慢输入。

2. 阿司匹林　为首选药物,具有抗炎和抑制血小板凝集作用。剂量 30~80mg/(kg·d),分 3~4 次口服,连续 14d,后减至 3~5mg/(kg·d),顿服,持续用药 2~3 个月。有冠状动脉瘤者,需长期服用,直至冠状动脉恢复正常。

3. 糖皮质激素　用于 IVIG 无反应患儿的二线治疗。根据退热与否,连续用药 1~3d。

4. 其他治疗　根据病情给予对症治疗,如补液、保护肝脏、控制心力衰竭、心律失常等,有心肌梗死时及时溶栓治疗。

【常见护理诊断 / 问题】

1. 体温过高　与感染、免疫反应等因素有关。

2. 口腔黏膜受损　与免疫性小血管炎有关。

3. 皮肤完整性受损　与小血管炎有关。

4. 潜在并发症:冠状动脉损害。

Note:

5. 焦虑 / 恐惧 与可能发生心脏病变有关。

【护理措施】

(一) 维持体温正常

1. 急性期患儿应绝对卧床休息 以降低代谢,减少能量消耗。维持病室适当的温湿度,密切观察患儿的体温变化,判断热型,及时采取必要的治疗护理措施,警惕高热惊厥的发生。

2. 保证入量 患儿由于发热、口腔黏膜充血糜烂等影响食欲,为保证机体需要,应予高热量、高蛋白质、含有丰富维生素的流质或半流质饮食,食物宜温凉。鼓励患儿多饮水,必要时静脉补液。

(二) 加强口腔护理

观察口腔黏膜损害情况,评估患儿口腔卫生习惯,保持口腔清洁,促进创面愈合,防止继发感染与增进食欲。进食前后用少量温开水漱口,口唇皲裂用消毒液状石蜡涂抹、防止皲裂引起出血和疼痛。保持眼部清洁,每日用生理盐水洗眼 1~2 次,睡眠前涂眼膏,以保持清洁,预防感染。

(三) 保持皮肤黏膜完整性

评估患儿皮肤情况,保持皮肤清洁。部分患儿指或趾端有红肿,红肿消退开始见片状膜样脱屑,在出现脱屑时,应让受损皮肤自行脱落,切忌强行撕脱。衣被应质地柔软而清洁,臀部有明显病变时,每次便后清洗臀部。

(四) 密切观察病情变化

密切监测患儿生命体征及面色、精神状态等,注意有无心动过速、心律不齐、心音低、心脏杂音及心电图改变等心血管损害的表现,如有以上变化,立即进行心电监护,根据心血管损害程度采取相应的护理措施。遵医嘱用药,并注意观察药物的不良反应。

(五) 减轻焦虑 / 恐惧

家长因患儿心血管受损及可能发生猝死而产生焦虑、恐惧心理,应及时向家长交代病情,并给予心理支持。

(六) 健康教育

川崎病为自限性疾病,病程长,少数可并发心脏损害。要耐心倾听家长,并给予安慰。指导家长坚持服药,强调按时复查的重要性,无冠状动脉病变者于出院 1 个月、3 个月、6 个月、12 个月全面检查,有冠状动脉病变者密切随访。多发或较大冠状动脉瘤尚未闭塞者不宜参加体育活动。

第六节　过敏性紫癜患儿的护理

—— 学 习 目 标 ——

- 知识目标:
1. 掌握过敏性紫癜的定义,护理诊断 / 问题及相应的护理措施。
2. 熟悉过敏性紫癜的治疗要点
3. 了解过敏性紫癜的发病机制和辅助检查。
- 能力目标:
能够全面评估川崎病患儿病情,为过敏性紫癜的患儿提供整体护理。
- 素质目标:
培养护生以人为本,服务于患儿的职业素质;培养保护患儿人格与尊严的工作态度。

Note:

过敏性紫癜是儿科常见病,近年来发病率越来越高。

【概念】

过敏性紫癜(anaphylactoid purpura),又称亨 - 舒综合征(Henöch-Schönlein syndrome),是全身小血管炎为主要病变的综合征。临床特点除去非血小板减少性皮肤紫癜外,常有关节肿痛、腹痛、便血和血尿、蛋白尿等表现。主要见于学龄期儿童,男孩发病率高于女孩,以春、秋季居多。

【病因及发病机制】

病因尚不清楚,目前认为与某种致敏因素引起的自身免疫反应有关。发病机制可能是病原体(细菌、病毒和寄生虫等)、药物(抗生素、磺胺药、解热镇痛药等)、食物(鱼虾、蛋、牛奶)、花粉、虫咬、疫苗注射等作为致敏因素,作用于具有遗传背景的个体,产生速发型变态反应和抗原抗体复合物反应,从而造成一系列损伤。近年来大量研究发现,本病是 B 细胞克隆扩增,导致 IgA 介导的系统性血管炎。本病有家族及种族倾向,亚洲发病率较高。

【临床表现】

多为急性起病,病前 1~3 周常有上呼吸道感染史,约半数患儿伴有低热、乏力、精神萎靡等全身症状。

1. **皮肤紫癜**　常为首发症状,反复出现皮肤紫癜为本病特征。多见于下肢和臀部对称分布,伸侧为多,分批出现,严重者累及上肢和躯干。初期呈紫红色斑丘疹(文末彩图 14-5),大小不等,高出皮肤,压之不褪色,此后颜色加深呈暗紫色,最后呈棕褐色而消退(文末彩图 14-6)。少数患儿紫癜可大片融合成大泡伴出血坏死。可伴有荨麻疹和血管神经性水肿。

2. **消化道症状**　约有 2/3 的患儿可出现消化道症状,多在皮疹出现 1 周内或皮疹出现之前。表现为脐周或下腹痛,伴恶心、呕吐和便血,偶可发生肠套叠、肠梗阻、肠穿孔及出血坏死性小肠炎。

3. **关节症状**　约 1/3 患儿出现膝、踝、肘等关节肿痛,活动受限,可单发也可多发,呈游走性,有积液,可在数日内消失,不遗留关节畸形。

4. **肾脏症状**　约 30%~50% 患儿有肾脏损害的临床表观。常在病程 1~8 周内出现,症状轻重不一。多数患儿表现为血尿、蛋白尿及管型,伴血压增高和水肿,少数患儿出现肾病综合征表现。一般患儿肾脏损害较轻,大多数都能完全康复。肾脏是否受累及其严重程度是决定本病远期预后的关键因素。

5. **其他**　中枢神经系统病变是本病潜在威胁之一,偶可因颅内出血导致失语、瘫痪、昏迷、抽搐。部分患儿有鼻出血、牙龈出血、咯血等出血表现。

【辅助检查】

1. **实验室检查**
(1) 血液检查:外周血白细胞数正常或轻度增高,可伴中性和嗜酸性粒细胞增高;出血量多会出现贫血,血小板计数、出血和凝血时间、血块收缩时间均正常。约半数患儿的毛细血管脆性试验阳性。
(2) 免疫检测:血清 IgA 浓度增高,IgG、IgM 水平升高或正常。血沉轻度增快。
(3) 其他检查:尿中可有红细胞、蛋白、管型,重症有肉眼血尿;大便隐血试验可呈阳性反应。
2. **影像学检查**　腹部 B 超检查有利于早期诊断肠套叠;头颅 MRI 协助诊断颅内出血等并发症。

【治疗要点】

本病为自限性疾病,尚无特效疗法,主要采用支持和对症治疗。

Note:

1. **一般治疗** 卧床休息,积极寻找和去除致病因素;控制感染;控制接触可疑过敏原;给予维生素 C 和芦丁片改善血管通透性。

2. **对症治疗** 有荨麻疹和血管神经性水肿时,应用抗组胺药和钙剂;腹痛时应用解痉剂;消化道出血时应禁食,可静脉滴注西咪替丁,大量出血时考虑输血。

3. **糖皮质激素与免疫抑制剂** 适用于急性期和腹部、关节疼痛明显者,能迅速缓解症状,但不能预防肾脏损害的发生。可选用氢化可的松、地塞米松、甲泼尼龙静脉滴注,剂量为 $1\sim2mg/(kg\cdot d)$,症状缓解即可停药。若并发肾炎且经激素治疗无效者,可使用环磷酰胺等免疫抑制剂治疗。

4. **抗凝治疗** 应用抗血小板凝集和血栓形成的药物,如阿司匹林、双嘧达莫,小剂量肝素肾脏损害有预防作用。

【 常见护理诊断 / 问题 】

1. **皮肤完整性受损** 与变态反应性血管炎有关。
2. **疼痛** 与关节肿痛、腹痛消失。
3. **营养失调:低于机体需要量** 与禁食有关。
4. **焦虑 / 恐惧** 与疾病反复、肾脏损害有关。

【 护理措施 】

(一) 保持皮肤完整性

1. 观察皮疹的形态、颜色、数量、分布和有无反复出现等,每日详细记录皮疹变化情况。
2. 保持皮肤清洁,剪短指甲,防止摩擦和搔抓皮肤,如有破溃及时处理,防止出血和感染。
3. 患儿衣着应宽松、柔软,内衣以棉质为宜,保持清洁、干燥。
4. 避免接触可能的各种致敏原,同时遵医嘱使用止血药、脱敏药等。

(二) 减轻疼痛

观察关节肿胀及疼痛,保持关节功能位。根据病情选择合适的理疗方法,利用放松、娱乐等方法减轻疼痛。腹痛时卧床休息。遵医嘱使用肾上腺皮质激素,以缓解关节和腹部疼痛。

(三) 维持营养均衡

有消化道出血时,应卧床休息,限制饮食,给予无渣流食,出血量多时禁食,经静脉补充营养,病情好转可给予少渣饮食,逐步过渡到正常饮食,并观察进食后有无腹痛、呕吐及便血。

(四) 减轻焦虑 / 恐惧

过敏性紫癜可反复发作并可能有肾脏损害,给患儿和家长带来不安和痛苦,故应针对具体情况予以解释,缓解其焦虑情绪,帮助其树立战胜疾病的信心。

(五) 密切观察病情变化

1. 观察消化道症状和腹部体征,并及时报告和处理。
2. 观察尿色、尿量,尿常规检查若有血尿和蛋白尿,提示紫癜性肾炎,按肾炎护理。
3. 观察神志、瞳孔,有无头痛,警惕颅内出血。对严重出血患儿监测血压。

(六) 健康教育

1. **预防感染** A 族乙型溶血性链球菌是过敏性紫癜的重要原因,彻底清除感染灶,本病以春、秋二季好发,向儿童以及家长宣传预防感染的重要性,避免去人群密集的公共场所,防止受凉。

2. 指导家长和患儿学会观察病情,合理调配饮食;指导其尽量避免接触各种可能的过敏原,过敏性紫癜患儿常为特异性体质,避免进食可能引起过敏的食物。

3. 本病可反复发作或并发肾损害,指导患儿定期去医院复查,并做好心理护理。

自身免疫性疾病患儿的预防接种

感染是导致自身免疫性疾病（autoimmune disease，AD）患者死亡的重要原因，而疾病本身和使用的免疫抑制剂均可增加患者的感染风险。有研究表明，AD 患者感染风险是一般人群 1.7 倍，而且感染更严重。因此，AD 患者更应通过接种疫苗预防感染。AD 患者是否可以接种疫苗以及接种哪些疫苗，主要考虑安全性和接种效果两方面因素。AD 缓解期可以接种灭活疫苗；使用激素、免疫抑制剂或靶向药物期间，应暂缓接种减毒活疫苗；AD 急性期应暂缓接种各类疫苗。

（连冬梅）

思 考 题

1. 患儿，男，9 岁，因关节肿胀伴活动受限 8 年余收入院。患儿 1 岁出现右膝关节肿胀，2 岁时逐渐出现右膝关节活动受限，影响行走，行右膝关节病变切除术，活动受限好转。半年后再发右膝关节肿胀伴活动受限，再次手术。5 岁时患儿左膝关节肿胀，再次手术，术后关节肿胀未见明显缓解，出现关节挛缩、行走困难，8 岁时双手近端指间关节、腕关节肿胀伴活动受限，未就诊。近期出现双肘关节肿胀伴活动受限。患儿病程中无长期发热、皮疹、无肝脾、淋巴结肿大。

体格检查：T 36.7℃，P80 次 /min，R20 次 /min，BP 97/62mmHg。患儿营养欠佳，右膝和左膝关节可见陈旧性手术瘢痕。肿胀关节有：双侧肩、肘、腕及指间关节及双膝、踝、跖指关节，活动受限关节有双侧肩、肘、指间关节及左腕关节，双侧髋、膝、踝以及跖指关节。

辅助检查：WBC 4.6×10^9/L，L 0.36，N 0.53，Hgb 97g/L，PLT 402×10^9/L，CRP 67g/L，ESR 82mm/L，ANA（－），IL-10 5.0pg/ml（0~9.1）；IL-6 55.5pg/ml（0~3.4）；TNF-α35.2pg/ml（0~8.1）；IL-8 171pg/ml（0~62）。关节超声提示滑膜增厚、血流丰富；关节 X 线提示骨质疏松、关节间隙狭窄，符合类风湿关节炎的表现。

（1）患儿属于哪种类型的幼年特发性关节炎？依据是什么？

（2）请用护理程序对患儿进行护理评估？

（3）患儿目前存在的主要护理诊断 / 问题是什么？

2. 患儿，男，5 岁，因发现双下肢紫癜 7d 收入院。患儿起病前 3d 前有咳嗽、咽痛，皮疹首发于双下肢腘窝，呈出血点和瘀斑样，高出皮面，渐扩散至双侧小腿、大腿、臀部、背部，并出现膝关节肿痛。无发热、咳嗽、腹痛腹泻。

体格检查：T 36.5℃，P 96 次 /min，R 24 次 /min，BP 116/79mmHg。患儿神志清，面容安静。颈后、背部、臀部、四肢多处可见紫癜样皮疹，部分高出皮面，皮温正常，压之不褪色。双侧扁桃体 I°肿大。

辅助检查：WBC 12.92×10^9/L，L 0.08，N 0.54 PLT 536×10^9/L，CRP 7.0mg/L。尿常规 SG 1.011，pH 7.0，WBC、BLD、PRO（－）。便 OB（＋）。

（1）患儿目前主要的护理诊断 / 问题有哪些？

（2）针对患儿目前主要的护理诊断 / 问题，作为责任护士应该采取哪些护理措施？

URSING

第十五章

遗传代谢性疾病患儿的护理

15章 数字内容

—— 章 前 导 言 ——

　　遗传性疾病(genetic disease)是由于遗传物质结构或功能发生改变而引起的或由致病基因所控制的疾病,具有先天性、终身性和家族性的特征。近年来,随着重组 DNA 技术的问世和人类基因组计划的实施,人们对遗传学的认识已从细胞水平进入分子水平。目前已知的遗传性疾病多达 2 万余种,在儿科疾病中占比较高。虽然每种遗传病的发病率都较低,但由于其种类繁多,因此,总罹患率并不低。该类疾病致死率和致残率均较高,可引起全身各系统的结构或功能障碍,出现畸形、代谢异常、神经和肌肉功能障碍,且多伴有智力低下。由于多数遗传病目前仍缺乏有效治疗方法,因此,早期预防、筛查和诊断对改善患儿预后及提高生存质量极为重要。

第一节 概 述

遗传性疾病通常是指与染色体数量结构异常或基因的变异等有关的一大类疾病,根据来源不同,可分为常染色体疾病、性染色体疾病、单基因疾病、多基因疾病、线粒体基因病等。遗传性疾病的诊断主要根据患儿临床表现、体格检查、实验室检查、生化检测等方面来开展。由于遗传性疾病对儿童危害大,早期预防是降低其发生发展的重要手段。目前针对遗传性疾病的预防措施有出生缺陷监测、遗传咨询以及筛查异常基因携带者等。

学 习 目 标

- 知识目标:
  1. 掌握遗传性疾病的概念及分类。
  2. 熟悉遗传性疾病的预防手段。
  3. 了解儿童遗传性疾病的诊断。
- 能力目标:
  能运用所学知识向孕产妇提供遗传性疾病的预防宣教。
- 素质目标:
  培养护生尊重患儿、爱护患儿、保护患儿隐私的职业精神。

【医学遗传基础】

遗传是指子代与亲代之间在形态结构、生理、生化等功能方面的相似现象。人体细胞的遗传物质信息几乎全部编码在组成染色体的 DNA 分子长链上,染色体主要由 DNA 和蛋白质组成。

DNA 是一种双螺旋结构的生物大分子,其基本组成单位是脱氧核糖核苷酸(deoxy-nucleotide),每个单核苷酸又由 3 种比较简单的化合物即磷酸、脱氧核糖和碱基各一分子组成。碱基有嘌呤和嘧啶两大类,嘌呤中主要有腺嘌呤(A)和鸟嘌呤(G),嘧啶中主要有胞嘧啶(C)和胸腺嘧啶(T),这些嘌呤和嘧啶均为含氮的杂环化合物,称为含氮碱基。

染色体(chromosome,CS)是遗传信息的载体,每一种生物都具有一定数目和形态稳定的染色体,存在于细胞核内。正常人体细胞的染色体有 23 对,每对染色体中一条来自父亲,一条来自母亲。其中 22 对为常染色体(autosome),1 对决定性别的染色体,为性染色体(sex chromosome),男性为 XY,女性为 XX。正常人体每一个配子含有 22 条常染色体和 1 条性染色体,即 22+X 或 22+Y 的一个染色体组称为单倍体,人类体细胞为双倍体,即 2n=46。正常男性的染色体核型为 46,XY;女性为 46,XX。因此,染色体的数目和形态的相对稳定是遗传信息相对稳定的基础。

基因(gene)是遗传的基本功能单位,是 DNA 双螺旋链上的一段带有遗传信息的 DNA 片段。它有三个基本特性:一是基因可自体复制,即 DNA 的复制,使遗传的连续性得到保持;二是基因决定性状,即基因通过转录和翻译决定多肽链氨基酸的顺序,从而决定某种酶或蛋白质的性质,表达生物体的某一性状;三是基因突变(gene mutation)即 DNA 分子中的碱基序列发生变异。其可导致组成蛋白质的氨基酸发生改变,并可进行自体复制,使得遗传性状因此不同,临床上就有可能出现遗传性疾病。

【遗传病的分类】

根据遗传物质的结构和功能改变的特点,可将遗传性疾病分为五大类:

1. 染色体病(chromosomal disorder) 指由于人类染色体数目或结构异常所引起的疾病。

Note:

(1) 常染色体疾病：是指由常染色体数目或结构异常引起的疾病，约占总染色体病的 2/3。包括三体综合征、单体综合征、部分三体综合征和嵌合体。临床最常见 21- 三体综合征，此外 18- 三体综合征、13- 三体及 5p- 综合征等亦有报道。患者一般均有较严重或者明显的先天多发畸形、智力和生长发育落后，常伴有特殊肤纹，即所谓的"三联症"。

(2) 性染色体疾病：是指由性染色体 X 或 Y 发生数目或结构异常所引起的疾病，约占总染色体病的 1/3。包括 Klinefelter 综合征、Turner 综合征、XYY 综合征等。其表型与性染色体有关，除 Turner 综合征外，大多在婴儿期无明显临床表现，要到青春期因第二性征发育障碍或异常才就诊。

2. **单基因疾病（monogenic diseases）** 指由单个基因突变所导致的遗传性疾病，符合孟德尔遗传定律。根据主基因所在的染色体定位和等位基因的显性与隐性特征分为 5 类遗传方式：

(1) 常染色体显性遗传（autosomal dominant inheritance）：致病基因在常染色体上，亲代只要有 1 个显性致病基因传递给子代，子代就会表现性状。如结节性硬化症和神经纤维瘤病等。家系特点：父母一方患病，子女患病的概率是 50%；若父母双方患病，子女患病的概率是 75%；男女发病机会均等；父母的同胞或者上代患病，父母无病，子女一般无病。但是有时由于疾病的外显率不同，可表现为完全显性、不完全显性、延迟显性（如遗传性舞蹈症等）等。

(2) 常染色体隐性遗传（autosomal recessive inheritance）：致病基因在常染色体上，为一对隐性基因。只有携带 2 个相同的致病基因（纯合子）才发病，只携带 1 个致病基因的个体不发病，为致病基因携带者。多数遗传代谢病为常染色体隐性遗传，如苯丙酮尿症、白化病等。家系特点：父母均为表型正常的携带者，患者为纯合子或复合杂合子，同胞中 25% 发病，25% 正常，50% 为携带者。近亲婚配造成的出生缺陷率增高，主要是指常染色体隐性遗传病的发病率增高。

(3) X 连锁显性遗传（X-Linked dominant inheritance）：致病基因定位于 X 染色体上，为显性遗传基因。家系特点：男性患者后代中女性都是患者，男性都正常；女性患者后代中，50% 为患者，女性患者病情较轻，如抗维生素 D 佝偻病等。典型的 X 连锁显性遗传家系常表现为只有男性患者并且舅舅和外甥同患疾病的情况。

(4) X 连锁隐性遗传（X-Linked recessive inheritance）：致病基因定位于 X 染色体上，为隐性遗传基因，女性带有 1 个隐性致病基因，多为表型正常的致病基因携带者，极少数可因 X 染色体随机失活而发病。男性只有 1 条 X 染色体，即使是隐性基因，也会发病。如血友病、杜氏肌营养不良、Rett 综合征、重症联合免疫缺陷等。家系特点：男性患者与正常女性婚配，子女中男性均正常，女性均是携带者；女性携带者与正常男性婚配，子女中男性 50% 为患者，女性 50% 为携带者。

(5) Y 连锁遗传（Y-linked inheritance）：致病基因位于 Y 染色体上，只有男性出现症状，由父传子，如性别决定基因（SRY 基因）突变所致的性反转等。

3. **线粒体基因病（mitochondrial diseases）** 指编码多种 tRNA，rRNA 及与细胞氧化磷酸化有关的线粒体基因突变所导致的疾病。线粒体 DNA（mtDNA）是独立于细胞核染色体之外的一组基因组，其突变或异常会导致人体几乎所有组织器官发生疾病，如线粒体肌病、线粒体脑病（脑肌病）、视神经疾病、耳聋、视神经疾病等。由于精子不含 mtDNA，其表达是经母系遗传的。现已发现 100 余种疾病与线粒体基因突变或结构异常有关，如帕金森病、母系遗传性糖尿病等。

4. **基因组印记（genomic imprinting）** 又称为遗传印记，是指基因根据来源亲代的不同而有不同的表达。例如，同样是 15 号染色体长臂 15q11~13 缺失患儿，父源性缺失者患 Prader-Willi 综合征，患者表现为身材矮小、肥胖、智力轻度障碍；母源性缺失者患 Angelman 综合征，患者表现为重度智力障碍、癫痫和步态异常。基因组印记还影响着某些遗传病的表现度、外显率等。

5. **多基因遗传病（polygenic diseases）** 由多对基因的累积效应协同环境因素的共同作用所致的遗传病。其遗传方式不符合孟德尔遗传定律，常表现为家族倾向，又有性别和种族差异，群体患病率较高，约为 0.1%~1%。这些基因单独对遗传性状的作用小，称为微效基因（minor gene），几种微效基因累加起来，就产生明显的表型效应，如高血压、2 型糖尿病、唇裂等。

Note:

【遗传病的诊断】

1. 病史采集

(1) 对有先天性畸形、特殊面容、生长发育障碍、智力发育落后、性发育异常或有遗传性疾病家族史者,应做详细的家系调查和家谱分析。特别要询问家族史中(最好是三代)是否有新生儿或儿童死亡、精神发育迟缓、先天缺陷、癫痫发作、已知的某种遗传病、种族、近亲结婚、不育、流产和死产。应对患儿语言、运动、智力发育进行详细地评估。

(2) 记录母亲妊娠史,如胎儿发育情况、母亲有无糖尿病、羊水过多或过少等。糖尿病母亲患儿畸形发生率高。羊水过多时多伴有胎儿畸形。

(3) 应详细询问母亲孕期用药史及病史,弓形虫、风疹及巨细胞病毒感染能造成胎儿器官畸形,但病史不一定与畸形有因果关系。

(4) 详细询问不良物理、化学或生物环境因素暴露史,但病史不一定与畸形有因果关系。

2. 体格检查

对于怀疑有遗传性疾病的患儿应进行详细的体格检查,全面评估患儿各项指标,系统分析患儿的特征:①观察头面部外观有无异常:小头、大头、舟状头、方颅、窄前额、面中部发育不良,发际高低等;②眼:眼距宽、眼球内陷或突出、内眦赘皮、小眼球、角膜环、蓝巩膜等;③耳:低位耳、小耳、大耳、耳郭畸形等;④鼻部:鼻梁低平、鼻根宽大、鼻孔前倾等;⑤颈:有无颈短、颈蹼等;⑥注意上部量与下部量比例、乳头距离、手指长度、指距及指纹、是否有多指或并指,注意脊柱、胸廓异常,注意关节活动是否异常,注意皮肤和毛发色素、手纹、外生殖器等;⑦观察有无黄疸、肝脾大、异常听诊音和神经系统症状(肌力、肌张力等),有无异常汗味或尿味等。这些特征性表现往往为遗传诊断方向提供初步的重要的线索。

3. 实验室诊断技术

(1) 染色体核型分析:是诊断染色体畸变的重要手段。其方法是取患儿外周血进行淋巴细胞培养制备染色体进行分析,也可采用骨髓细胞或皮肤成纤维细胞进行培养分析。该方法只能检出染色体数目和大片段结构异常。

(2) 荧光原位杂交技术(FISH):FISH 是用荧光素标记的特定 DNA 作为探针进行原位杂交来检测患者样本中的目的 DNA 序列。通过荧光显微镜对样品进行观察,能够实时看到探针信号的有无及在染色体上的位置,该技术主要用于染色体上的微小缺失检测。

(3) 微阵列比较基因组杂交技术(array-based comparative genomic hybridization,aCGH):将 DNA 克隆 cDNA 及寡核苷酸制成微阵列,通过一次杂交实验就能够对全基因组 DNA 拷贝数变异(copy number variants,CNVs)进行高通量、高分辨率分析,又称为"分子核型分析"。在染色体微缺失、微重复检测上具有突出优势,常用于智力障碍、发育迟缓、孤独症和多发畸形的临床诊断,检测率达 15%~20%。aCGH 技术可以增加检测染色体畸变的灵敏度,现已应用于产前诊断和筛查;但无法检出染色体平衡易位。

(4) DNA 测序(DNA sequencing):基因诊断在临床诊断和产前诊断中占有重要地位,能够在基因水平诊断遗传病,也可检测出携带者,是一种快速、灵敏和准确的检测手段。DNA 扩增技术,如聚合酶链反应(polymerase chain reaction,PCR)现已广泛用于目的基因的扩增、基因的体外突变、DNA 的微量分析及 mRNA 含量分析。第一代测序技术系双脱氧链终止法(Sanger 测序)与化学降解法以及其衍生方法的统称。

(5) 生化测定:测定血、尿等体液中的生化代谢物质,例如血糖、血氨、电解质、酮体、乳酸/丙酮酸、尿酸等。近年开展的遗传代谢病串联质谱检测技术(MS/MS)、气相色谱-质谱技术(GC/MS)已逐步成为遗传代谢病的常规检测工具,特别是串联质谱技术能对微量血一次进行几十种氨基酸、有机酸、脂肪酸代谢性疾病的检测,在临床检验中发挥重要作用。测定红细胞、白细胞、皮肤成纤维细胞中酶活性是诊断某些遗传代谢病的重要依据。

(6) 其他诊断技术:遗传性疾病涉及多个器官、系统功能或结构异常,因此,病理、电生理、影像学检查也非常重要,如进行性肌营养不良症的肌肉活检;癫痫性脑病的脑电图、肌电图和神经影像学检查等。

【遗传病预防】

遗传性疾病危害大,且可以危及后代。因此,预防显得尤其重要。预防强调三级预防,具体措施包括:

1. 遗传咨询　由医学遗传工作者与遗传病患者或其亲属,就某种遗传病在一个家庭中的发生、再发风险和防治上所面临的全面问题进行一系列的交谈和讨论,以帮助家庭预防遗传病患儿的出生。主要咨询对象包括:已确诊或怀疑为遗传病的患者及其亲属;连续发生不明原因疾病的家庭成员;疑与遗传有关的先天畸形、原发性低智者;易位染色体或致病基因携带者;不明原因的反复流产、死胎;性发育异常。

2. 携带者的检出　遗传携带者(genetic carrier)是指具有隐性致病基因(杂合子)或平衡易位染色体,且能传递给后代的外表正常的个体。及时检出携带者,并在检出后积极进行婚育指导或产前诊断,对预防和减轻遗传病患儿的出生具有重要的现实意义。

3. 产前诊断　在遗传咨询的基础上,通过直接或间接的方法对孕期胚胎或胎儿进行生长和生长标志物的检测,以明确诊断,减少遗传病患儿的出生。目前采用的方法有在妊娠的前三个月,对孕妇进行常规超声、胎儿镜检查来观察胎儿表型的形态特征,以及通过染色体检查(细胞遗传学技术)、基因分析或其表达产物(酶和生化)的测定进行诊断。此外,对于 35 岁以上的孕妇可进行更准确的无创血液检测,即循环无细胞 DNA(cfDNA)检测,以筛查染色体疾病。对于 35 岁以上孕妇或基因检测异常的孕妇,可行绒毛膜绒毛取样(CVS)和羊膜腔穿刺术,以诊断染色体遗传疾病。

4. 出生缺陷监测和预防　出生缺陷亦称先天异常,是指胚胎发育紊乱所致的形态、结构、功能、代谢、精神、行为等方面的异常。出生缺陷检测是指对出生时发现的人类胚胎在结构和功能方面异常的检测。通过对一定数量的出生婴儿进行一定时期的、系统的动态检测,可及时掌握人群中出生缺陷的分布、频率和顺位,发现和分析引起的原因及应采取的干预措施,消除不利因素的影响,减少出生缺陷的发生,以达到健康生育的目的。

知 识 链 接

出生缺陷的三级预防

WHO 提出出生缺陷的三级预防概念:①一级预防:防止出生缺陷的发生,普遍开展生殖健康教育、遗传咨询、婚前检查及其孕期保健;②二级预防:减少缺陷儿出生,对高危孕妇进行必要的产前诊断,及早确诊、及时处理;③三级预防:治疗出生缺陷,包括新生儿护理及疾病筛查、早期诊断和及时治疗等。

第二节　21- 三体综合征患儿的护理

案例导入与思考

患儿,男,27 个月,因生长发育迟缓就诊。除"爸爸、妈妈"外,不会说其他话语。普通饮食,食量少,食欲差,不能独走。G_1P_1,足月顺产,出生体重 2 550g。母亲 36 岁,父亲 37 岁,非近亲结婚,无遗传代谢性疾病家族史。

体格检查:神志清楚,表情呆滞。体重 8.7kg,身长 69cm,头围 42cm,前囟 1cm×1cm,睑裂小,双眼外眦上斜,眼距宽,鼻梁低,耳郭小,唇厚舌大,常伸舌、流涎,牙 10 枚。四肢肌张力低下,手指粗短,

Note:

通贯手,小指向内弯曲。

辅助检查:心前区可闻及Ⅲ/Ⅳ级收缩期杂音。

请思考:

1. 如需确诊应进一步做何检查?

2. 该患儿的主要护理诊断及护理措施有哪些?

学 习 目 标

- **知识目标:**

  1. 掌握21-三体综合征患儿的身体状况、常见的护理诊断/问题及相应的护理错。

  2. 熟悉21-三体综合征病因及发病机制。

  3. 了解21-三体综合征患儿的辅助检查。

- **能力目标:**

  能准确评估21-三体综合征患儿病情,并能应用所学知识为患儿提供整体护理。

- **素质目标:**

  培养护生尊重患儿、爱护患儿、保护患儿隐私的职业精神。

【概念】

21-三体综合征(trisomy 21 syndrome)又称唐氏综合征(Down syndrome,DS),也称先天愚型,是人类最早被确定的常染色体畸变疾病,也是小儿染色体病中最常见的一种。在活产婴儿中的发生率约为1:1 000~1:600,发病率随孕妇年龄增大而增加。其主要临床特征为特殊面容、智能落后和生长发育迟缓,并可伴有多种畸形。

【病因及发病机制】

(一)病因

1. 孕母高龄(年龄≥35岁)　高龄母亲的卵子老化是生殖细胞减数分裂期21号染色体不分离的重要原因,发病率与母体的生育年龄有明显关系。25~35岁孕妇生育先天愚型的频率为0.15%,而35岁以上的孕妇为1%~2%,40岁以上则可达3%~4%。

2. 其他因素　孕期接受过有害物质如大剂量放射线,有病毒感染史,应用化学制剂等均可使染色体发生畸变。

(二)发病机制

本病为常染色体畸变引起,细胞遗传学特征是第21号染色体呈三体型。其发生主要由于亲代之一的生殖细胞在减数分裂形成配子时或受精卵在有丝分裂时,21号染色体发生不分离,致使细胞内存在一条额外的21号染色体。

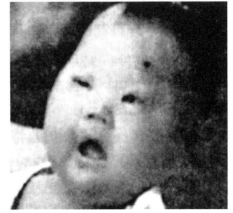

图15-1　21-三体综合征患儿的面容

【临床表现】

1. 特殊面容　出生时即有明显的特殊面容(图15-1),表情呆滞。睑裂小,眼距宽,双眼外眦上斜,可有内眦赘皮。鼻梁低平、外耳小、硬腭窄小,常张口伸舌,流涎多。头小而圆、前囟大且闭合延迟,颈短而宽。常呈嗜睡状,可伴有喂养困难。

2. 智能落后 是本病最突出、最严重的临床表现。绝大部分患儿都有不同程度的智能发育障碍,随年龄的增长而日益明显,嵌合体型患儿临床表现因嵌合比例以及 21 号染色体三体细胞在中枢神经中的分布不同而有很大差异。其行为动作倾向于定型化,抽象思维能力受损最大。智商一般在25~50 之间,嵌合型者可达 50 以上。

3. 生长发育迟缓 患儿出生的身长和体重均较正常儿低,生后体格发育、动作发育均迟缓,身材矮小,骨龄落后于实际年龄;出牙延迟且顺序异常;四肢短,韧带松弛,关节可过度弯曲;肌张力低下,腹膨隆,可伴脐疝;性发育延迟。

4. 皮纹特点 手掌、指骨短,手掌三叉点向远端移位,常见通贯掌纹。小指中节骨发育不良使小指弯曲,掌侧指一个横褶纹。指纹可全部呈尺侧箕纹。足短小。跗趾和第二趾间距宽,呈草鞋足,其足底呈深沟状跗褶纹。趾球部约半数患儿呈弓形皮纹(图 15-2)。

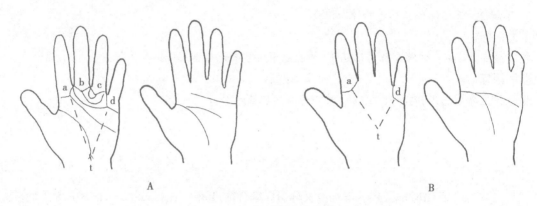

图 15-2 正常人和 21- 三体综合征患儿的皮纹比较
A. 正常人皮纹;B. 21- 三体综合征患儿的皮纹。

5. 伴发畸形 约 50% 患儿伴有先天性心脏病,其次是消化道畸形。部分男孩有隐睾,成年后多无生育能力。女孩多无月经,仅少数可有生育能力。免疫功能低下,易患感染性疾病,先天性甲状腺功能减退症和急性淋巴细胞白血病的发生率明显高于正常人群。如存活至成人期,则常在 30 岁以后即出现老年性痴呆症状。

【辅助检查】

1. 染色体核型分析 用于检出染色体数目或结构畸变,是最基本和重要的方法。临床上最常用的方法是取患儿外周血进行淋巴细胞培养制备染色体,必要时用骨髓细胞或皮肤成纤维细胞进行培养分析。根据核型分析可分为三型:①三体型:47,XX(XY),+21 者约占 95%。②嵌合型:47,XX(XY),+21/46,XX(XY)者约占 1%。③易位型:约占 4%,以 D 组 14 号与 G 组 21 号染色体的罗氏易位最常见,核型为 46,XX(XY),rob(14q;21q)(q10;q10),+21。

2. 荧光原位杂交 通过制备荧光标记的特异性 DNA 探针,检测与探针序列互补的被检测序列是否存在、染色体定位是否正确以及是否有基因剂量的增加。用于鉴别双亲来源、检出光学显微镜下观察不到的细小缺失,重复、插入、易位等结构畸变及染色体断裂点定位。利用间期细胞核快速检测染色体数目异常。本法已广泛用于染色体病的快速诊断和产前诊断,在本病患儿的细胞中呈现三个21 号染色体的荧光信号。

3. 二代测序技术 可以分析断裂点 DNA 序列,能够发现小于百个碱基的重排。近两年,利用孕妇血中存在胎儿游离 DNA 的特点,通过取孕妇外周静脉,无创性地产前筛查胎儿非整倍体染色体数目异常,对 21- 三体胎儿的诊断准确性非常高。

4. B 超和超声心动图 B 超发现胃肠道畸形,如肠闭锁、膈疝、脐疝;超声心动发现和诊断各种心脏结构异常。

【治疗要点】

婴幼儿时期体弱,易患感染性疾病,需针对感染治疗。伴有先天性心脏病者,可根据身体条件,择期选择手术治疗。针对智力发育迟缓应加强教育和训练,改善其发育的进度,增强体力及社会生活能力。

【护理评估】

1. 健康史 评估患儿年龄,是否有智力低下及体格发育较同龄儿落后表现,生活自理能力。评估既往健康状况,近期有无患感染性疾病。评估家族成员中是否有类似疾病发生,患儿父母是否近亲结婚,母亲妊娠年龄,母亲孕期是否接触放射线、化学药物及患病毒感染性疾病。

2. 身体状况 评估患儿智能及体格发育状况,有无特殊面容及伴发畸形。主要症状为表情呆滞,眼距宽,睑裂小,双眼外眦上斜,可有内眦赘皮。鼻梁低平,耳小异形。唇厚舌大,张口伸舌,流涎多;不同程度的智能发育障碍,随年龄增长逐渐明显,智商约为 25~60;身材矮小,头围小于正常,骨龄落后;出牙延迟,且常错位;肌张力低下,腹膨隆,可伴脐疝;四肢短,韧带松弛,关节可过度弯曲;手指粗短,小指内弯曲;通贯手手掌,心脏有杂音等。

3. 心理 - 社会状况 评估患儿家长焦虑程度,对患儿的关心和照护情况;评估患儿心理状态及其家庭的经济承受能力及社会支持系统;评估时患儿及其家长是否掌握有关病情、护理方法及遗传病的相关知识。

【常见护理诊断 / 问题】

1. **自理缺陷** 与智能低下有关。
2. **焦虑(家长)** 与儿童患严重疾病有关。
3. **知识缺乏**:患儿家长缺乏遗传病的相关知识。

【预期目标】

1. 患儿能逐步自理生活,从事简单劳动。
2. 患儿家长能接受患儿的状况,达到良好的心理适应。
3. 患儿家长能掌握有关疾病知识及对患儿进行教育、训练的技巧。

【护理措施】

(一)培养自理能力,加强生活护理

1. 保持居住环境整洁,空气清新,避免接触感染者。
2. 注意个人卫生,保持口腔、鼻腔清洁,勤洗手,呼吸道感染者接触患儿需戴口罩。
3. 细心照顾患儿,帮助患儿吃饭、穿衣,定期洗澡;保持皮肤清洁干燥,避免意外发生。患儿长期流涎,应及时擦干,保持下颌及颈部清洁,用面油保持皮肤的润滑,以免皮肤糜烂。

(二)减轻焦虑

患儿的家长在得知孩子疾病时,既担心患儿的预后,又担心下一个孩子是否正常。常表现出焦虑、忧伤、自责等复杂心理反应。针对家长的情绪反应护理人员应及时给予情感支持、心理疏导,利用社会支持提供有关疾病、患儿教育、家庭照顾的相关知识,协助家庭建立个性化的孩子养育和培养计划,使家长尽快适应疾病带来的影响。

(三)健康教育

1. 建议 35 岁以上妇女妊娠后做羊水细胞检查,以有利于早期诊断。

2. 针对易位染色体携带者,子代有先天愚型者,或姨表姐妹中有此病患者,告知其应及早检查子亲代染色体核型。

3. 及早发现异位染色体携带者,做好预防;告知孕妇及其家长孕期应预防病毒感染、避免接受 X 线照射和滥用药物等。

【护理评价】

1. 患儿逐步自理生活,从事简单劳动。
2. 患儿家长接受患儿的状况,达到良好的心理适应。
3. 患儿家长掌握有关疾病知识及对患儿进行教育、训练的技巧。

第三节　苯丙酮尿症患儿的护理

 ────────────────── 案例导入与思考 ──────────────────

患儿,女,13 个月,因"近 1 个月来反复抽搐、头发变黄"就诊。

患儿 6 个月时发现智力与运动发育水平较同龄儿落后,近 1 个月来反复抽搐发作,头发由黑逐渐变黄。G₃P₁,足月顺产,出生体重 3 500g,无产伤窒息史。出生后母乳喂养,奶量尚可,3 个月后逐渐出现喂养困难,并有间歇性呕吐,易激惹。母孕期健康,患儿无特殊服药史。

体格检查:体重 8.2kg,身长 69.5cm,头围 44cm,营养较差,面部湿疹,皮肤白皙,毛发黄,前囟已闭,心率 120 次/min,律齐,未闻及杂音。全身及尿不湿有鼠尿味。饮食为软食(肉末丸子)加牛奶。

请思考:

1. 主要的护理诊断/问题有哪些?
2. 应如何帮助患儿母亲正确喂养?

────────────────── 学 习 目 标 ──────────────────

● 知识目标:
1. 掌握苯丙酮尿症患儿的身体状况、常见的护理诊断/问题及相应的护理措施。
2. 熟悉苯丙酮尿症的病因、发病机制及治疗要点。
3. 了解苯丙酮尿症患儿的辅助检查方法。

● 能力目标:
能准确评估苯丙酮尿症患儿病情,并能运用所学知识为患儿提供整体护理。

● 素质目标:
培养护生尊重患儿、爱护患儿、保护患儿隐私的职业精神。

【概念】

苯丙酮尿症(phenylketonuria,PKU)是由于苯丙氨酸羟化酶基因突变导致酶活性降低,苯丙氨酸及其代谢产物在体内蓄积所致,因患儿尿液中排出大量苯丙酮酸等代谢产物而得名,是一种常染色体隐性遗传病。临床主要特征为智力低下,发育迟缓,皮肤、毛发颜色变浅和鼠尿样体味。发病率随种族和地区不同而异,我国发病率约为 1∶11 000,北方高于南方。

【病因及发病机制】

本病分为典型与非典型两种：

1. **典型 PKU** 是由于患儿肝细胞缺乏苯丙氨酸羟化酶（phenylalanine hydroxylase，PAH），故不能将苯丙氨酸转化为酪氨酸，从而使苯丙氨酸在体内蓄积所致。大量苯丙氨酸在血液、脑脊液、各种组织及尿液中浓度极高，同时产生大量的苯丙酮酸、苯乙酸、苯乳酸等旁路代谢产物并自尿中排出（图 15-3）。高浓度的苯丙氨酸及其旁路代谢产物可导致脑损伤。同时，由于酪氨酸生成减少，致使黑色素合成不足，患儿毛发、皮肤色素减少。绝大多数患儿为典型病例。

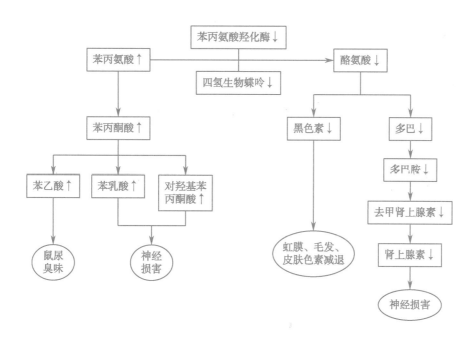

图 15-3　苯丙酮尿症的发病机制

2. **非典型 PKU** 是由于缺乏四氢生物蝶呤（tetrahydrobiopterin，BH4），BH4 是苯丙氨酸、色氨酸和酪氨酸等芳香族氨基酸在催化过程中所必需的辅酶。缺乏该酶不仅使苯丙氨酸不能氧化成酪氨酸，而且造成多巴胺、5- 羟色胺等重要神经递质的合成受阻，进一步加重了神经系统的功能损害。

【临床表现】

患儿出生时都正常，一般在 3~6 个月时开始出现症状，随后逐渐加重，1 岁时症状明显。

1. **神经系统表现** 以智力发育落后最为突出，智商常低于正常。有行为异常，如兴奋不安、多动、忧郁、孤僻等。可有癫痫小发作，少数呈现肌张力增高和腱反射亢进，80% 有脑电图异常。

2. **外观** 出生数月后因黑色素合成不足，毛发由黑变黄，皮肤和虹膜色泽变浅，皮肤常有湿疹。

3. **体味** 由于尿液和汗液中排出较多苯乙酸，可有明显鼠尿臭味。

4. **其他** 可有呕吐、喂养困难。

苯丙酮尿症患儿的上述症状大部分可逆，经饮食控制后行为异常可好转，癫痫可控制，脑电图转为正常，毛发颜色正常，特殊气味消失，但智能发育落后很难改变，因此，出生后应早发现、早治疗。

【辅助检查】

1. **新生儿筛查** 新生儿出生 72h 后（充分哺乳 6~8 次以上），可采集足跟血，制成干血滤纸片，通过荧光法或串联质谱法进行新生儿高苯丙氨酸血症筛查。筛查阳性者(苯丙氨酸浓度>120μmol/L)再用静脉血定量法测定苯丙氨酸、酪氨酸浓度。血苯丙氨酸浓度>120μmol/L及苯丙氨酸/酪氨酸>2者可确诊为高苯丙氨酸血症。需排除早产儿因肝功能不成熟所导致的暂时性高苯丙氨酸血症。确诊为高苯丙氨酸血症的新生儿需通过蝶呤谱分析和红细胞二氢蝶啶还原酶活性测定进行鉴别诊断,确定是 PAH 基因突变相关的 PKU 还是 BH4 缺乏症。

2. **血苯丙氨酸浓度的测定** 正常浓度≤120μmol/L(2mg/dl),经典型 PKU>1 200μmol/L,360μmol/L<中度 PKU≤1 200μmol/L,120μmol/L<轻度高苯丙氨酸血症≤360μmol/L。

3. **尿蝶呤图谱分析** 主要用于 BH4 缺乏症的鉴别诊断。

4. **红细胞二氢蝶啶还原酶活性测定** 二氢生物蝶呤还原酶缺乏时该酶活性明显降低。

5. **DNA 分析** 目前对 PAH、6- 丙酮酰四氢蝶呤合成酶、二氢生物蝶呤还原酶等基因缺陷都可用 DNA 分析方法进行基因突变检测,进行基因诊断和产前诊断。

【治疗要点】

本病是少数可治性遗传代谢病之一,应早发现、早诊断、早治疗,年龄越小,治疗效果越好,主要是饮食疗法。

1. **低苯丙氨酸饮食** 为主要治疗手段。血苯丙氨酸浓度过高或过低都将影响生长发育。血苯丙氨酸理想控制浓度范围为:0~1 岁,120~240μmol/L;1~12 岁,120~360μmol/L;>12 岁,120~600μmol/L。如血苯丙氨酸浓度异常,每周监测一次;如血苯丙氨酸浓度在理想控制范围之内,饮食无明显变化时,可每月监测 1~2 次。

2. **BH₄、5- 羟色氨酸和左旋多巴治疗** 对非典型病例,除饮食控制以外,尚需给予此类药物。

3. **沙丙蝶呤(sapropterin)** 在部分欧美国家,已经作为治疗 PKU 的药物。

【护理评估】

1. **健康史**

(1) 了解家族中是否有类似疾病;询问父母是否近亲结婚。

(2) 询问患儿是否有智力低下、癫痫发作等神经系统症状。

(3) 了解患儿喂养情况、饮食结构、小便气味等。

2. **身体状况** 评估患儿是否出现智能发育落后,皮肤、毛发颜色改变,注意患儿尿液和汗液的气味。主要表现为表情呆滞、行为异常、多动,肌痉挛或癫痫发作,肌张力增高和腱反射亢进;皮肤白皙、毛发颜色变浅,有湿疹等。

3. **心理 - 社会状况** 评估患儿有无因皮肤不适、气味特殊及限制饮食而烦躁、哭闹等;有无因住院惧怕陌生环境、与父母分离而产生焦虑、恐惧等;评估患儿及家长对疾病的病因和防护知识的了解程度,家庭环境及家庭经济情况。

【常见护理诊断/问题】

1. **有发育迟缓的危险** 与高浓度的苯丙氨酸导致脑细胞受损有关。

2. **有皮肤完整性受损的危险** 与皮肤异常分泌物的刺激有关。

3. **焦虑(家长)** 与患儿疾病有关。

【预期目标】

1. 出生后家长早发现、患儿早接受治疗,保证患儿正常生长发育。

2. 患儿皮肤保持干燥、清洁。

3. 患儿家长能接受患儿疾病,能掌握有关疾病知识并对患儿进行针对性的护理,较少出现焦虑 / 恐惧。

【护理措施】

(一) 合理营养,促进生长发育

低苯丙氨酸饮食,其原则是使摄入苯丙氨酸的量既能保证生长发育和体内代谢的最低需要,又能使血中苯丙氨酸浓度维持在 0.12~0.6mmol/L(2~10mg/dl)。饮食治疗成功与否直接影响到患儿智力及体格发育,因此,必须制订周密计划。应尽早在 3 个月以前开始治疗,超过 1 岁以后开始治疗,虽可改善抽风症状,但智力低下是不可逆转的。婴儿主要采用低苯丙氨酸配方奶治疗,待血苯丙氨酸浓度降至理想浓度时,可逐渐少量添加天然饮食,其中首选母乳,因母乳中血苯丙氨酸含量仅为牛奶的 1/3。幼儿及儿童可加入牛奶、粥、面、蛋等,添加的食物应以低蛋白、低苯丙氨酸为原则,其量和次数随血苯丙氨酸浓度而定,常用食物的苯丙氨酸含量(表 15-1)。治疗时应根据年龄定期随访血中苯丙氨酸浓度,同时注意生长发育情况。饮食控制至少应持续到患儿青春期,最好是终身治疗,成年后可以适当放宽饮食限制。

表 15-1　常用食物的苯丙氨酸含量(每 100g 食物)

食物	蛋白质 /g	苯丙氨酸 /mg	食物	蛋白质 /g	苯丙氨酸 /mg
人奶	1.3	36	藕粉或麦淀粉	0.8	4
牛奶	2.9	113	北豆腐	10.2	507
籼米	7.0	352	南豆腐	5.5	266
小麦粉	10.9	514	豆腐干	15.8	691
小米	9.3	510	瘦猪肉	17.3	805
白薯	1.0	51	瘦牛肉	19.0	700
土豆	2.1	70	鸡蛋	14.7	715
胡萝卜	0.9	17	水果	1.0	—

(二) 保持皮肤完整性

勤换尿布,保持皮肤干燥,对皮肤皱褶处(特别是腋下、腹股沟)应保持清洁,有湿疹时应及时处理。症状轻者经控制饮食治疗,可自行消失;如症状较重,除饮食治疗外,应避免接触刺激性物品,注意卫生,同时配以药物治疗。

(三) 减轻焦虑

面对可能出现智能低下的患儿,父母往往表现出恐惧、焦虑,甚至出现悲观、绝望。应加强健康教育力度,协助制订饮食治疗方案,讲解疾病相关知识、帮助患儿父母正确认识疾病、增强治疗信心。

(四) 健康教育

1. 宣传优生优育知识,防止近亲结婚。对有本病家族史的夫妇可进行 DNA 分析,再生育时进行产前基因诊断。

2. 成年女性患者在妊娠前应重新开始控制饮食,血苯丙氨酸应控制在 120~360μmol/L,直至分娩,避免高苯丙氨酸血症影响胎儿。

3. 学龄前期,应严格控制饮食,防止过多摄入苯丙氨酸的食物;对患儿做好知识宣传,使之能自觉地遵守饮食要求,防止脑损害的发生。

【护理评价】

1. 经过治疗和护理,患儿能够正常生长发育。

2. 患儿皮肤保持清洁、干燥。

3. 患儿家长能接受患儿疾病,能掌握有关疾病知识并对患儿进行针对性的护理,较少出现焦虑。

（张　军）

思　考　题

患儿,男,18 个月,因智力低下就诊。患儿出生后发育较同龄儿落后,1 岁方出牙,现个子矮,不会独走,不会说话。父 27 岁,母 26 岁,非近亲婚配,身体健康。

体格检查:两眼内眦距离宽,外眦上斜,鼻梁低平,耳郭小,舌外伸,通贯手。

辅助检查:荧光原位杂交患儿的细胞中有三个 21 号染色体的荧光信号。

该患儿的初步诊断是 21- 三体综合征。

(1) 该疾病有几种分类?

(2) 应怎么预防该疾病?

(3) 护理该疾病患儿要注意什么?

第十六章

感染性疾病患儿的护理

16章 数字内容

── 章 前 导 言 ──

　　感染性疾病(infectious diseases)是指由病原体感染所致的疾病,包括传染病和非传染性感染性疾病。传染病(communicable diseases)是指由病原微生物感染人体后产生的有传染性、在一定条件下可造成流行的感染性疾病。其传染病和其他疾病的区别在于其具有传染性、流行性与免疫性,即传染病是可传染的感染性疾病。儿童时期由于免疫功能低下,感染性疾病的发病率较成人高,且起病急、症状重、病情复杂多变,容易发生并发症。因此,护士应掌握儿童常见感染性疾病的相关理论知识,以采取适当的预防和支持措施控制疾病,促进患儿康复。

第一节 概　述

—— 学习目标 ——

● 知识目标：
1. 掌握感染性疾病和传染病的定义、基本特征。
2. 熟悉感染性疾病患儿的一般护理。
3. 了解感染性疾病的预防原则。
● 能力目标：
1. 能准确对感染性疾病患儿进行预检分诊。
2. 能执行感染性疾病的一般管理。
● 素质目标：
培养护生尊重患儿、爱护患儿、保护患儿隐私、维护公共卫生安全的职业精神。

感染性疾病是儿童时期最常见的疾病，约占儿科门诊 60% 以上，其常见病原体为细菌、病毒、支原体和真菌感染。传染性疾病虽然得到有效控制，但是近年来却有增加的趋势，如 2019 年麻疹大面积暴发，肺结核在发展中国家死灰复燃。2019 年新冠肺炎成为新发传染病。

一、感染性疾病的基本特征

【概念】

感染（infection）是病原体和人体之间相互作用、相互斗争的过程。引起感染的病原体可来自宿主体外，也可来自宿主体内。来自宿主体外病原体引起的感染称为传染，传染主要指病原体通过一定方式从一个宿主个体到另一个宿主个体的感染。传染病是由各种病原体引起的能在人与人、动物与动物或人与动物之间相互传播的一类疾病。构成感染和传染过程必须具备三个因素，即病原体、人体和所处的环境。

【病原体】

病原体主要包括细菌、真菌、病毒、支原体、衣原体、寄生虫等种类的病原微生物。病原体侵入人体后能否引起疾病，取决于病原体的致病能力和机体的免疫功能这两方面因素。细菌致病性的强弱可用毒力表示，与毒力相关的物质为毒力因子，主要包括侵袭力、毒素、体内诱生抗原、超抗原等。

【感染过程结局】

感染过程始于病原体通过各种途径进入人体。感染过程可以出现五种不同的结局，包括清除病原体、隐性感染、显性感染、病原携带状态及潜伏性感染。除清除病原体外，其余四种表现形式在不同感染性疾病中不同。隐性感染最常见（见于乙型肝炎病毒感染），病原携带状态次之，显性感染所占比重最低。五种表现形式在一定条件下可相互转变，同一种疾病的不同阶段可以有不同的表现形式。

【感染过程中免疫应答的作用】

机体的免疫应答对感染过程的表现和转归起着重要的作用。保护性免疫应答又分为非特异性免疫应答和特异性免疫应答两类，保护性免疫应答都有可能引起机体保护和病理损伤。变态反应是

Note：

特异性免疫应答,如肺结核中的迟发型变态反应引起的干酪样坏死,可以杀灭细菌,但也造成非组织损伤。

二、传染病的基本特征与病程发展

(一) 传染病的基本特征

传染病与其他疾病的主要区别在于其具有下列四个基本特征。

1. **病原体**　每种传染病都是由特异性病原体引起的,包括微生物或寄生虫等。

2. **传染性**　是传染病与其他感染性疾病的主要区别。传染性意味着病原体能通过某种途径感染他人。传染病患者有传染性的时期称为传染期。它在每一种传染病中都相对固定,可作为隔离患者的依据之一。

3. **流行病学特征**　包括流行性、季节性、地方性、外来性,按其强度可分为散发、暴发、流行、大流行,传染病在不同人群中的分布也属于流行病学特征。

4. **感染后免疫**　免疫功能正常的人体在感染(隐性感染和显性感染)某种病原体后,能产生针对该病原体及其产物(如毒素)的特异性免疫。感染后免疫力的持续时间在不同传染病中有很大差异。麻疹或乙型脑炎免疫时间较长,甚至终生免疫;如流行性感冒和细菌性痢疾免疫力持续时间短,因而可发生再感染和重复感染。

(二) 传染病的病程发展

传染病的发生、发展和转归一般分为以下四个阶段。

1. **潜伏期**　指从病原体侵入人体起,至开始出现临床症状为止的这一阶段。了解潜伏期有助于诊断传染病、确定检疫期限和协助流行病学调查。

2. **前驱期**　指从起病至开始出现明显症状为止。

3. **症状明显期**　出现该传染病所特有的症状和体征,常见症状有发热、发疹、毒血症状、单核巨噬细胞反应。出疹时间、部位和先后顺序对诊断有重要的临床意义。水痘、风疹多于病程第 1d 出疹,猩红热多于第 2d,麻疹多在第 3d 出疹。水痘的皮疹多在躯干,麻疹的皮疹先在耳后、面部,然后向躯干、四肢蔓延,同时口腔出现黏膜疹。

4. **恢复期**　患儿症状、体征基本消失,如恢复期结束后,某些器官的功能仍长期未能恢复正常则成为后遗症。

三、感染性疾病的预防

感染性疾病的发生和流行是微生物、宿主、环境三者相互作用的动态过程。其预防原则是针对这三者采取综合性措施,同时根据不同感染性疾病的流行特点,针对其主导环节重点采取适当措施。

(一) 管理传染源

感染性疾病的传染源可能是患儿或携带者,也可能是动物或环境因素。发现传染病病人或疑似病人,应立即予以隔离治疗,隔离期限应依据该传染病的传染期或化验结果而定,尽可能做到"五早"即早发现、早诊断、早报告、早隔离、早治疗。对传染病的接触者,也应加强监测,做好药物预防和预防接种。

(二) 切断传播途径

根据感染性疾病的不同传播途径采取相应措施,主要包括隔离和消毒。消化道传播主要应采取管理饮食、管理粪便、保护水源、消灭苍蝇、饭前便后洗手、加强个人卫生等措施;呼吸道传播则要保持室内空气新鲜、加强通风、空气消毒、外出戴口罩及流行期间避免大型集会等;虫媒传播则以防虫、杀虫和驱虫措施为主。

(三) 保护易感人群

1. 提高人群非特异性免疫力的措施,如合理营养,增强体质,参加体育活动,养成个人良好卫生习惯,改善居住条件等。

2. 提高人群特异性免疫力的措施,如预防接种。预防接种对控制传染病有着重要的作用,提高预防接种的覆盖率有重要的意义。

3. 药物预防　如肺结核的预防性给药。

四、感染性疾病患儿的一般护理

随着抗菌药物发展以及疫苗研发,儿童计划免疫的普遍实施,儿童感染性疾病的发病显著降低,但是新发感染病仍然不断出现。为防止感染性疾病的传播、并发症的发生及降低发病率,护理执行过程中要做到:

(一) 建立预诊制度,向卫生防疫机构报告疫情

在儿童门诊设立预诊处,及早发现感染性疾病患儿,防止交叉感染。感染性疾病门诊应与普通门诊分开,设立直接通道从预诊处通向感染性疾病门诊。不同病种的传染病应有独立诊疗室。预诊处护士应掌握以上隔离要求和各种感染性疾病的流行病学特点,及时分诊感染性疾病患儿。

一旦发现传染病,护理人员应按国家规定的时间向卫生防疫机构报告疫情,并采取相应的隔离措施。对传染病接触者特别是托幼机构的儿童,应立即报告有关机构进行筛查,及时控制传染源。

(二) 严格执行隔离和消毒措施

目前,按系统分7种隔离要求:①呼吸道隔离(蓝色标志);②消化道隔离(棕色标志);③严密隔离(黄色标志);④接触隔离(橙色标志);⑤血液(体液)隔离(红色标志);⑥脓汁(分泌物)隔离(绿色标志);⑦结核菌隔离(灰色标志)。对医疗用具、患儿接触物品、排泄物、衣被和环境进行消毒,切断传播途径。

(三) 感染性疾病常见症状护理

1. 发热　发热是许多传染病的共同症状。不同传染病的发热程度、持续时间、热型及伴随症状可不同,对应的护理诊断是体温过高。护理重点是休息、饮食护理、降温措施、口腔及皮肤护理等,在护理中注意护理措施的不同,如麻疹患儿降温不宜降温过快,水痘患儿不应使用糖皮质激素等。

2. 皮疹　出疹,包括皮疹和黏膜疹,为很多传染病的特征之一。不同传染病皮疹的形态、出疹时间、分布部位、出疹顺序、皮疹的消退及伴随症状等方面各有特点,对传染病的诊断和鉴别有重要参考价值。对应的主要护理诊断是皮肤完整性受损,护理重点是皮肤护理。

(四) 密切观察病情变化

感染性疾病患儿病情急、变化快、并发症多,常合并有继发感染、出血、脏器功能衰竭等。护士应密切观察病情变化,做好抢救准备。

(五) 心理护理

对于传染病患儿,因其常需被单独隔离,容易造成紧张、孤独的情绪,家长也会产生焦虑、内疚的情绪。护士应重视与患儿及其家长的沟通。

(六) 健康教育

采取有咨询、示教、座谈、宣传册、宣传画等方式进行健康教育,介绍感染性疾病的有关防治知识,使家长重视并定期配合防疫部门或儿童保健站,完成各种计划免疫,增强体质,提高免疫力,预防感染性疾病。

第二节　麻疹患儿的护理

案例导入与思考

患儿,男,8月,因发热 4d 伴皮疹 3d 入院。患儿 4d 前无明显诱因出现发热,体温最高 39.7℃,无寒战、抽搐,伴阵发性干咳。3d 前出现皮疹,先耳后、头面部、颈部出现皮疹,迅速蔓延至全身。患儿

自患病以来,精神反应可,食欲欠佳,大小便正常。

体格检查:神志清,T 38.8℃,P 130 次/min,R 27 次/min,体重 10kg。颈部、躯干及四肢、手足充血性斑丘疹,成片,疹间肤色正常。周身浅表淋巴结未触及肿大。结膜充血,口唇无发绀,柯氏斑(+)。颈软,胸廓无畸形,双肺呼吸音粗,可闻及痰鸣音。心律齐,未闻及杂音。腹软,其余未见异常。

辅助检查:血常规示:WBC 10.72×10^9/L,Hb 120g/L,N 70.9%,PLT 245×10^9/L,CRP<5mg/L。胸片示:双肺纹理多,肺内未见实质性变,肋膈角清晰锐利。

既往史:否认过敏史、外伤史、输血史。

个人史:G2P2,足月剖宫产。否认宫内窘迫及生后窒息史;混合喂养,生长发育正常;预防接种不规律进行,未接种麻疹疫苗。

该患儿的初步诊断为麻疹。

请思考:

1. 患儿目前主要的护理诊断/问题有哪些?

2. 主要护理措施有哪些?

—— 学 习 目 标 ——

- 知识目标:
  1. 掌握熟悉麻疹的流行情况、治疗要点、常见护理诊断/问题及相应的护理措施。
  2. 熟悉麻疹的病因及发病机制、辅助检查。
  3. 了解麻疹流行病学、病理生理。
- 能力目标:
  能准确评估麻疹患儿病情,并能应用所学知识为患儿提供整体护理。
- 素质目标:
  培养护生尊重患儿、爱护患儿、保护患儿隐私的职业精神。

麻疹(measles)是由麻疹病毒引起的急性呼吸道传染病。其主要临床表现为发热、咳嗽、流涕等上呼吸道卡他症状及眼结膜炎、口腔麻疹黏膜斑(Koplik spots,科氏斑)和皮肤斑丘疹。

【流行病学】

麻疹患者是唯一的传染源。发病前 2d 至出疹后 5d 内均具有传染性,如合并肺炎,传染期可延长至出疹后 10d。传染期患者口、鼻、咽、气管及眼部的分泌物中均含有麻疹病毒,主要通过打喷嚏、咳嗽、说话等由飞沫传播,亦可经污染病毒的手传播。该病主要好发于 6 个月至 5 岁儿童,冬春季发病较多,病后可产生持久的免疫力,甚至终生免疫。

【病原学】

麻疹病毒属副黏病毒科单链 RNA 病毒,只有一个血清型。麻疹病毒对热、紫外线及一般消毒剂敏感,56℃时 30min 即可灭活。但对寒冷及干燥环境有较强的抵抗力,室温下可存活数天,-70℃可存活数年。

【发病机制】

麻疹病毒从上呼吸道或眼结膜侵入,在局部上皮细胞内复制,并从原发病灶处侵入局部淋巴组织,病毒迅速大量复制后入血,于感染后第 2~3d 引起第一次病毒血症;随后病毒进入全身单核 - 吞噬细胞系统并进行大量复制,感染后第 5~7d,大量复制后的病毒再次侵入血流,形成第二次病毒血症(图 16-1)。病毒随血流传播至全身各组织器官,主要部位有呼吸道、眼结膜、口咽部、皮肤、胃肠道等,此时引起一系列临床表现。在病程第 5d 以后,由于机体特异性免疫应答清除病毒,临床进入恢复期。

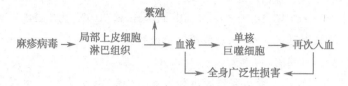

图 16-1 麻疹的发病机制

【病理生理】

麻疹的病理特征是多核巨细胞的形成,见于皮肤、眼结膜、呼吸道和胃肠道黏膜、全身淋巴组织、肝、脾等处。皮疹的发生是 T 淋巴系统、受累的血管内皮细胞及其他组织细胞致敏后产生的迟发型变态反应,引起受累细胞坏死及血管炎样病变,表皮细胞坏死、变性引起脱屑。崩解的红细胞及血浆外渗,因而皮疹消退后留有色素沉着。麻疹黏膜斑的病理改变和皮疹相似,是口腔黏膜内血管内皮细胞肿胀、坏死及淋巴细胞浸润所致。呼吸道病变最重,肠道黏膜病变相对较轻。并发脑炎时脑组织可出现充血、水肿、点状出血或脱髓鞘病变。

【临床表现】

1. 典型麻疹 麻疹的典型表现可分为以下四期。

(1) 潜伏期:一般为 6~18d,平均 10d。可有轻度体温升高,若接受过免疫,潜伏期可延长至 3~4 周。

(2) 前驱期:亦称为发疹前期,一般持续 3~4d。主要表现为①发热:可见于所有病例,多为中度以上发热,热型不一。②有咳嗽、流涕、流泪、咽部充血等卡他症状,以眼部症状突出,畏光、流泪、结膜炎及下眼睑边缘有一条明显充血红线(Stimson 线)有助于麻疹的诊断。③麻疹黏膜斑:麻疹早期的特异性体征。在出疹前的 1~2d 出现直径约 0.5~1mm 的灰白色小点,周围有红晕,起初仅见于下白齿对应的颊黏膜,随之累及整个颊黏膜,皮疹出现时逐渐消失。④常有全身不适、食欲减退及精神不振。一些患者可见颈、胸、腹部一过性风疹样皮疹,数小时即退去,称麻疹前驱疹。

(3) 出疹期:从病程的第 3~4d 开始,持续 1 周左右,此期患儿体温持续升高,体温可达 40℃。可累及神经系统、呼吸系统及消化系统,患儿可有全身不适、食欲减退、嗜睡或烦躁不安、呕吐、腹泻等,甚至出现谵妄、抽搐。皮疹始于耳后、颈部,沿着发际边缘,接着向下发展至面部、躯干及上肢,第 3d 可累及下肢及手足底。开始为稀疏不规则的淡红色斑丘疹,疹间皮肤正常,皮疹不伴痒感。

(4) 恢复期:皮疹达高峰后,持续 1~2d 后迅速好转,体温开始下降,全身症状明显减轻,皮疹开始消退,消退顺序同出疹,疹退后留有糠麸样脱屑及棕色色素沉着,1~2 周后消退。

2. 非典型麻疹

(1) 轻型麻疹:在潜伏期内接受过丙种球蛋白或成人血注射者,或 8 个月内的婴儿,会出现轻症麻疹,表现为低热,上呼吸道感染较轻,麻疹黏膜斑不典型,皮疹稀疏。

(2) 重症麻疹:若体温高达 40℃以上,中毒症状重,则为重症麻疹,皮疹融合呈蓝紫色称为黑麻疹;若皮疹少而色暗淡,为循环不良征兆。注射过麻疹疫苗者可无典型麻疹黏膜斑和皮疹。在麻疹的病程中可并发喉炎、气管炎及支气管炎、肺炎、心肌炎、麻疹脑炎、亚急性硬化性全脑炎、偏瘫及脑血栓、结核病恶化、营养不良与维生素 A 缺乏症等。

(3) 异型麻疹:常见于接种麻疹灭活疫苗者。常表现为高热乏力、肌痛、腹痛、四肢水肿等。呼吸

Note:

道症状不明显,无麻疹黏膜斑,出疹顺序从四肢远端开始,逐渐过渡到躯干,一般认为异型麻疹无传染性。

3. 常见并发症

(1) 喉炎:多见于 2~3 岁儿童,继发于细菌感染,由于患儿呼吸道狭小,黏膜层血管丰富,结缔组织松弛,分泌物增多,严重者可以导致喉梗阻。

(2) 肺炎:是最常见的并发症之一,多见于 5 岁以下患儿。麻疹病毒引起的肺炎是间质性肺炎,但可继发细菌感染,表现为病情突然加重,咳嗽、咳脓痰,可出现鼻翼扇动、口周发绀、肺部有啰音等。

(3) 心肌炎:2 岁以下患儿容易出现心肌病变,表现为心音低钝、心率快,心电图检查可发现 T 波和 ST 段改变。

(4) 脑炎:临床表现与病毒性脑炎类似,常发生于出疹后 2~6d,也可出现 3 周后。多数患儿预后较好,少数有智力低下、癫痫、瘫痪等并发症。

麻疹应注意与其他出疹性疾病相鉴别,见表 16-1。

表 16-1 **麻疹与其他出疹性疾病鉴别**

病名	病原体	皮疹特点	皮疹与发热的关系	其他症状
麻疹	麻疹病毒	红色斑丘疹,从耳后发际开始沿着颈、躯干、四肢蔓延,疹消退后有色素沉着	发热 3~4d 后出疹,出疹期高热	全身症状重,呼吸道卡他症状明显,体温高,发热第 2~3d 出现口腔麻疹黏膜斑,全身浅表淋巴结肿大
风疹	风疹病毒	斑丘疹,沿着面部、躯干、四肢蔓延,疹间皮肤正常,疹退后无色素沉着	发热后 1~2d 内出疹	全身症状轻,呼吸道症状轻,低热,咽部、软腭有红色黏膜疹,颈部淋巴结肿大并有触痛
幼儿急疹	人疱疹病毒 6 型	红色斑丘疹,颈及躯干部多见,24h 内出齐,次日消退	高热 3~5d,热退疹出	全身症状轻,高热可伴惊厥,软腭可见红色小斑点,颈部淋巴结肿大
猩红热	乙型溶血性链球菌	皮肤弥漫充血,上有针尖大小的小丘疹,持续热 3~5d 退疹,7d 后全身脱皮	发热 1~2d 出疹,出疹时高热	全身症状明显,高热,咽峡炎,环口苍白圈,杨梅舌,颈部淋巴结肿大

【辅助检查】

1. **血常规** 白细胞总数减少,淋巴细胞比例相对增多。若中性粒细胞增多提示继发细菌感染;若淋巴细胞严重减少,常提示预后不良。

2. **病原学检查** 从呼吸道分泌物或尿沉渣细胞中分离出麻疹病毒,或采用免疫荧光法检测到麻疹病毒均可作出特异性诊断,也可采用 PCR 法检测麻疹病毒 RNA。

3. **血清学检查** 酶联免疫吸附试验(ELISA)测定血清特异性 IgM 和 IgG 抗体,IgM 抗体病后 5~20d 最高,阳性是诊断麻疹的标准方法,IgG 抗体恢复期较早期增高 4 倍以上即为阳性,也可以诊断麻疹。

【治疗要点】

对麻疹病毒尚无特效抗病毒药物,主要为对症治疗,加强护理,预防和治疗并发症。对症治疗包括高热、烦躁、剧咳的处理及补充维生素 A 等。

【护理评估】

1. 健康史

(1) 评估患儿有无麻疹患者或高危人群接触史,是否有呼吸道感染症状。

(2) 疫苗接种史,生长发育史。

2. 身体状况

(1) 评估患儿是否有呼吸道感染体征。

(2) 检查口腔麻疹黏膜斑、扁桃体有无充血,按压皮疹充血是否消退,有无口腔麻疹黏膜斑、皮疹形态、出现顺序,有无痒感,出疹与发热的关系,疹退后皮肤脱屑及有无色素沉着等;疫苗接种史,生长发育史等。

(3) 听诊肺部有无湿啰音,是否有神经系统、循环系统、消化系统受累的情况。

3. 心理 - 社会状况 评估家长对疾病认识程度、预防和治疗应注意的事项;患儿对该病的恐惧和心理压力。由于该病易在托幼机构中流行,应注意评估疾病在家庭和集体机构中的流行情况,保育人员、儿童对该病的认知情况,是否采取有效措施等。

【常见护理诊断 / 问题】

1. 体温过高 与病毒血症、继发感染有关。

2. 皮肤完整性受损 与麻疹病毒感染引起的皮肤损害有关。

3. 营养失调:低于机体需要量 与食欲减退、高热消耗增加有关。

4. 潜在并发症:喉炎、肺炎、脑炎。

5. 有感染传播的危险 与麻疹病毒可经呼吸道或直接接触传播有关。

6. 知识缺乏:家长缺乏麻疹的相关知识和防护技能。

【预期目标】

1. 患儿体温恢复和维持正常。

2. 患儿皮疹消退,皮肤完整、无感染。

3. 患儿住院期间能得到充足的营养。

4. 患儿病情好转,无其他并发症发生或发生并发症时能得到及时发现与处理。

5. 患儿得到有效隔离,密切接触人群被采取有效措施或得到及时隔离。

6. 家长获得麻疹相关的知识和防护技能。

【护理措施】

(一) 维持体温正常

指导患儿发疹期卧床休息,待皮疹消退、体温正常方可活动。如体温超过 40℃时,可遵医嘱给予小剂量退热剂或温水擦浴,适当降温以免发生惊厥。高热降温时需兼顾透疹,不宜强行降温,禁用冷敷和酒精擦浴,以防皮肤血管突然收缩、末梢循环障碍,致使皮疹不易透发或突然隐退。

(二) 保持皮肤完整性

1. 保持皮肤清洁、干燥,勤换内衣,及时更换汗湿的衣被。剪短指甲,以防患儿抓伤皮肤引起继发感染。透疹不畅时,可用鲜香菜煎服、涂抹全身,以促进皮疹透疹。

2. 保持口腔卫生,可用生理盐水或 2% 硼酸溶液漱口。

3. 保护眼睛,必要时可用生理盐水冲洗眼睛,后使用抗生素眼药水。

(三) 维持营养均衡

予清淡、易消化、营养丰富的流质或半流质饮食,少量多餐。鼓励患儿多饮水,以利排毒、退热、透

Note:

疹,必要时静脉补液。恢复期给予高蛋白、高能量及多种维生素饮食。注意加服维生素 A 或鱼肝油预防干眼症。

（四）密切观察病情变化

麻疹的并发症较多,应密切观察病情,及早发现并立即配合医生进行处理。患儿出现声音嘶哑、气促、犬吠样咳嗽、三凹征等为并发喉炎的表现;出疹期间持续高热、咳嗽加剧、呼吸困难、肺部湿啰音等为并发肺炎的表现;出现头痛、嗜睡、抽搐等为并发脑炎的表现;心音低钝、心率快为心肌炎的表现。

（五）预防感染传播

1. **控制传染源**　一般患儿隔离至出疹后 5d;若合并喉炎、肺炎、脑炎患者延长至出疹后 10 天;密切接触的易感儿应隔离观察 3 周,若接触后接受过免疫治疗者则延长至 4 周。

2. **切断传播途径**　患儿衣物应在阳光下曝晒,病室每日通风并用紫外线照射消毒 30min。医务人员在接触患儿后应洗手并在空气流动的环境中停留 30min,方能接触其他患儿。

3. **保护易感儿童**　疾病流行期间应尽量避免易感儿去公共场所。按时进行预防接种,流行期间可应急接种。体弱年幼的易感儿接触麻疹患者后,应立即采用被动免疫,尽早注射免疫血清球蛋白。

（六）健康教育

应向家长介绍本病的流行特点、临床特征、常见的并发症与预后,向家长说明预防接种和隔离的重要性,以取得其积极配合。无并发症的患儿可在家中隔离,指导家长做好消毒隔离、皮肤护理及病情观察,防止继发感染。

【护理评价】

1. 体温降至正常。
2. 皮疹已出齐、出透,且皮肤、黏膜完整,无损伤。
3. 能够得到充足的营养。
4. 患儿未发生并发症或能够及时发现并发症。
5. 未发生传染其他易感人群。
6. 患儿家长已了解麻疹相关知识,并能积极配合治疗。

第三节　水痘患儿的护理

 案例导入与思考

患儿,男,4 岁,因"发热 3d,皮疹 2d"入院。患儿 3d 前无明显诱因出现发热,体温高达在 39.2~39.8℃,无咳嗽、吐泻,2d 前胸、背、颈部及面部皮肤出现红斑、丘疹,部分皮疹中央部逐渐出现小水疱、伴发痒。出疹前有发热、打喷嚏、流涕。

体格检查:T 39.0℃,P 90 次 /min,R 22 次 /min。精神烦躁,皮肤无黄染,头面部、躯干及四肢均可见红色斑丘疹、米粒至绿豆大小,部分皮疹中央部有椭圆形小水疱,少数皮疹有结痂,有抓痕,以面部、发际、胸背部为多,四肢远端未见皮损。咽充血,扁桃体未见肿大,口腔黏膜散在红色小丘疹。颈软,心肺无异常,肝脾未及。

辅助检查:WBC $4.2×10^9$/L,Hb 124g/L,N 0.54,L 0.56。该患儿的初步诊断为水痘。

请思考:

1. 为了进一步确诊,可以做什么检查?
2. 该患儿目前主要的护理诊断 / 问题是什么?
3. 护士接诊后,针对患儿的病情应配合医生采取哪些护理措施?

学习目标

● 知识目标：
1. 掌握熟悉水痘的临床表现、治疗要点、常见护理诊断 / 问题及相应的护理措施。
2. 熟悉水痘的流行病学特点、辅助检查。
3. 了解水痘病原学、发病机制和病理。

● 能力目标：
能准确评估水痘患儿病情，并能应用所学知识为患儿提供整体护理。

● 素质目标：
培养护生尊重患儿、爱护患儿、保护患儿隐私的职业精神，认识到护士在计划免疫的重要作用。

水痘（varicella，chickenpox）是一种传染性极强的儿童期出疹性疾病，由水痘 - 带状疱疹病毒引起。其临床特征为皮肤黏膜分批出现和同时存在的呈向心性分布的斑疹、丘疹、疱疹和结痂等各类皮疹，全身症状轻微。冬春季多发，好发于儿童，以 2~6 岁为高峰。感染水痘后可获得持久免疫。

【流行病学】

水痘患者是唯一的传染源。病毒存在于患儿上呼吸道及疱疹液中，主要通过空气飞沫传播，也可通过接触患者疱疹浆液或被污染的用具而感染。出疹前 1~2d 至疱疹完全结痂为止均有很强的传染性。易感儿接触水痘患者后几乎均可发病，接触带状疱疹患者后也可发病。

【病原学】

水痘 - 带状疱疹病毒（varicella-zoster virus，VZV），属疱疹病毒科，仅有一个血清型，为双链 DNA 病毒。儿童时期获得感染表现为水痘，康复后病毒可长期留存于脊髓或脑神经的感觉神经节内，若受到外界环境刺激，成年后可出现带状疱疹。病毒对外界抵抗力弱，不耐热和酸，不能在痂皮中存活，能被乙醚等消毒剂灭活。人是目前自然界中的唯一宿主。

【发病机制和病理】

病毒经口、鼻进入人体，在呼吸道黏膜细胞内繁殖，2~3d 后进入血液，产生病毒血症，并在单核 - 吞噬细胞系统内增殖后再次入血，形成第二次病毒血症而发病。病毒主要损害皮肤和黏膜，偶尔累及内脏（图 16-2）。

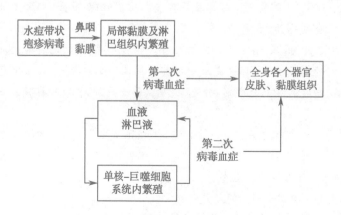

图 16-2　水痘的发病机制

病理改变主要是皮肤和黏膜内形成多核巨细胞和细胞核内包涵体。由于病毒侵入血液是间歇性的,故临床表现为皮疹分批出现。皮肤病变主要在表皮棘细胞层,细胞呈气球样变、肿胀,组织液渗入形成水痘疱疹,内含大量病毒。由于病变浅表,愈合一般不留瘢痕。黏膜病变与皮疹类似。

【临床表现】

典型水痘可分为两期:

1. 前驱期　婴幼儿常无症状或者症状轻微,皮疹常与低热、全身不适症状同时出现。年长儿可有畏寒、低热、头痛、乏力、咽痛、咳嗽、恶心、食欲减退等症状,持续 1~2d 后才出现皮疹。

2. 出疹期　典型皮疹特点为:①皮疹分批出现,起初为红色斑疹,数小时后变为丘疹并发展为疱疹。疱疹呈卵圆形,直径 3~5mm,周围有红晕,壁薄易破,疹液透明,后变混浊,常伴瘙痒;②皮疹呈现向心性分布,始于躯干和头部,以后延及面部和四肢,以皮肤受刺激处较重;③黏膜皮疹可形成浅表溃疡,皮肤病变表浅,1~2d 后疱疹从中心开始干枯、结痂,红晕消失。1 周左右痂皮脱落愈合,一般不留瘢痕。如有继发感染,则形成脓疱,结痂、脱痂时间将延长;④由于分批出现,常可见到水痘的各型皮损同时存在,如斑疹、斑丘疹、水疱、脓疱及结痂,后期出现的斑丘疹可未发展成水疱即隐退。水痘为自限性疾病,10d 左右自愈。

3. 重症水痘　患儿有免疫缺陷者,水痘临床表现较重,出疹后体温居高不下,皮损呈现离心性分布,可在发病 1 周时出现暴发性紫癜。出血性水痘患者全身症状重,皮肤可出现瘀点、瘀斑,内脏可出血。

4. 先天性水痘　孕妇在孕早期患有水痘时,引起胎儿畸形,常在 1 岁内死亡。分娩前孕妇患水痘,患儿可发生新生儿水痘,致死率高。

5. 水痘期间可见一些并发症,如继发感染、血小板减少引起的皮下出血改变等。后遗症有癫痫、智力低下及行为障碍等。

【辅助检查】

1. **血常规**　白细胞总数正常或略增高。

2. **疱疹刮片检查**　用瑞特或吉姆萨染色可见多核巨细胞,用苏木素 - 伊红染色检查见核内包涵体,可供快速确诊。直接荧光抗体染色检查病毒抗原也简捷有效。

3. **血清学检查**　补体结合抗体高滴度或双份血清抗体滴度 4 倍以上升高可明确病原。用抗膜抗原荧光试验、免疫黏附血凝试验等方法检测抗体即可确诊。

【治疗要点】

1. 水痘是自限性疾病,无并发症者仅需一般治疗、对症处理,如炉甘石洗剂和镇静剂治疗皮肤瘙痒。

2. 抗病毒治疗　抗病毒药物首选阿昔洛韦,应该在皮疹出现 48h 内尽早使用,早期使用 α - 干扰素可以减缓进程,继发感染者给予抗生素治疗。

3. 不宜使用糖皮质激素,以免导致病毒传播。

【常见护理诊断 / 问题】

1. **体温过高**　与病毒血症有关。

2. **皮肤完整性受损**　与水痘病毒引起的皮疹、痒感及继发感染有关。

3. **潜在并发症**:脑炎、肺炎、败血症。

4. **有感染传播的危险**　与水痘 - 带状疱疹病毒可经呼吸道或直接接触传播有关。

Note：

5. 知识缺乏：家长缺乏水痘的相关知识和防护技能。

【护理措施】

(一) 维持体温正常

如患儿出现高热,可用物理降温(禁用酒精擦浴)或遵医嘱给予退热剂,忌用阿司匹林,以免发生 Reye 综合征。

(二) 保持皮肤完整性

1. 保持皮肤清洁,衣被宜清洁干燥,柔软舒适,不宜过厚,勤换内衣。

2. 剪短指甲,婴儿可戴手套,避免抓破皮疹,引起继发感染或留下瘢痕。

3. 疱疹已破溃者并继发感染者,可遵医嘱给予抗生素治疗。

4. 为减少皮疹瘙痒,可遵医嘱使用止痒镇静剂。轻者可于疱疹未破溃处局部给予炉甘石洗剂或 5% 碳酸氢钠溶液。

(三) 密切观察病情变化

观察患儿精神、神志、生命体征;观察皮疹的性质、范围、分布及有无继发感染;注意有无咳嗽、呕吐、呼吸困难、惊厥等症状发生,观察有无血小板减少引起的皮下出血、内脏出血,及早发现并给予相应治疗及护理。

(四) 预防感染传播

1. **管理传染源**　隔离患儿至皮疹全部结痂为止。

2. **切断传播途径**　保持室内空气新鲜,每日通风,接触患者后应立即进行手及接触部位的消毒;对患儿的用物可用煮沸和日晒消毒。

3. **保护易感儿童**　托幼机构宜采用紫外线消毒。托幼机构中已经接触的易感者至少应检疫 3 周。易感儿童,包括使用激素、免疫抑制药物或恶性病患儿,在接触水痘后 72h 内立即给予水痘 - 带状疱疹免疫球蛋白注射。

(五) 健康教育

向家长及年长患儿介绍预防水痘感染传播的知识,取得其配合;避免易感人群去拥挤的公共场所,讲解接种水痘减毒活疫苗的重要性。

第四节　流行性腮腺炎患儿的护理

───── 学 习 目 标 ─────

- 知识目标：
  1. 熟悉流行性腮腺炎的流行病学、临床表现、治疗要点、常见护理诊断／问题及相应的护理措施。
  2. 了解流行性腮腺炎的病原学、发病机制、病理学、辅助检查。
- 能力目标：
  能准确评估流行性腮腺炎患儿病情,并能应用所学知识为患儿提供整体护理。
- 素质目标：
  培养护生尊重患儿、爱护患儿、保护患儿隐私的职业精神。

流行性腮腺炎(epidemic parotitis,mumps)是由腮腺炎病毒侵犯腮腺引起的急性呼吸道传染病。临床表现为腮腺非化脓性炎症、腮腺区肿痛,伴发热、咀嚼受限,偶可累及其他腺体。亦可有脑膜脑炎、睾丸炎等并发症。本病好发于晚冬、早春,以 5~15 岁儿童及青少年多见。

Note:

【流行病学】

人是病毒的唯一宿主。腮腺炎患儿和健康带病毒者是本病的传染源,患儿在腮腺肿大前6d到发病后2周内,从唾液中均可以分离出腮腺炎病毒,此时患儿具高度传染性。主要通过呼吸道飞沫传播,亦可因唾液污染食具和玩具,通过直接接触而感染。全年均可发生感染流行,但以冬春季发病较多。该病可在托幼机构中形成暴发流行。感染本病后可获得终生免疫。

【病原学】

腮腺炎病毒属副黏病毒科的单链RNA病毒,仅有一个血清型。该病毒在外界存活时间短,一般2~3d即可失去传染性,紫外线、福尔马林和加热至56℃,20min均可快速灭活。

【发病机制和病理】

腮腺炎病毒经口、鼻侵入人体后,在上呼吸道黏膜上皮组织和淋巴组织中增殖,引起局部炎症和免疫反应,然后病毒进入血液发生病毒血症,传播到腮腺和中枢神经系统,引起腮腺炎和脑膜脑炎。病毒在这些器官中进一步繁殖并再次侵入血液,形成第二次病毒血症,并侵犯第一次病毒血症时未曾受累的器官,如颌下腺、舌下腺、睾丸、胰腺等,引起相应的临床表现(图16-3)。

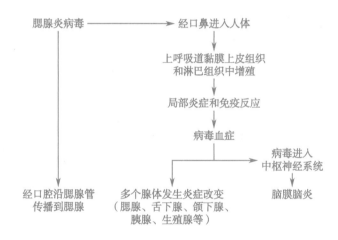

图16-3 腮腺炎的发病机制

病理特征是受侵犯的腺体出现非化脓性炎症,因腺体导管上皮细胞水肿、坏死,管腔中充满坏死细胞和渗出物而常致阻塞,唾液中的淀粉酶经淋巴系统进入血液,使血、尿淀粉酶增高。

【临床表现】

潜伏期一般为14~25d,平均18d,大多数患儿无前驱症状,部分患儿可有上呼吸道感染的征象,如发热、头痛、乏力及食欲减退等。1~2d后腮腺逐渐肿大,常一侧先肿大,2~4d后对侧腮腺亦出现肿大,有时肿胀仅为单侧,可伴颌下腺肿大,或仅表现为颌下腺肿大。腮腺肿大常以耳垂为中心,向四周蔓延,边界不清,有表面灼热、疼痛、感觉过敏等,进食时疼痛加剧,触诊弹性好。其他涎腺可同时受累。该期持续7~10d。肿痛3~5d达到高峰,之后逐渐消退。体温下降,症状消失。

流行性腮腺炎可并发脑膜脑炎、睾丸炎、卵巢炎、胰腺炎、心肌炎等。脑膜脑炎是儿童期最常见的并发症,脑膜脑炎可导致耳聋、视力障碍等后遗症。睾丸炎是男孩最常见的并发症,常为单侧,除睾丸局部疼痛外,大多数患儿有全身反应,突发寒战、高热,双侧睾丸炎可导致不育。卵巢炎见于5%~7%的成年女性,症状多轻微,表现为下腹疼痛,月经不调,一般不会导致不孕。胰腺炎也常发生在腮腺肿大数日后,表现为上腹部疼痛,发热、寒战、恶心、呕吐等。耳聋也偶有发生。

【辅助检查】

1. **血常规** 白细胞总数正常或稍低,淋巴细胞相对增多。有并发症时白细胞总数及中性粒细胞可增高。

2. **血清、尿淀粉酶测定** 90%患儿血、尿淀粉酶增高,并与腮腺肿胀平行,第1周达高峰,第2周左右恢复正常。血脂肪酶增高有助于胰腺炎的诊断。

3. **特异性抗体测定** 血清特异性IgM抗体阳性提示近期感染(近一个月未接种腮腺炎减毒活疫苗)。

4. **病毒分离** 病程早期在患者唾液、脑脊液、尿液或血液中可分离出病毒。

【治疗要点】

目前尚无特异性抗病毒治疗,以对症处理为主。对高热、头痛和睾丸炎者给予解热止痛药物。发病早期可使用,疗程5~7d。对重症患儿可短期使用肾上腺皮质激素治疗,疗程3~5d。中药治疗多用普济消毒饮加减内服和青黛散调醋局部外敷等,以清热解毒,软坚消痛。

【常见护理诊断/问题】

1. **疼痛** 与腮腺非化脓性炎症有关。
2. **体温过高** 与病毒感染有关。
3. **潜在并发症**:脑膜脑炎、睾丸炎等。
4. **有感染传播的危险** 与腮腺炎病毒可经呼吸道和直接接触传播有关。
5. **知识缺乏**:患儿及家长缺乏腮腺炎相关知识和技能。

【护理措施】

(一) 减轻疼痛

局部冷敷以收缩血管,减轻充血,缓解疼痛,可用中药如意金黄散调茶水或食醋敷患处。发生睾丸炎时,可用丁字带托起阴囊,局部间歇冷敷以减轻疼痛。注意保持口腔清洁,进食温凉半流质和流质饮食,餐后用温盐水漱口,以防继发感染。忌食酸辣、干硬的食物,以免因唾液分泌及咀嚼而加重疼痛。

(二) 维持体温正常

高热患者采用物理降温,必要时遵医嘱给予退热剂。

(三) 密切观察病情变化

注意观察有无脑膜脑炎、睾丸炎、心肌炎、卵巢炎、胰腺炎等并发症的临床征象。脑膜脑炎多于腮腺肿大后1周左右发生,表现为急性高热伴剧烈头痛、呕吐、嗜睡或意识障碍、脑膜刺激征阳性等;睾丸炎是男孩最常见的并发症,常表现为发热、寒战、头痛、下腹疼痛、患侧睾丸有明显疼痛、肿胀及触痛;女孩出现卵巢炎时,常表现为下腹部疼痛及压痛、发热、呕吐等;上腹部疼痛伴呕吐则考虑为胰腺炎,心肌炎时常出现心前区疼痛、心动过缓。

(四) 预防感染传播

隔离患儿至腮腺肿胀完全消退,有接触史的易感儿童应隔离观察3周。流行期间对托幼机构加强晨检。保护易感儿可接种腮腺炎减毒活疫苗,接种麻疹-风疹-腮腺炎三联疫苗也具有良好的保护作用。

(五) 健康教育

应指导家长做好消毒隔离、用药、饮食、退热等处理。

第五节 手足口病患儿的护理

---- 学 习 目 标 ----

- 知识目标：
  1. 掌握手足口病的临床表现、治疗要点、常见护理诊断／问题及相应的护理措施。
  2. 熟悉手足口病发病机制、流行病学、辅助检查。
  3. 了解手足口病的病原学和病理学。
- 能力目标：
  能准确评估手足口病患儿病情，并能应用所学知识为患儿提供整体护理。
- 素质目标：
  培养护生尊重患儿、爱护患儿、保护患儿隐私的职业精神，对患儿及其家庭进行人性化护理。

手足口病（hand-foot-mouth disease，HFMD）是由肠道病毒引起的传染性疾病，发病率为 37.01/10 万 ~ 205.06/10 万，好发于 5 岁以下儿童，重症死亡主要集中在 3 岁及以下儿童。大多数呈自限性，7~10d 病程后痊愈。临床主要表现为发热及手、足、口腔等部位皮肤黏膜的斑丘疹、疱疹，少数患儿可引起心肌炎、肺水肿、无菌性脑膜炎、脑炎等并发症，甚至死亡。该病病毒的传染性很强，常常在托幼机构造成流行。

【流行病学】

传染源：患儿和隐性感染者为主要传染源，手足口病隐性感染率高。

传播途径：密切接触是手足口病重要的传播方式，通过接触被病毒污染的手、毛巾、手绢、牙杯、玩具、食具、奶具以及床上用品、内衣等引起感染；还可通过呼吸道飞沫传播；饮用或食入被病毒污染的水和食物亦可感染。

易感人群：婴幼儿和儿童普遍易感，以 <5 岁儿童为主。

该病全年均可发病，以夏、秋季多见。感染后只获得该型别病毒的免疫力，对其他型别病毒再感染无交叉免疫，即患儿在患手足口病后还可能因感染型别不同病毒而再次患病。

【病原学】

引起手足口病的病毒主要是肠道病毒，我国以柯萨奇病毒 A 组 16 型（Coxsackievirus A16，Cox A16）和肠道病毒 71 型（Enterovirus 71，EV 71）最为常见，均属于小 RNA 病毒科肠道病毒属。该类病毒适合在湿热的环境中生存，不易被胃酸和胆汁灭活。对外界抵抗力较强，在 4℃ 可存活 1 年，−20℃ 时可长期保存。对乙醚、来苏、氯仿等消毒剂不敏感，对紫外线及干燥敏感。高锰酸钾、漂白粉、甲醛、碘酒等能使其灭活。

【发病机制】

肠道病毒感染人体后，主要与咽部和肠道上皮细胞表面相应的病毒受体结合。病毒和受体结合后经细胞内吞作用进入细胞，病毒基因组在细胞质内脱衣壳、转录、组装成病毒颗粒。肠道病毒主要在扁桃体、咽部和肠道的淋巴结大量复制后释放入血液，可进一步传播到皮肤及黏膜、神经系统、呼吸系统、心脏、肝脏、胰腺、肾上腺等，引起相应组织和器官发生一系列炎症反应，并再次进入血液循环导致第二次病毒血症，导致相应的临床表现。少数病例因神经系统受累导致血管舒缩功能紊乱及 IL-10、IL-13、IFN-γ 等炎性介质大量释放引起心肺衰竭。神经源性肺水肿及循环衰竭是重症手足口病患儿的主要死因（图 16-4）。

Note：

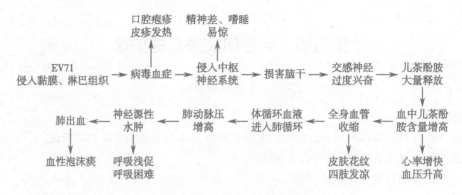

图 16-4　重症手足口病的发病机制

【病理】

口腔溃疡性损伤和皮肤斑丘疹为手足口病的特征性病变。光镜下斑丘疹可见表皮内水疱,水疱内有中性粒细胞、嗜酸性粒细胞碎片;水疱周围上皮有细胞间和细胞内水肿;水疱下真皮有多种白细胞混合浸润。电镜下可见上皮细胞内有嗜酸性包涵体。淋巴细胞变性坏死,以胃肠道和肠系膜淋巴结病变为主;神经组织、肺部、心肌、肠、肾脏、肾上腺、脾脏和肝脏出现炎性反应,甚至严重的变性坏死等。

【临床表现】

手足口病的潜伏期常为 2~10d,平均 3~5d。

1. **第 1 期(出疹期)**　主要表现为发热、手、足、口、臀等部位出疹,可伴有咳嗽、流涕、食欲减退等症状。部分病例仅表现为皮疹或疱疹性咽峡炎,个别病例可无皮疹。典型皮疹表现为斑丘疹、丘疹、疱疹。皮疹周围有炎性红晕,疱疹内液体较少,不疼不痒,皮疹恢复时不结痂、不留疤。不典型皮疹通常小、厚、硬、少,有时可见瘀点、瘀斑。皮疹可表现为大疱样改变,伴疼痛及痒感,且不限于手、足、口部位。普通病例多在此期痊愈。皮疹约在 2~3d 出齐,一周左右消退。

2. **第 2 期(神经系统受累期)**　少数病例可出现中枢神经系统损害,多发生在病程 1~5d 内,表现为精神差、嗜睡、吸吮无力、头痛、呕吐、易惊、烦躁、肢体抖动、肌无力、颈项强直等。

3. **第 3 期(心肺功能衰竭前期)**　多发生在病程 5d 内,表现为心率和呼吸增快、血压升高、出冷汗、四肢末梢发凉、皮肤发花等。

4. **第 4 期(心肺功能衰竭期)**　临床表现为心动过速(个别患儿心动过缓)、呼吸急促、口唇发绀、咳粉红色泡沫痰或血性液体、血压降低或休克。以严重脑功能衰竭为主要表现的患儿,可见抽搐、严重意识障碍等。此期病死率较高。

5. **第 5 期(恢复期)**　体温逐渐恢复正常,神经系统受累症状和心肺功能逐渐恢复,少数可遗留神经系统后遗症。部分手足口病例在病后 2~4 周有脱甲的症状。

【辅助检查】

1. **血常规及 CRP**　多数病例白细胞计数可正常,部分病例白细胞计数可明显升高(>15×10⁹/L)或显著降低(<2×10⁹/L),CRP 可增高。

2. **病原学检查**　鼻咽拭子、气道分泌物、疱疹液或粪便分离肠道病毒或病毒特异性核酸检测。

3. **血清学检查**　急性期血清相关病毒 IgM 抗体阳性,恢复期血清肠道病毒(CoxA16 或 EV71)中和抗体有 4 倍以上的升高有助于确诊。

4. **血生化检查**　部分病例可有轻度丙氨酸氨基转移酶(alanine aminotransferase,ALT),天冬氨酸氨基转移酶(aspartate aminotransferase,AST),肌酸激酶同工酶(creatine kinase isoenzymes,CK-MB 升高),病情危重患者血糖和肌钙蛋白 I(cardiac troponin I,CTnI)升高。

Note:

5. 其他　如果危重患儿出现心肺、神经系统症状,应该做相应的检查,如血气分析、心电图、肺部CT、颅脑 CT 和脑脊液检查等。

【治疗要点】

目前尚无特效抗病毒药物和特异性治疗手段,主要是对症治疗,注意隔离,避免交叉感染。积极降低高热,适当休息,清淡饮食,做好口腔和皮肤护理。对于重症病例,除上述治疗外,还需根据患儿脏器受累情况采取相应的对症治疗,如止惊、降颅压、液体疗法,维持血压正常,并密切观察病情变化。

1. **一般治疗**　普通病例门诊治疗。注意隔离,避免交叉感染;清淡饮食;做好口腔和皮肤护理。积极控制高热。体温 >38.5℃者,采用物理降温或应用退热药物治疗。惊厥病例需要及时止惊。

2. **液体疗法**　对出现脑水肿、肺水肿及心力衰竭,应控制液体入量,给予生理需要量 60~80ml/(kg·d)(脱水剂不计算在内),建议匀速给予,即 2.5~3.3ml/(kg·h),注意维持血压稳定。休克病例在应用血管活性药物同时,给予生理盐水每次 5~10ml/kg 进行液体复苏,15~30min 内输入。

3. **降颅压**　采用甘露醇降颅压剂量为 20% 甘露醇每次 0.25~1.0g/kg。

4. **维持血压**该年龄段严重高血压值以下　第 3 期采用血管活性药物,如使用米力农,酚妥拉明 1~20μg/(kg·min),或硝普钠 0.5~5μg/(kg·min),由小剂量开始逐渐增加剂量;第 4 期血压下降时,可应用正性肌力及升压药,多巴胺 5~20μg/(kg·min)、去甲肾上腺素 0.05~2μg/(kg·min)、肾上腺素 0.05~2μg/(kg·min)或多巴酚丁胺 2.5~20μg/(kg·min)等。

5. 有脑脊髓炎和持续高热等可酌情使用静脉丙种球蛋白和糖皮质激素。

6. **机械通气**　如患儿出现下列情况,给予机械通气,如呼吸急促、减慢或节律改变;气道分泌物呈淡红色或血性;短期内肺部出现湿啰音;胸部 X 线检查提示肺部明显渗出性病变;脉搏血氧饱和度(SpO$_2$)或动脉血氧分压(PaO$_2$)下降;面色苍白、发绀、皮温低、皮肤发花、血压下降;频繁抽搐或昏迷。

【常见护理诊断 / 问题】

1. **体温过高**　与病毒血症、继发感染有关。
2. **皮肤完整性受损**　与疾病所致皮疹有关。
3. **口腔黏膜受损**　与口腔疱疹有关。
4. **潜在并发症**:脑水肿、循环衰竭、肺水肿等。
5. **有疾病传播的危险**　与手足口病致病病毒可经呼吸道和消化道传播有关。
6. **知识缺乏**:患儿及家长缺乏手足口病相关知识和技能。

【护理措施】

(一) 维持体温正常

鼓励患儿多饮水,当体温超过 38.5℃时可给予物理降温或遵医嘱使用解热镇痛药,以免体温过高发生高热惊厥。

(二) 保持皮肤完整性

剪短患儿指甲,必要时包裹双手,防止抓破皮疹,破溃感染。臀部有皮疹的患儿,应及时清理大小便、保持臀部清洁干燥。手足部皮疹初期可涂炉甘石洗剂,待有疱疹形成或疱疹破溃时可涂聚维酮碘,如有感染应用抗生素软膏。

(三) 加强口腔护理

餐后用温水或生理盐水漱口,对不会漱口的患儿,可以用棉棒蘸生理盐水轻轻地清洁口腔。口腔糜烂处可涂鱼肝油,或将维生素 B$_2$ 粉剂直接涂于病变部位,辅以雾化吸入,以减轻疼痛,促使糜烂早日愈合。

(四) 密切观察病情变化

年龄 <3 岁、病程 3d 以内和 EVA71 感染为重症高危因素,应早期识别重症病例。如患儿持续高

Note:

热不退、末梢循环不良、呼吸、心率明显增快、精神差、呕吐、抽搐、肢体抖动或无力、外周血白细胞计数 $\geq 15 \times 10^9/L$，血糖 $>8.3mmol/L$，血乳酸 $\geq 2.0mmol/L$ 等为重症病例的表现，应立即通知医生并配合医生及时处理。

（五）预防感染传播

1. 加强医院感染控制　接诊手足口病病例时，采取标准预防措施，严格执行手卫生，进食前、如厕后、处理呕吐物或更换尿布后应洗手。

2. 选择中效或高效消毒剂　如含氯（溴）消毒剂等进行消毒物品表面，如家具、玩具等；患儿粪便需经含氯的消毒剂消毒 2h 后倾倒。

3. 防止将病毒传染给别人　患儿不要与他人共用毛巾或个人物品；应居家隔离至康复后一周，其他人避免与手足口病患儿接吻、拥抱等密切接触。

（六）健康教育

1. 指导家长学习预防感染传播的知识，在接触患儿前后、处理患儿粪便后均要洗手，并妥善处理污物。

2. 手足口病预防知识

（1）保持良好的个人卫生习惯：勤洗手，不要让儿童喝生水，吃生冷食物。儿童玩具和常接触到的物品应当定期进行清洁消毒。避免儿童与患手足口病儿童密切接触。

（2）接种疫苗：EVA71 型灭活疫苗可用于 6 月龄至 5 岁儿童预防 EVA71 感染。

第六节　传染性单核细胞增多症患儿的护理

—— 学习目标 ——

- **知识目标：**
  1. 掌握传染性单核细胞增多症的临床表现、治疗要点、常见护理诊断／问题及相应的护理措施。
  2. 熟悉传染性单核细胞增多症的病原学、发病机制、辅助检查。
  3. 了解传染性单核细胞增多症的流行病学特点和病理学。
- **能力目标：**
  能准确评估传染性单核细胞增多症患儿病情，并能应用所学知识为患儿提供整体护理。
- **素质目标：**
  培养护生尊重患儿、爱护患儿、保护患儿隐私的职业精神，对患儿及其家庭进行人性化护理。

传染性单核细胞增多症（infectious mononucleosis，IM）是由 EB 病毒（epstein-barr virus，EBV）感染所导致的急性感染性疾病，典型的临床三联症以发热、咽峡炎、淋巴结肿大，可合并肝脾肿大、外周血中淋巴细胞增多并出现异型淋巴细胞。

【流行病学】

本病世界各地均有发生，多为散发，以秋末至初春多见。患者和隐性感染者均是传染源，人群感染率高，约 90% 为病毒携带者，受感染者多为终生病毒携带者。病后可获得持久免疫力，再次发病者极少。病毒大量存在于唾液腺及唾液中，可持续或间断排毒达数周、数月甚至数年之久。传播途径主要是口-口传播，可经飞沫传播，偶可经输血传播。本病主要见于儿童和青少年，6 岁以下儿童得病后大多表现为隐性或轻型感染，15 岁以上感染者则多呈典型症状。

【病原学】

EBV 属于疱疹病毒，是一种嗜淋巴细胞的球形 DNA 病毒，主要侵犯 B 淋巴细胞。EBV 有 5 种抗原成分,衣壳抗原(viral capsid antigen,VCA)、早期抗原(early antigen,EA)、核心抗原(nuclear antigen,EBNA)、淋巴细胞决定的膜抗原(lymphocyte determinant membrane antigen,LYDMA)和膜抗原(membrane antigen,MA),均能产生各自相应的抗体。衣壳抗原(viral capsid antigen,VCA):可产生 IgM 和 IgG 抗体,VCA-IgM 抗体早期出现,是新近感染的标志;VCA-IgG 出现稍晚,可持续多年或终生。EA-IgG、LYDMA-IgG、MAIgG 于病后 3~4 周达高峰,持续 3~6 个月。EBNA-IgG 于病后 3~4 周出现,持续终生,是既往感染的标志。

【发病机制】

EBV 进入口腔后,在具有 EBV 受体的咽部上皮细胞、B 淋巴细胞、T 淋巴细胞及 NK 细胞中增殖,导致细胞破坏,引起扁桃体炎和咽炎症状,局部淋巴结肿大。病毒还可在腮腺和其他唾液腺上皮细胞中繁殖,并可长期或间歇性向唾液中排放;后进入血液,导致病毒血症,继而累及全身淋巴系统。B 淋巴细胞表面有 EBV 受体,受感染的 B 淋巴细胞表面抗原发生改变,引起 T 淋巴细胞的强烈免疫应答而转化为细胞毒性 T 细胞。患者血中的大量异常淋巴细胞(又称异型细胞)就是这种具有杀伤能力的 T 细胞。此外,本病的发病机制还包括免疫复合物的沉积、病毒对细胞的直接损害等。婴幼儿时期典型病例很少,主要是因为不能对 EBV 产生充分的免疫应答。

【病理】

淋巴细胞的良性增生是本病的基本病理特征。病理可见非化脓性淋巴结肿大,淋巴细胞及单核-吞噬细胞高度增生。肝、心、肾、肾上腺、肺、皮肤、中枢神经系统等均可有淋巴细胞浸润及局限性坏死病灶。脾脏充满异型淋巴细胞,水肿,致脾脏质脆、易出血,甚至破裂。

【临床表现】

潜伏期一般为 5~15d。起病急缓不一。多数患者有乏力、头痛、畏寒、鼻塞、恶心、食欲减退、轻度腹泻等前驱症状。发病期典型表现有:

1. **发热**　数患儿有发热,体温 38~40℃,无固定热型,热程大多 1~2 周,一般中毒症状不严重。

2. **咽峡炎**　咽部、扁桃体及腭垂充血肿胀,伴有咽痛,部分患儿扁桃体表面可见白色渗出物或假膜形成。咽部肿胀严重者可出现呼吸及吞咽困难(文末彩图 16-5)。

3. **淋巴结肿大**　全身淋巴结均可肿大,以颈部最为常见。肘部滑车淋巴结肿大常提示本病可能。肿大淋巴结直径一般不超过 3cm,中等硬度,无明显压痛和粘连,肠系膜淋巴结肿大可引起腹痛。肿大淋巴结常在热退后数周才消退。

4. **肝、脾大**　部分患儿有肝肿大,可出现肝功能异常,并伴有急性肝炎的上消化道症状。部分患儿有轻度黄疸。约半数患儿有轻度脾大,伴疼痛及压痛,偶可发生脾破裂。

5. **皮疹**　部分患儿在病程中出现多形性皮疹,多见于躯干。皮疹大多在病程 4~6d 出现,持续 1 周左右消退,消退后不脱屑,无色素沉着。

重症患儿可并发神经系统疾病,如吉兰-巴雷综合征、脑膜脑炎或周围神经炎等。在急性期可发生心包炎、心肌炎、EB 病毒相关性噬血细胞综合征,部分患儿出现咽部继发细菌感染。脾破裂少见,但极严重,轻微创伤即可诱发。

【辅助检查】

1. **血常规**　外周血象改变是本病的重要特征。早期白细胞总数可正常或偏低,以后逐渐升高,甚至可高达 $30~50 \times 10^9/L$。白细胞分类早期中性粒细胞增多,以后淋巴细胞数可达 60% 以上,并出现异型淋巴细胞。异型淋巴细胞超过 10% 或其绝对值超过 $10 \times 10^9/L$ 时具有诊断意义。

2. **血清嗜异性凝集试验**　患儿血清中出现 IgM 嗜异性抗体,能凝集绵羊或马红细胞,青少年阳性率达 80%~90%。80%~90% 的 5 岁以下小儿该试验多呈阴性。

3. EBV 特异性抗体检测　间接免疫荧光法和酶联免疫法检测血清 VCA-IgM、EA-IgG。

【治疗要点】

本病系自限性疾病,预后大多良好,主要采取对症治疗。有脾大的患儿 2~3 周内应避免与腹部接触的运动,以防发生脾破裂。若发生脾破裂,应立即输血,并行手术治疗。抗病毒治疗可用阿昔洛韦、更昔洛韦等药物。继发细菌感染者,可使用抗生素治疗。重型患者可短疗程应用肾上腺皮质激素减轻症状。

【常见护理诊断 / 问题】

1. **体温过高**　与病毒感染有关。
2. **疼痛**　与咽部炎症有关。
3. **潜在并发症**:心包炎、心肌炎、脾破裂。
4. **有感染传播的危险**　与 EB 病毒传染性有关。
5. **知识缺乏**:患儿及家长缺乏 EB 病毒感染的相关知识和防护技能。

【护理措施】

(一) 维持体温正常

鼓励多饮水,必要时遵医嘱药物降温,使用药物后注意观察患儿体温、血压、尿量等。

(二) 减轻疼痛

对因咽部肿胀、疼痛不愿进食者应进行疼痛评估,疼痛严重者及时通知医生并采取措施缓解疼痛。鼓励少食多餐,进食高热量、高蛋白、清淡的流质和半流质饮食。并做好口腔护理。

(三) 密切观察病情变化

咽部肿胀严重者可出现呼吸及吞咽困难,如发现呼吸困难,及时通知医生并配合吸痰,必要时行气管切开。重症患儿可并发神经系统疾病、心包炎及心肌炎等、脾破裂,应注意监测意识、面色、四肢末梢循环等情况。

(四) 预防感染传播

急性期做好呼吸道隔离措施,避免与患儿亲吻等密切接触,避免口 - 口传播。

(五) 健康教育

急性期建议卧床休息,伴脾大者避免剧烈活动,以防脾破裂。重症患儿出院后定期门诊复查。

第七节　猩红热患儿的护理

—— 学 习 目 标 ——

- **知识目标:**
  1. 掌握猩红热的临床表现、治疗要点、常见护理诊断 / 问题和护理措施。
  2. 熟悉猩红热的流行病学、辅助检查。
  3. 了解猩红热的病因及发病机制、病理生理。
- **能力目标:**
  能准确评估猩红热患儿病情,并能应用所学知识为患儿提供整体护理。
- **素质目标:**
  培养护生尊重患儿、爱护患儿、保护患儿隐私的职业精神,对患儿及其家庭进行人性化护理。

Note:

猩红热(scarlet fever)是由 A 组乙型溶血性链球菌感染引起的急性呼吸道传染病,常在冬末春初流行,多见于 3 岁以上儿童。临床以发热、咽峡炎、草莓舌、全身弥漫性猩红色皮疹和退疹后明显脱屑为特征。

【病原学】

A 组乙型溶血性链球菌(group A β-hemolytic streptococcus,GAS)又称化脓链球菌,其致病力来源于细菌本身及其产生的毒素和蛋白酶类。产生的毒素包括红疹毒素、溶血素;产生的蛋白酶包括链激酶、透明质酸酶、链道酶、烟酰胺腺嘌呤二核苷酸酶、血清混浊因子等。脂壁酸(lipoteichoic acid,LTA)有助于细菌黏附于上皮细胞。该菌在体外的生命力较强,在痰液、脓液和渗出物中能生存数周,但对热及干燥抵抗力不强,56℃,30min 及一般消毒剂均能将其杀灭。

【流行病学】

患者和带菌者是主要传染源,A 组乙型溶血性链球菌引起的咽峡炎患者是重要的传染源。主要通过呼吸道飞沫传播,也可通过病菌污染的玩具、手及食物等间接经口传播。细菌经皮肤伤口亦可引起"外科猩红热"。一年四季均可发病,但以冬春季多见。

【发病机制和病理】

溶血性链球菌及其毒素等产物在侵入部位及其周围组织引起炎症和化脓性变化,并进入血液循环,引起全身毒血症表现,如发热、头晕、头痛等。红疹毒素使皮肤血管充血、水肿,上皮细胞增殖,白细胞浸润,以毛囊周围最为明显,形成典型的猩红热样皮疹,最后表皮死亡而脱落,形成"脱屑"。黏膜亦可充血,有时呈点状出血,形成"内疹"。重型患儿可有肝、脾、淋巴结等有不同程度的充血及脂肪变性,心肌可有混浊肿胀和变性,严重者可坏死。个别患儿可出现变态反应性变化,主要见于心、肾及关节滑囊浆液性炎症(图 16-6)。

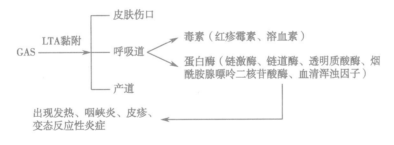

图 16-6 **猩红热的发病机制**

【临床表现】

猩红热病情轻重可因机体反应性的差异而有所不同,但大部分表现为轻症。

1. **普通型** 典型临床症状有四期。

(1)潜伏期:1~7d,一般为 2~3d。

(2)前驱期:数小时至 1d,发热、咽痛、婴幼儿可有惊厥,咽部、扁桃体充血、水肿,表面有点状白色渗出物。软腭出现散在黏膜疹。颈部和颌下淋巴结肿大、有压痛。

(3)出疹期:1~7d,多于发热 24h 内开始发疹,始于耳后、颈部及上胸,然后迅速蔓延到全身。皮疹特点为在皮肤充血的基础上有猩红色弥漫充血性针尖大小的丘疹,压之褪色,伴有瘙痒感。部分患儿可见带黄白色脓头且不易破溃的皮疹,称为"粟粒疹"。严重患儿出现出血性皮疹。在皮肤皱褶处皮疹密集或由于摩擦出血呈紫色线状,称为"线状疹"。如颜面部位仅有充血而无皮疹,口鼻周围充血不明显,形成"口周苍白圈"。病初舌面覆盖白苔,舌乳头红肿、突出,称为"草莓舌"。2~3d 后白苔开始脱落,舌面光滑呈肉红色,乳头仍凸起,称为"杨梅舌"。

(4) 恢复期:热退,皮疹沿出疹顺序消退,多在一周内退尽。疹退后开始出现皮肤脱屑,呈糠屑状或片状,手掌、足底可见手套或袜套状脱皮,脱皮后无色素沉着。皮疹密集处脱屑更为明显,尤以粟粒疹为重。脱屑是猩红热特征性症状之一。

2. **脓毒型** 咽峡炎中的化脓性炎症,渗出物多,往往形成脓性假膜,局部黏膜可坏死而形成溃疡。细菌扩散至附近组织,甚至可引起败血症。

3. **中毒型** 发病急,中毒症状重,咽峡炎明显,皮疹呈片状红斑,甚至为出血疹,常有高热、烦躁或嗜睡,甚至昏迷、惊厥、休克,易并发中耳炎、肺炎、蜂窝织炎、急性肾小球肾炎、风湿性关节炎等。

4. **外科型** 多继发于皮肤创伤、烧伤或产道感染,皮疹常在创口周围出现,然后波及全身,全身症状轻,预后好。

【辅助检查】

1. **血常规** 白细胞和中性粒细胞升高,中性粒细胞可达 80% 以上,严重者可以有中毒颗粒,出疹后嗜酸性细胞增多。

2. **病原学检查** 咽拭子或其他分泌物培养可有 A 组乙型溶血性链球菌生长。

3. **其他** 如出现并发症,应做相应检查。

【治疗要点】

1. **病原治疗** 首选青霉素 G 治疗,每次 80 万 U,2~3 次 /d,肌内注射,连用 5~7d。脓毒型患者应加大剂量到 20 万 U/(kg·d)分 2~3 次静脉滴入,连用 10d,或热退后 3d。对青霉素过敏或耐药者可用红霉素治疗,儿童 30~50mg/(kg·d)。抗生素治疗必须足程足量。

2. **对症治疗** 若发生感染中毒性休克,要积极补充血容量,纠正酸中毒,给血管活性药等。对已化脓的病灶,必要时给予切开引流或手术治疗。

【常见护理诊断 / 问题】

1. **体温过高** 与细菌释放毒素有关。
2. **皮肤完整性受损** 与化脓性链球菌引起的皮疹、脱皮及继发感染有关。
3. **疼痛** 与咽部充血、皮疹有关。
4. **潜在并发症**:中耳炎、肺炎、蜂窝织炎、急性肾小球肾炎、风湿性关节炎等。
5. **有感染传播的风险** 与化脓性链球菌经皮肤、呼吸道传播有关。
6. **知识缺乏**:患儿及家长缺乏猩红热的知识和防护技能。

【护理措施】

(一) 维持体温正常
鼓励多饮水,必要时遵医嘱药物降温,使用药物后注意观察患儿体温、血压、尿量等。
(二) 保持皮肤完整性
保持皮肤清洁,用温水清洗皮肤(禁用肥皂水,以免刺激皮肤)。床褥、衣被要柔软,勤换洗。剪短患儿指甲,避免抓破皮肤。脱皮时任其自然脱落,勿用手撕扯,可用消毒剪刀修剪,以防感染。
(三) 减轻疼痛
因咽部肿胀、疼痛不愿进食者应进行疼痛评估,疼痛严重者及时通知医生并采取措施缓解疼痛。

Note:

鼓励少食多餐,进食高热量、高蛋白、清淡的流质和半流质饮食。并做好口腔护理。

(四) 密切观察病情变化

重型患儿应严密监测生命体征,密切观察精神状态、神志、周围循环,并注意有无中耳炎、肺炎、蜂窝织炎、急性肾小球肾炎等并发症发生。

(五) 预防感染传播

1. 管理传染源　收入院时,按照入院先后进行隔离,隔离患儿至症状消失、咽拭子培养 3 次阴性,且无化脓性并发症出现后即解除隔离,一般需要一周。咽拭子培养阳性者应延长隔离期。

2. 切断传播途径　室内通风换气或用紫外线照射进行消毒,病人鼻咽分泌物须以 2%~3% 氯胺或漂白粉澄清液消毒,被病人分泌物污染的物品,如食具、玩具、书籍、衣服、被褥等,可分别采用消毒液浸泡、擦拭、蒸煮或日光曝晒等措施。

3. 保护易感人群　对密切接触者需医学观察 7d,并可口服磺胺类药物或红霉素 3~5d 以预防疾病发生。

(六) 健康教育

向家长说明猩红热的发病原因、传染源、传播途径、预防感染传播的方法。

第八节　结核病患儿的护理

―――――――――― 学 习 目 标 ――――――――――

- 知识目标:
  1. 掌握儿童结核病的临床表现、护理措施及流行病学。
  2. 熟悉结核病(主要为肺结核)患儿的常见护理诊断/问题及相应的护理措施。
  3. 了解儿童结核病(主要为肺结核)的预防原则。
- 能力目标:
  1. 能准确评估儿童结核病病情,并能应用所学知识为患儿提供整体护理。
  2. 能根据结核病治疗药物的注意事项,对患儿及家长进行健康教育。
- 素质目标:
  培养护生尊重患儿、爱护患儿、保护患儿隐私的职业精神,对患儿及其家庭进行人性化护理。

一、概述

结核病(tuberculosis)是由结核分枝杆菌引起的慢性感染性疾病。全身各个脏器均可受累,但以肺结核最常见。我国 0~14 岁儿童结核感染率为 9.6%,患病率为 1.7‰,死亡率为 0.6‰。儿童以原发性肺结核最常见,严重者可发生粟粒性肺结核或结核性脑膜炎,以至死亡。

【流行病学】

开放性肺结核病人是主要传染源,呼吸道为主要传播途径,亦可经消化道、胎盘传播。该病与遗传因素有一定关系,组织相容性抗原与该病密切相关。瘦人较胖人易感,亚洲人较白人易感。

儿童结核病多由结核病人传染而来。30%~50% 的患儿有与成人开放性肺结核病人的密切接触史。传播途径主要是通过呼吸道,初期通过消化道传播,经皮肤或胎盘传染者较少见。

新生儿对结核菌非常敏感,儿童发病与否主要取决于:①结核菌的毒力及数量;②机体抵抗力的强弱;③遗传因素与本病的发生亦有一定的关系。由于卡介苗的接种,大大降低了儿童结核的发病率和死亡率。

【病原学】

结核分枝杆菌属分枝杆菌,革兰氏染色阳性,抗酸性染色呈红色,分为4型:人型、牛型、鸟型、鼠型。对人有致病性的结核分枝杆菌有人型和牛型,其中人型是主要引起肺结核的病原体。

【发病机制】

1. 细胞免疫介导的免疫反应　吸入肺泡的结核分枝杆菌初次入侵人体后,可被巨噬细胞吞噬和杀灭,巨噬细胞和树突状系统可作为抗原提呈细胞提呈抗原至辅助T淋巴细胞,从而致敏T淋巴细胞,并释放细胞因子,引起局部细胞免疫反应。细胞因子可促使炎症细胞汇集病灶处并激活,从而产生水解酶和杀菌素,消灭大部分结核分枝杆菌,但也可以导致宿主组织和细胞破坏。

2. 迟发型变态反应　人体感染结核分枝杆菌后产生的对细菌本身及其产物的超常免疫反应,可引起细胞坏死和干酪样改变。巨噬细胞逐渐分化并形成结核结节或肉芽肿;随着巨噬细胞的泡沫化,肉芽肿可形成干酪样物质。若细菌数量多而细胞免疫差时,可形成播散。

【辅助检查】

(一)结核菌素试验(tuberculin skin test,TST)

1. 试验方法　常用结核菌纯蛋白衍化物(protein purified derivative,PPD),取0.1ml皮内注射。注射部位为左前臂掌侧面中、下1/3交界处,注射后形成直径约6~10mm的皮丘,2~3d后观察反应结果。

2. 结果判断　记录局部硬结直径,取纵、横直径的平均值为反应强度结果。注意应记录实际毫米数。硬结平均直径小于5mm为阴性(-),5~9mm为阳性(+),10~19mm为中度阳性(++),20mm以上为强阳性(+++),凡有水疱、坏死或淋巴管炎时为极强阳性(++++)。

3. 临床意义

(1)阳性反应:①卡介苗接种后;②婴幼儿阳性反应表示体内有新的结核病灶;③年长儿临床症状不明显却呈现阳性反应,提示有结核感染史;④活动性结核病表现为强阳性反应;⑤由阴转阳,或反应强度由原来的小于10mm增至大于10mm,且增幅大于6mm时提示新近感染。

(2)阴性反应:①未感染过结核;②结核变态反应前期;③机体免疫变态反应受抑制导致假阴性;④技术误差,如注射剂量不足;⑤结核菌素失效。

(二)实验室检查

1. 结核菌检查　确诊需要从痰液、胃液(婴幼儿)、脑脊液、浆膜腔液找到结核菌。用细菌培养、厚涂片法或荧光染色法检查结核菌,后者阳性率较高。

2. γ干扰素释放试验(interferon-gamma release assay,IGRA)　IGRA不受接种卡介苗和大多数非结核分枝杆菌感染的影响,因而有更好的特异度。

3. 血沉检测　可判定结核病的活动性。

(三)影像学检查

胸部X线、CT检查对于肺结核的诊断至关重要。15岁及以上者均进行检查;15岁以下者,对具有肺结核可疑症状或TST检测强阳性/IGRA阳性者进行检查。

(四)病原学检查

对具有肺结核可疑症状胸部影像学检查异常者或TST检测强阳性/IGRA阳性者,留取3份合格痰标本进行相关检查。

Note:

【治疗要点】

使用对结核分枝杆菌敏感的多种药物,并且连续服用足够的时间;用药原则是早期、联合、适量、规律、分段、全程;用药目的是杀灭病灶中的结核菌,防止血行播散。

(一)儿童敏感结核病的药物治疗

1. 常见的抗结核药物　WHO 推荐的儿童一线抗结核基本药物是:包括异烟肼(isoniazid,INH 或 H)、利福平(rifampcin,RFP 或 R)、吡嗪酰胺(pyrazinamide,PZA 或 Z)、乙胺丁醇(ethambutol,或 EMB 或 E)等,见表 16-2。

表 16-2　儿童敏感结核的药物治疗

药物名称	每日用药剂量 /（mg·kg^{-1}）	每日最大剂量 / mg	药物的不良反应
异烟肼	10(7~15)	300	肝毒性,末梢神经炎过敏反应
利福平	15(10~20)	600	肝毒性,胃肠反应和流感样症状
吡嗪酰胺	35(30~40)		肝毒性,胃肠反应,高尿酸血症,关节痛,发热,过敏反应
乙胺丁醇	20(15~25)		视神经炎
链霉素(SM)	35(30~40)	750	第Ⅷ对脑神经损害、肾毒性、皮疹和发热

2. 化疗方案　儿童敏感结核病化疗方案包括标准疗法、两阶段疗法及短程疗法。

(1)标准疗法:一般用于无明显自觉症状的原发型肺结核,每日服用 H、R 和 / 或 E,疗程为 9~12 个月。

(2)两阶段疗法:用于活动性原发性肺结核、急性粟粒性结核病和结核性脑膜炎,分强化治疗和巩固治疗两阶段。①强化治疗:是联用 3~4 种杀菌药物(INH,RFP,PZA,SM),以迅速杀灭敏感菌及生长繁殖活跃的细菌与代谢低下的细菌、防止或减少耐药菌株的产生,为化疗的关键阶段。长程化疗时疗程一般为 3~4 个月,短程化疗时疗程一般为 2 个月。②巩固治疗:是联用 2 种抗结核药物(INH,RFP 或 EMB),以杀灭持续存在的细菌来巩固疗效、防止复发。长程化疗时疗程可长达 12~18 个月,短程化疗时疗程一般为 4 个月。

(3)短程疗法:为结核病现代疗法的重大进展,直接监督下服药与短程化疗是 WHO 治愈结核病患者的重要策略。可选用以下几种 6~9 个月短程化疗方案:①2HRZ/4HR(数字为月数,以下同);②2SHRZ/4HR;③2EHRZ/4HR。若无 PZA,则将疗程延长至 9 个月。

(二)儿童耐药结核病的药物治疗

1. 儿童耐药结核病的药物治疗原则

(1)早期、适量、联合、规律、全程的治疗原则。

(2)个体化治疗,根据药物敏感性检测来确定治疗药物。

(3)利大于弊的原则,药物选择要充分考虑患儿用药不良反应、耐受性、依从性等因素。

2. 儿童耐药结核病治疗的药物　包括左氧氟沙星、莫西沙星、贝达喹啉、利奈唑胺、德拉马尼、美罗培南、阿米卡星、乙硫异烟胺、丙硫异烟胺、对氨基水杨酸、克拉维酸等。为了方便服药,目前有针对耐药结核的新制剂,如老药的复合剂型 INH+RFP,RFP+PAZ+INH 等,此外还有老药的衍生物——利福喷丁以及新的化学制剂,如帕司烟肼等。

(三)潜伏结核感染

由结核分枝杆菌感染引起的结核菌素试验阳性,除外卡介苗接种后反应,X 线胸片或临床无活动性结核病证据,为潜伏结核感染(latent tuberculosis infection,LTBI)。对 LTBI 者应该进行预防性化疗。化疗方案采用 INH10mg/(kg·d),≤300mg/d,疗程 6~9 个月;或 INH10mg/(kg·d),≤300mg/d,联合 RFP10mg/(kg·d),疗程 3 个月。

【预防】

结核病的预防措施包括控制传染源、普及卡介苗接种、进行化学药物预防及健康指导。

(一)控制传染源

结核菌涂片阳性患者的传染性较强,是儿童结核病的主要传染源。因此,早发现、早治疗是预防其传染的根本措施与途径。

(二)普及卡介苗接种

卡介苗接种是预防结核病最为有效的措施,WHO 已将卡介苗接种作为儿童扩大免疫接种计划,我国已经普及。

(三)预防性化疗

预防性化疗的适应证包括:①家庭内密切接触开放性结核者;②3 岁以下结核菌素试验阳性婴儿未曾接种卡介苗者;③结核菌素试验由阴转阳者;④结核菌素试验阳性且有中毒症状者;⑤TST 阳性、新患麻疹或百日咳者;⑥长期使用免疫抑制剂而结核菌素试验阳性者。对发生肺结核案例的学校,应对密切接触者进行预防性化疗,参考学校预防性化疗方案(表 16-3)。

表 16-3　学校预防性化疗方案

方案	药物	剂量				用法	疗程
		成人/(mg·次$^{-1}$)		儿童			
		<50kg	≥50kg	mg/(kg·次)	最大剂量/(mg·次$^{-1}$)		
INH、RFP 联合	INH	300	300	10	300	每日 1 次	3 个月
	RFP	450	600	10	500		
INH、利福喷丁联合	INH	500	600	10~15	300	每周 2 次	3 个月
	利福喷丁	450	600	10(>5 岁)	450(>5 岁)		
单用 INH	INH	300	300	10	300	每日 1 次	6~9 个月
单用 RFP	RFP	450	600	10	450	每日 1 次	4 个月

选择具体方案还应考虑预防性治疗者的年龄、对不同药物的耐受性、疗程长短、服药依次性和督导便利性等因素。

二、原发型肺结核患儿的护理

原发型肺结核(primary pulmonary tuberculosis)是儿童肺结核的主要类型,为结核菌初次侵入肺部后发生的原发感染。该型包括原发综合征(primary complex)和支气管淋巴结结核(tuberculosis of tracheobronchial lymphonodus),两者总称为原发型肺结核。此型多呈良性经过,偶可进展。

【病理】

肺部原发病灶多位于胸膜下,肺上叶底部和下叶的上部,右侧较多见。其基本病变为渗出、增殖、坏死。渗出性病变以炎性细胞、单核细胞和纤维蛋白为主要成分;增殖性改变以结核结节和结核性肉

Note:

芽肿为主;坏死的特征性改变为干酪样病变,常出现于渗出性病变中。结核性炎症的主要特征是上皮样细胞结节和朗格汉斯细胞浸润。

典型的原发综合征呈"双极"病变,即一端为原发病灶,一端为肿大的支气管肺门淋巴结、纵隔淋巴结。由于儿童机体处于高度敏感状态,使得病灶周围炎症甚为广泛,原发病灶范围可扩大至一个肺段甚至一个肺叶。年龄愈小,此种大片性病变愈明显。引流性淋巴结肿大多为单侧,但亦有对侧淋巴结受累者。

【临床表现】

一般起病缓慢,轻症者可无症状,仅体检时发现或有低热、轻咳、食欲减退等。稍重者可有慢性结核中毒症状,如长期不规则低热、盗汗、疲乏、消瘦等。婴幼儿及重症患儿可急性起病,高热,但一般情况良好,2~3周后发展为持续低热,伴结核中毒症状,干咳和轻度呼吸困难最为常见。部分高过敏状态可表现为疱疹性结膜炎、多发性结节性红斑等。

当胸部淋巴结高度肿大时可出现压迫症状,如压迫气管分叉处出现声音嘶哑、痉挛性咳嗽,压迫支气管导致部分阻塞可引起喘鸣。

婴儿可出现生长发育障碍,年长儿可无任何症状。体检可见周围淋巴结有不同程度肿大,肺部体征不明显。若原发病灶较大,叩诊可呈浊音,听诊呼吸音低,可有干湿啰音。

【辅助检查】

1. 实验室检查　见本节概述。

2. 影像学检查

(1) X线检查是儿童结核诊断的重要方法之一。原发综合征典型的X线表现为:小片状阴影、肺门团块状阴影及两者之间的条索状阴影,三者构成哑铃状双极影,支气管淋巴结结核X线表现为肺门处圆形或椭圆形结节状阴影。

(2) 纤维支气管镜检查可发现蔓延至支气管内造成的结核病变。

【治疗要点】

一般治疗及治疗原则见总论。抗结核药物的应用如下:

1. 无明显症状的原发型肺结核选用标准疗法,每日服用INH、RFP和/或EMB,疗程9~12个月。

2. 活动性原发型肺结核宜采用直接督导下短程化疗(DOTS)。强化治疗阶段宜用3~4种杀菌药:INH、RFP、PZA或SM,2~3个月后以INH、RFP或EMB巩固维持治疗。常用方案为2HRZ/4HR。

【常见护理诊断/问题】

1. 有肝功能受损的危险　与药物不良反应有关。

2. 不依从行为　与肺结核需要长期服药有关。

3. 有疾病传播的危险　与结核分枝杆菌可经呼吸道传播有关。

【护理措施】

(一) 定期随诊

有些药物对肝、肾有损伤,造成转氨酶升高,肝肿大和黄疸,应定期检查尿常规、肝肾功能。利福平的不良反应包括患儿大小便、唾液、痰液、泪液等呈橘红色,应提前向家长和患儿做好解释。

(二) 加强服药的依从性管理

在服药过程中,加强患者的服药管理,增加患儿家长尤其是低龄患儿家长的依从性管理。

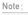
Note:

1. 住院治疗期间,患者每次服药均应在医护人员直接面视下进行。

2. 门诊治疗　通过定期访视、督促服药、提醒复查和做好药物不良反应监测等手段进行管理。

3. 在校治疗　在校治疗对象主要包括在学校留观接受诊断性治疗的疑似患者、复学后仍需抗结核治疗的肺结核患者,以及不需休学的肺结核患者。学校卫生机构(校医院、医务室/保健室/卫生室)应在疾病预防控制机构的指导下,负责患病学生的治疗管理,督促患者按时服药和定期复查。

（三）预防感染传播

1. **隔离传染源**　对患儿或疑似肺结核患儿进行呼吸道隔离,符合下述病情条件之一的学生肺结核病例须休学。①病原学阳性肺结核患者;②胸部 X 线片显示肺部病灶范围广泛和/或伴有空洞的病原学阴性肺结核患者;③具有明显的肺结核症状,如咳嗽、咳痰、咯血等。

2. **切断传播途径**　执行呼吸道隔离,每日对病室、患儿所在教室和宿舍可进行通风,采取紫外线消毒。将患者的被褥、衣物、书籍等用品放在太阳下曝晒 3~4h,也可达到消毒的效果。过氧乙酸熏蒸或喷雾消毒物体表面和地面,持续 120min,也可有效杀灭结核菌。痰等口鼻分泌物可采用氯消毒浸泡剂浸泡,其他物品如痰盂、便盆等含氯或含溴消毒剂浸泡消毒。

3. **保护易感人群**　对结核接触者进行筛查有助于早期发现肺结核患者和结核分枝杆菌感染者,对所有符合预防性治疗标准者均接受预防性治疗。

三、结核性脑膜炎患儿的护理

结核性脑膜炎(tuberculous meningitis)简称结脑,是儿童结核病最严重的类型。好发于冬春季,以 3 岁以内的婴幼儿多见,其病死率及后遗症的发生率较高。自普及卡介苗接种及有效抗结核药物应用以来,本病的发病率明显下降。

【发病机制和病理】

由于儿童神经系统发育不成熟,血 - 脑屏障功能不完善,免疫功能低下,入侵的结核分枝杆菌易通过血行传播而引起结核性脑膜炎。少数由靠近脑表面的结核病灶或微小结核结节直接蔓延而来。极少数亦可由脊柱、中耳或乳突结核病灶侵犯脑膜所致。

软脑膜弥漫性充血、水肿、炎性渗出,并形成许多结核结节。大量炎性渗出物积聚于脑底部,包围挤压脑神经引起脑神经损害,临床上较常见第Ⅶ、Ⅲ、Ⅳ、Ⅵ、Ⅱ对脑神经障碍的症状。脑底部渗出物若发生机化、粘连、堵塞使脑脊液循环受阻可导致脑积水。脑部血管病变早期为急性动脉炎,后期可见栓塞性动脉内膜炎,严重者可引起脑组织梗死、缺血、软化而致偏瘫。炎症亦可蔓延至脑实质、脊膜或脊髓等出现相应症状。

【临床表现】

一般起病缓慢,婴儿可骤起高热、惊厥。其典型临床表现可分为三期。

1. **前驱期(早期)**　大约持续 1~2 周,患儿性格改变伴低热、呕吐、便秘、食欲差及腹泻等,婴儿表现为蹙眉、皱额、凝视、喜哭、易怒、以手拍头等。

2. **脑膜刺激期(中期)**　大约持续 1~2 周,体温持续升高,由于颅内压增高,出现剧烈头痛、喷射性呕吐、嗜睡或惊厥。同时出现典型的脑膜刺激征,即颈项强直、凯尔尼格征、布鲁津斯基征阳性。婴幼儿可表现为前囟膨隆、颅缝裂开。同时可出现脑神经功能障碍,如面神经、动眼神经障碍等。若病变累及脑实质,可出现肢体瘫痪、震颤等。

3. **昏迷期(晚期)**　大约持续 1~3 周,上述症状逐渐加重,从意识模糊至完全昏迷。频繁惊厥并可出现去大脑强直现象。极度消瘦,呈舟状腹,常伴水盐代谢紊乱。若出现脑积水则有头皮静脉怒张、颅缝裂开、呼吸改变等。当颅内压急剧增高时可因脑疝而死亡。

【辅助检查】

1. **结核分枝杆菌抗原检测**　EKISA 法检测脑脊液结核分枝杆菌抗原,是敏感、快速这段结核性脑膜炎的辅助方法。

2. **脑脊液检查**　脑脊液压力增高,外观透明后呈现毛玻璃状;白细胞增高可达 $50 \times 10^6/L$~$100 \times 10^6/L$ 以上,偶尔可达 $1\,000 \times 10^6/L$ 以上,分类以淋巴细胞为主;蛋白定量增加,可高达 1.0~3.0g/L;糖和氯化物均降低是结核性脑膜炎的典型改变。脑脊液静置 12~24h 后可出现蜘蛛网状膜,涂片可查到抗酸杆菌。脑脊液结核菌培养阳性则可以确诊。

3. **抗结核抗体测定**　脑脊液 PPD-IgG、PPD-IgM、抗体测定有助于早期诊断。

4. **腺苷脱氨酶(Adenosine deaminase,ADA)活性测定**　大部分结脑患儿 ADA 在发病 1 个月内明显增高(>9U/L),治疗 3 个月后显著下降。

5. **胸部 X 线检查**　85% 的结脑患儿 X 胸片有结核改变,其中 90% 为活动性肺结核,胸片证明有血行播散对确诊结脑很有意义。

6. **TST**　阳性对确诊很有帮助,但晚期可呈假阴性。

7. **眼底检查**　可见脉络膜上有粟粒状结节病变。

【治疗要点】

重点是抗结核治疗和降低颅内压。

1. **抗结核治疗**　联合应用易通过血脑屏障的药物。

(1) 强化治疗阶段:联合使用 INH、RFP、PZA 及 SM。疗程 3~4 个月。开始治疗的 1~2 周,将 INH 全日量的一半加入 10% 葡萄糖中静脉滴注,余量口服,待病情好转后改为全日量口服。

(2) 巩固治疗阶段:继续应用 INH、RFP 或 EMB。RFP 或 EMB 9~12 个月。抗结核药物总疗程不少于 12 个月,或待脑脊液恢复正常后继续治疗 6 个月。早期患者采用 9 个月短程治疗方案(3HRZS/6HR)有效。

2. **降低颅内高压**　最早于 10d 即可出现,故应及时控制颅内压,可根据患儿病情使用脱水剂(最常用 20% 甘露醇,0.5~1.0g/kg,30min 内快速静脉滴入,4~6h1 次)、利尿剂(一般于停用甘露醇前 1~2d 加用乙酰唑胺,每日 20~40mg/kg 口服)、侧脑室穿刺引流、腰椎穿刺减压及鞘内注药及分流手术等治疗。

3. **糖皮质激素**　可降低颅内压、减轻中毒症状及脑膜刺激症状、减轻或防止脑积水的发生,是抗结核药物有效的辅助疗法,早期使用效果好。一般使用泼尼松,每日 1~2mg/kg(<45mg/d),1 个月后逐渐减量,疗程 8~12 周。

4. **对症治疗**　有惊厥者及时止惊治疗,积极纠正水、电解质紊乱。

5. **随访观察**　停药后随访观察至少 3~5 年,临床症状消失、脑脊液正常、疗程结束后 2 年无复发者,可认为治愈。

【常见护理诊断/问题】

1. **潜在并发症**:颅内压增高。

2. **有窒息的危险**　与昏迷呼吸道分泌物不易排出有关。

3. **有皮肤完整性受损的危险**　与长期卧床及排泄物刺激有关。

4. **焦虑**　与疾病的预后不良有关。

5. **知识缺乏**:家长及患儿缺乏疾病治疗相关知识。

【护理措施】

（一）密切观察病情变化

1. 监测生命体征、神志、瞳孔的变化,发现颅内压增高或脑疝的早期症状,应积极采取抢救措施。

2. 使用肾上腺皮质激素、脱水剂、利尿剂降低颅内压,注意脱水剂的注入速度。配合医师做好腰穿以降低颅内压,腰穿后去枕平卧以防脑疝发生。

（二）保持呼吸道通畅,预防窒息的发生

维持呼吸道通畅,对昏迷病人应采取侧卧位以免舌根后坠堵塞喉部;若喉部分泌物较多或有呕吐物,应及时清除,必要时使用吸痰器或人工呼吸机。

（三）保持皮肤完整性

保持床单位干燥整洁,定时翻身拍背,以防压疮和继发感染。及时清理呕吐物,清洗臀部。经常按摩受压部位皮肤及骨凸处,可在骨凸处垫以气圈或海绵垫,保持血液循环通畅;出现压疮时,使用压疮膏,并增加翻身次数。

（四）减轻焦虑

由于本病的治疗时间较长,病情重,因此,患儿及家长焦虑明显。护理人员应做好生活护理,介绍成功治疗的案例和经验,减轻其焦虑情绪。

（五）健康教育

在门诊治疗时通过定期访视、督促服药、提醒复查和做好药物不良反应监测等手段进行管理,告诉患儿及家长长期、规律服药的重要性,对有后遗症的患儿指导对其功能锻炼。

（杨秀玲）

思 考 题

1. 患儿,男,4 岁 3 月,因疱疹、发热 3d 入院。患儿 3d 前无明显诱因出现发热,体温最高达 38.8℃,口腔见散在分布淡红色疱疹,给予抗炎治疗 2d 效果不佳。入院前出现双手足、臀部散在淡红色丘疱疹,体温逐渐升高,最高可达 39.5℃。

体格检查:神志清,T 38.8℃,P 110 次 /min,R 27 次 /min,BP 103/80mmHg,W 21kg。双手、足、臀部可见散在淡红色丘疱疹,全身皮肤黏膜无黄染及出血点,周身及浅表淋巴结未触及肿大。咽充血,咽喉壁、舌尖见散在淡红色疱疹,扁桃体Ⅱ°大,无脓栓。颈软,气管居中,胸廓对称无畸形,双肺呼吸音粗,心律齐,肝脾未触及肿大。

辅助检查:血常规示 WBC 10.49×10⁹/L,RBC 4.37×10⁹/L,Hb 124g/L,N 71.5%,PLT 232×10⁹/L,CRP 0.45mg/L。胸片示:双肺纹理增多。初步诊断为手足口病。

（1）主要护理诊断是什么?

（2）主要护理措施是什么?

2. 患儿,男,6 岁,发热、头痛、畏食、左耳下疼痛 3d,左腮腺肿胀,有明显触痛。

体格检查:T 38.8℃,R 100 次 /min,R 27 次 /min。咽部充血,左腮腺肿胀,触诊有波动感。肝脏肋下未及,可触及脾脏,轻度肿大有压痛。

辅助检查:血白细胞 8.4×10⁹/L,淋巴细胞数占 0.54。今日患儿腹上区疼痛,有压痛和肌紧张,伴呕吐。初步诊断为腮腺炎并发胰腺炎。

（1）主要护理诊断是什么?

（2）主要护理措施是什么?

3. 患儿,男,6 岁。发热 3d,T 38~39℃波动。咽痛,咽部有脓性分泌物,周身可见针尖大小的充血性皮疹,疹间无正常皮肤,按压褪色,有口周苍白圈。

体格检查:T 39.1℃,P 100 次/min,R 27 次/min。咽部充血,肝脏肋下未及,可触及脾脏,轻度肿大有压痛,胸腹部皮肤可见少许红色斑丘疹。

辅助检查:血白细胞 15.4×10⁹/L,中性粒细胞数占 0.80。今日患儿腹上区疼痛,有压痛和肌紧张,伴呕吐。初步诊断为猩红热。

(1)主要护理诊断是什么?

(2)主要护理措施是什么?

第十七章

危重症患儿的护理

17章 数字内容

章前导言

儿童急危重症的识别、抢救及监护是儿科护理工作重要的组成部分。随着社会经济发展、生活环境的改变,儿童急危重症的疾病谱亦随之改变。医疗科技的进步带来儿童急危重症抢救及监护技术的革新。掌握急危重症基础医学护理知识、基本监护技术及复苏抢救技能是儿科护士的基本要求。本章以儿童急性中毒、儿童惊厥、急性颅内压增高、急性呼吸衰竭、急性心力衰竭、急性肾衰竭、脓毒性休克和儿童心肺脑复苏为重点介绍。

第一节 儿童惊厥的护理

—— 学习目标 ——

- 知识目标:
  1. 掌握儿童惊厥的概念、常见护理诊断、临床表现、护理诊断/问题及其相应的护理措施。
  2. 熟悉儿童惊厥的病因、治疗要点、护理要点。
  3. 了解儿童惊厥的发病机制和辅助检查。
- 能力目标:
  能够准确评估惊厥患儿病情,并能应用所学知识为患儿提供整体护理。
- 素质目标:
  培养护生树立以人为本的理念,培养科学精神及辩证思维、尊重并合理运用专业知识以及良好的急救护理素养。

【概念】

惊厥(convulsion)是痫性发作的常见形式,主要表现为强直或阵挛肌运动性发作,常伴意识障碍。惊厥及其他形式的痫性发作可在儿童诸多急性疾病过程中出现,以婴幼儿多见,反复发作可引起脑组织缺氧性损害。

【病因分类与特点】

1. 感染性病因

(1)颅内感染:由细菌、病毒、寄生虫及真菌等引起的脑膜炎或脑炎。惊厥特点为反复而严重的发作,大多出现在疾病初期或极期。伴有不同程度的意识障碍和颅内压增高表现。脑脊液检查有助于判断。

(2)颅外感染:非颅内感染性疾病所致的惊厥发作。如热性惊厥、严重细菌性感染(败血症、重症肺炎、细菌性痢疾、百日咳等)所致的感染中毒性脑病、破伤风等。感染中毒性脑病通常于原发病极期出现反复惊厥、意识障碍与颅内压增高症状。

2. 非感染性病因

(1)颅内疾病:各种原因(产伤、颅脑外伤、脑血管畸形等)引起的颅脑损伤与出血;先天发育畸形,如脑发育异常、脑积水、神经皮肤综合征等;颅内占位性病变,如肿瘤、囊肿或血肿等。颅脑损伤与出血者表现为伤后立即起病,反复惊厥伴意识障碍和颅内压增高。先天发育畸形大多表现为反复发作,常伴智力和运动发育落后。颅内占位性病变除反复惊厥发作外,伴颅内压增高和定位体征,病情进行性加重。

(2)颅外(全身性)疾病:各种原因(分娩或生后窒息、溺水、心肺严重疾病)所致的缺氧缺血性脑病;代谢性疾病,如水电解质紊乱、肝肾衰竭、Reye 综合征、苯丙酮尿症和半乳糖血症等遗传代谢性疾病、中毒等均可导致惊厥发作。缺氧缺血所致惊厥可表现为窒息后立即起病,反复惊厥伴意识障碍和颅内压增高。代谢性疾病有相应临床表现及基础病因。

【发病机制】

惊厥发生的生物学机制尚不明确。惊厥在婴幼儿期高发,可能原因在于婴幼儿脑发育不成熟,如轴突髓鞘未完全形成,过多神经元消亡,突触间联系不完善,当各种刺激因素作用于中枢神经系统,致使神经元群过度反复放电;血脑屏障功能差,各种毒素和微生物容易进入脑组织;某些特殊疾病如产伤、脑发育缺陷和先天性代谢异常等也常见于该期,这些都是造成婴幼儿期惊厥发生率高的原因。惊厥与代谢紊乱有关,如 Ca^{2+} 水平下降使神经肌肉兴奋性增高,致使惊厥发生;维生素 B_6 缺乏影响具有抑制神经兴奋性作用的物质 γ 氨基丁酸的合成,导致兴奋性增强而发生惊厥。

【临床表现】

儿童时期急性疾病中惊厥发作有以下特征:年龄越小,发生率越高;易有频繁或严重发作,甚至惊厥持续状态;新生儿及婴儿常有不典型惊厥发作。

1. **典型表现**　发作突然,意识丧失,眼球固定、上翻、凝视或斜视,面色青紫、口吐白沫、牙关紧闭,严重者可出现角弓反张、颈项强直、大小便失禁,持续时间数秒至数分钟或更长,发作停止后入睡。一般见于癫痫大发作。

2. **非典型表现**　多见于新生儿或小婴儿。惊厥发作不典型,多为微小发作,表现为面部,肢体局灶或多灶性抽动,或突发瞪眼、咀嚼、流涎、呼吸暂停、青紫等。如抽搐部位局限而固定,常有定位意义。

3. **惊厥持续状态(convulsion status)**　惊厥持续状态是指惊厥持续 30min 以上或反复发作超过 30min,且在发作间歇期意识不能恢复者。属于惊厥危重型,多见于癫痫大发作、严重的颅内感染、破伤风、代谢紊乱、肿瘤等。由于惊厥时间长,可引起缺氧性脑损伤、脑水肿甚至死亡。

4. **热性惊厥(febrile seizure,FS)**　根据美国儿科学会标准,热性惊厥为发热状态下(肛温≥38.5℃,腋温≥38℃)出现的惊厥发作,无中枢神经系统感染证据及导致惊厥的其他原因,既往也没有无热惊厥病史。首次发作多见于 6 月龄至 5 岁,是儿童时期最常见的惊厥性疾病,根据临床特征分为单纯型热性惊厥和复杂型热性惊厥,其临床表现和鉴别要点,见表 17-1。

表 17-1　单纯型热性惊厥和复杂型热性惊厥的临床特点

	单纯型 FS	复杂型 FS
占 FS 的比例	70%~80%	20%~30%
发病年龄	6 个月至 5 岁	任何年龄段
惊厥发作形式	全面性发作	局灶性或全面性发作
惊厥发作时间	短暂,<15min	长,15~30min
一次热程发作次数	仅 1 次,偶有 2 次	24h 内可反复多次
神经系统异常	阴性	可阳性
惊厥持续状态	少有	较常

热性惊厥首次发作的复发率为 30%~40%,多在发病后 1 年内复发。≥2 次发作的复发率为50%。复发危险因素包括:①起始年龄小于 18 月龄;②发作前发热时间短,小于 1h;③一级亲属中有热性惊厥家族史;④低热时出现发作。

【辅助检查】

根据病因及病情需要选择血常规、尿常规、便常规、血生化、脑脊液等检查。必要时可做眼底检查、脑电图、心电图、B 超、CT、MRI 检查等。

【治疗要点】

控制惊厥发作,寻找和治疗病因,预防惊厥复发。

Note:

1. **一般治疗**　保持呼吸道通畅、吸氧、监护生命体征,建立静脉输液通路。

2. **控制惊厥**　惊厥持续 >5min 进行止惊药物治疗。首选地西泮 0.3~0.5mg/kg 缓慢静脉推注,注射速度每分钟 1~2mg(最大剂量≤10mg;婴幼儿≤2mg)或 10% 水合氯醛 0.5mg/kg 保留灌肠,若惊厥未能控制或反复发作,按癫痫持续状态处理。新生儿惊厥首选苯巴比妥,首剂 10mg/kg,缓慢静脉注射,必要时 20~30min 再用 1 次,如惊厥控制,每日维持量 5mg/kg。

3. **对症治疗**　体温过高者给予降温;脑水肿者给予降颅压、抗炎、限制液体入量等措施。

4. **病因治疗**　针对引起惊厥的病因,给予相应的措施。

【护理评估】

1. **健康史**　评估患儿的出生史、喂养史、生长发育状况、疾病史和既往史。

2. **身体状况**　评估患儿惊厥发作的诱因、发作时间、持续时间、缓解时间、发作频率、抽搐部位、形式及伴随症状和用药情况。评估患儿口腔有无异物、呕吐物、分泌物、血块、舌后坠;评估患儿呼吸频率及节律、胸廓有无起伏,有无呼吸暂停;评估患儿心率及节律、血压;患儿神志是否清楚,有无意识改变,观察瞳孔大小、对光反射及四肢肌张力;评估患儿有无大小便失禁;评估患儿面色、体温、血氧饱和度、有无肢体受伤。

3. **心理 - 社会状况**　评估患儿有无因疾病产生睡眠、饮食问题等,有无因住院环境陌生和治疗护理措施造成焦虑 / 恐惧、攻击性行为、发呆、沉闷不语或抑郁等。评估家长的文化程度、家庭的经济状况、家庭环境,评估家长对疾病的知识了解程度;评估家长心理状况和护理需求。

【常见护理诊断 / 问题】

1. **有窒息的危险**　与惊厥发作、意识障碍、咳嗽和呕吐反射减弱、呼吸道阻塞有关。

2. **有受伤的危险**　与抽搐、意识障碍有关。

3. **体温过高**　与感染或惊厥持续状态有关。

4. **潜在并发症**:颅内压增高。

【预期目标】

1. 患儿生命体征正常,不发生窒息。

2. 患儿不发生外伤。

3. 患儿体温恢复和维持正常。

4. 患儿不发生颅内压增高或发生时能被及时发现和处理。

【护理措施】

(一) 保持呼吸道通畅,预防窒息的发生

1. 惊厥发作时应就地抢救,立即松解患儿衣领和裤带,让患儿平卧,头偏向一侧,头下放柔软物品;及时清除呼吸道分泌物及口腔分泌物、呕吐物,保持呼吸道通畅,以防窒息的发生。必要时吸氧。

2. 若惊厥发作持续大于 5min,遵医嘱尽快应用止惊药物,观察患儿用药反应并做好记录。

3. 准备好各种急救药品、物品和器械。

(二) 安全防护,避免受伤

1. 注意患儿安全,专人守护,以防患儿发作时受伤。

2. 加设床档,防止坠床,床档周围加软垫;移开周围可能伤害患儿的物品。

3. 极度烦躁的患儿,必要时约束其四肢,但约束不能过紧,以免影响血液循环。惊厥发作时,将柔软的棉质物放于患儿手中和腋下,防止皮肤摩擦受损,已出牙的患儿上下臼齿之间垫牙垫,防止舌咬伤。牙关紧闭时,不可强行撬开。勿强力按压或牵拉患儿肢体,以免骨折或脱臼。

（三）维持体温正常

密切监测体温变化,高热时及时采取正确、合理的降温措施。及时更换汗湿的衣服,保持口腔及皮肤清洁。

（四）密切观察病情变化

1. 惊厥发作时,应注意观察惊厥类型。惊厥停止后,协助完善各项检查。

2. 经常巡视患儿,注意体温、脉搏、呼吸、血压、瞳孔及神志改变,注意颅内压增高的表现。发现异常应及时通知医师,并遵医嘱用脱水剂。

3. 保持安静,禁止一切不必要的刺激。惊厥持续时间过长者,及时给予吸氧。

（五）健康教育

1. 根据患儿及家长的认知情况选择适当的方式讲解惊厥有关知识,指导家长掌握止惊的紧急措施及物理降温的方法。

2. 演示惊厥发作时急救的方法,保持镇定,发作超过 5min 或发作后意识不清尽快就医。

3. 有高热惊厥史的患儿,要避免上呼吸道感染,高热时及时降温。癫痫患儿应按时服药,定期门诊随访,指导家长采取科学的康复训练方法。

4. 大力提倡母乳喂养,合理添加辅食,对早产儿,秋、冬季出生的儿童,及时补充维生素 D 及钙剂,补充富含维生素 D 的食物,增加户外活动时间。

【护理评价】

1. 能有效排痰,呼吸道通畅。
2. 治疗和护理过程中无外伤发生。
3. 体温维持在正常范围。
4. 颅内压正常,未发生其他并发症。

第二节　儿童急性中毒的护理

—— 学 习 目 标 ——

知识目标:
1. 掌握儿童急性中毒的概念、临床表现、常见护理诊断／问题和其相应的护理措施。
2. 熟悉儿童急性中毒的病因、中毒方式、治疗要点和健康教育。
3. 了解儿童急性中毒的发病机制和辅助检查。
能力目标:
能准确评估急性中毒患儿病情,并能应用所学知识为患儿提供整体护理。
素质目标:
培养护生树立以人为本的理念,培养科学精神及辩证思维、尊重关怀患儿以及良好的急危救治综合素质。

【概念】

急性中毒（acute intoxication）是指大量毒物短时间内经皮肤、黏膜、呼吸道、消化道等途径进入人体,使机体受损并发生器官功能障碍。急性中毒是儿科的常见急症之一,起病急骤,症状严重,病情变化迅速,不及时治疗常危及生命,必须尽快作出诊断与急救处理。

【病因、中毒方式和发病机制】

（一）病因

婴幼儿由于年幼，往往拿到东西就放入口中，不能辨别物质有无毒性而致误食。学龄前儿童和学龄期儿童活动范围更广，但缺乏生活经验，接触毒物机会增多。青春期儿童由于学习压力大、精神抑郁或心理障碍等情况，易情绪不稳定，自伤性服毒较多。

（二）中毒方式

经口摄入中毒最为多见。经皮肤黏膜接触中毒亦是儿童常见中毒方式，儿童皮肤较薄，表面脂质较多，故接触脂溶性毒物时易于吸收而发生中毒；儿童灌肠毒物可经直肠黏膜吸收；眼结膜、鼻黏膜对于药物的吸收速度较快，故新生儿期用药物滴眼或滴鼻可造成中毒。此外，吸入中毒，是气体中毒的主要途径，由于肺泡面积大、吸收快，故多为急性中毒。注入中毒，包括误注射药物、蜇伤、咬伤中毒等。

（三）发病机制

不同毒物的中毒机制不同，也可通过多种机制产生毒性作用，常见的中毒机制包括：

1. **干扰酶系统** 毒物通过抑制酶系统，与酶的辅助因子或辅基相反应或相争，夺取酶功能所必需的金属激活剂，生成配位化合物。

2. **阻碍氧的交换、输送和利用** 如刺激性气体引起肺水肿，使肺泡气体交换受阻；一氧化碳中毒，使氧合血红蛋白形成碳氧血红蛋白，使携氧功能丧失；氰化物中毒时氰离子与细胞色素氧化酶中铁结合，使细胞用氧障碍。

3. **变态反应** 由抗原抗体作用在体内激发各种异常的免疫反应。

4. **直接化学性损伤** 如强酸、强碱等化学物质误服。

5. **麻醉作用** 部分强亲脂性毒物，如苯、汽油、煤油等有机溶剂、吸入性麻醉药，可通过血脑屏障蓄积于脑细胞膜而抑制脑细胞功能。

6. **干扰细胞膜或细胞器的生理功能** 如河鲀毒素和一些重金属等可破坏细胞膜、细胞器，干扰细胞膜的离子运动、膜兴奋性和能量代谢而产生毒性作用。

【临床表现】

临床症状与体征常无特异性，儿童急性中毒首发症状多为腹痛、腹泻、呕吐、惊厥或昏迷，严重者可出现多脏器功能衰竭。毒物中毒典型表现，见表 17-2。

表 17-2　毒物中毒典型表现

	临床表现	常见中毒种类
生命体征	心动过速	抗胆碱能药、拟交感神经药物、抗组胺药、苯丙胺类、酒精、茶碱
	心动过缓	洋地黄、镇静催眠药、β 受体阻断药、麻醉剂、抗胆碱酯酶和拟胆碱药
	心律失常	抗胆碱能药、三环类抗抑郁药、有机磷、吩噻嗪类、地高辛、茶碱
	呼吸增快	苯丙胺类、百草枯、肺炎（化学性）、水杨酸盐、一氧化碳
	呼吸减慢	镇静催眠药、巴比妥类、酒精、阿片类药物、大麻
	呼吸困难而无明显发绀	一氧化碳、氰苷及氰酸、砷、汞
	体温升高	抗胆碱能药、拟交感药物、抗组胺药、三环类抗抑郁药、吩噻嗪类
	体温降低	镇静催眠药、一氧化碳、酒精、吩噻嗪类、三环类抗抑郁药、可乐定
	高血压	拟交感神经药、抗胆碱能药、苯丙胺类、可卡因、咖啡因、茶碱
	低血压	镇静催眠药、麻醉剂、三环类抗抑郁药、吩噻嗪类、可乐定

续表

	临床表现	常见中毒种类
神经系统检查	昏迷	麻醉剂、镇静催眠药、巴比妥类、酒精、一氧化碳、三环类抗抑郁药
	惊厥	氟乙酸盐、氟乙酰胺、有机磷、抗组胺药、三环类抗抑郁药、吩噻嗪类
	肌肉震颤,抽动	有机磷、滴滴涕、氯丹、钡、烟碱、异烟肼、巴比妥类
	肌肉麻痹	有机磷、氨甲酸酯类、肉毒杆菌、河豚、蛇咬、野芹、钩吻、乌头
	幻视、幻听、乱语、癫狂	抗胆碱能药、氯丙嗪、异丙嗪、毒蕈、酒精、樟脑、大麻等
眼	瞳孔缩小	镇静催眠药、吩噻嗪类、有机磷、氨基甲酸酯、毛果芸香碱、毒蕈
	瞳孔扩大	拟交感药物、抗胆碱能药、可卡因、苯丙胺类、甲醇、铅、氨茶碱
	眼球震颤	苯妥英、巴比妥类、卡马西平、乙醇、格鲁米特、苯丙胺类、一氧化碳
	失明	奎宁、甲醇、一氧化碳、氯仿
	色视	山道年、洋地黄、大麻
皮肤黏膜	皮肤干热	抗胆碱能药、抗组胺药、磷化锌
	出汗	有机磷、拟交感神经药、苯丙胺类、可卡因、巴比妥类、毒蕈、砷、汞
	充血或潮红	抗胆碱能药、醇类、烟酸、甲状腺及血管扩张药
	口唇面颊樱桃红	一氧化碳、氰化物等
	发绀而无明显呼吸困难	高铁血红蛋白血症:亚硝酸盐、苯胺染料、磺胺类、非那西丁、氨苯砜等;硫血红蛋白血症:含硫化物
	灼伤	强酸、强碱、煤酚皂液(来苏)
	黄疸	致肝损害(如四氯化碳、毒蕈、蛇毒、鱼胆)或急性溶血(如砷化氢中毒)的毒物
肠道	肠梗阻	抗胆碱能药和麻醉剂
	剧烈呕吐	茶碱、腐蚀剂、氰化物、水杨酸盐、铁剂和食物中毒
	尿潴留	抗胆碱能药
呼吸气味	水果味	丙酮、甲醇、异丙嗪、水杨酸盐、亚硝酸异戊酯
	杏仁味	含氰苷及氰酸类
	大蒜味	无机磷、有机磷、砷、硒、铊等
	硫臭	含硫化合物

【辅助检查】

1. **血液检查** 对已明确或基本明确为某种毒物中毒者应测毒物血清浓度。严重中毒患儿需检测全血细胞计数、凝血酶原时间、血电解质、尿素氮、肌酐、肝功能、血糖、血气分析和血清渗透压等。

2. **毒物筛查** 对怀疑中毒患儿,可留血液、呕吐物、灌洗液和尿标本做毒物筛查。

【治疗要点】

急性中毒救治原则：

1. 迅速脱离中毒环境并清除未被吸收的毒物。

2. 迅速判断患儿的生命体征，及时处理威胁生命的情况。

3. 促进已吸收毒物的排除。

4. 特殊解毒药应用。

5. 对症治疗与并发症处理。

【常见护理诊断 / 问题】

1. **受污染**　与接触毒物有关。

2. **有生命体征改变的危险**　与毒物中毒有关。

3. **潜在并发症**：多器官功能衰竭。

4. **焦虑 / 恐惧**　与患儿病情危重，对疾病预后的担忧有关。

5. **知识缺乏**：患儿及家长缺乏安全防护知识。

【护理措施】

(一) 尽快清除毒物

1. **接触中毒者**　应立即脱去污染的衣服，用肥皂水和清水清洗被污染的皮肤，特别注意毛发和指甲部位，对不溶于水的毒物可用适当溶剂清洗，也可用适当的拮抗剂或解毒剂冲洗。强酸、强碱等腐蚀性毒物忌用中和剂。对于深入皮肤或黏膜的毒物颗粒，需完全消除。毒物溅入眼内，应以室温生理盐水或清水冲洗至少 5min 后送眼科处理。

2. **吸入中毒者**　应立即移离有毒场所，呼吸新鲜空气，保持气道通畅，必要时吸氧或进行人工通气。

3. **口服中毒者**

(1) 催吐：适用于年龄较大、神志清醒和合作的患儿。可用手指、筷子、压舌板刺激咽部引起反射性呕吐。严重心脏病、食管静脉曲张、溃疡病、昏迷或惊厥、强酸或强碱中毒和煤油、汽油等中毒的患儿及 6 个月以下婴儿不能采用催吐。催吐一般在中毒后 4~6h 内进行。由于儿童呕吐反射自我保护能力差，催吐易导致误吸以及胃食管穿孔，催吐应慎重。

(2) 洗胃：催吐法不成功或患儿有惊厥、昏迷而须清除毒物时使用。洗胃的目的是清洗出尚在胃内的毒(药)物，并可进行毒物鉴定。方法是经鼻或经口插入胃管后，用 50ml 注射器抽吸，灌入及抽吸应掌握先吸出后灌入，出入量基本相等原则。一直洗到胃液清澈、干净无味为止。首次抽出物送毒物鉴定。常用的洗胃液有：温水、鞣酸、1∶10 000 高锰酸钾溶液、2%~5% 碳酸氢钠、生理盐水或 0.45% 氯化钠溶液。强酸或强碱中毒可致胃穿孔，切忌洗胃，可用弱酸或弱碱中和方法，也可用牛奶进行中和，中和同时可在胃内形成保护膜，减少刺激。还可将活性炭加水，在洗胃后灌入或吞服，以迅速吸附毒物。

(3) 导泻：毒物进入肠道，应服泻剂，以使毒物尽快排出。泻剂的选择以对胃肠道黏膜刺激性小而能减少毒物吸收者为佳。常用的泻剂有硫酸钠或硫酸镁，可口服或由胃管灌入。中枢抑制药中毒时不宜使用硫酸镁导泻，以防加重中枢抑制。除苯酚中毒外，一般不用油剂导泻。应注意导泻所致的脱水和电解质紊乱。

(4) 全肠灌洗：中毒时间超过 4h 者使用。可用 0.5% 温盐水、1% 肥皂水或清水，也可加入活性炭灌肠，直至洗出液清澈为止。国外多采用等渗聚乙二醇电解质溶液，不易产生腹泻或电解质紊乱。灌洗期间记录出入量，并注意电解质平衡。对腐蚀性毒物或患儿极度虚弱时，禁忌导泻及灌肠。

4. 促进已吸收毒物的排除

(1) 利尿　鼓励患儿多饮水;静脉输注葡萄糖液;按医嘱用利尿剂。

(2) 碱化或酸化尿液　碱化尿液可使弱酸类毒物清除率增加,常用碳酸氢钠;酸化尿液可使弱碱类毒物排出增加,常用维生素 C。

(3) 血液净化　①透析法:常用腹膜透析和血液透析;②血液灌流法:将患儿的血液经过体外循环,用吸附剂吸收毒物后再输回体内;③换血疗法:当血液中毒物浓度极高时使用,因需血量极多,临床较少用;④血浆置换:能清除血浆蛋白结合的毒物。

(4) 高压氧的应用　用于一氧化碳、硫化氢、氰化物、氨气等中毒。

(二) 使用特效解毒剂

一旦中毒原因明确,立即按医嘱应用特效解毒剂,如有机磷中毒应用碘解磷定或氯解磷定;亚硝酸盐中毒用亚甲蓝(美蓝)等。用药后注意观察患儿反应及可能出现的不良反应。

(三) 密切观察病情变化

密切观察患儿神志、呼吸和循环状态,监测生命体征,保持呼吸道通畅。详细记录出入量,由于催吐、洗胃、导泻等措施易造成患儿脱水、酸中毒,必须保证出入量平衡,以维持有效循环血量,避免严重并发症的发生。及时处各种中毒所致的严重症状,如惊厥、呼吸困难、循环衰竭等。例如对惊厥患儿应用苯巴比妥,脑水肿患儿应用甘露醇脱水。在中毒原因不明或无特效治疗时,保护脏器,对症治疗,支持患儿度过危险期尤为重要。心搏骤停者立即心肺复苏,呼吸道梗阻者立即清理呼吸道,解除梗阻,必要时进行气管插管,并迅速建立静脉通道,以保证各项治疗进行。

(四) 减轻焦虑/恐惧

根据患儿年龄和心理发育特点,采取患儿能理解的方式表达安慰、关心和爱护。采用家长能接受和理解的方式介绍病情、治疗和护理,使其主动配合。关心安慰家长,并提供有效的信息,指导家长合理地发泄情绪,减轻家长负性情绪反应。

(五) 健康教育

1. 告知家长对一切药品及毒物应妥善保管,以防儿童误食而致中毒。

2. 切勿擅自给儿童用药,不吃有毒或变质的食品。

3. 教育儿童不要随便采食野生植物,禁止儿童玩耍有毒性物质的用具等。

4. 普及预防中毒相关的知识教育。

知 识 链 接

儿童中毒的防控

儿童中毒防控是一项涉及政府主导、多部门协调合作、全民关注和参与的社会系统工程。要做好如下几项工作:

1. 加强儿童看护教育　通过健康教育,提高家长日常生活中的安全意识,根据儿童年龄、发育状况和伤害危险的暴露程度,注重识别和消除家庭伤害危险因素,如药品、剧毒物品要妥善保管;勿擅自给小儿儿童用药;不要将外用药物装入内服瓶中;妥善保管家庭常用的灭虫、灭蚊、灭鼠等剧毒药品;各种农药务必按照规定方法使用等。

2. 建立完善中毒监测网络　建立并完善全国儿童中毒监测网络,有利于中毒控制的研究及针对性措施的制定和实施。

第三节 急性颅内压增高患儿的护理

—— 学习目标 ——

知识目标：

1. 掌握急性颅内压增高的概念、临床表现、常见护理诊断／问题和其相应的护理措施。
2. 熟悉急性颅内压增高的病因和治疗要点。
3. 了解急性颅内压增高的发病机制和辅助检查。

能力目标：

能准确评估急性颅内压增高患儿病情，并能应用所学知识为患儿提供整体护理。

素质目标：

培养护生树立以人为本的理念，培养科学精神及辩证思维、尊重关怀患儿以及良好的急危救治综合素质。

【概念】

急性颅内高压（acute intracranial hypertension），又称急性颅内高压综合征，是指由多种原因所致颅内容物（脑、脑膜、脑脊液、血液）增多或颅腔容积变小时，颅内压增高并超过颅腔代偿能力而引起颅内压力升高所造成的一系列临床症状，是儿科常见的危重症之一，若处理不及时，可能出现脑疝，引起患儿死亡。儿童颅内压正常值随年龄增长而变化，一般颅内压分度，见表 17-3。

表 17-3 婴儿和儿童的颅内压分度

	正常值	轻度增高	中度增高	重度增高
颅内压	5~10mmHg	1.47~2.67kPa （11~20mmHg）	2.80~5.33kPa （21~40mmHg）	>5.33kPa （>40mmHg）

【病因和发病机制】

(一) 病因

脑水肿是引起颅内高压的最常见因素，病因主要有感染、脑缺血缺氧、颅内占位性病变、脑脊液的循环异常等。

1. **急性感染** 急性感染后 24h 即可发生脑水肿。如各种病原引起的脑炎、脑膜炎、耳源性颅内感染、中毒性菌痢、重症肺炎、急性重型肝炎等。

2. **脑缺血缺氧** 严重缺氧数小时，即可发生脑水肿。如颅脑损伤、窒息、溺水、呼吸衰竭、肺性脑病、癫痫持续状态等。

3. **颅内出血** 颅内畸形血管或动脉瘤破裂、蛛网膜下腔出血、婴儿维生素 K 缺乏症、血友病等。

4. **中毒** 一氧化碳或氰化物中毒、铅、汞或其他重金属，食物，农药（如有机磷），酒精，药物（如苯巴比妥钠、维生素 A、维生素 D）等中毒。

5. **水电解质平衡紊乱** 如急性低钠血症、水中毒各种原因所致酸中毒等。

6. **颅内占位性病变** 脑肿瘤及较大的颅内血肿、颅内寄生虫等。

7. **其他** 如高血压脑病、Reye 综合征、各种代谢性疾病等。

(二) 发病机制

颅骨腔内容纳着脑、脑膜、血管和脑脊液，其颅内压基本保持相对恒定（60~160mmHg）。在正常情

Note：

况下,通过血液及脑脊液的循环来保持颅内压的动态平衡。颅内压与颅腔内容物的容积密切相关,在颅内压正常或轻度增高时,由于颅腔存在一定的顺应性,容积改变对颅内压影响不大。然而在颅内压明显增高时,容积轻度增减即可使颅内压明显升高或降低。

颅内压升高可以引起脑组织的损害和死亡,其机制如下:①脑灌注压和脑血流降低引起全脑的缺氧-缺血性损害;②脑组织肿胀或血肿的占位使脑组织压力不均匀引起的脑组织机械性的扭曲和受压。因此,一旦明确有颅内压增高应尽快进行干预,以免形成恶性循环。

儿童囟门或颅缝未闭合时,对颅内压增高具有一定缓冲作用,可减缓颅内压增高对颅脑的损伤,但在一定程度上可以掩盖颅内压增高的临床表现而延误诊断,需重视。

【临床表现】

急性颅内压增高的临床表现与引起颅内压增高的原发病性质、部位、发生发展速度及合并症等诸多因素密切相关。主要表现为:

1. 症状

(1) 头痛:剧烈头痛,清晨为重,可因咳嗽、用力、头部位置、输液而加重;婴幼儿表现为烦躁不安,用力拍打头部;新生儿表现为睁眼不睡及尖叫。

(2) 喷射性呕吐:由于延髓呕吐中枢受刺激所致,呕吐与进食无关,不伴恶心。

(3) 意识障碍:起初为淡漠、迟钝、嗜睡或躁动、谵妄,以后发生昏迷。

2. 体征

(1) 眼部改变:颅内压增高通过眶上裂作用于眼眶内海绵窦,眼眶静脉回流受限,且可导致第Ⅵ对脑神经、上丘受压、第三脑室和视交叉受压产生眼球突出、复视、落日眼、视觉模糊、偏盲甚至失明等。

(2) 头颅改变:婴儿前囟隆起或颅缝裂开,头围增大,头面部浅表静脉怒张。

(3) 生命体征改变:早期出现呼吸暂停、脉搏增快,血压升高;但随着病情进展,将会出现血压下降,脉搏变弱,呼吸停止。体温调节中枢受累出现高热或过高热。

(4) 神经系统受损体征:四肢肌张力增高,腱反射不对称,病理反射阳性。部分表现为去大脑强直和去皮质强直。

(5) 循环障碍:颅内压影响神经组织压力感受器,使周围血管收缩,表现为皮肤及面色苍白、发凉及指趾发绀。

3. 脑疝　意识障碍、瞳孔扩大、血压升高伴缓脉称为库欣三联症(Cushing triad),为颅内高压危象,常为脑疝的先兆。小脑幕切迹疝(又称海马沟回疝、天幕疝或颞叶疝)表现为突然出现患侧瞳孔先缩小后扩大,对光反射迟钝或消失,昏迷,呼吸节律不齐加重。两侧瞳孔不等大是早期诊断小脑幕切迹疝的一项可靠依据。枕骨大孔疝(小脑扁桃体疝):双侧瞳孔散大,对光反射消失,眼球固定,肌张力降低,呼吸不规则或停止,昏迷迅速加深。枕骨大孔疝生命体征变化出现较早,瞳孔改变和意识障碍出现较晚,常因中枢性呼吸衰竭而呼吸骤停。

【辅助检查】

1. 腰椎穿刺　测定脑脊液的压力,但对严重的颅内高压患儿进行腰穿有加重或诱发脑疝的可能。因此,应严格掌握腰穿的适应证。对颅内高压患儿腰穿前应给予脱水剂以降低颅内压,且放出脑脊液的量不宜过多,仅供实验室检查即可。

2. 颅脑 CT 和 MRI　对确定颅内高压患儿的病变部位、性质和严重程度有重要意义,对判断有无脑疝形成及何种脑疝也有很大的帮助。

3. 颅内压监护　对重症患儿可考虑施以颅内压监护,以动态观察颅内压变化,选择合适的治疗方法,监测治疗效果。

4. 其他　包括神经眼科学、脑电图、经颅多普勒超声、放射性核素和脑血管造影等检查。

【治疗要点】

治疗儿童颅内高压应采取综合措施,必须严密监护,密切观察病情变化,在积极治疗原发病的同时,及时而合理地控制颅内压,以预防脑疝形成。

1. 降低颅内压

(1) 药物治疗:一线药物主要有甘露醇、呋塞米和地塞米松。①甘露醇:是最常用的渗透性脱水剂,20% 甘露醇,每次 0.25~1g/kg 静脉注射,15~30min 内注完,4~8h 重复一次,脑疝时可加大剂量至 2g/kg。病情好转后先减量,后减次数。②呋塞米:为强效利尿剂,每次 0.5~1mg/kg,6~12h 重复一次。③地塞米松:对血管因素引起的脑水肿效果较好,0.2~0.4mg/kg,每日 2~3 次。

(2) 其他方法:可选择呼吸机过度通气法、冬眠疗法或亚冬眠疗法、人血白蛋白和浓缩血浆等。

2. 对症治疗　采取合适的体位,避免一切使颅内压增高的因素。对躁动或惊厥者,给予地西泮。高热者给予头戴冰帽。给予患儿合适的营养支持。

3. 手术治疗和病因治疗　去除引起颅内压增高的占位性疾病,如肿瘤、血肿和脓肿等。或行脑室穿刺引流术、减压术、脑脊液分流术等。针对病因及治疗原发病是解除颅内高压的根本性措施。

【常见护理诊断 / 问题】

1. 疼痛　与颅内压增高有关。

2. 有窒息的危险　与意识障碍有关。

3. 潜在并发症:脑疝、呼吸骤停。

4. 焦虑 / 恐惧　与病情危重有关。

【护理措施】

(一) 减轻疼痛

保持患儿绝对安静,避免躁动、剧烈咳嗽,检查和治疗尽可能集中进行。护理患儿时动作轻柔,避免猛力改变患儿头部位置和翻身。置患儿于合适体位,卧床时头肩抬高 15°~30°,以利于颅内血液回流,当有脑疝前驱症状时,则置于平卧位,注意保持呼吸道通畅。按医嘱给予脱水剂、利尿剂等药物以减轻颅内高压,调整合适输液速度。注意观察药物疗效及不良反应,及时做好记录。

(二) 保持呼吸道通畅,预防窒息的发生

根据病情选择合适方式供氧,保持呼吸道通畅,及时清除呼吸道分泌物。备好急救物品,必要时给予人工辅助通气。

(三) 密切观察病情变化

密切观察病情变化,定时监测生命体征及前囟张力、瞳孔、肌张力、意识状态等。若发生脑疝,立即通知医生,并配合抢救。

(四) 减轻焦虑 / 恐惧

关心、体贴、安慰患儿,耐心向患儿及家长解释病情及相关治疗护理措施,减轻其焦虑 / 恐惧心理。

(五) 健康教育

选择家长能接受的方式介绍患儿的病情及预后,安慰和鼓励他们树立信心。解释保持安静和头肩部抬高的重要性。根据原发病做好相应的健康指导。

第四节 充血性心力衰竭患儿的护理

———————————— 案例导入与思考 ————————————

　　患儿,男,11 岁 11 个月,体重 60.0kg。由急诊收入 PICU 病房,主诉:发热 3d,伴恶心、呕吐、胸闷、乏力 1d。急诊血生化:肌酸激酶 3 939U/L,肌酸激酶同工酶 MB 180U/L,患儿神清,反应弱,面色发灰,口唇略发绀,气促。诊断为心力衰竭、休克、暴发性心肌炎。

　　体格检查:血压低,心音低钝,双上肢凉至腕关节、双下肢凉至小腿,CRT 5s。

　　辅助检查:心脏彩超示左室射血分数约 38%,心电图示广泛 ST 段改变。

　　请思考:

　　1. 目前该患儿存在的主要护理诊断 / 问题是什么?

　　2. 作为责任护士,针对该患儿应采取哪些护理措施以减轻心脏负荷?

　　3. 该患儿应用洋地黄类药物的注意事项有哪些?

———————————— 学习目标 ————————————

●　知识目标:

1. 掌握心力衰竭的概念、临床表现、紧急处理方法、常见护理诊断 / 问题及相应的护理措施。

2. 熟悉心力衰竭的常见护理诊断、治疗要点。

3. 了解心力衰竭的病因、病理生理。

●　能力目标:

能准确评估充血性心力衰竭患儿病情,并能应用所学知识为患儿提供整体护理。

●　素质目标:

培养护生树立以人为本的理念,培养科学精神及辩证思维、关怀患儿及家庭以及良好的急危救治综合素质。

【概念】

　　心力衰竭(congestive heart failure,CHF)是指多种原因导致的心脏结构和 / 或功能的异常改变,使心室收缩和 / 或舒张功能发生障碍,心排血量不能满足机体的需求,同时引起神经内分泌调节障碍,对心脏及全身各器官造成影响的一组复杂临床综合征。各年龄均可发病,以 1 岁内儿童发病率最高,是儿童较常见的危重症之一。

【病因和病理生理】

(一) 病因

1. 心源性　以先天性心脏病引起者(心脏前后负荷增加,如肺动脉狭窄、房间隔缺损)最多见;也可继发于缺血性心脏病或原发性心肌病变所引起的心肌收缩障碍(如病毒性或中毒性心肌炎、川崎病、心肌病、心内膜弹力纤维增生症等)。

2. 肺源性　①婴幼儿时期常见于支气管肺炎、毛细支气管炎;②儿童时期常见于哮喘持续状态。

3. 肾源性　急性肾炎所致的严重循环充血。

4. 其他　贫血、营养不良、甲状腺功能亢进、维生素 B_1 缺乏、输液过多过快、电解质紊乱、缺氧等。

Note:

（二）病理生理

当心肌发生病变或心脏长期负荷加重时，可使心肌的收缩力逐渐减退。早期机体可通过加快心率、增厚心肌和扩大心脏来进行代偿，调整心排血量以满足机体的需要，此阶段临床上一般无症状，为心功能代偿期。当心功能进一步减退后，上述代偿机制不能维持足够的心排血量，而出现静脉回流受阻、组织间液过多、脏器淤血等，即发展成为心力衰竭。

【临床表现】

1. 症状和体征

（1）婴幼儿：呼吸浅快（频率可达 50~100 次 /min），喂养困难，体重增长缓慢，烦躁多汗，哭声低弱，肺部可闻及干啰音或哮鸣音，肝脏进行性增大。水肿首先见于颜面、眼睑等部位，严重时嘴唇三角区呈现青紫。

（2）年长儿：症状与成人相似，主要表现为：①心排血量不足：乏力、劳累后气急、食欲减低，安静时心率增快、呼吸浅快；②体循环淤血：颈静脉怒张，肝大有压痛，肝颈反流试验阳性，尿少、水肿；③肺循环淤血：呼吸困难、咳嗽，重者有端坐呼吸，肺底部可听到湿啰音，心脏听诊除原有疾病产生的心脏杂音和异常心音外，常听到心尖区第一音减低和奔马律。

2. 诊断依据　①安静时心率增快，婴儿 >180 次 /min，幼儿 >160 次 /min，不能用发热或缺氧解释者。②呼吸困难，青紫突然加重，安静时呼吸达 60 次 /min 以上。③肝大达肋下 3cm 以上，或在密切观察下短时间内较前增大，而不能以膈肌下移等原因解释者。④心音明显低钝，或出现奔马律。⑤突然烦躁不安，面色苍白或发灰，而不能用原有疾病解释者。⑥尿少、下肢水肿，已经除外营养不良、肾炎、维生素 B₁ 缺乏等原因。其中前四项为临床诊断的主要依据，尚可结合其他几项以及 1~2 项辅助检查进行综合分析。

3. 心功能评价　纽约心脏协会（New York Heart Association，NYHA）和改良 Ross 心功能分级法均依据患儿的症状和活动能力评估心衰的严重程度，为目前常用心功能评估方法，见表 17-4。

表 17-4　儿童心力衰竭严重程度分级

	NYHA 分级	Ross 分级
Ⅰ	体力活动不受限制	体力活动不受限制或无症状
Ⅱ	休息时无不适，但一般活动后疲乏、心悸、呼吸困难或胸痛	婴幼儿：轻度呼吸急促，喂养时多汗 年长儿：活动时轻、中度呼吸困难
Ⅲ	轻微活动即产生症状，影响日常活动	婴幼儿：明显呼吸急促，喂养时多汗，生长障碍 年长儿：活动后明显的呼吸困难
Ⅳ	不能从事任何体力活动，休息时亦有心力衰竭症状，且活动后加重	休息时出现症状，如呼吸急促、呻吟、吸气凹陷、多汗

【辅助检查】

1. X 线检查　心影多呈普遍性扩大，搏动减弱，肺纹理增多，肺门或肺门附近阴影增加，肺部淤血。

2. 心电图检查　不能表明有无心衰，但有助于病因诊断及指导洋地黄的应用。

3. 超声心动图检查　可见心室和心房腔扩大，M 型超声心动图显示心室收缩间期延长，射血分数降低。

【治疗要点】

去除病因，改善心功能，减少水、钠潴留，降低氧耗和纠正代谢紊乱。

1. 一般治疗　卧床休息、给氧，减少饮食钠盐摄入，尽力避免患儿哭闹，必要时适当应用苯巴比妥等镇静剂。

2. **洋地黄类药物**　洋地黄能增强心肌的收缩力,减慢心率,从而增加心搏出量,改善体、肺循环,其疗效随病因和病理情况有所不同。地高辛为儿童时期最常用的洋地黄制剂,可口服或静脉注射,作用时间快,排泄迅速,通过监测血药浓度来调节剂量,药物中毒时处理也容易。此外还可用去乙酰毛花苷(毛花苷 C)等药物。儿童常用剂量和用法,见表 17-5。

表 17-5　临床常用洋地黄类制剂

洋地黄类制剂	给药方法	洋地黄化总量 / (mg·kg⁻¹)	作用开始时间	效力最大时间
地高辛	口服	<2 岁 0.05~0.06 >2 岁 0.03~0.05 (总量不超过 1.5mg)	2h	4~8h
	静脉	口服量的 1/2~2/3	10min	1~2h
去乙酰毛花苷(毛花苷 C)	静脉	<2 岁 0.03~0.04 >2 岁 0.02~0.03	15~30min	1~2h

　　患儿心力衰竭多采用首先达到洋地黄化量(即心肌收缩达到最大效果必需的剂量),然后根据病情需要继续用维持量:①洋地黄化:病情较重或不能口服者可选用去乙酰毛花苷或地高辛静注,首次给洋地黄化总量的 1/2,余量分 2 次,每隔 4~6h 静脉注射 1 次,多数患儿可于 8~12h 内达到洋地黄化;能口服的患儿,开始给予口服地高辛,首次给洋地黄化总量的 1/3 或 1/2,余量分为 2 次,每隔 6~8h 给予。②维持量:洋地黄化后 12h 可给予维持量,每日为洋地黄化总量的 1/5,分 2 次给予。维持量的疗程视病情而定,如急性肾炎合并心力衰竭者往往不需用维持量或仅需短期应用;短期难以去除病因者应注意随患儿体重增长及时调整剂量。

3. **利尿剂**　当使用洋地黄类药物而心力衰竭仍未完全控制或伴有显著水肿者,可加用利尿剂。对急性心力衰竭或肺水肿者可选用呋塞米等强效利尿剂;慢性心力衰竭一般联合使用噻嗪类和保钾类利尿剂(氢氯噻嗪和螺内酯),并采用间歇给药,以防止电解质紊乱。儿童常用利尿剂的剂量及用法,见表 17-6。

表 17-6　临床常用利尿剂

药名	给药途径	剂量及方法	作用时间	注意事项
呋塞米	静注	每次 0.5~1mg/kg,稀释成 2mg/ml,5~10min 缓推,必要时 8~12h 可重复使用	静脉注射 15min,口服后 30min 起作用,1~2h 达高峰	可引起脱水,低钾、低氯性碱中毒
	口服	每天 2~3mg/kg,分 2~3 次		
氢氯噻嗪	口服	每天 1~5mg/kg,<6 个月者,每天 0.5~0.75mg/kg,分 2~3 次	1h 开始起作用,4~6h 达高峰,维持 12h	可引起低钾、低氯及心律失常,粒细胞减少
螺内酯	口服	每天 1~2mg/kg,分 2~3 次	8~12h 起作用,3~4h 达高峰,维持 2~3d	有保钾、保氯作用,和氢氯噻嗪类合用可增强疗效
氨苯蝶啶	口服	每天 2~4mg/kg,分 2~3 次	2h 起作用,维持 12h	同螺内酯

4. **血管扩张剂**　小动脉和小静脉扩张可降低心脏的前后负荷,从而增加心搏出量,使心室充盈下降,肺充血的症状得到缓解。常用的药物有卡托普利、硝普钠等。

【常见护理诊断 / 问题】

1. **心排血量减少**　与心肌收缩力下降有关。

2. 体液过多　与心功能下降、循环淤血有关。

3. 活动无耐力　与呼吸窘迫及疲乏等有关。

4. 营养失调:低于机体需要量　与代谢增加、喂养困难等有关。

5. 潜在并发症:药物毒副作用。

6. 焦虑　与病情危重、环境改变有关。

【护理措施】

(一)维持有效循环

遵医嘱使用洋地黄等药物改善心肌收缩力,观察药物疗效及不良反应。保持环境安静。集中护理操作,避免患儿烦躁、哭闹。抬高床头 30°~45°,呼吸困难和发绀时予氧气吸入。每 2~4h 或按需评估血压、心律、心率、心音、皮肤颜色、末梢循环等。每 2~4h 或按需评估呼吸状况、氧饱和度、呼吸音等。

(二)维持体液平衡

控制水钠入量,给予低盐或无盐饮食,钠盐每日不超过 0.5~1g。每日水分摄入 50~60ml/kg。输液速度每小时不超过 5ml/kg。遵医嘱使用利尿剂,观察药物疗效及不良反应。记录 24h 出入量,每日定时测量体重。

(三)合理安排活动与休息

根据活动耐力限制日常活动量。心衰严重者绝对卧床休息,心衰控制后根据病情逐渐增加活动量,制订个性化的康复方案。向患儿及家长介绍心力衰竭的病因、诱因及防治措施,指导家长及患儿根据病情适当安排休息,避免情绪激动和过度活动。

(四)维持营养均衡

少量多餐,防止过饱。给予高热量、高维生素、易消化饮食。婴儿每日热量 130~140kcal/kg,可给予高热量密度的浓缩配方奶(24~28kcal/30ml),喂奶时所用奶嘴孔宜稍大,吸吮困难者采用滴管或鼻饲。年长儿多吃蔬菜和水果,避免便秘及用力排便。指导患儿家长合理喂养的方法。

(五)用药护理

1. 洋地黄制剂　每次应用洋地黄前测量脉搏,必要时听心率。新生儿心率 <100 次/min,婴幼儿 <90 次/min,儿童 <80 次/min,年长儿 <60 次/min 需暂停用药一次并报告医生。洋地黄中毒最常见心律失常(如窦性心动过缓、房室传导阻滞、室性期前收缩及阵发性心动过速等),其次为恶心、呕吐等胃肠道反应,神经系统症状较少见。洋地黄中毒时应立即停用洋地黄和利尿剂,同时补充钾盐。

2. 利尿剂　根据利尿药的作用时间安排给药,尽量在清晨或上午给药,以免夜间多次排尿影响睡眠。定时测体重及记录尿量,观察水肿变化。用药期间进食含钾丰富的食物,如柑橘、牛奶、菠菜、豆类等,以免出现低钾血症而增加洋地黄毒性反应。观察患儿有无四肢软弱无力、腹胀、心音低钝、心律失常等低血钾表现,一经发现应及时处理。

3. 磷酸二酯酶抑制剂　合用强利尿剂时,易引起水、电解质失衡;与呋塞米混合立即产生沉淀,应避免与呋塞米在同一静脉通路应用。

(六)减轻焦虑

患儿及家长因病情及预后可产生焦虑和恐惧心理,而应激会加重心脏负担,故护士应稳定患儿情绪,与患儿家长经常交流。由于用药繁多且经常更换,每次操作前都要耐心解释操作过程,经常安慰患儿,注意语言沟通的技巧。应设法增强患儿治疗依从性。鼓励家长带一些患儿喜欢的玩具、书籍等,以便转移其注意力。

(七)健康教育

以通俗易懂的语言向家长介绍心力衰竭的病因、诱因、防治方法等。安慰和鼓励他们树立信心。根据原发病做好相应的健康指导。

Note:

第五节 急性呼吸衰竭患儿的护理

—— 学习目标 ——

知识目标:

1. 掌握急性呼吸衰竭的概念、临床表现、常见护理诊断/问题及其相应的护理措施。
2. 熟悉急性呼吸衰竭病因、治疗要点。
3. 了解急性呼吸衰竭的病因、发病机制和辅助检查。

能力目标:

能准确评估急性呼吸衰竭患儿病情,并能应用所学知识为患儿提供整体护理。

素质目标:

培养护生树立以人为本的理念,培养科学精神及辩证思维、尊重关怀患儿及家庭以及良好的急危救治综合素质。

【概念】

由于直接或间接原因导致呼吸功能异常,使肺不能有效进行气体交换以满足机体代谢的需要,造成动脉血氧下降和/或二氧化碳潴留时称为呼吸衰竭。急性呼吸衰竭(acute respiratory failure,ARF),简称呼衰,指呼吸衰竭发展迅速,引起生命脏器功能障碍,是儿科重要的危重病,也是导致儿童呼吸心搏骤停的主要原因,具有较高的死亡率。

呼吸衰竭常按血气分析指标分为两型,Ⅰ型呼吸衰竭(即换气障碍型呼吸衰竭):缺氧而无二氧化碳潴留($PaO_2<60mmHg$,$PaCO_2$降低或正常);Ⅱ型呼吸衰竭(即通气障碍型呼吸衰竭):缺氧伴二氧化碳潴留($PaO_2<60mmHg$,$PaCO_2>50mmHg$)。

【病因和发病机制】

(一)病因

急性呼吸衰竭根据原发病因分为中枢性呼吸衰竭和周围性呼吸衰竭,前者多由呼吸中枢和神经-肌肉疾病所致,而呼吸器官本身可正常,表现为通气功能障碍;后者由呼吸器官本身疾病引起,表现为换气(或)通气功能障碍,见表17-7。

表17-7 急性呼吸衰竭常见病因及呼吸功能改变

分类	常见疾病	呼吸功能改变
中枢呼吸衰竭	呼吸中枢病变 颅内感染(脑炎、脑膜脑炎) 颅内出血、脑损伤、肿瘤、中毒 颅内压增高、新生儿窒息	通气障碍为主
周围性呼吸衰竭	上呼吸道疾病 喉炎、喉头水肿、异物阻塞 下呼吸道疾病	通气障碍
其他	肺炎、新生儿肺透明膜病、肺不张、肺水肿	换气障碍
	毛细支气管炎、哮喘、肺气肿、支气管异物	通气障碍
	神经系统疾病(脊髓灰质炎伴呼吸肌麻痹等)	通气障碍
	胸廓及胸腔疾病(胸廓病变、气胸、脓胸、血胸)	

（二）发病机制

呼吸衰竭的基本病理生理变化为低氧血症和高碳酸血症,由此引起机体代谢紊乱和脏器功能障碍。

1. 低氧血症和高碳酸血症

(1) 通气障碍:某些疾病可通过以下机制引起通气障碍:①呼吸中枢功能障碍;②无效腔通气量增加;③胸廓和肺扩张受限;④气道阻力增加。通气障碍使肺泡有效通气量减少,肺泡内氧分压降低,CO_2 排出受阻,故出现低氧血症和高碳酸血症。此时低氧血症较易通过吸氧得到纠正。

(2) 换气障碍:任何原因引起的通气/血流比例失调、气体弥散障碍或肺内动静脉分流,均可引起换气功能障碍。由于 O_2 的弥散功能是 CO_2 的 1/20,CO_2 排出不受阻,故主要表现为低氧血症,$PaCO_2$ 正常或降低,此时通过吸氧难以纠正低氧血症。

2. 低氧血症和高碳酸血症对机体的影响　低氧和高碳酸血症引起呼吸性酸中毒,脑细胞渗透性发生改变,出现脑水肿,引起呼吸中枢进一步受损,通气量减少,其结果又加重呼吸性酸中毒和缺氧,形成恶性循环。严重的呼吸性酸中毒则影响心肌收缩力,心搏出量减少,血压下降,导致肾血流量减少,肾小球滤过率降低,引起肾功能不全,产生代谢性酸中毒,促使呼吸性酸中毒难以代偿,酸中毒程度加重,血红蛋白与氧结合能力减低,血氧饱和度进一步下降,形成又一个恶性循环。

【临床表现】

除原发病的症状外,主要为呼吸系统症状及低氧血症和高碳酸血症的症状。

1. 原发病的表现　如肺炎、脑炎等症状和体征。

2. 呼吸系统症状

(1) 呼吸困难:呼吸加快是婴儿呼吸衰竭最早的表现,可达 40~80 次/min,呼吸加快及鼻翼扇动,辅助呼吸肌活动加强,主要见于气道阻塞性疾病。呼吸节律紊乱,呈现潮式呼吸、叹息样呼吸、抽泣样及下颌呼吸等,常见于呼吸中枢病变。

(2) 呼吸抑制:见于神经系统疾病(急性感染性多发性神经根神经炎、脊髓灰质炎等)及镇静、安眠药中毒。有呼吸中枢抑制、脑神经损害和呼吸肌麻痹等表现。

3. 低氧血症的症状

(1) 发绀:是缺氧的主要症状之一。以唇、口周、甲床等处较为明显,$PaO_2<5.3kPa(40mmHg)$,$SaO_2<75\%$ 时出现。但发绀是否出现与血中非饱和血红蛋白百分比有关,当严重贫血、血红蛋白低于 50g/L 时可不出现。休克时由于末梢血液循环不良,SaO_2 即使高于 80% 也可有发绀。

(2) 心血管功能紊乱:急性缺氧早期,血压上升,心率增快,心排血量增加。严重缺氧则因心率减慢,心律不齐,心排血量减少,致血压下降而出现休克。

(3) 神经精神症状:早期有烦躁、易激惹、视力模糊,继之出现神经抑制症状,如神情淡漠、嗜睡、意识模糊等,严重者可有颅内压增高、脑疝表现。

(4) 消化系统症状:可有食欲减退、恶心等胃肠道表现,严重时可出现消化道出血、肝功能受损。

(5) 肾功能障碍:呼吸衰竭导致水、钠排出减少,出现少尿或无尿,尿中可出现蛋白、红、白细胞及管型,严重时血尿素氮和肌酐增高,甚至发生肾衰竭。

(6) 细胞代谢障碍:当 PaO_2 下降至 $2.6~4.0kPa(20~30mmHg)$ 时,无氧代谢增加,乳酸增多,引起代谢性酸中毒;钠泵失灵,造成细胞内酸中毒,细胞外钾增加,导致电解质和酸碱失衡更为严重。当细胞死亡超过一定的临界值时,将发生器官功能衰竭。

4. 高碳酸血症的症状　表现为 $PaCO_2$ 比正常值增高 $0.67~1.33kPa(5~10mmHg)$ 时,常见症状有出汗、摇头、烦躁不安、意识障碍等。因体表毛细血管扩张,可有皮肤潮红、口唇暗红、瞳孔缩小、脉速、血压升高、脉压增大;$PaCO_2$ 比正常值增高 $\geqslant2kPa(15mmHg)$ 时,表现为昏睡、肢体颤动、心率增快、球结膜充血;$PaCO_2$ 继续增高则出现惊厥、昏迷、视乳头水肿,H^+ 浓度不断增加,pH 下降,形成呼吸性酸中毒。pH 降至 7.20 以下时,将严重影响循环功能及细胞代谢。缺氧和二氧化碳潴留往往同时存在,临床所见常是两者综合的影响。

【辅助检查】

1. **血气分析** 在海平面、休息状态、呼吸室内空气的情况下:①呼吸功能不全:$PaO_2 \leq 8kPa$(60mmHg),$PaCO_2 > 6kPa$(45mmHg),$SaO_2 < 91\%$;②呼吸衰竭:$PaO_2 \leq 6.65kPa$(50mmHg),$PaCO_2 \geq 6.65kPa$(50mmHg),$SaO_2 < 85\%$。

2. **血液检查** 急性呼吸衰竭常伴酸碱平衡紊乱,故应测定动脉血(或动脉化毛细血管)的 pH、标准碳酸盐(SB)、剩余碱(BE)和缓冲碱(BB)。

【治疗要点】

1. **病因治疗** 尽快治疗诱发呼吸衰竭的原发疾病,如哮喘、肺炎等。

2. **一般治疗**

(1)改善呼吸功能:吸氧,翻身、叩背促进排痰,必要时给予雾化吸入、吸痰,使用支气管扩张剂等保持呼吸道通畅。

(2)纠正水、电解质和酸中毒:静脉输液以防止脱水和电解质紊乱,一般每日给予液体量 60~80ml/kg。如有发热、腹泻可酌情增加。呼吸性酸中毒者改善通气后可纠正,合并代谢性酸中毒可静脉滴注 1.4% 碳酸氢钠。

3. **维持心、脑、肺、肾功能** 伴严重心力衰竭时,给予强心剂、利尿剂及血管活性药物;脑水肿者,可用渗透性利尿剂如 20% 甘露醇快速静脉滴注。另外,使用糖皮质激素可减少炎症渗出,缓解支气管痉挛,改善通气,同时降低脑血管的通透性,减轻脑水肿,一般应用地塞米松。

4. **特殊呼吸支持** 体外膜氧合、高频通气、肺泡表面活性物质注入。

【常见护理诊断 / 问题】

1. **气体交换受损** 与肺换气功能障碍有关。

2. **清理呼吸道无效** 与呼吸道分泌物黏稠、无力咳嗽、呼吸功能受损有关。

3. **有感染的危险** 与呼吸机的应用有关。

4. **营养失调:低于机体需要量** 与气管插管和代谢增高有关。

5. **焦虑 / 恐惧** 与病情危重有关。

【护理措施】

(一) 维持最佳呼吸功能

1. 将患儿置于半卧位或坐位,以利于膈肌活动;患儿衣服应宽松,被褥宜松软、轻、暖,以减轻对呼吸运动的限制。

2. 合理用氧

(1)给氧原则:能缓解缺氧但不影响颈动脉窦和主动脉体对低氧分压的敏感性。

(2)吸氧方式:根据患儿状态及缺氧程度可选用鼻导管、面罩、经鼻持续正压通气。但对于新生儿和小婴儿,头罩吸氧能获得较高浓度和较均匀的氧气吸入。若上述措施后,仍有低氧血症则应考虑机械通气。

(3)氧流量和浓度:换气障碍型呼吸衰竭可采用低浓度氧(24%~35%)或中浓度氧(35%~60%)氧疗;通气障碍型呼吸衰竭,应在治疗原有疾病基础上给予氧疗,供氧浓度宜控制在 35% 以下;若吸入 60% 的氧,不应超过 24h,严重缺氧、紧急抢救需时,可用 100% 纯氧,但持续时间以不超过 4~6h 为宜。

(4)氧疗期间定期做血气分析进行监护,一般要求 PaO_2 保持在 8.65~11.31kPa(65~85mmHg)为宜。

Note:

3. 遵医嘱应用氨茶碱、地塞米松解除支气管痉挛。对呼吸道通畅而呼吸不规则或浅表者如中枢性呼吸衰竭可使用呼吸兴奋剂(尼可刹米、洛贝林等),该药安全范围小,过量易引起惊厥,故用药后应密切观察患儿有无烦躁不安、局部肌肉抽搐等表现。但以下情况则不宜使用:①广泛而严重的肺内病变或神经肌肉疾病引起的限制性呼吸障碍,呼吸兴奋剂无效。②有呼吸道严重阻塞或分泌物潴留的患儿,中枢兴奋剂不仅不能改善通气量,反而增加呼吸功。③心搏骤停所致呼吸抑制,因中枢神经系统处于严重缺氧状态,反而大剂量呼吸兴奋剂将更加重神经细胞的缺氧。④哮喘所致呼吸衰竭患儿。由于长期呼吸困难致呼吸肌过度疲劳,呼吸兴奋剂已无法提高其功率,反而进一步增加耗氧量。⑤低氧血症性呼吸衰竭,如急性呼吸窘迫综合征时,由于使用呼吸兴奋剂可使通气量上升,$PaCO_2$则更低,可致呼吸性碱中毒加重。

4. **严密观察病情**　注意呼吸频率、节律、血压和意识变化;昏迷患儿需观察瞳孔、腱反射及病理反射;监测血气分析和电解质;加强并发症的观察。

(二)保持呼吸道通畅

1. 鼓励清醒患儿用力咳痰,对咳痰无力或无法咳痰的患儿,根据病情定时给予翻身,并轻拍胸背部,促进排痰。

2. **湿化和雾化吸入**　通常使用高压气体为动力的喷射式雾化器,湿化液中可加入解痉、化痰和抗感染药物,一般每日数次,每次 15min。

3. **吸痰**　对咳嗽无力、昏迷、气管插管或气管切开的患儿应用吸痰器吸痰。吸痰前应充分给氧。吸痰时应取仰卧位,注意无菌操作,有顺序地吸出口、鼻、咽部、气管的痰液。

(三)机械通气及护理

1. **应用呼吸机的指征**　①明显呼吸困难,保守治疗效果不好;②呼吸频率较正常明显减少,仅及正常 1/2 时;③极微弱的呼吸,全肺范围的呼吸音减低;④严重的中枢呼吸衰竭,频繁或长达 20s 以上的呼吸暂停;⑤虽使用高浓度氧亦难以缓解的发绀(除心脏或血红蛋白引起的发绀);⑥呼吸衰竭病情急速恶化;⑦严重抽搐影响呼吸;⑧原发病不在呼吸系统,但需要维持良好的呼吸功能以保证氧供应和通气者,如心源性肺水肿。但在张力性气胸、肺大疱以及支气管异物去除之前应禁用或慎用。

2. **机械通气方式**　①间歇正压通气(IPPV):为最常用的方法。呼吸机在吸气相以正压将气体压入肺内。呼气不加压,借助胸廓和肺弹性的回缩将气体排出,能提高有效通气量,但通气量不可过大,以防出现呼吸性酸中毒;②呼气末正压通气(PEEP):呼气时气道保持一定的正压,以增加功能残气量,防止肺泡及小气道萎缩,动脉血氧化得到改善。使用于呼吸窘迫综合征、肺不张、肺炎等;③持续正压呼吸(CPAP):在整个呼吸周期保持正压,其作用同 PEEP。仅用于有自主呼吸的患儿,无须插管,适用于新生儿肺透明膜病、低氧血症;④间歇指令通气(IMV):指用呼吸机进行间歇强制通气,患儿在两次预定机械通气的间歇靠自主呼吸,用于撤离呼吸机前锻炼自主呼吸能力。

3. **做好机械通气护理**　①根据患儿血气分析结果或按医嘱调整各项参数,每小时检查 1 次并记录;②观察患儿的神志、面色、胸廓起伏、周围循环等,注意防止导管脱落、堵塞和可能发生的气胸等情况;③保持呼吸道通畅,为患儿翻身、拍背、吸痰等;④防止继发感染:做好病室空气和地面的消毒,限制探视人数,护士接触患儿前后应洗手;加强口鼻腔护理;⑤若患儿有自主呼吸,应观察是否与呼吸机同步,否则应进行调整。

4. **停用呼吸机的指征和方法**

(1) 指征:①患儿病情改善,呼吸循环系统功能稳定;②能维持自主呼吸 2~3h 以上无异常;③吸入 50% 氧气时,$PaO_2>6.65kPa$(50mmHg),$PaCO_2<6.65kPa$(50mmHg),可开始停用呼吸机。

(2) 方法:①逐步减小通气压力;②减慢呼吸频率;③减少潮气量;④停呼吸机自每小时 3min 开始,逐步延长,至能自主呼吸 2~3h 或更长,血气分析良好。

(四)给予合理营养

根据病情选择营养丰富饮食,少量多餐。危重患儿可通过鼻饲给予高热量、高蛋白、高维生素、易消化的饮食,以免产生负氮平衡。必要时给予静脉营养。

(五)减轻焦虑/恐惧

1. 理解患儿因与父母分离产生的分离性焦虑。

2. 对于机械通气不能说话的患儿,可用手势、卡片、书写板等方式与其进行沟通,酌情抚摸患儿的身体,适时让其最亲近的人陪伴或探视,以减少其恐惧感。

3. 加强同家长的沟通交流,向其解释患儿的病情、治疗等,使其了解病情,同时理解家长对疾病严重程度及预后的担心心理,并给予精神安慰。

(六)健康教育

对神志清楚使用呼吸机的年长儿,告知不能随意移动头部及用手抓拔气管导管。护士多与患儿沟通,鼓励患儿说出自身的需求和身体的不适。指导年长儿做有效的咳嗽训练及呼吸功能训练。告知预防上呼吸道感染的知识,针对原发病进行健康教育。出院后避免去人口流动性大、聚集密度高的公共场合。加强营养,增强体质,出汗后及时更换衣物,避免感冒受凉。

第六节 急性肾衰竭患儿的护理

——— 案例导入与思考 ———

患儿,女,5岁,水肿9d,尿少、反应差1d入院。患儿于9d前无明显诱因出现双眼睑水肿,5d前患儿双下肢水肿,右侧为著,尿常规示,尿蛋白+++。

体格检查:T 36.5℃,P 102次/min,R 25次/min,BP 120/80mmHg,四肢水肿,肾病面容,双侧眼睑水肿,无下垂,结膜无充血、水肿,双侧巩膜无黄染。心脏各瓣膜听诊区未闻及杂音,无心包摩擦音。

辅助检查:尿常规,离心镜检透明管型:比重>1.030,蛋白+++,隐血+。尿蛋白:6.042g/l,尿肌酐10 448μmol/L。钾4.33mmol/L,钠127.2mmol/L,氯101.1mmol/L,肌酐(酶法)165.7μmol/L,血糖5.94mmol/L,总钙1.72mmol/L。腹部及泌尿系统超声:全腹网膜及双肾周软组织水肿;双肾肿大并弥漫性实质损害;双肾肿大,实质回声增强;双肾及输尿管未见积水。

请思考:

1. 该患儿肾衰竭是肾前性、肾性还是肾后性?

2. 最主要的护理诊断是什么?

3. 主要的护理措施是什么?

——— 学习目标 ———

● 知识目标:
1. 掌握急性肾衰竭概念、常见护理诊断/问题及其相应的护理措施。
2. 熟悉急性肾衰竭的临床表现及紧急处理方法。
3. 了解急性肾衰竭的病因与辅助检查。
● 能力目标:
能准确评估急性肾衰竭患儿病情,并能应用所学知识为患儿提供整体护理。
● 素质目标:
培养护生树立以人为本的理念,培养科学精神及辩证思维、尊重关怀患儿及家庭以及良好的急危救治综合素质。

【概念】

急性肾衰竭(acute renal failure,ARF)是指由于肾脏自身和/或肾外各种原因引起的肾功能在短期内(数小时或数天)急剧下降的一组临床综合征,患儿主要表现为氮质血症、水及电解质紊乱和代谢性酸中毒。

【病因和发病机制】

1. **肾前性**　任何原因引起有效循环血容量减少都可导致肾血流量下降。包括呕吐、腹泻和胃肠减压等胃肠道液体的大量丢失、大面积烧伤、手术或创伤出血等引起的绝对血容量不足;休克、低蛋白血症、严重心律失常、充血性心力衰竭等导致相对血容量不足。此型肾实质无器质性病变。

2. **肾性**　指各种肾脏器质性病变或由于肾前性肾衰竭的病因继续发展所致。常见的病因包括:急性肾小管坏死、急性肾小球肾炎、急性间质性肾炎、肾血管病变(血管炎、血管栓塞和弥散性血管内栓塞)、挤压综合征及慢性肾脏疾患在某些诱因刺激下肾功能急剧衰退,是儿科最常见的肾衰竭原因。

3. **肾后性**　各种原因引起泌尿道梗阻致肾盂积水引发肾实质损伤,如结石、肿瘤压迫等。多为可逆性,及时解除病因常可恢复肾功能。

不同年龄的患儿发生急性肾衰竭的病因和病期有所不同。新生儿期以围生期缺氧、败血症、严重出血或溶血多见;婴儿期以严重腹泻脱水、重症感染及先天性畸形多见,年长儿多以肾炎、休克引起。

急性肾衰竭的发病机制尚不清楚,一般认为不同病因和病理损害类型有不同的始动机制和持续发展因素。

【临床表现】

根据尿量减少与否,急性肾衰竭可分为少尿型与非少尿型,后者临床表现较前者症状轻、并发少、病死率低。以少尿型肾衰竭多见,其临床过程分为三期:

1. **少尿期**　少尿期一般持续 1~2 周,长者可达 4~6 周。持续少尿大于 15d 或无尿大于 10d 者预后不良。如不采取治疗,大部分患儿死于少尿期。少尿期的系统症状有:

(1) 水钠潴留:全身水肿、高血压、肺水肿、脑水肿和心力衰竭,有时因水钠潴留出现稀释性低钠血症。

(2) 电解质紊乱:表现为"三高"(高钾、高磷、高镁)、"三低"(低钠、低钙、低氯),其中以高血钾症最多见。

(3) 代谢性酸中毒:表现为恶心、呕吐、乏力、嗜睡、呼吸深快、食欲减退甚至昏迷。

(4) 尿毒症:可出现全身各系统中毒症状,系由肾排泄障碍引起各种毒性物质在体内堆积。其严重程度与血清尿素氮和肌酐增高的浓度相一致。

(5) 感染:为最常见的并发症,以呼吸道和泌尿道感染常见。致病菌多见于金黄色葡萄球菌和革兰阴性杆菌。

2. **多尿期**　此期尿量进行性增多,24h 尿量达到 250ml/m² 以上,全身水肿减轻。一般持续 1~2 周(长者可达 1 个月),由于大量排尿,可发生脱水、低钠和低钾。早期氮质血症仍可持续甚至加重,后期肾功能逐渐恢复。

3. **恢复期**　多尿期后肾功能改善,尿量、血尿素氮和肌酐逐渐恢复正常,而肾浓缩功能需数月后才恢复正常,少数患儿遗留不可逆的肾功能损害。此期可表现为虚弱无力、消瘦、营养不良、贫血和免疫功能低下。

【辅助检查】

1. **尿液检查**　测定尿比重、尿渗透压等指标有助于鉴别肾前性 ARF 和肾性 ARF。

2. 血生化检查　注意动态监测血电解质、血肌酐和尿素氮的变化。

3. 肾影像学检查　腹部平片、超声波、CT、MRI 等有助于了解肾脏大小、形态,血管以及输尿管、膀胱有无梗阻,也可了解肾血流量、肾小球和肾小管功能。但应慎用造影剂,其可能加重肾损害。

4. 肾活检　对原因不明的急性肾衰竭,可帮助诊断和评估预后。

【 治疗要点 】

去除病因,积极治疗原发病,减轻症状,改善肾功能,防止并发症发生。

1. 少尿期治疗　去除病因和治疗原发病,通过补液、输注血浆和白蛋白、抗感染等措施及时纠正全身循环血流动力学障碍,避免接触肾毒性物质,严格掌握肾毒性抗生素的应用指征。控制水钠摄入、调整饮食(控制蛋白质入量)、纠正酸中毒及电解质紊乱(特别是高钾血症),必要时进行透析治疗。

2. 多尿期治疗　主要监测尿量、电解质和血压的变化,及时纠正水、电解质紊乱,当血肌酐接近正常水平时,应酌情增加饮食中蛋白质的摄入量。

3. 恢复期治疗　此期肾功能逐渐恢复正常,应注意休息和加强营养,防治感染。

【 常见护理诊断 / 问题 】

1. 体液过多　与肾功能下降、排尿减少致水钠潴留有关。

2. 营养失调:低于机体需要量　与摄入不足及丢失过多有关。

3. 有感染的危险　与机体免疫力下降有关。

4. 恐惧　与肾功能急剧恶化、病情危重有关。

【 护理措施 】

(一) 维持体液平衡

1. 少尿期严格限制水、钠摄入,坚持"量入为出"的原则,每日入液量 = 尿量 + 显性失水(呕吐、大便、引流量)+ 不显性失水 – 内生水。无发热患儿每日不显性失水为 $300ml/m^2$,体温每升高 1℃,不显性失水增加 $75ml/m^2$;内生水在非高分解代谢状态约为 $100ml/m^2$。

2. 准确记录 24h 出入量,包括口服或静脉输入的液体、呕吐物、胃肠引流液、呕吐物及粪便内水分等。小婴儿用尿袋收集尿液,尿布过磅秤称重。

3. 每日用同一磅秤定时测量体重,并检查水肿有无改善。

4. 遵医嘱给予利尿剂或透析治疗,并做好相应的护理工作。

(二) 维持营养均衡

1. 患儿卧床时间视病情而定,一般少尿期、多尿期均应卧床休息,恢复期逐渐增加活动。

2. 少尿期给予高糖、高维生素、低蛋白饮食,同时限制水、钠、钾、磷的摄入。每日供给热量 50~60kcal,蛋白质 0.5~1.0g/kg,脂肪占总热量 30%~40%,其中蛋白以优质蛋白为宜(如肉类、鸡蛋、奶类等),限制动物内脏、无鳞鱼类等含磷高的食物。不能进食者给予静脉营养。透析治疗时因丢失大量蛋白质,所以不需要限制蛋白质入量。

(三) 预防感染

1. 注意生命体征的变化,及时发现心衰、电解质紊乱、感染的早期表现,随时与医师联系。

2. 尽量将患儿安置单人房间,做好病房的清洁和空气净化,透析治疗患儿严格执行无菌操作。保持口腔、皮肤清洁,定时翻身、拍背,保持呼吸道通畅。限制病室探访人次和时间。

(四) 减轻恐惧

耐心向家长解释疾病的相关知识,告知病情及采取的治疗方案,给予患儿和家长精神支持,稳定其情绪以取得配合。

（五）健康教育

告知患儿家长肾衰竭各期的护理要点、早期透析的重要性。指导家长在恢复期给患儿增加营养，注意个人清洁卫生，注意保暖，防止受凉，尽量避免接触感染患儿。慎用氨基糖苷类抗生素等对肾脏有损害的药物。

第七节　脓毒性休克患儿的护理

--- 学 习 目 标 ---

- 知识目标：
  1. 掌握脓毒性休克患儿的常见护理诊断／问题及护理措施。
  2. 熟悉脓毒性休克的概念、患儿临床表现及紧急处理方法。
  3. 了解脓毒性休克的病因与治疗要点。
- 能力目标：
  能准确评估脓毒性休克患儿病情，并能应用所学知识为患儿提供整体护理。
- 素质目标：
  培养护生树立以人为本的理念，培养科学精神及辩证思维、尊重关怀患儿及家庭以及良好的急危救治综合素质。

【概念】

脓毒性休克（septic shock）是指脓毒症诱导的组织低灌注和心血管功能障碍。主要为分布异常性休克，儿童常同时伴有低血容量性休克。儿童脓毒性休克早期可以表现为血压正常，休克晚期呈难治性低血压。

【病因和发病机制】

（一）病因

主要包括各种重症传染病和感染性疾病（如甲型 H1N1 流感病毒、禽流感病毒、抗生素耐药的超级细菌和真菌）、外科系统疾病或状态（如创伤烧伤、大手术）、危重症继发医院感染、各种急性综合征（如葡萄球菌烫伤样综合征、吉兰 - 巴雷综合征、瑞氏综合征、溶血尿毒症综合征）、恶性肿瘤、心跳呼吸骤停心肺复苏后伴 MODS、非感染性休克发展为难治性脓毒性休克等。临床上以细菌感染所致较多见，最常见的病因是革兰阴性杆菌感染。

（二）发病机制

1. 免疫炎症反应失控　是脓毒性休克的始动机制。全身或局部感染时，病原体刺激血管内皮细胞、中性粒细胞、单核巨噬细胞等产生多种促炎和抗炎介质。由于促炎 - 抗炎平衡失调，发生全身炎症反应综合征（systemic inflammatory response syndrome，SIRS）或代偿性抗炎综合征（compensated anti-inflammatory response syndrome，CARS）。

2. 神经 - 内分泌 - 体液因子机制　神经 - 体液因子调节紊乱是休克微循环功能障碍的基础。交感 - 肾上腺系统和肾素 - 血管紧张素 - 醛固酮系统兴奋，儿茶酚胺、肾上腺皮质激素等应激激素分泌增加，引起血管舒缩功能障碍，内皮细胞炎症反应使血管通透性增加，心肌抑制，凝血纤溶调节紊乱。

3. 分子生物学研究　在病原体刺激下细胞因子和炎症介质网络调节紊乱，细胞能量代谢障碍、功能障碍甚至结构破坏，细胞凋亡、损伤。休克细胞（shock cell）是器官功能障碍的基础。

Note：

【临床表现】

脓毒性休克的发生过程及临床表现差异较大,临床表现随原发病、年龄、感染病原体及治疗干预的不同而异。临床分期如下:

1. **代偿期**　主要为组织低灌注表现:①外周动脉搏动细弱、心率和脉搏增快;②面色苍白或苍灰、皮肤湿冷或大理石花纹(如暖休克可表现为四肢温暖、皮肤干燥);③皮肤毛细血管再充盈时间(CRT)延长(>3s),暖休克时 CRT 可正常;④液体复苏后尿量仍 <0.5ml/(kg·h),持续至少 2h;⑤乳酸性酸中毒(除外其他缺血缺氧及代谢因素等),动脉血乳酸 >2mmol/L;⑥休克早期患儿可出现烦躁不安或萎靡、表情淡漠,晚期意识模糊甚至昏迷、惊厥。患儿感染后出现上述 3 条或以上组织低灌注表现,若此时血压正常则可诊断脓毒性休克代偿期。

2. **失代偿期**　代偿期灌注不足表现加重伴血压下降则进展为失代偿期。出现烦躁或意识不清、面色青灰、唇/趾端明显发绀、皮肤毛细血管再充盈时间大于 3s,心音低钝、血压下降等,可合并肺水肿、脑水肿、肾衰竭、胃肠功能衰竭等多脏器功能衰竭。

【辅助检查】

1. 实验室检查血常规、病原学、尿常规、肾功能检查、血生化及血气分析等。
2. 影像学检查按需进行心电图、X 线检查等。

【治疗要点】

1. **初期复苏**　早期识别、及时诊断、及早治疗是改善预后、降低病死率的关键。第一个 6h 内达到:CRT≤2s,血压正常(同等年龄),脉搏正常且外周和中央搏动无差异,肢端温暖,尿量增加 1ml/(kg·h),意识状态正常。如果有条件进一步监测如下指标并达到:CVP 8~12cmH$_2$O,中央静脉混合血氧饱和度≥70%,心脏指数 3.3~6.0L/(min·m^2)。

2. **呼吸及循环支持**　采用 ABC 治疗法则,即开放气道(A)、提供氧气(B)、改善循环(C)。

(1) 呼吸支持:确保气道通畅,给予氧气吸入。

(2) 循环支持:应用正性肌力药增强心肌收缩力,或应用血管舒缩药物调节适宜的心脏压力负荷。液体治疗:①液体复苏:尽早建立 2 条静脉通道。首剂首选等渗晶体液(常用生理盐水)20ml/kg,5~10min 静脉输注。若体循环灌注无明显改善,再予第 2 剂、第 3 剂,可按 10~20ml/kg,并适当减慢输注速度,1h 内液体总量可达 40~60ml/kg。接近成人体重的患儿液体复苏量为每次等渗晶体液 500~1 000ml 于 30min 内输入;②继续和维持输液:可用 1/2~2/3 张液体,根据血电解质测定结果进行调整,6~8h 内输液速度为 5~10ml/(kg·h)。维持输液用 1/3 张液体,24h 内输液速度 2~4ml/(kg·h),24h 后根据情况进行调整。

3. **血管活性药物**　经液体复苏休克难以纠正,仍有低血压、明显灌注不良等表现时可使用血管活性药物。

4. **抗感染治疗**　诊断脓毒性休克后的 1h 内应静脉使用有效抗微生物制剂。积极控制感染源,尽快确定和去除感染。

5. **控制血糖**　如连续 2 次血糖超过 10mmol/L(180mg/dl)可予以胰岛素静脉输注,剂量 0.05~0.10IU/(kg·h),血糖控制目标值≤10mmol/L。每 1~2h 测定 1 次血糖,达稳定后每 4h 监测 1 次。

6. **抗凝治疗**　高危患儿可使用普通肝素或低分子肝素预防深静脉血栓的发生。如出现血栓性紫癜性疾病可给予新鲜冰冻血浆治疗。

7. **其他治疗**　如糖皮质激素、体外膜肺氧合、镇静镇痛、连续血液净化、营养治疗等。

【常见护理诊断/问题】

1. **外周组织灌注量无效**　与微循环障碍、循环血量不足等有关。

2. **气体交换障碍**　与肺萎缩、通气/血流比例失调、DIC 等有关。

3. **体温过高**　与细菌毒素吸收、感染等有关。

4. **潜在并发症**：多脏器功能衰竭、DIC 等。

【护理措施】

(一) 维持有效的外周组织灌注

患儿置于休克卧位。建立静脉双通道,若静脉通道无法建立可采取骨髓通道输液,条件允许应放置中心静脉导管。根据患儿心功能及血压等情况调整输液速度。遵医嘱应用血管活性药物,注意观察及更换输液部位,防止药物外渗导致局部组织坏死。液体复苏期间严密监测患儿对容量的反应性,观察有无容量负荷过度。准确记录出入量,尿量既可反映肾脏微循环情况,亦可反映重要脏器血流灌注状况。

(二) 维持最佳呼吸功能

给予高流量鼻导管或面罩氧气吸入,必要时行无创正压通气或气管插管机械通气。保持呼吸道通畅,及时清除气道分泌物。

(三) 维持体温正常

监测体温,遵医嘱给予抗生素,观察用药效果。做好口腔护理和皮肤护理。

(四) 密切观察病情变化

观察意识、生命体征、皮肤颜色、肢端温度、毛细血管充盈、DIC 等,监测呼吸状况、血氧饱和度及动脉血气等。

(五) 健康教育

告知患儿家长脓毒性休克各期的护理要点。指导家长在恢复期给患儿增加营养,注意个人清洁卫生,注意保暖,防止受凉,尽量避免接触感染患者。

第八节　儿童心肺脑复苏的护理

———————————— 学 习 目 标 ————————————

知识目标：

1. 掌握心搏骤停患儿的临床表现和心肺脑复苏的概念、实施步骤。

2. 熟悉对心搏呼吸骤停的患儿实施心肺复苏术的程序。

3. 了解心搏呼吸骤停的病因、病理生理。

能力目标：

能准确评估心搏呼吸骤停患儿病情,并能应用所学知识正确有效实施 CPR。

素质目标：

培养护生树立以人为本的理念,培养科学精神及辩证思维、尊重关怀患儿及家庭以及良好的急危救治综合素质。

心肺复苏术(cardiopulmonary resuscitation,CPR)是对心搏、呼吸骤停患儿采取的使其恢复自主循环和自主呼吸的紧急医疗救治措施。但人们发现复苏后的患儿脑功能不能完全恢复,为了最大限度地恢复患儿的神经功能,提出早期加强脑功能的保护即脑复苏,两者合称心肺脑复苏(cardiopulmonary cerebral resuscitation,CPCR)。复苏过程可分为 3 个阶段：基本生命支持、高级生命支持和复苏后综合治疗。

【病因和病理生理】

(一) 病因

1. **窒息** 各种原因所致新生儿窒息如异物或呛入气管、痰堵塞。

2. **突发意外事件** 电击、严重创伤、溺水、大出血。

3. **各种感染** 败血症、颅内感染、感染性休克。

4. **心脏病** 病毒性心肌炎、先天性心脏病、严重心律失常等。

5. **药物中毒和过敏** 洋地黄、奎尼丁、锑剂、氯喹中毒,麻醉意外,血清过敏,青霉素过敏等。

6. **电解质与酸碱平衡紊乱** 血钾过高或过低、严重酸中毒、低钙导致的喉痉挛。

7. **医源性因素** 某些临床诊疗操作如腰椎穿刺、气管插管、心血管介入治疗等能加重或诱发心跳呼吸骤停。

8. **婴儿猝死综合征**(sudden infant death syndrome,SIDS)

(二) 病理生理

1. **缺氧** 缺氧导致心脏传导功能受到抑制,引起心律失常及心动过缓。同时出现无氧糖酵解,导致代谢性酸中毒易引发心室纤颤,加之缺氧导致细胞外高钾血症,两者促使或加重心室纤颤而停搏。脑对缺氧更敏感,一旦心搏呼吸停止,脑血液循环停止,将迅速出现昏迷。心脏停搏 1~2min,酸中毒导致脑血管床扩张和毛细血管通透性增加,造成脑水肿,进一步加重脑细胞缺血缺氧。无氧代谢条件下,脑细胞 4min 即死亡。一般常温下心搏呼吸停止 4~6min,大脑出现不可逆性损害,即使复苏成功,也必留有严重神经系统后遗症。

2. **二氧化碳潴留** 停搏早期因 CO_2 潴留造成呼吸性酸中毒。随着 CO_2 增高可抑制窦房结和房室结的兴奋与传导,并兴奋心脏抑制中枢,引起心动过缓和心律不齐,并直接抑制心肌收缩力。此外还可引起脑血管扩张,导致脑水肿。CO_2 持续过多会造成二氧化碳麻痹,直接抑制呼吸中枢。

【临床表现】

1. **突然昏迷** 一般心脏停搏 8~12s 后出现,部分病例可有一过性抽搐。

2. **大动脉搏动消失** 年幼儿由于颈部较短,颈动脉触诊困难,可直接触摸肱动脉或股动脉,判断有无心搏。判断时间≤10s。

3. **瞳孔扩大** 心脏停搏 30~40s 瞳孔开始扩大,对光反射消失。但某些复苏药物如阿托品可影响对瞳孔的观察。

4. **心音消失或心动过缓** 心音消失或心率 <60 次/min。

5. **呼吸停止或严重呼吸困难** 心脏停搏 30~40s 后出现呼吸停止。胸腹式呼吸消失,听诊无呼吸音。患儿出现喘息样呼吸,不能进行有效气体交换,仍按照心搏呼吸骤停进行治疗。判断时间≤10s。

【判断依据】

1. **主要依据** 患儿突然昏迷,伴有大动脉搏动消失即可确诊。

2. **心电图监护** 儿童心搏骤停的心电图类型为:①心动过缓,最多见;②室性心动过速;③心室纤颤,少见;④心室停搏。前三者为心搏骤停先兆。

【治疗要点】

(一) 基础生命支持(basic life support,BLS)

1. **判断** 救护者通过轻拍和大声说话判断患儿的意识水平,若患儿没有反应,则应启动应急反应系统。如果患儿有规则的呼吸,则不需要心肺复苏;如果无呼吸但脉搏存在,则只做人工呼吸

20~30 次 /min（每次 2~3s），每两分钟检查一次脉搏。

　　2. 胸外按压（circulation，C）　当患儿无反应，没有呼吸或不能正常呼吸（仅有喘息），无脉搏（或脉搏 <60 次 /min 且伴有血流灌注不足征象），即开始胸外按压。正确有效的胸外按压可使心排血量达正常的 30%~40%，而脑组织只需正常供血的 15%。

　　（1）按压部位：婴儿为乳头连线下方胸骨，儿童为胸骨下半段。

　　（2）按压方法：①双指按压法（图 17-1）：用于婴儿和新生儿，将另一手两手指置于乳头连线下一指处进行按压。②双手环抱按压法（图 17-2）：用于婴儿和新生儿，用双手环抱患儿胸部，双手大拇指置于胸骨，其余四指并拢置于背部，然后用两手拇指与其余四指同时相对按压。③单掌按压法（图 17-3）：对于非常小的儿童，单手按压技术即可达到预期的按压深度，可用一只手固定患儿头部，另一手掌根部置于胸骨下半段（避开剑突），手掌根的长轴与胸骨的长轴一致。④双掌按压法（图 17-4）：对于大多数儿童用一手掌根部重叠放在另一手背上，十指相扣，使下面手的手指抬起，手指根部垂直按压胸骨下半部。

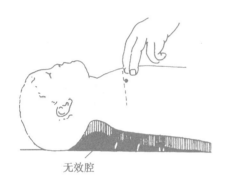

无效腔

图 17-1　**双指按压法**

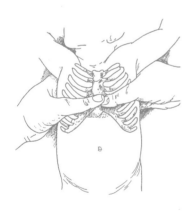

图 17-2　**双手环抱按压法**

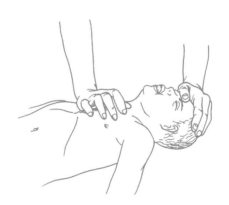

图 17-3　**单掌按压法**

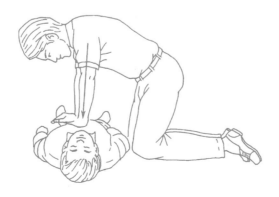

图 17-4　**双掌按压法**

高质量心肺复苏：①按压深度：胸骨下陷深度至少为胸部前后径的 1/3（婴儿约 4cm，儿童约 5cm，青少年 5~6cm）；②按压频率：按压频率为 100~120 次/min；③保证每次按压后让胸廓充分回弹，不可每次按压后倚靠在患儿胸上；④尽量减少中断按压的频率和时间（<10s）。

3. 开放气道（airway，A） 首先必须清除口咽分泌物、呕吐物或异物。保持头部轻度后仰，使气道平直。一般采用仰头提颏法（图 17-5），如怀疑患儿颈部受伤，可采用推举下颌法（图 17-6）开放气道。小婴儿应防止头过度后仰以免气管塌陷造成气道阻塞。放置口咽通气道，可使口咽部处于开放状态。

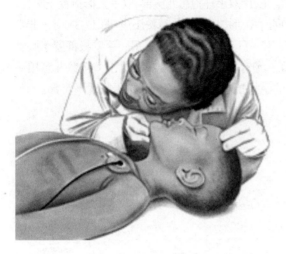

图 17-5　仰头提颏法

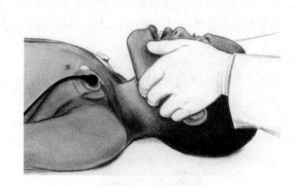

图 17-6　推举下颌法

4. 人工呼吸（breathing，B）

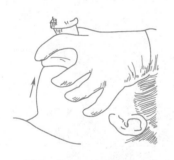

图 17-7　"E-C 钳"法

（1）口对口人工呼吸：适用于无任何器械时的现场抢救。采用口对口或口对口鼻（适用 1 岁内小婴儿）人工呼吸时应保持气道开放，每次送气时间大约 1s，每次呼吸时胸部抬起，说明通气有效。按压/通气比例为新生儿 3:1；婴儿和儿童 30:2（单人施救）和 15:2（双人施救）；成人是 30:2。

（2）人工复苏囊通气：首先选择合适的面罩，应能保证将空气密封在面部，从鼻梁到下颏间隙盖住口鼻而不压迫眼睛（图 17-7），操作时一手采用"E-C 钳"法固定面罩，另一手按住气囊。复苏过程中观察胸廓起伏程度，判断送气量是否合适，以防过度通气和胃胀气。

5. 除颤 指南指出当可以立即取得自动体外除颤器（AED）时，对于有目击的心搏骤停，应尽快使用除颤器。若在未受监控的情况下发生心搏骤停，或不能立即取得 AED 时，应该在他人前往获取以及准备 AED 时候开始心肺复苏，而且视患儿情况应在设备可供使用后尽快尝试进行除颤。其方法是将除颤器电极涂以导电胶，一电极板置于胸骨右缘第 2 肋间，另一电极板置于左腋中线第 5 肋间。首次除颤用 2J/kg，如无效可递增至 4J/kg，后续电击≥4J/kg，但不超过 10J/kg。一次电击后立即恢复 CPR，持续两分钟后重新评估心跳节律。

（二）高级生命支持（advanced life support，ALS）

1. 供氧 BLS 和 ALS 在自主循环未恢复时推荐吸入纯氧。自主循环恢复后，应动态监测动脉血氧饱和度（SaO$_2$），以最低的吸入氧浓度保证 SaO$_2$ 在 94%~99%，同时应避免高碳酸血症和低碳酸血症。

2. 气管插管 气管插管是建立高级人工气道的重要手段。当气管插管人工气道建立后，每 2~3s 进行 1 次人工呼吸（每分钟 20~30 次），同时进行持续胸部按压。

3. 药物治疗 在心搏骤停中，最好静脉给药，在静脉通路不能迅速建立时，应建立骨内通路，可采用气管内给药，如阿托品、肾上腺素、利多卡因等脂溶性药物。骨髓腔内注射给药是紧急情况下给药的有效途径之一,扩容药物和复苏药物均可通过此途径给予,效果与静脉内注射相同。

(1) 肾上腺素:是复苏的首选药物。儿童最常见的心律失常是心脏停搏和心动过缓,肾上腺素有正性肌力和正性频率作用。

(2) 5%碳酸氢钠:由于心搏骤停后出现的酸中毒多为呼吸性酸中毒,通过改善通气和扩容改善循环一般可以解决酸中毒问题,因此,不主张常规给予碳酸氢钠。在抢救中毒、高血钾所致的心搏骤停以及较长时间心搏骤停时,需要使用碳酸氢钠。

(3) 阿托品:用于低灌注和低血压性心动过缓、房室传导阻滞所引起的心动过缓。目前不再推荐阿托品作为心肺复苏的常规治疗药物。

(4) 胺碘酮:用于多种心律失常,尤其是室性心动过速;室颤经 CPR、除颤、给予肾上腺素无效后,可考虑使用。

(5) 利多卡因:用于复发性室性心动过速、室颤和频发性室性期外收缩(治疗电击难以纠正的室颤或无脉性室性心动过速,胺碘酮或利多卡因同等可用)。

(6) 钙与钙通道阻断药:如果无确诊的低钙血症、钙通道阻断药过量、高镁血症或高钾血症,不建议为儿童心肺复苏骤停常规给予钙剂。

(7) 其他:血管活性药物多用于维持血压,苯妥英钠、激素、利尿剂、镇静剂、其他除颤药物等均可酌情使用。

【复苏成功与停止复苏的指征】

1. **心脏复苏成功的标志**　①按压的同时可触及颈动脉、股动脉搏动;②扩大的瞳孔缩小,对光反射恢复;③口唇、甲床色泽好转;④肌张力增强或出现不自主运动;⑤自主呼吸出现。

2. **停止复苏的指征**　凡证实脑死亡应停止抢救。经积极抢救 15~30min,患儿仍深昏迷,无自主呼吸、瞳孔扩大、固定,往往提示脑死亡,复苏成功的可能性甚小或者成为有心脏搏动、能自主呼吸、脑功能丧失的"植物人"。但需注意有些药物或过度通气等措施均可造成脑死亡的假象,故需反复排除以上可能情况。一般来说只要心脏对各种刺激(包括药物)有反应,心脏按压至少应持续 1h。

知 识 链 接

心肺复苏质量评价

启动和维持高质量的心肺复苏与提高自主循环恢复率、患儿存活率和良好的神经系统预后有关,无创和有创检测技术可以用于评估和指导心肺复苏的质量。一项前瞻性观察研究表明,若在心肺复苏最初 10min 进行有创动脉血压监测,婴儿舒张压 >25mmHg 或儿童 >30mmHg,则患儿的神经系统预后良好。美国心脏协会发布 2020 版《心肺复苏与心血管急救指南》推荐:心搏骤停时建议进行持续有创动脉血压监测,同时使用舒张压评估心肺复苏质量。

【常见护理诊断/问题】

1. **心排血量减少**　与循环衰竭有关。

2. **自主呼吸障碍**　与呼吸停止有关。

3. **有外伤的危险**　与实施心肺复苏有关。

4. **有感染的危险**　与免疫功能下降或长期使用机械通气有关。

5. **潜在并发症**:心律失常、肾衰竭、水电解质紊乱、脑损伤。

6. **焦虑/恐惧**　与突发疾病担心疾病预后、环境陌生等有关。

Note:

【复苏后的监测及护理】

心肺复苏后要继续监护治疗,维持心肺功能的稳定,避免继发多脏器功能损伤及中枢神经系统后遗症的发生。同时要明确和治疗心搏呼吸骤停的原因。

(一) 维持有效循环

复苏后心律是不稳定的,每15min观察心率、血压、脉搏的变化。密切观察皮肤、口唇、指(趾)甲的颜色,四肢的温度及静脉充盈等末梢循环情况,从而判断循环功能恢复情况。

(二) 维持有效呼吸

湿化气道分泌物及雾化吸入治疗,定期翻身、拍背、吸痰以保持呼吸道通畅;按医嘱应用抗生素,防止肺部感染的发生;使用高级气道通气及呼吸机辅助呼吸时,注意观察有无导管堵塞、衔接松脱、皮下气肿、气管黏膜溃疡、通气过度或不足的现象。

(三) 防止外伤和意外

抢救患儿时注意检查环境是否安全,实施胸外按压位置和方法正确,颈椎有问题者切勿随意搬动身体。复苏后评估患儿有无肋骨骨折、损伤性血气胸、心脏创伤等并发症。肋骨骨折时以止痛、固定和预防肺部感染为主;血气胸必要时行胸腔闭式引流。

(四) 预防感染

保持病室空气清新;注意患儿的个人卫生,做好皮肤、口腔等护理;注意无菌操作,器械物品必须严格消毒,防止院内感染。监测体温变化,及早发现感染征象。

(五) 密切观察病情变化

1. 心脏损伤时保证患儿绝对卧床休息,给予相应的抗心律失常药物治疗。

2. 维持水电解质与酸碱平衡,复苏患儿均有不同程度的水潴留,出入量略呈负平衡状态,以不使体重增长为宜。复苏后常因缺氧引起代谢性酸中毒而未能纠正者,监测动脉血气分析结果,可给予5%碳酸氢钠。由于大量使用脱水剂、激素等,易引起低血钾和高钠血症,注意监测血电解质化验结果,及时遵医嘱补钾及低张溶液补液。

3. 积极实施脑复苏 密切观察血压变化,维持正常血压,给予脱水剂等治疗颅内高压。促进脑细胞功能及早恢复,动态监测血氧饱和度,避免复苏后缺血再灌注损伤或氧过多导致组织氧化损伤。积极治疗缺氧后的惊厥发作,寻找病因。对于院内复苏后仍昏迷的患儿没有足够的证据建议实施低温而非维持正常体温。

(六) 减轻焦虑 / 恐惧

给予患儿家长心理护理和心理支持,及时沟通,交代病情进展情况,缓解其焦虑恐惧情绪,以便更好地配合抢救工作。

(七) 健康教育

向家长宣教本病发生的病因、预防措施及相关功能锻炼方法。指导家长做好患儿的饮食管理,确保营养供给;指导家长做好患儿个人卫生,保持清洁舒适。

(刘丽丽)

思 考 题

1. 患儿,女,1岁1个月,4h前家长抱其过马路时被小货车撞倒,患儿头部着地,以急性颅脑损伤急诊入院。

体格检查:T 37.1℃,R 20次/min,P 88次/min。患儿较烦躁,神志不清,喷射性呕吐1次。颈软,无抵抗,囟门饱满、张力高。心肺听诊(-)。腹部检查(-)。

辅助检查:血常规无异常。脑脊液检查有红细胞。头颅CT提示颅内出血。肝肾功能、血电解质、

Note:

血糖均正常。

（1）护士如何评估患儿是否存在急性颅内压增高？

（2）该患儿主要的护理诊断/问题是什么？

（3）针对该患儿应采取哪些护理措施？

2. 患儿，女，9岁，因间断发热28d，反复腹痛26d，呼吸困难8d，加重2h入院。患儿入院前28d无明显诱因发热，体温最高39.5℃，2~3次/d，间断出现腹痛，脐上为著，呈锐痛，持续约数十分钟后可缓解，伴明显腹胀。入院前23d，出现恶心、呕吐，呕吐物呈墨绿色，伴腹痛、腹泻，大便3~4次/d。入院前8d，患儿进食奶茶后出现剧烈呕吐，呕吐物为绿色胆汁样物，后呼吸困难进行性加重，口唇及甲床发绀，鼻导管吸氧下氧饱和度降至75%左右，双肺可闻及大量湿啰音，出现神志不清，四肢冰冷，少尿。

体格检查：T 39℃，P 142次/min，R 43次/min，BP 80/36mmHg。脾脏触及，肋下2cm，四肢肌张力减低，双侧膝腱反射消失，双侧跟腱反射消失，双侧瞳孔不等大，左侧直径约3mm，对光反射迟钝，右侧直径4mm，对光反射消失。意识不清，面色苍白，毛细血管再充盈时间3s。

辅助检查：快速C-反应蛋白28mg/L，白细胞23.67×10⁹/L，红细胞2.87×10¹²/L，血红蛋白84g/L，血小板499×10⁹/L，中性粒细胞百分率90.4%，淋巴细胞百分率5.8%。血气分析（动脉）：pH7.474，$PaCO_2$ 38.8mmHg，PaO_2 71mmHg，SO_2 96.0%，HCO_3^- 28.6mmol/L，BE-4.6mmol/L。胸部CT示：右肺及左肺下叶炎症，双侧胸腔积液。

（1）该患儿目前处于脓毒性休克的哪个临床分期？

（2）从哪些方面进行护理评估？

（3）针对该患儿的护理措施是什么？

附录 2015 年中国九市 7 岁以下儿童体格发育测量值

一、2015 年九市 3 岁以下儿童体格发育测量值 ($\bar{x} \pm s$)

	年龄/月	人数/名		体重/kg		身长/cm		头围/cm	
		男	女	男	女	男	女	男	女
城区	初生	2 264	2 147	3.38 ± 0.40	3.26 ± 0.40	50.4 ± 1.6	49.8 ± 1.6	34.0 ± 1.4	33.7 ± 1.3
	1~<2	1 907	1 897	4.95 ± 0.60	4.62 ± 0.56	56.3 ± 2.1	55.2 ± 2.0	37.7 ± 1.2	37.0 ± 1.2
	2~<3	1 872	1 856	6.18 ± 0.70	5.68 ± 0.64	60.2 ± 2.2	58.9 ± 2.1	39.5 ± 1.1	38.6 ± 1.1
	3~<4	1 895	1 893	7.11 ± 0.79	6.51 ± 0.74	63.4 ± 2.1	61.9 ± 2.2	40.9 ± 1.3	39.9 ± 1.2
	4~<5	1 897	1 853	7.78 ± 0.89	7.11 ± 0.77	65.8 ± 2.2	64.1 ± 2.1	41.9 ± 1.3	40.9 ± 1.2
	5~<6	1 811	1 841	8.26 ± 0.94	7.60 ± 0.85	67.7 ± 2.3	66.1 ± 2.3	42.9 ± 1.3	41.8 ± 1.3
	6~<8	1 901	1 884	8.68 ± 0.94	8.03 ± 0.90	69.5 ± 2.3	67.9 ± 2.3	43.8 ± 1.3	42.6 ± 1.2
	8~<10	1 892	1 881	9.35 ± 1.03	8.70 ± 1.02	72.5 ± 2.4	70.9 ± 2.6	45.0 ± 1.3	43.9 ± 1.3
	10~<12	1 860	1 862	9.88 ± 1.11	9.24 ± 1.05	75.1 ± 2.6	73.7 ± 2.7	45.7 ± 1.4	44.7 ± 1.3
	12~<15	1 876	1 871	10.26 ± 1.10	9.65 ± 1.06	77.6 ± 2.7	76.2 ± 2.7	46.3 ± 1.3	45.3 ± 1.3
	15~<18	1 847	1 886	11.07 ± 1.19	10.46 ± 1.16	81.4 ± 3.0	80.1 ± 3.0	47.0 ± 1.3	46.1 ± 1.3
	18~<21	1 882	1 870	11.50 ± 1.26	10.89 ± 1.19	84.0 ± 3.0	82.8 ± 3.0	47.6 ± 1.3	46.6 ± 1.3
	21~<24	1 857	1 815	12.38 ± 1.35	11.73 ± 1.25	87.3 ± 3.1	86.1 ± 3.1	48.1 ± 1.3	47.1 ± 1.3
	24~<30	1 909	1 869	12.98 ± 1.48	12.36 ± 1.41	90.6 ± 3.6	89.3 ± 3.6	48.5 ± 1.4	47.5 ± 1.4
	30~<36	1 858	1 879	14.28 ± 1.71	13.57 ± 1.68	95.6 ± 3.8	94.2 ± 3.8	49.1 ± 1.4	48.2 ± 1.4
郊区	初生	–	–	–	–	–	–	–	–
	1~<2	1 808	1 806	5.01 ± 0.60[c]	4.72 ± 0.61[c]	56.3 ± 2.2	55.3 ± 2.1	37.8 ± 1.2[b]	37.1 ± 1.2[c]
	2~<3	1 792	1 749	6.30 ± 0.76[c]	5.79 ± 0.68[c]	60.5 ± 2.3[c]	59.0 ± 2.2[b]	39.7 ± 1.3[c]	38.8 ± 1.2[c]
	3~<4	1 825	1 839	7.13 ± 0.83	6.50 ± 0.74	63.3 ± 2.3	61.8 ± 2.2	41.0 ± 1.3	39.9 ± 1.2
	4~<5	1 730	1 741	7.76 ± 0.93	7.11 ± 0.85	65.6 ± 2.3[b]	64.0 ± 2.2[b]	42.1 ± 1.3[c]	41.0 ± 1.3
	5~<6	1 803	1 785	8.22 ± 0.99	7.59 ± 0.91	67.5 ± 2.3[b]	65.9 ± 2.3[b]	43.0 ± 1.3	41.9 ± 1.3[c]
	6~<8	1 896	1 869	8.70 ± 1.06	8.07 ± 0.97	69.4 ± 2.6	67.8 ± 2.5	43.8 ± 1.3	42.8 ± 1.3[c]
	8~<10	1 876	1 882	9.23 ± 1.07[c]	8.62 ± 1.03[b]	72.2 ± 2.6[c]	70.7 ± 2.5[c]	44.9 ± 1.3	43.8 ± 1.3
	10~<12	1 876	1 901	9.79 ± 1.11[c]	9.10 ± 1.05[c]	74.8 ± 2.7[c]	73.3 ± 2.6[c]	45.7 ± 1.3	44.6 ± 1.3[b]
	12~<15	1 904	1 872	10.25 ± 1.16	9.66 ± 1.10	77.5 ± 2.8	76.1 ± 2.7	46.3 ± 1.3	45.2 ± 1.3[c]
	15~<18	1 868	1 847	10.87 ± 1.18[c]	10.29 ± 1.17[c]	81.1 ± 2.8[c]	79.7 ± 3.0[c]	46.9 ± 1.3	45.9 ± 1.3[c]
	18~<21	1 884	1 880	11.45 ± 1.31	10.79 ± 1.27[b]	83.6 ± 3.2[c]	82.3 ± 3.1[c]	47.4 ± 1.3[c]	46.4 ± 1.3[c]
	21~<24	1 867	1 821	12.29 ± 1.36[b]	11.65 ± 1.29[b]	86.7 ± 3.3[c]	85.5 ± 3.2[c]	48.0 ± 1.3[b]	47.0 ± 1.3
	24~<30	1 919	1 905	12.98 ± 1.53	12.33 ± 1.50	90.6 ± 3.6	89.1 ± 3.5[b]	48.4 ± 1.4[b]	47.4 ± 1.4
	30~<36	1 904	1 877	14.12 ± 1.73[c]	13.59 ± 1.64	95.1 ± 3.8[c]	94.1 ± 3.7	49.0 ± 1.4[c]	48.1 ± 1.4[b]

注:男女比较,[a]:P<0.01;与城区同年龄同性别比较,[b]:P<0.05,[c]:P<0.01;– 为未测量;初生指出生 0~3d。

二、2015 年九市 3~<7 岁儿童体格发育测量值($\bar{x}\pm s$)

年龄组	体重 /kg		身高 /cm		坐高 /cm		胸围 /cm		腰围 /cm	
	男	女	男	女	男	女	男	女	男	女
城区 3.0~<3.5 岁	15.5±2.0	14.9±1.8	99.4±4.0	98.3±3.8	58.0±2.5	57.0±2.4	51.1±2.7	50.0±2.5	48.4±3.3	47.6±3.0
3.5~<4.0 岁	16.6±2.2	16.0±2.0	103.2±4.1	102.0±4.0	59.6±2.5	58.7±2.4	52.4±2.7	51.0±2.6	49.7±3.4	48.6±3.2
4.0~<4.5 岁	17.8±2.5	16.9±2.2	106.7±4.2	105.4±4.1	61.1±2.5	60.1±2.4	53.4±3.0	51.8±2.7	50.7±3.8	49.3±3.3
4.5~<5.0 岁	19.0±2.8	18.1±2.5	110.1±4.5	108.9±4.4	62.6±2.6	61.8±2.6	54.6±3.2	52.8±3.1	51.7±4.1	50.0±3.7
5.0~<5.5 岁	20.4±3.1	19.5±2.9	114.1±4.6	112.8±4.5	64.2±2.6	63.4±2.5	55.6±3.5	54.0±3.3	52.3±4.3	51.0±4.1
5.5~<6.0 岁	21.7±3.5	20.7±3.2	117.1±4.7	116.0±4.6	65.5±2.7	64.8±2.5	56.7±3.8	55.0±3.7	53.4±4.7	51.6±4.4
6.0~<7.0 岁	23.7±4.0	22.3±3.6	121.8±4.9	120.2±5.0	67.4±2.8	66.5±2.7	58.3±4.3	56.1±3.9	54.7±5.3	52.5±4.7
郊区 3.0~<3.5 岁	15.4±1.9	14.8±1.9	99.0±4.0[c]	97.8±3.9[c]	57.8±2.5	56.9±2.5	51.2±2.6	49.9±2.5	48.5±3.3	47.7±3.3
3.5~<4.0 岁	16.5±2.1[b]	15.8±2.0	102.6±4.1[c]	101.5±4.1[c]	59.4±2.5[c]	58.5±2.4[b]	52.3±2.6	50.9±2.7	49.4±3.3[b]	48.4±3.3
4.0~<4.5 岁	17.6±2.4[c]	16.9±2.3	106.2±4.2[c]	105.1±4.2[b]	61.0±2.5[c]	60.0±2.5	53.2±2.9[b]	51.8±2.9	50.4±3.7[b]	49.2±3.6
4.5~<5.0 岁	18.7±2.8[c]	17.9±2.3[c]	109.4±4.5[c]	108.5±4.2[c]	62.4±2.6[c]	61.6±2.4	54.2±3.2[c]	52.6±2.8[c]	51.0±4.1[c]	49.7±3.6[c]
5.0~<5.5 岁	20.0±3.1[c]	19.1±2.7[c]	113.0±4.8[c]	112.1±4.5[c]	63.8±2.7[c]	63.1±2.5[c]	55.2±3.5[c]	53.5±3.2[c]	51.9±4.6[c]	50.5±4.0[c]
5.5~<6.0 岁	21.3±3.3[c]	20.3±3.2[c]	116.2±4.7[c]	115.1±4.8[c]	65.3±2.6[c]	64.4±2.7[c]	56.3±3.6[c]	54.4±3.6[c]	52.8±4.8[c]	51.1±4.5[c]
6.0~<7.0 岁	23.3±4.0[c]	22.0±3.5[c]	121.2±5.0[c]	119.8±5.1[c]	67.2±2.8[b]	66.4±2.7	57.9±4.1[c]	55.8±3.7[c]	54.2±5.4[c]	52.0±4.7[c]

注:[a]:$P<0.01$;与城区同年龄组比较, [b]:$P<0.05$,[c]:$P<0.01$。

D

E

F

G

Y

［1］范玲.儿童护理学［M］.3版.北京:人民卫生出版社,2017.

［2］崔焱,仰曙芬.儿科护理学［M］.6版.北京:人民卫生出版社,2017.

［3］张琳琪,王天有.实用儿科护理学［M］.北京:人民卫生出版社,2018.

［4］王卫平,孙锟,常立文.儿科学［M］.9版.北京:人民卫生出版社,2018.

［5］张玉侠.实用新生儿护理学［M］.北京:人民卫生出版社,2015.

［6］江载芳,申昆玲,沈颖.诸福棠实用儿科学［M］.8版.北京:人民卫生出版社,2017.

［7］毛萌,江帆.儿童保健学［M］.4版.北京:人民卫生出版社,2020.

［8］周乐山,崔文香.儿科护理学［M］.3版.北京:人民卫生出版社,2020.

［9］Garry L. Landreth.游戏治疗［M］.北京:中国轻工业出版社,2013.

［10］范文静,余晓云.护理人际沟通［M］.北京:化学工业出版社,2014.

［11］刘延青.实用疼痛学［M］.北京:人民卫生出版社,2013.

［12］吴本清.新生儿危重症监护诊疗与护理［M］.北京:人民卫生出版社,2011.

［13］成守珍,李智英.新生儿高级护理实践［M］.北京:人民卫生出版社,2020.

［14］张大华,蒙景雯.北京大学第一医院儿科护理工作指南［M］.北京:人民卫生出版社,2017.

［15］万学红,卢雪峰.诊断学［M］.9版.北京:人民卫生出版社,2018.

［16］李兰娟,任红.传染病学［M］.9版.北京:人民卫生出版社,2018.

［17］桂永浩,申昆玲.儿科学［M］.北京:人民卫生出版社,2014.

［18］左启华.小儿神经系统疾病［M］.2版.北京:人民卫生出版社,2002.

［19］中华医学会急诊医学分会儿科学组,中华医学会儿科学分会急救学组.儿科急诊室建设与管理专家建议
［J］.中国小儿急救医学,2018,25(3):190-192.

［20］倪钦敏,董丽婷.护患沟通影响患者健康结局的因素及模式研究［J］.现代医药卫生,2021,37(2):232-236.

［21］中华医学会儿科学分会急救学组,中华医学会急诊医学分会儿科学组,中国医师协会儿童重症医师分

会.中国儿童重症监护病房镇痛和镇静治疗专家共识(2018版)[J].中华儿科杂志,2019,57(5):324-330.

[22] 中华护理学会静脉输液治疗专业委员会.临床静脉导管维护操作专家共识[J].中华护理杂志,2019,54(9):1334-1342.

[23] 全国佝偻病防治科研协作组.维生素D缺乏及维生素D缺乏性佝偻病防治建议[J].中国儿童保健杂志,2015,23(7):781-783.

[24] 申昆玲,邓力,李云珠.糖皮质激素雾化吸入疗法在儿科应用的专家共识(2018年修订版)[J].临床儿科杂志,2018,36(2):95-107.

[25] 中华医学会呼吸病学分会哮喘学组.支气管哮喘防治指南(2020年版)[J].中华结核和呼吸杂志,2020,43(12):1023-1048.

[26] 陈建军,张大华.儿科专科护士培养现状与展望[J].中华现代护理杂志,2019,25(33):4265-4268.

[27] 侯明,刘新光.立足中国实际的原发免疫性血小板减少症诊治—2020版成人原发免疫性血小板减少症诊断与治疗中国指南解读[J].临床血液学杂志,2021,34(1):1-4.

[28] 王斯斯,管娜.国际儿科肾脏病学会儿童激素耐药型肾病综合征诊治建议介绍[J].中华实用儿科临床杂志,2020,35(20):1531-1540.

[29] 肖农,侯梅.脑性瘫痪的病因学诊断策略专家共识[J].中华儿科杂志2019,57(10):746-751.

[30] 周东,崔丽英.国际抗癫痫联盟癫痫发作新分类中国专家解读[J].中华神经科杂志,2019,52(11):977-980.

[31] 中华医学会神经病学分会.中国自身免疫性脑炎诊治专家共识[J].中华神经科杂志,2017,50(2):91-98.

[32] 樊慧峰,陈晨,卢根.儿童原发性免疫缺陷病呼吸系统并发症研究进展[J].中华实用儿科临床杂志,2020,35(16):1274-1277.

[33] 张晨星,周纬,孙广超,等.儿童免疫相关性疾病临床实用热点问题专家建议系列之一——甲氨蝶呤在中国儿童风湿性疾病中的应用建议[J].中国实用儿科杂志,2020,35(3):169-173.

[34] 中华医学会儿科学分会内分泌遗传代谢学组,中华医学会儿科学分会儿童保健学组,中华儿科杂志编辑委员会.儿童体格发育评估与管理临床实践专家共识[J].中华儿科杂志,2021,59(3):169-174.

[35] 焦伟伟,申阿东.儿童结核病药物治疗现状及进展[J].中华实用儿科临床杂志,2020,35(10):753-758.

[36] 中华儿科杂志编辑委员会,中华医学会儿科学分会儿童保健学组.中国儿童体格生长评价建议[J].中华儿科杂志,2015,53(12):887-892.

[37] 中华医学会儿科学分会神经学组.热性惊厥诊断治疗与管理专家共识(2016)[J].中华儿科杂志,2016,54(10):723-727.

[38] 孙琪,金志鹏.2020年美国心脏协会心肺复苏及心血管急救指南[J].中华实用儿科临床杂志,2021,36(5):321-328.

[39] 中国医师协会急诊医师分会,中国毒理学会中毒与救治专业委员会.急性中毒诊断与治疗中国专家共识[J].中华急诊医学杂志,2016,25(11):1361-1375.

［40］中华医学会儿科学分会心血管学组,中国医师协会心血管内科医师分会儿童心血管专业委员会,中华儿科杂志编辑委员会.儿童心力衰竭诊断和治疗建议(2020年修订版)［J］.中华儿科杂志,2021,59(2):84-94.

［41］MCCRINDLE B W,ROWLEY A H,NEWBURGER J W,et al. Diagnosis,treatment,and ling-term management of Kawasaki disease:a scientific statement for health professionals from the American Heart Association［J］. Circulation,2017,135(17):e927-999.

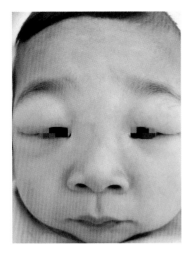

彩图 11-2　颜面水肿

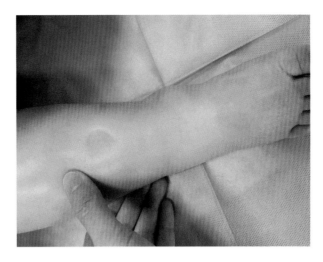

彩图 11-3　凹陷性水肿

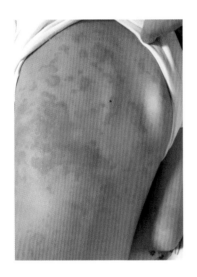

彩图 14-1　JIA 全身型皮疹

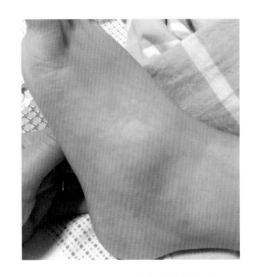

彩图 14-2　JIA 全身型关节表现

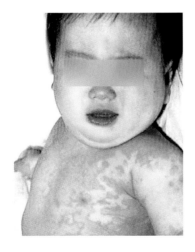

彩图 14-3　皮肤表现

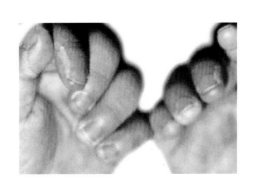

彩图 14-4　肢端脱皮

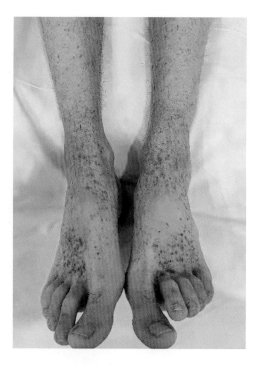

彩图 14-5　初起皮疹

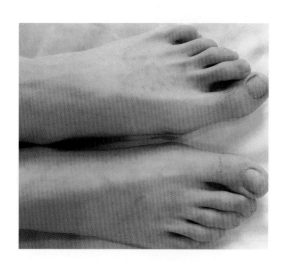

彩图 14-6　消退期皮疹

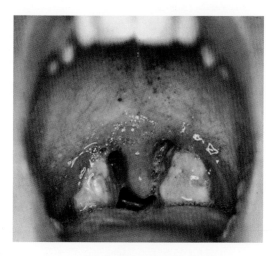

彩图 16-5　扁桃体、悬雍垂充血肿胀，
扁桃体上被覆分泌物